Herausgegeben von
Christopher K. Germer
Ronald D. Siegel
Paul R. Fulton

# Achtsamkeit in der Psychotherapie

Übersetzt von Josef Nordmann

arbor

Arbor Verlag
Freiamt im Schwarzwald

In memoriam
Phil Aranow


Die Originalausgabe erschien unter dem Titel:
*Mindfulness and Psychotherapy*



1. Auflage 2009

Titelfoto: © 2009 plainpicture/Aurora Photos
Lektorat: Lothar Scholl-Röse
Gestaltung Innenseiten: Sandy Riemer
Gestaltung Buchcover: Dirk Henn
Druck und Bindung: Kösel, Krugzell

Dieses Buch wurde auf 100 % Altpapier gedruckt und ist alterungsbeständig.
Weitere Informationen über unser Umweltengagement
finden Sie unter www.arbor-verlag.de/umwelt.

**www.arbor-verlag.de**

ISBN 978-3-936855-71-5

# Inhalt

## TEIL 3 Klinische Anwendungen



## TEIL 4 Vergangenheit und Verheißung



## ANHANG

# Vorwort

Dieses Buch handelt von nichts Besonderem. Es geht um eine einfache Form des Gewahrseins, Achtsamkeit genannt. Sie ist für jeden Menschen jederzeit vorhanden. Wenn Sie beginnen, diese Einleitung zu lesen, kann Ihre Aufmerksamkeit z. B. von den Worten aufgesogen werden, oder Sie mögen sich fragen, ob dieses Buch der Mühe wert ist. Wissen Sie, wo Ihre Aufmerksamkeit ist? Ist sie schon von dieser Seite gewandert? Für den Verstand ist es natürlich, zu wandern, aber sind Sie sich bewusst, wann dies so ist und was Sie denken? Achtsamkeit bedeutet einfach, dass Sie sich mit freundlicher Akzeptanz bewusst sind, wo Ihr Geist von einem zum nächsten Moment ist. Diese Art einfacher Aufmerksamkeit kann eine tief transformierende Wirkung auf unser tägliches Leben haben. Wir können lernen, sehr gewöhnliche Dinge zu genießen, wie das Aroma eines Apfels zum Beispiel. Wir können lernen, große Härten zu ertragen, wie den Tod eines geliebten Menschen, einfach, indem wir lernen, bewusst zu sein.

Dies ist auch ein Buch von Klinikern für Kliniker. Es ist die Frucht von monatlichen Besprechungen über 20 Jahre hinweg, von einer kleinen Psychotherapeutengruppe, die sich zu einer zweifachen Praxis hingezogen fühlte, der Achtsamkeitsmeditation und der Psychotherapie. Die meisten unserer Meditationspraktiken haben sich über einen längeren Zeitabschnitt entwickelt als unsere Therapie. Einigen Autoren gelang es, Abschlussarbeiten für ihre Graduiertenprüfung zu Themen zu schreiben, die sich auf die buddhistische Psychologie oder Meditation bezogen. Über die Jahre entwickelte sich ein reger Gedankenaustausch in einem breiten

Bereich professioneller Themen. Viele der Früchte dieses Austausches werden im vorliegenden Buch mitgeteilt.

Zwar sind die Autoren dieses Buches in den letzten zwei Jahrzehnten älter geworden, doch Achtsamkeit als Erfahrung altert nicht. Achtsamkeit ist eine erneuerbare Quelle voller Energie und Freude. Sie kann von jedermann leicht erfahren, nicht aber ausreichend beschrieben werden. Bewusste Achtsamkeit ist meistens eine Sache der Erfahrung, jenseits der Worte (d. h., sie ist sensorisch, körperlich, intuitiv, emotional) und erfordert einige Übung, um sich zu entwickeln. Wie jede erworbene Fähigkeit wird die Erfahrung von Achtsamkeit mit vermehrter Praxis stabiler.

Unsere kleine Therapeutengruppe kam ursprünglich zusammen, um Forschungsergebnisse und persönliche Erfahrungen ihrer Mitglieder an der Schnittstelle Meditation und Psychotherapie zu diskutieren. Als die Neugier über Achtsamkeit in der psychotherapeutischen Gemeinschaft wuchs, und andere Kliniker an unseren Diskussionen teilnehmen wollten, entschieden wir uns, den Diskurs in die öffentliche Arena auszuweiten. Unsere erste Konferenz fand 1994 statt und zwei Jahre später, angespornt durch die Energie und Führungskraft von Phillip Aranow, gründeten wir das Institut für Meditation und Psychotherapie (IMP). Das IMP bietet jetzt Retreats und andere Trainings unter eigener Leitung an, gemeinsam mit dem Barre Center for Buddhist Studies in Barre, Massachusetts, USA.

Im Februar 2000, nach einer IMP-Zusammenkunft in Florida, kam Phil auf tragische Weise bei einem Autounfall ums Leben. Dieses Buch war seine Idee und ist zu seinem Gedenken verfasst worden. Phil war und ist eine außergewöhnliche Inspiration für uns. Das Institut, das Phil begründet hat, bleibt seiner praxisorientierten Vision treu. Phil glaubte, dass die klinische Theorie, die klinische Beziehung und die strategischen Interventionen durch die tägliche Achtsamkeitsübung des Therapeuten am sinnvollsten geleitet werden.

Am häufigsten scheint die Frage bei Klinikern aufzutauchen, wie man Achtsamkeit in die tägliche Praxis der Psychotherapie integrieren kann. Diese Frage führt dann bald zu vielen anderen an der Schnittstelle Achtsamkeit und Psychotherapie:

- Was ist eigentlich Achtsamkeit?
- Ist Achtsamkeit eine neue Therapie oder ein gemeinsamer Faktor in allen Therapien?
- Was hat das Sitzen auf einem Meditationskissen mit der Beziehung in der Psychotherapie zu tun?
- Was kann ein Achtsamkeitsansatz den Patienten bieten, die an spezifischen Symptomen wie Angstzuständen oder Depression leiden?
- Wie und wann sollte Achtsamkeit in eine Psychotherapie eingeführt werden?
- Kann Achtsamkeit bei schwerwiegenden Symptomen wie Trauma, Persönlichkeitsstörungen oder Psychose helfen?
- Was kann die Achtsamkeitsmeditation erreichen, was eine Therapie nicht kann, und umgekehrt?
- Welche Rolle spielt die Ethik in der Achtsamkeitspraxis und bei Heilungsbemühungen allgemein?
- Kann die moderne Gehirnwissenschaft zu unserem Verständnis der Achtsamkeit beitragen?
- Ist Achtsamkeit in der Therapie mit ihren uralten Wurzeln unvereinbar?

Dieses Buch wirft sicher viel mehr Fragen auf, als es beantwortet. Wir hoffen, dass es zu einem fruchtbaren Dialog beiträgt, an dem wir alle in den kommenden Jahren Anteil haben können.

Einige Leser mögen sich über die Verbindung von Achtsamkeit und buddhistischer Psychologie oder Philosophie wundern. Achtsamkeit ist das Herz der buddhistischen Psychologie. Die meisten Autoren dieses Buches sind Studierende der buddhistischen Psychologie und der Meditation, bezeichnen sich aber nicht als Buddhisten. Keiner von uns ist in Ländern mit einer buddhistischen Kultur aufgewachsen. Wenn nun Achtsamkeitsfertigkeiten in der Therapie unterrichtet werden, brauchen Patienten auch keine neue Religion oder einen exotischen Lebensstil anzunehmen, um davon Nutzen zu haben. Achtsamkeit wird in Theorie und Praxis in zunehmendem Maße von der westlichen Psychologie angenommen. Solche Bedenken werden also vermutlich nachlassen.

Es ist eine Herausforderung gewesen, eine gemeinsame Stimme in diesem Buch beizubehalten, da wir mit elf unterschiedlichen Autorenperspektiven ein weites Spektrum zum subtilen Thema des Achtsamkeitsbegriffs vorstellen. Unser optimistisches Ziel war, eine attraktive Patchwork-Steppdecke zusammenzunähen. Das war eine Liebesmüh', die nicht ohne Ringen blieb. Wir hoffen aber, dass in diesem Prozess etwas Wesentliches zum Thema herausgekommen ist.

Zur Zusammenstellung dieses Buches gehörte es, zu einem gleichbleibenden Gebrauch des Begriffs „Klient" oder „Patient" zu kommen. Diese Diskussion ist generell noch nicht beendet, und wir werden es auch hier nicht schaffen. Nach einigem Nachforschen entschieden wir uns aber für „Patient". Etymologisch bedeutet Patient „jemand, der Leiden trägt", während Klient bedeutet: „einer, der sich unter den Schutz eines Wohltäters begibt". Da Doktor „Lehrer" bedeutet, kann man sagen, dass wir Patienten behandeln oder „Leute unterweisen, die Leiden tragen." Diese Bedeutung entspricht dem ursprünglichen Gebrauch des Achtsamkeitsbegriffs vor 2.500 Jahren: Es ist eine Unterweisung, die Leid vermindert.

Die Achtsamkeitspraxis hat unzählige Menschen inspiriert und verändert, bevor westliche Psychotherapeuten sie entdeckt haben. Unsere wissenschaftliche Gemeinschaft forscht zurzeit mit großer Begeisterung zu diesem Thema. Die intelligente, kritische und verhältnismäßig undogmatische Erforschung der Achtsamkeit durch klinische Forscher stimmt mit dem alten Geist der buddhistischen Untersuchung überein. Aber wir sind erst am Anfang. Unser wissenschaftliches Verständnis ist vorläufig und vielversprechend. Darum sind viele Ideen in diesem Buch nicht endgültig und, so hoffen wir, werden als Einladung zu weiteren Studien dienen.

Kurz zusammengefasst: Achtsamkeit ist eine Gelegenheit, völlig lebendig und wach für unserer eigenes Leben zu sein. Die meisten Therapeuten vergessen nicht, welch ein Privileg es ist, am Leben unserer Mitmenschen so intensiv teilzunehmen. Wir lieben, lachen und weinen zusammen. Wir sehnen und fürchten uns gemeinsam. Wir sind gemeinsam erfolgreich und scheitern gemeinsam. Und an guten Tagen heilen wir gemeinsam.

Im Verlauf der Jahre wird die flüchtige Natur jeder kostbaren Begegnung offensichtlicher. Wir möchten das Beste aus jedem Moment der Therapie machen. In diesem Sinne bieten wir dieses Buch unseren Kollegen an.

CHRISTOPHER K. GERMER
RONALD D. SIEGEL
PAUL R. FULTON

# TEIL 1

# Die Bedeutung der Achtsamkeit

**KAPITEL 1**

# Achtsamkeit

## Was ist das? Wozu dient sie?

CHRISTOPHER K. GERMER

***Zu leben ist so aufregend, es erlaubt aber nur wenig Raum für andere Beschäftigungen***

EMILY DICKINSON (1872/2004)

Psychotherapeuten arbeiten in dem Bereich, emotionales Leid zu lindern. Dieses Leiden erscheint in unzähligen Formen: Stress, Ängstlichkeit, Depression, Verhaltensprobleme, Beziehungskonflikte, Verwirrung, Verzweiflung. Es ist der gemeinsame Nenner aller klinischen Diagnosen und ist grundlegend für die menschliche Situation. Manche unserer Leiden sind existentiell, wie Krankheit, Altern und Sterben. Anderes Leid hat eine eher persönliche Note. Die Ursache unserer individuellen Schwierigkeiten können frühere Konditionierungen, gegenwärtige Umstände, genetische Anlagen oder verschiedene interagierende Faktoren sein. *Achtsamkeit*, ein täuschend einfacher Weg sich auf Erfahrung zu beziehen, ist seit Langem dazu benutzt worden, die Schwierigkeiten des Lebens zu verringern, besonders solche, die anscheinend selbst geschaffen sind. In diesem Buch veranschaulichen wir das Potential der Achtsamkeit, um die Psychotherapie zu verbessern.

Die Menschen sind sich über eines klar, wenn sie eine Therapie beginnen: *Sie wollen sich besser fühlen.* Sie haben oft eine Reihe von Ideen, wie sie dieses Ziel verwirklichen können, aber die Therapie verläuft nicht immer so, wie erwartet.

Ein Beispiel: Eine junge Frau mit einer Panikstörung – wir nennen sie Lynn – ruft vielleicht einen Therapeuten an und hofft, dem emotionalen Aufruhr ihres Zustandes zu entkommen. Lynn mag Freiheit *von* ihrer Ängstlichkeit suchen, aber mit fortschreitender Therapie entdeckt Lynn Freiheit *in* ihrer Ängstlichkeit. Wie kommt dies zustande? Eine starke therapeutische Allianz kann Lynn den Mut und die Sicherheit geben, ihre Panik näher zu erkunden. Durch Selbstbeobachtung wird Lynn für die Angst und die begleitenden Empfindungen in ihrem Körper aufmerksam. Sie lernt Angst zu bewältigen, indem sie sich selbst sprechend durch die Angst führt. Sobald Lynn sich bereit fühlt, durchlebt sie direkt die Angstempfindungen, die eine Panikattacke auslösen, und testet sich selbst in einem Einkaufszentrum oder einem Flugzeug. Dieser ganze Vorgang erfordert, dass Lynn sich zuerst der Angst *zu*wendet. Eine mitfühlende Lockvogeltaktik sozusagen.

Therapeuten, die mit einem Beziehungsmodell oder einem psychodynamischen Modell arbeiten, können ähnliche Prozesse beobachten. Sobald die Verbindung zwischen Patient und Therapeut sich vertieft, wird die Konversation spontaner und authentischer, und der Patient erwirbt die Freiheit, in einer offeneren, neugierigen Weise herauszufinden, was ihn wirklich stört. Mit Hilfe der Beziehung findet sich der Patient behutsam dem, was im Innern vorgeht, ausgesetzt. Der Patient entdeckt, dass er die Erfahrung nicht vermeiden muss, um sich besser zu fühlen.

Wir wissen, dass viele anscheinend unähnliche Psychotherapieformen funktionieren (Süleiman, 1995). Gibt es einen wesentlichen Bestandteil, der quer durch verschiedene Modalitäten aktiv ist, der isoliert und verbessert werden kann? Achtsamkeit mag sich als dieser Bestandteil erweisen.

## Achtsamkeit: ein besonderer Bezug zu Leid

Erfolgreiche Therapien verändern die Beziehung eines Patienten zu seiner spezifischen Leidensform. Offensichtlich nimmt unser Leiden ab, wenn wir weniger von Lebensereignissen betroffen sind. Wie können wir aber von unangenehmen Erfahrungen weniger verwirrt werden? Leben enthält Leiden. Reagieren Körper und Geist nicht instinktiv auf schmerzliche Erfahrungen? Achtsamkeit ist eine Fertigkeit, die uns gestattet, weniger auf das zu reagieren, was im Augenblick geschieht. Es ist ein Weg, sich auf *alle* Erfahrungen zu beziehen, positive, negative und neutrale und zwar in einer Weise, die den gesamten Leidensgrad reduziert, so dass unser Gefühl für Wohlbefinden wieder zunimmt.

Achtsam sein bedeutet, aufzuwachen und anzuerkennen, was im gegenwärtigen Moment geschieht. Wir sind selten achtsam. Gewöhnlich sind wir in zerstreuten Gedanken gefangen oder in Meinungen über das, was im Augenblick geschieht. Das ist *Un*achtsamkeit. Beispiele für Unachtsamkeit sind (nach Brown & Ryan, 2003):

- Aktivitäten durchhecheln, ohne für sie aufmerksam zu sein.
- Dinge zerbrechen oder verschütten aus Nachlässigkeit, Unaufmerksamkeit oder weil man an etwas anderes denkt.
- Unfähig, feinere Gefühle körperlicher Spannung oder Beschwerden zu bemerken.
- Einen Personennamen vergessen, fast so schnell, wie wir ihn gehört haben.
- Vornehmlich mit der Zukunft oder der Vergangenheit beschäftigt zu sein.
- Essen, ohne sich bewusst zu sein, dass (bzw. was) man isst.

Achtsamkeit dagegen richtet unsere Aufmerksamkeit auf die Aufgabe, die gerade anliegt. Sind wir achtsam, ist unsere Aufmerksamkeit nicht in Vergangenheit oder Zukunft verstrickt, und wir urteilen oder weisen nicht zurück, was im Moment geschieht. Wir sind präsent. Diese Art Aufmerksamkeit erzeugt Energie, einen klaren Kopf und Freude. Glücklicherweise ist es eine Fertigkeit, die jeder Mensch entwickeln kann.

Als Gertrude Stein (1922/1993, S. 187) schrieb „Eine Rose ist eine Rose ist eine Rose ist eine Rose", brachte sie den Leser wieder und wieder zurück zu einer einfachen Rose. Sie legte damit vielleicht nahe, was eine Rose *nicht* ist. Es handelt sich nicht um eine romantische Beziehung, die vor vier Jahren ein tragisches Ende fand. Es handelt sich auch nicht um einen Auftrag, die Hecke übers Wochenende zu schneiden. Hier ist einfach eine Rose. In der Weise der „nackten Aufmerksamkeit" wahrzunehmen ist ein Beispiel der Achtsamkeit.

Die meisten Patienten in der Psychotherapie sind gedankenverloren mit der Vergangenheit oder Zukunft beschäftigt. Menschen, die deprimiert sind, fühlen zum Beispiel oft Bedauern, Traurigkeit oder Schuld angesichts der Vergangenheit. Menschen, die ängstlich sind, bangen um die Zukunft. Das Leid scheint dort zuzunehmen, wo wir aus dem gegenwärtigen Moment vagabundieren. Dort, wo unsere Aufmerksamkeit in eine mentale Aktivität absorbiert wird, und wir tagträumen, dessen aber nicht gewahr, da kann unser tägliches Leben zu einem Alptraum werden. Einige unserer Patienten fühlen sich, als seien sie in einem Film stecken geblieben, wo sie die gleiche verstörende Filmsequenz ihr ganzes Leben lang anschauen, nicht in der Lage, wegzugehen. Achtsamkeit kann helfen, aus der Konditionierung herauszutreten und die Dinge frisch zu sehen – die Rose zu sehen, wie sie ist.

## Definitionen von Achtsamkeit

Der englische Fachbegriff mindfulness (deutsch: Achtsamkeit) ist eine Übersetzung des Pali-Begriffs *sati.* Pali war die Sprache der buddhistischen Psychologie vor 2500 Jahren. Achtsamkeit ist die Kernbelehrung dieser Tradition. Die Konnotation zu Sati ist Gewahrsein (engl. awareness), Aufmerksamkeit (engl. attention) und Erinnern (engl. remembering).

Was ist Gewahrsein? Brown & Ryan (2003) definieren Gewahrsein und Aufmerksamkeit unter dem Begriff Bewusstsein (engl. consciousness):

Bewusstsein umfasst beides, Gewahrsein und Aufmerksamkeit. Gewahrsein ist das „Hintergrundradar" des Bewusstseins und überwacht ohne Unterlass das innere und äußere Umfeld. Man kann Stimuli gewahr sein, ohne dass sie Mittelpunkt der Aufmerksamkeit sind. Aufmerksamkeit ist ein Vorgang, bewusstes Gewahrsein auszurichten, was erhöhte Sensitivität für eine begrenzte Bandbreite von Erfahrungen erlaubt (Western, 1999). Tatsächlich sind Gewahrsein und Aufmerksamkeit in der Weise verflochten, dass Aufmerksamkeit fortlaufend „Figuren" aus dem „(Hinter-) Grund" des Gewahrseins herauszieht und diese unterschiedlich lange im Brennpunkt hält.

Um diese Worte zu lesen, benutzen Sie sowohl Aufmerksamkeit als auch Gewahrsein. Ein Wasserkocher pfeift im Hintergrund und kann schließlich Ihre Aufmerksamkeit erregen, wenn er laut genug wird, besonders dann, wenn Sie eine Tasse Kaffee oder Tee wollen. In ähnlicher Weise können wir eine bekannte Strecke quasi „auf Autopilot" fahren, sind vage aufmerksam auf die Straße, reagieren aber sofort, wenn ein Kind vor uns auftaucht. Achtsamkeit ist das Gegenteil von „auf Autopilot sein", das Gegenteil von Tagträumen. Achtsamkeit bedeutet, aufmerksam sein für das, was im gegenwärtigen Moment hervortritt.

Achtsamkeit schließt *Erinnern* mit ein, aber nicht Verweilen in Erinnerungen. Sie beinhaltet Erinnern, um unsere Aufmerksamkeit und unser Gewahrsein neu an der aktuellen Erfahrung zu orientieren, in einer rückhaltlosen, rezeptiven Art und Weise. Das erfordert unsere *Absicht*, sich aus Träumereien zu entwirren und den gegenwärtigen Moment ganz zu erfahren.

## Therapeutische Achtsamkeit

Das Wort *Achtsamkeit* kann benutzt werden, um ein theoretisches Konstrukt (Achtsamkeit) zu beschreiben oder die Praxis der Kultivierung von Achtsamkeit (wie etwa Meditation) oder ein psychologisches Geschehen (achtsam sein). Eine Grunddefinition von *Achtsamkeit* ist „Gewahrsein von Augenblick zu Augenblick". Andere Definitionen beinhalten „das eigene Bewusstsein für die gegenwärtige Wirklichkeit lebendig halten"

(Hanh, 1976, S. 11), „das klare und einsgerichtete Gewahrsein dessen, was uns und in uns in aufeinanderfolgenden Momenten des Wahrnehmens tatsächlich geschieht" (Nyanaponika Thera, 1972, S.5), „Aufmerksamkeitskontrolle" (Teasdale, Segal & Williams, 1995), „die eigene vollständige Aufmerksamkeit von Augenblick zu Augenblick bei der Erfahrung halten" (Marlatt & Kristeller, 1999, S.68) und aus einer mehr westlichen psychologischen Perspektive „ein kognitiver Vorgang, der die Entstehung neuer Kategorien, Offenheit für neue Information und Gewahrsein aus mehr als einer Perspektive anwendet" (Langer, 1989). Letztendlich kann Achtsamkeit nicht vollständig mit Worten erfasst werden, weil es eine subtile, nicht-verbale Erfahrung ist (Gunaratana, 2002).

Wenn Achtsamkeit in den therapeutischen Bereich übertragen wird, erweitert sich ihre Definition oft dahin, das Nicht-Werten mit einzubeziehen: „das Gewahrsein, das in Erscheinung tritt durch die absichtliche Aufmerksamkeit im gegenwärtigen Moment und ohne Wertung der Erfahrung, die sich von Moment zu Moment entfaltet" (Kabat-Zinn, 2003, S.145). In ihrer Zusammenfassung der Achtsamkeits- und Psychotherapieliteratur definiert Baer (2003, S.125) Achtsamkeit als „die nicht wertende Beobachtung eines fortlaufenden Stroms internaler und externaler Stimuli, während sie erscheinen". Nicht-Werten begünstigt Achtsamkeit, wenn wir mit schwierigen physikalischen oder emotionalen Zuständen zu tun haben. Weil wir unsere Erfahrung nicht bewerten, sind wir eher in der Lage zu sehen, wie sie ist.

### *Achtsamkeit und Akzeptanz*

„Akzeptanz" ist eine Erweiterung des Nicht-Wertens. Sie fügt ein gewisses Maß an Liebenswürdigkeit, Herzensgüte und Freundlichkeit hinzu. Wenn Therapeuten mit intensiven Emotionen arbeiten wie Scham, Zorn, Angst oder Trauer, ist es wesentlich, eine offene, mitfühlende und akzeptierende Haltung aufrechtzuerhalten. Empathie und positive Achtung sind wichtige Beziehungsaspekte einer erfolgreichen Therapie (Norcross, 2001, 2002), die sich mit Akzeptanz überlagern. Falls der Therapeut oder der Patient sich mit Angst oder Ekel von unangenehmer Erfahrung abwendet, wird es unmöglich, das Problem zu verstehen.

Aus der Achtsamkeitsperspektive deutet Akzeptanz auf die Willensbereitschaft hin, Dinge so zu lassen, wie sie in dem Moment sind, wenn wir ihrer gewahr werden – friedvolle und schmerzhafte Erfahrungen zu akzeptieren, sobald sie auftauchen. Akzeptanz bedeutet nicht, schlecht angepasstes Verhalten befürworten. Stattdessen geht Akzeptanz einer Verhaltensveränderung voraus. „Veränderung ist der Bruder der Akzeptanz, aber der jüngere Bruder." (Christensen & Jacobson, 2000, S.11). Achtsamkeitsorientierte Kliniker betrachten „radikale Akzeptanz" als Teil der therapeutischen Praxis (Brach, 2003; Linehan, 1993b).

*Achtsamkeit in der Psychotherapie*

Die Kurzdefinition für Achtsamkeit, die wir in diesem Buch benutzen, ist: 1. *Gewahrsein* der 2. *gegenwärtigen Erfahrung* mit 3. *Akzeptanz.* Diese drei Elemente können in den meisten Diskussionen über Achtsamkeit sowohl in der psychotherapeutischen als auch in der buddhistischen Literatur gefunden werden. (Für eine detaillierte Erörterung des Konstruktes Achtsamkeit innerhalb der Psychologie siehe Bishop et al., 2004; Brown & Ryan, 2004 und Hayes & Feldman, 2004). Obwohl unsere Begriffsbestimmung diese drei Komponenten unterscheidet, sind sie in der Erfahrung der Achtsamkeit untrennbar miteinander verflochten.

Ist einer der Achtsamkeitsaspekte vorhanden, schließt das nicht automatisch die Präsenz der anderen mit ein. Gewahrsein kann zum Beispiel von Vergangenem absorbiert sein, wie etwa bei blinder Wut über eine persönlich empfundene Ungerechtigkeit. Gewahrsein kann auch ohne Akzeptanz vorhanden sein, wie etwa bei verleugneter Scham. Ähnlich kann Akzeptanz ohne Gewahrsein vorkommen, wie bei verfrühter Vergebung. Gegenwartszentriertheit ohne Gewahrsein kann im Falle von Trunkenheit gegeben sein. Alle Bestandteile der Achtsamkeit, Gewahrsein, Gegenwartszentriertheit und Akzeptanz, sind für einen Augenblick vollständiger Achtsamkeit erforderlich. Therapeuten können diese drei Elemente als Prüfstein nutzen, um Achtsamkeit in der Therapie ausfindig zu machen.

Der Wert einer vereinfachten, operationalen Definition für therapeutische Achtsamkeit ist zweierlei: Erstens, wenn Achtsamkeit sich tatsächlich als Schlüsselbestandteil einer effektiven Therapie erweisen sollte (Martin, 1997), dann wollen die Kliniker ein konzeptuelles Werkzeug, um ihr Vorgehen in der Sprechstunde zu lenken. Zweitens, wenn die Forschungsergebnisse weiterhin zeigen, dass Achtsamkeit eine vielversprechende Behandlungsstrategie ist (Baer, 2003), dann werden Forscher eine Begriffsbestimmung mit klar definierten Bestandteilen benötigen, um neue Interventionen zu konstruieren.

## Achtsamkeit und Stufen der Übung

Achtsamkeit muss erfahren werden, um sie zu kennen. Man kann Achtsamkeit mit veränderlichen Intensitätsgraden üben. Am einen Ende des Übungskontinuums steht die Achtsamkeit im Alltag. Sogar in unserem täglichen Leben, das oft unter Druck steht und verworren ist, ist es möglich, achtsame Augenblicke zu haben. Wir können für einen Augenblick von unseren Aktivitäten zurücktreten, indem wir einen langen, bewussten Atemzug tun. Nachdem wir unsere Aufmerksamkeit gesammelt haben, können wir uns fragen: „Was fühle ich jetzt? Was tue ich eigentlich jetzt im Moment? Was ist am dringlichsten für mein Gewahrsein, jetzt, in diesem Moment?“ Das ist Achtsamkeit im Alltag, und so kommt Achtsamkeit auch am häufigsten in der Psychotherapie vor. Am anderen Ende des Kontinuums finden wir Mönche, Nonnen und Laien, die eine beachtliche Zeit mit Meditation verbringen. Wenn wir die Gelegenheit haben, über ausgedehnte Phasen mit (halb-)geschlossenen Augen an einem stillen Ort zu sitzen und die Konzentration auf einen Gegenstand (wie den Atem) zu schärfen, wird der Geist zu einem Mikroskop und kann kleinste mentale Aktivitäten entdecken. Das ist in der nachfolgenden Meditationsanweisung beispielhaft:

> *Sollten Sie ein Jucken in irgendeinem Körperteil haben, richten Sie den Geist auf diesen Teil und notieren Sie im Geist: jucken. Sollte das Jucken anhalten und zu stark werden, und Sie haben die Absicht, den juckenden Teil zu reiben, bemerken Sie still: beabsichtigen. Heben Sie langsam die Hand, und bemerken Sie gleichzeitig heben und berühren, wenn Ihre Hand den Körperteil berührt, der juckt. Reiben Sie langsam in vollstän-*

*digem Gewahrsein dieses Reibens. Wenn der Juckreiz verschwunden ist, und Sie beabsichtigen mit dem Reiben aufzuhören, benennen Sie wieder achtsam: beabsichtigen. Nehmen Sie langsam Ihre Hand zurück und benennen Sie die Handlung: zurücknehmen. Wenn die Hand an ihrem üblichen Platz das Bein berührt: berühren (Sayadaw, 1971, S.5–6).*

Diese Stufe des präzisen und subtilen Gewahrseins, bei der wir sogar „beabsichtigen" entdecken können, braucht natürlich eine ungewöhnliche Form der Hingabe und des Einsatzes beim Übenden. Bemerkenswert ist, dass die Anleitung oben als einführende Anweisung angesehen wird. Sayadaw schreibt, dass bei fortgeschritteneren Stufen „einige Meditierende deutlich drei Phasen wahrnehmen: das Objekt bemerken, sein Aufhören und das Enden des Bewusstseins, das dieses Aufhören erkennt – alle in schneller Abfolge" (1971, S.15).

Augenblicke der Achtsamkeit haben gewisse gemeinsame Merkmale, gleich, wo sie im Übungskontinuum vorkommen. Der tatsächliche Augenblick des Erwachens, der Achtsamkeit, ist für den erfahrenen Meditierenden wie für den Anfänger, der Achtsamkeit im Alltagsleben übt, der gleiche. Die Erfahrung ist einfach nur kontinuierlicher für den erfahrenen Meditierenden. Achtsame Momente sind:

- *Nichtkonzeptuell*: Achtsamkeit ist ein Gewahrsein ohne Absorption in unseren Gedankenprozess.
- *Gegenwartszentriert*: Achtsamkeit ist immer im gegenwärtigen Moment. Gedanken *über* unsere Erfahrung sind schon einen Schritt vom gegenwärtigen Moment entfernt.
- *Nichtbewertend*: Gewahrsein kann nicht frei geschehen, wenn wir unsere Erfahrung anders wünschen, als sie es ist.
- *Intentional*: Achtsamkeit schließt immer eine Absicht mit ein, die Aufmerksamkeit auszurichten. Die Aufmerksamkeit zum gegenwärtigen Moment zurückzubringen gibt der Achtsamkeit mit der Zeit Kontinuität.
- *Teilnehmendes Beobachten*: Achtsamkeit ist nicht losgelöstes Zeugesein. Es bedeutet, Geist und Körper mit mehr Intimität zu erfahren.

- *Nichtverbal*: Die Erfahrung der Achtsamkeit kann nicht in Worte gefasst werden, weil Gewahrsein geschieht, bevor Worte im Geist auftauchen.
- *Explorativ*: Achtsames Gewahrsein ist ein Erkunden immer subtilerer Stufen der Wahrnehmung.
- *Befreiend*: Jeder Augenblick achtsamen Gewahrseins befreit von bedingtem Leiden.

Diese Qualitäten entstehen simultan in jedem Moment der Achtsamkeit. Achtsamkeitspraxis ist ein bewusster Ansatz, Gewahrsein öfter zur Gegenwart zurückzubringen, mitsamt allen Qualitäten, die hier aufgelistet sind. Achtsamkeit per se ist nicht ungewöhnlich. Das *Fortbestehen* der Achtsamkeit ist aber sehr selten.

Achtsamkeit im Alltag erlaubt uns, Einsicht in psychologisches Funktionieren zu entwickeln und in neuen Situationen geschickt zu handeln. Achtsamkeit in tiefer Meditation liefert uns Einsichten in die Natur des Geistes und die Ursachen des Leidens. Diese Einsichten, etwa das Gewahrsein, wie vergängliche Dinge wirklich sind, helfen uns, weniger in unsere Grübeleien verstrickt zu werden und dadurch Achtsamkeit weiter zu fördern.

## Psychotherapeuten und Achtsamkeit

Kliniker werden aus den unterschiedlichsten Gründen vom Thema Achtsamkeit und Psychotherapie angezogen: klinische, wissenschaftliche, theoretische und persönliche. Hinzu kommt, dass Psychotherapiepatienten zunehmend Therapeuten suchen, die ihre Meditationspraxis verstehen können. Diese Entwicklungen sind nicht überraschend angesichts der Tatsache, dass die buddhistische Psychologie und ihre Kernübung, die Achtsamkeit, im Westen an Beliebtheit gewonnen haben.

## Achtsamkeit in der Psychotherapie: eine kurze Geschichte

Die Psychoanalyse hatte sich mit der buddhistischen Psychologie schon seit geraumer Zeit beschäftigt. Freud hatte 1930 mit einem Freund Briefwechsel, in dem er zugab, dass ihm die östliche Philosophie fremd sei und vielleicht „jenseits der Grenzen [seiner] Natur“ (zitiert nach Epstein, 1995, S.2). Das hielt Freud nicht davon ab, in *Das Unbehagen in der Kultur* (1930/1961b) zu schreiben, dass das „ozeanische Gefühl“ in der Meditation essentiell eine regressive Erfahrung sei. Franz Alexander (1931) schrieb einen Aufsatz mit dem Titel „Buddhistisches Training als eine künstliche Katatonie“. Andere psychodynamische Theoretiker zeigten sich eher zustimmend, besonders Carl Gustav Jung (1939/1992), der 1939 einen Kommentar zum *Tibetischen Totenbuch* schrieb und ein lebenslanges Interesse an östlicher Psychologie hatte. Erich Fromm und Karen Horney führten später einen Dialog mit dem Zen-Gelehrten D.T. Suzuki (Fromm, Suzuki & DeMartino, 1960; Horney, 1945). 1995 schrieb Mark Epstein *Gedanken ohne Denker*, Impuls für ein neues Interesse an der buddhistischen Psychologie unter den psychodynamischen Klinikern.

Viele praktizierende Therapeuten wandten sich der östlichen Philosophie oder Meditation als einem Weg zu, etwas für ihr eigenes Leben zu tun, bevor sie ihre professionelle Aufgabe angingen. Einige begannen in den späten 60er Jahren zu meditieren, zu einer Zeit, als Ideen über Erleuchtung den Beatles und anderen bekannten Pilgern von Indien aus in den Westen folgten. Das Buch des früheren Harvardpsychologen Ram Dass *Be Here Now* (1971), eine Mischung aus hinduistischen und buddhistischen Ideen, verkaufte sich mit einer Auflage von über einer Million Exemplaren. Yoga, der essentiell Achtsamkeit in Bewegung ist (Boccio, 2004; Hartranft, 2003), kam zu dieser Zeit ebenfalls in den Westen. Einige Therapeuten begannen, ihre persönliche Meditationspraxis mit ihrer klinischen Arbeit zu verbinden.

Zahlreiche Studien über Meditation erschienen, etwa die des Kardiologen Herbert Benson (1975), der Meditation zur Behandlung von Herzkrankheiten einsetzte. Die klinische Psychologie hielt Schritt mit zahlreichen Artikeln über Meditation als Zusatz zur Psychotherapie oder als Psychotherapie selbst (Smith, 1975). 1977 rief die American Psychiatric

Association (APA) dazu auf, die klinische Wirksamkeit von Meditation zu untersuchen. Die Mehrzahl der Zeitschriftenartikel aus dieser Zeit untersuchten konzentrative Meditation, wie etwa Transzendentale Meditation™ und Bensons Programm. In den vergangenen zehn Jahren wandte sich der Studienschwerpunkt der Achtsamkeitsmeditation zu (Smith, 2004). Jon Kabat-Zinn gründete 1979 das Center for Mindfulness an der Medical School der Universität von Massachusetts, um chronische Krankheitsbilder zu behandeln, für die Ärzte keine Hilfe anbieten konnten. Mehr als 15000 Patienten haben dieses achtsamkeitsbasierte Stress-Reduktions-Programm (engl. MBSR) abgeschlossen, nicht gezählt die Teilnehmer in über 250 MBSR-Programmen rund um die Welt (Davidson & Kabat-Zinn, 2004).

Ein spannender, jüngerer Bereich der Integration von Achtsamkeit und Psychotherapie ist die wissenschaftlich validierte achtsamkeitsbasierte Intervention. Der ursprüngliche Anstoß scheint aus der Pionierarbeit des MBSR-Programms von Kabat-Zinn (1990) und der vom Zen inspirierten Dialektischen Verhaltenstherapie oder Dialektisch-Behavioralen Therapie (DBT) von Martha Linehan (1990) zu stammen. Die Veröffentlichung von Teasdale et al. (2000) zur effektiven, achtsamkeitsbasierten Behandlung bei chronischer Depression entzündete das Interesse an Achtsamkeit bei kognitiv-verhaltenstherapeutischen Forschern. Das Potential dieser achtsamkeits- und akzeptanzbasierten Ansätze führte zu einer neuen Welle empirisch begründeter Behandlungen bekannter Probleme (Hayes, Follette & Linehan, 2004; Hayes, Masunda, Bissett, Luoma & Guerrero, 2004).

Wohin führt das aktuelle Interesse an Achtsamkeit? Vielleicht können wir das Entstehen eines integrierten Psychotherapiemodells erleben. Wir werden sicherlich mehr Forschung erleben, die Achtsamkeit als Schlüsselelement in Behandlungsprotokollen identifiziert, als einen entscheidenden Bestandteil in der Therapiebeziehung und als eine Technik für Psychotherapeuten, um eigene therapeutische Qualitäten und allgemeines Wohlbefinden auszubilden. Achtsamkeit kann ein Konstrukt werden, das klinische Theorie, Forschung und Praxis näher zusammenbringt und dabei hilft, das private und professionelle Leben von Therapeuten zu integrieren.

## Zum Wohlbefinden des Therapeuten

Obgleich Achtsamkeit allgemeines Wohlbefinden zu verbessern scheint (Brown & Ryan, 2003; Reibel, Greeson, Brainard & Rosenzweig, 2001; Rosenzweig, Reibel, Greeson, Brainard & Hojat, 2003), können Therapeuten von Achtsamkeit aus dem einfachen Grund angezogen sein, weil sie sich mehr Freude an ihrer Arbeit wünschen. Psychotherapeuten haben die Wahl getroffen, menschlichen Zwiespalt und Verzweiflung zu bezeugen und in vielen Stunden des Tages zu teilen. Manchmal werden wir von einem sympathisierenden Patienten gefragt: „Wie machen Sie das bloß?" Was *machen* wir, wenn die klinische Situation aus dem Ruder zu laufen scheint? Wie bleiben wir ruhig und klaren Sinnes?

Psychotherapie auszuüben ist eine Gelegenheit, im Alltag Achtsamkeit zu praktizieren. Der Therapieraum kann einem Meditationsraum gleichen, in den wir unsere Moment-zu-Moment-Erfahrung einladen, uns mit Offenheit und ganzem Herzen kennenzulernen. So wie ein Therapeut lernt, seine eigenen konditionierten Gedanken- und Gefühlsmuster, die in der therapeutischen Beziehung auftauchen, zu identifizieren, um sich davon zu lösen, so kann der Patient die gleiche Freiheit bei sich entdecken. Die Umkehrung ist ebenfalls wahr; wir können vom Potential für Achtsamkeit bei unseren Patienten bewegt und inspiriert werden, unter Bedingungen, bei denen wir besonders auf die Probe gestellt werden. Praktizierende Kliniker werden immer wieder an die Bedeutung der therapeutischen Beziehung für das Behandlungsergebnis erinnert (Crits-Christoph et al., 1991; Luborsky et al., 1986, 2002; Wampold, 2001). Kliniker ringen darum, auch mit dem „Technologietransfer" eine Brücke zwischen den Behandlungsprotokollen, die an unseren Universitäten entwickelt wurden, und ihrer Anwendung im Feld zu bauen. Therapeuten und Patienten können das Interesse an der Arbeit verlieren, wenn sie darauf konzentriert sind, ein empirisch abgeleitetes Protokoll unter Ausschluss einer vitalen und unterstützenden therapeutischen Beziehung zu implementieren. In den kommenden Jahren kann sich Achtsamkeitspraxis als ein wirksames Mittel für die Bildung empirisch gestützter Beziehungsfertigkeiten erweisen. Das mag helfen, unseren Fokus auf die therapeutische Verbindung zurückzulenken, denn hier können wir etwas zu ihrer Verbesserung *tun*. Wie wir Interventionen planen, kann sogar von einem gemeinsamen therapeutischen Prinzip angeleitet sein, dem einfachen Wirkprinzip der Achtsamkeit.

## Ein Wort zum Buddhismus

Achtsamkeit ist das Herz der buddhistischen Psychologie. Psychotherapeuten werden die buddhistische Psychologie vertraut finden, denn sie teilt mit der Psychotherapie den Wert empirischer Studien und das Ziel, Leiden zu lindern. Während die westliche Wissenschaft Phänomene durch objektive Beobachtung mittels einer dritten Person exploriert, ist die buddhistische Psychologie ein hoch disziplinierter, systematischer Ansatz der ersten Person.

Es kann nicht überbetont werden, dass die buddhistische Psychologie keine Religion im üblich theistischen Sinne ist, obwohl einige östliche Kulturen weiterhin die Lehren und Abbildungen des Buddha verehren. Der historische Buddha ist nach allgemeinem Verständnis ein Mensch gewesen, kein Gott. Sein Lebenswerk war der Linderung psychischen Leidens gewidmet. Laut buddhistischer Tradition entschied er (zunächst widerstrebend) andere zu lehren, was er gelernt hatte, nachdem er den Weg in die Freiheit entdeckt hatte.

Der Legende nach schien der Buddha, als die Menschen ihn nach seiner Realisierung trafen, anders als andere Leute gewesen zu sein. Als sie ihn fragten, wer er sei, antwortete er, er sei ein „Buddha“, was schlicht und einfach eine Person bezeichnet, die erwacht ist. Den Berichten zufolge lehrte er 45 Jahre lang und hatte viele Schüler, reiche und arme. Er sprach in einfacher Sprache und gebrauchte Geschichten und Ideen der indischen Volkskultur. In seiner ersten Predigt über die Vier Edlen Wahrheiten legte er vier Grundideen dar: (1) Das menschliche Sein schließt Leid mit ein, (2) der Konflikt, wie Dinge sind, und wie wir sie uns ersehnen, ist Ursache dieses Leidens, (3) Leiden kann verringert oder sogar ausgelöscht werden, indem wir unsere Haltung angesichts einer unangenehmen Erfahrung ändern und (4) es gibt acht allgemeine Strategien (der Achtfache Pfad), um Leid zu einem Ende zu bringen (vgl. Kapitel 2 und Anhang B). Der Buddha starb im Alter von 80 Jahren, wahrscheinlich an Lebensmittelvergiftung im Hause eines armen Schülers.

Der Buddha, so wird gesagt, hat entdeckt, wie man Leid ohne Drum und Dran oder religiöse Rituale beendet. Kulturen haben später sein Bildnis verehrt, aber der Buddha hatte seine Schüler immer vor übertriebener Verehrung gewarnt. Er bat seine Schüler, die Wahrheit seiner Lehren in ihrer eigenen Erfahrung zu entdecken. Er lud sie ein: „Komm und sieh!" Glaube an Vorstellungen wie Karma oder Wiedergeburt sind nicht notwendig, um vollen Nutzen aus der buddhistischen Psychologie abzuleiten (Batchelor, 1997). Die buddhistische Psychologie ist vornehmlich ein praktischer Weg, „den Geist zu erkennen, den Geist zu formen und den Geist zu befreien" (Nyanaponika Thera, 1965). Achtsamkeit ist das Herz der buddhistischen Psychologie, und als theoretische Basis der Achtsamkeitsübung in der buddhistischen Psychologie können die Originallehren des Buddha gemeinsam mit den späteren Schriften des Abhidharma angesehen werden (Bhikkhu Bodhi, 2000; Nyanaponika Thera, 1949/1998).

Die Lektüre der frühbuddhistischen Schriften wird den Kliniker überzeugen, dass der Buddha maßgeblich ein Psychologe war. William James, ein amerikanischer Psychologe introspektiver Richtung, schätzte die buddhistische Tradition. Epstein (1995, S. 1–2) schreibt:

> *Als er Anfang des 20. Jahrhunderts in Harvard lehrte, unterbrach James plötzlich seinen Vortrag. Er erkannte einen buddhistischen Mönch aus Sri Lanka unter seinen Zuhörern. „Nehmen Sie meinen Stuhl," so habe er gesagt. „Sie sind besser ausgestattet, Psychologie zu lehren als ich. Das ist die Psychologie, die jeder in 25 Jahren studieren wird."*

William James' Vorhersage mag sich erfüllen, obwohl sie um einige Jahre daneben liegt.

Kapitel 12 dieses Buches bietet einen umfassenderen historischen und konzeptuellen Hintergrund zur Achtsamkeitspraxis und im Anhang können Hilfsmittel gefunden werden, um mehr über Achtsamkeit im Kontext der buddhistischen Psychologie zu erfahren.

## Achtsamkeitspraxis

Achtsamkeit ist ein natürlich vorkommendes Ereignis des täglichen Lebens, erfordert aber Übung, um aufrecht erhalten zu werden. Wir alle wachen periodisch zu unserer gegenwärtigen Erfahrung auf, nur um schnell wieder in gewohntes diskursives Denken abzugleiten. Auch wenn wir uns besonders aufmerksam fühlen, wenn wir Therapie ‚machen', sind wir doch nur *mit Unterbrechungen* achtsam. Unser Geist kann von Assoziationen zu dem absorbiert werden, was unsere Patienten sagen oder tun. Wir mögen dann einen Augenblick des Erwachens aus der Träumerei erleben, orientieren unsere Aufmerksamkeit aber neu auf den Patienten und fahren mit der Exploration dessen fort, was der Patient mitzuteilen versucht. Schon bald aber rutschen wir wieder ab, abgelenkt vom Denken. Manchmal ist der Inhalt unserer Ablenkung ein bedeutungsvoller Hinweis auf das, was im Therapieraum geschieht. Zu anderer Zeit ist das nicht so. Die Kontinuität der Achtsamkeit erfordert Engagement und harte Arbeit.

### Formale und informelle Praxis

Achtsamkeit kann man lernen. Die Achtsamkeit kann in zwei allgemeine Kategorien organisiert werden: formal und informell. Formales Achtsamkeitstraining bezieht sich auf Achtsamkeitsmeditation und ist eine Gelegenheit, Achtsamkeit auf höchstem Niveau zu erfahren. Dauerhafte, disziplinierte Introspektion erlaubt dem Übenden zu erlernen, wie der Geist arbeitet, und systematisch seine Inhalte zu beobachten. Mehr zur Meditation findet der Leser im nächsten Abschnitt.

Informelles Achtsamkeitstraining bezieht sich auf die Anwendung von Achtsamkeitsfertigkeiten im Alltag. Jede Übung, die uns für den gegenwärtigen Augenblick mit Akzeptanz aufweckt, kultiviert Achtsamkeit. Beispiele sind etwa die Aufmerksamkeit auf den eigenen Atem zu lenken, auf umgebende Geräusche zu horchen, der Körperhaltung Aufmerksamkeit zu schenken oder Gefühle zu ‚etikettieren' und so weiter. Die Liste ist endlos. Diese Art der Achtsamkeitspraxis wird von

Therapeuten entwickelt, um Patienten zu helfen, störende Muster im Denken, Fühlen und Verhalten zu entwirren, um die Erleichterung des Gewahrseins von Augenblick zu Augenblick zu spüren. Jeder Patient kann in persönlicher Weise von bestimmten Gedanken oder Gefühlen gefangen sein, für die eine spezielle Achtsamkeitsübung entwickelt werden kann (siehe Kapitel 6).

Zwei geläufige Übungen zur Kultivierung von Achtsamkeit im Alltag sind langsames Gehen und langsames Essen. Diese werden auch bei intensiver Praxis angewandt. In der Gehmeditation nehmen wir an einer sequentiellen, augenblicksbetonten, kinästhetischen Art des Laufens teil. Von Außen sieht es wie ein Film in Zeitlupe aus. Im Innern notieren wir still: „heben. vorwärtsschreiten. Ferse zum Boden. Zeh am Boden. heben.“. In der Essmeditation essen wir etwas langsamer als gewöhnlich und in Stille; wir bemerken das Aussehen der Nahrung auf dem Teller, den Gebrauch des Bestecks, um die Nahrung zum Mund zu führen, die Muskelbewegungen beim Kauen, den Geschmack der Nahrung und den Schluckvorgang. Das kann ein gewöhnliches Mahl ziemlich interessant machen. Es wird bei zwanghaften Essern als achtsamkeitsbasierte Management-Strategie benutzt (Kristeller & Hallett, 1999).

Jedes mentale Ereignis kann ein Objekt achtsamen Gewahrseins sein. Gemäß der Tradition der buddhistischen Psychologie können Achtsamkeit-Praktizierende sich

- auf verschiedene Körperteile konzentrieren,
- auf die angenehme, unangenehme oder neutrale Empfindungsqualität,
- auf Zustände des Geistes, wie abgelenkt sein oder das Entstehen von Stolz, und
- auf verschiedene Eigenschaften, die Wohlergehen begünstigen, wie energetisch sein sowie Gelassenheit oder Eigenschaften wie Zorn und Trägheit, die diese blockieren.

Während die Unterscheidung zwischen Gedanken und Emotionen anscheinend im Osten zur Zeit Buddhas nicht existierte, ist die Achtsamkeit für Emotionen in der Psychotherapie sehr wichtig.

## Achtsamkeit und Konzentrationsmeditation

Die meisten Therapeuten sind mit Meditation als Entspannungstechnik (Benson, 1975) vertraut. Manche Meditation mag entspannend sein, aber der Stil und der Zweck der Meditation bestimmt zum Teil ihren Effekt. Die buddhistische Psychologie unterscheidet zwischen zwei genau umschriebenen Meditationsmethoden: Einsichts- und Konzentrationsmeditation, in Pali *Vipassana* und *Samatha.* Forschungen legen nahe, dass diese beiden Meditationsformen neurologisch unterschiedliche Übungen sind (siehe Kapitel 11). Vipassana- Meditation wird in der psychologischen Literatur gewöhnlich „Achtsamkeitsmeditation" statt „Einsichtsmeditation" genannt und wir lassen diesen Gebrauch hier weiter bestehen.

### *Konzentrationsmeditation*

Die Konzentrationsmeditation kann mit einem Laserstrahl verglichen werden, der jedes Objekt, auf das der Strahl gerichtet wird, beleuchtet. Der Nutzen der Konzentrationsmeditation ist eine ruhige, gelassene Geisteslage, losgelöst von einem emotionalen und zwischenmenschlichen Engagement. Das Paliwort Samatha bedeutet zugleich Gelassenheit, Ruhe und Konzentration. Jedes Aufmerksamkeitsobjekt, internal oder external, kann ein Konzentrationsobjekt sein. Beispiele internaler Meditationsobjekte sind Worte (Mantren), ein Bild (oft religiös), eine Körperstelle (wie etwa die Nasenspitze) oder ein kinästhetisches Gefühl (wie der Atem). Die Konzentration ist im Allgemeinen einfacher, wenn das Objekt angenehm ist. Objekte einer externalen Konzentrationsmeditation können ein Kerzenlicht, ein geliebtes Bild, ein Mandala oder sogar ein Punkt an der Wand sein. In der Konzentrationsmeditation wird der Geist sanft zum Meditationsobjekt zurückgelenkt, wenn wir bemerken, dass er gewandert ist.

### *Achtsamkeitsmeditation*

Die Achtsamkeitsmeditation kann mit einem *Suchscheinwerfer* verglichen werden, der eine weite Bandbreite von Objekten beleuchtet, sobald diese im Gewahrsein auftauchen, jeweils eines per Zeiteinheit. Die Vorteile sind erhöhtes Gewahrsein persönlicher mentaler Muster und ein Verständnis für die Natur des Geistes an sich. Die Meditationsanweisung lautet „zu bemerken, was im Gewahrsein vorherrscht, von Augenblick zu Augenblick". Achtsamkeitsmeditation hilft uns, die Kapazität für Gewahrsein entspannt und frei von Vorlieben zu entwickeln, bei der sich eine bewusste Aufmerksamkeit unverzüglich und natürlich unter veränderlichen Erfahrungselementen bewegt. (Sogar ein Gewahrsein ohne Vorlieben beinhaltet eine Absicht, in diesem Fall die Absicht, nicht zu wählen, sondern dort bewusst zu bleiben, wo unsere Aufmerksamkeit angesiedelt ist.) Achtsamkeitsmeditation kann auch gerichtet sein. Zum Beispiel ist eine Anfangsübung der Achtsamkeit „mit geschlossenen Augen zu sitzen und den Geräuschen zu lauschen, ihnen Kommen und Gehen zu erlauben". (Menschen, die gerne im Wald spazieren gehen, tun dies ganz natürlich.) Meditation kann sitzend geübt werden, aber auch im Stehen, Liegen oder in Bewegung. Achtsamkeitsmeditation ist nicht schwer zu erlernen. Jeder kann sie praktizieren.

Anfänger missverstehen oft, was Achtsamkeitsmeditation ist und bewirkt. Die Achtsamkeitsmeditation ist keine Entspannungsübung. Manchmal ist ihr Effekt ganz das Gegenteil, wenn das Objekt des Gewahrseins aufwühlend ist. Es ist kein Weg, Schwierigkeiten im Leben zu vermeiden, weil das Gewahrsein uns unseren Schwierigkeiten näher bringt, bevor wir uns von ihnen lösen. Meditation umgeht unsere Persönlichkeitsprobleme nicht. Es ist ein langsamer, sanfter Vorgang, damit klarzukommen, wer wir eigentlich sind. Schließlich ist Achtsamkeitsmeditation kein Mittel, um andere Bewusstseinszustände zu erzielen. Es geht darum, dass sich unsere laufende Erfahrung setzt, in ruhiger, wacher und offenherziger Weise.

Das Üben der Achtsamkeit kann jede Sinnesfähigkeit umfassen – Sehen, Hören, Berühren, Riechen und Schmecken – aber auch die Gedanken und Gefühle. Oft ist es aber aufgrund der verführerischen und flüchtigen Natur der Gedanken und Gefühle einfacher, die Achtsamkeitspraxis mit der Erforschung der fünf Sinne zu beginnen.

In einer typischen Übung beginnt die Achtsamkeitsmeditation mit der Konzentration auf den Atem. Wenn genügende Geistesstabilität erreicht ist, nach Minuten oder Tagen, richten wir den Suchscheinwerfer auf andere Erfahrungen. Ein unstabiler Geist gleicht einer unstabilen Kamera, wir bekommen ein unscharfes Bild.

Die grundlegenden Anweisungen für Achtsamkeitsmeditation sind täuschend einfach (siehe unten, Übung I, 5). Wenn wir uns auf den Atem konzentrieren, nehmen wir ein Wahrnehmungsereignis der Gegenwart in den Fokus. Es ist manchmal schwierig, den Atem im dauernden Schwirren fesselnder Gedanken und Gefühle zu *finden.* Atemzählen hilft manchmal. Die Anweisung in Übung I „. *stellen Sie fest, wovon Sie weggetragen wurden.* “ist das Herz der Achtsamkeitspraxis und ist der Punkt, der diese von der Konzentrationsmeditation unterscheidet. Das Suchlicht leuchtet auf, um die Ablenkung zu bemerken.

### ÜBUNG I

1. Nehmen Sie eine ungezwungene Haltung ein, liegen Sie, oder setzen Sie sich. Halten Sie den Rücken gerade. Lassen Sie die Schultern los.
2. Schließen Sie die Augen, wenn es sich gut anfühlt.
3. Richten Sie die Aufmerksamkeit auf den Bauch. Spüren Sie, wie die Bauchdecke sich beim Einatmen hebt oder ausweitet und beim Ausatmen senkt.
4. Bleiben Sie bei Ihrer Atmung; „dran bleiben" bei jedem Einatmen und bei jedem Ausatmen für die volle Dauer, als würden Sie auf den Wellen des Atems reiten.
5. Wenn Sie merken, dass die Gedanken sich verselbständigt haben, stellen Sie fest, wovon Sie weggetragen wurden. Dann bringen Sie ihre Aufmerksamkeit behutsam zur Bauchatmung und zu dem Gefühl zurück, wie jeder Atemzug kommt und geht.
6. Auch wenn der Geist unzählige Male vom Atem abschweift, bringen Sie ihn jedes Mal zurück, ganz gleich, was ihn vorher beschäftigt hat.
7. Üben Sie dies täglich eine Viertelstunde lang, etwa über eine Woche zu einer persönlich günstigen Zeit, ob Sie nun Lust dazu haben oder nicht. Beobachten Sie, wie es sich anfühlt, eine disziplinierte Meditationspraxis in Ihr Leben einzubringen. Werden Sie sich bewusst, wie es sich anfühlt, jeden Tag für eine kurze Zeit einfach nur bei Ihrem Atem zu sein, ohne etwas anderes tun zu müssen.

### ÜBUNG II

1. Stimmen Sie sich mehrmals täglich zu verschiedenen Zeiten auf den Atem ein und vergegenwärtigen Sie sich ein- oder zweimal das Heben und Senken der Bauchdecke.
2. Werden Sie der Gedanken und Gefühle gewahr, die während der Übung auftreten. Diese werden lediglich beobachtet, ohne diese oder Ihre Person zu bewerten.
3. Werden Sie sich gleichzeitig jeder Veränderung bewusst, der Weise, wie Sie die Dinge sehen oder wie sie sich fühlen.

Aus: Kabat-Zinn 1990, S. 58 (US version); Copyright 1990 bei Jon Kabat-Zinn. Nachdruck mit Erlaubnis.

Die Ablenkung ist genauso eine Gelegenheit für Achtsamkeit wie der Atem, aber zu Anfang wollen wir erst den Geist stabilisieren, indem wir behutsam und zügig zum Atem zurückkehren. Übung II unterstützt Achtsamkeit im Tagesverlauf.

Konzentration und Achtsamkeit ergänzen einander. Konzentration braucht mehr Bemühen und kann Spannung erzeugen, wenn sie nicht mit einer achtsamen Haltung verbunden wird, um das einzuladen und anzunehmen, was alles auf unserem Wahrnehmungsbildschirm auftaucht. Achtsamkeit kann schwierige Erinnerungen freilegen, die das Mentale „hijacken", wenn wir nicht zur Zuflucht, der Konzentration, zurückkehren. Die meisten von uns können Konzentration nur an ruhigen Orten üben, wohingegen sich Augenblicke der Achtsamkeit überall ereignen können. Achtsamkeitsmeditation ist ein Tanz zwischen Achtsamkeit und Konzentration.

Wer Achtsamkeit und Konzentration erlernt, lernt in beiden Fällen bewusst zu sein. Bei beiden Verfahren lernen die Praktizierenden, aus dem unbewussten Aufgesogen-Sein von Gedanken und Gefühlen zu erwachen und absichtsvoll die Aufmerksamkeit neu auszurichten. Was ist der Unterschied? In der Achtsamkeitsmeditation erkunden wir eine größere Anzahl mentaler Inhalte. Mit der Zeit mögen wir es leichter finden, diese Inhalte zu erkennen und uns im Alltag davon zu lösen.

## Achtsamkeitsorientierte Psychotherapie

Es gibt viele Wege, Achtsamkeit in die therapeutische Arbeit zu integrieren, und sie schließen sich nicht gegenseitig aus. Ein Therapeut kann (1) selbst Achtsamkeitsmeditation oder Achtsamkeit im Alltag üben, um mehr *achtsame Präsenz* in der Psychotherapie zu entwickeln. Sie oder er kann (2) einen theoretischen Bezugsrahmen nutzen, der abgeleitet ist von Einsichten der Achtsamkeitspraxis, der neueren psychologischen Literatur zur Achtsamkeit oder der buddhistischen Psychologie (achtsamkeits*informierte* Psychotherapie). Oder (3) sie lehren den Patienten, wie man Achtsamkeit übt (achtsamkeits*basierte* Psychotherapie). Gemeinsam nennen wir diese Gruppe von Ansätzen achtsamkeits*orientierte* Psychotherapie.

*Der übende Therapeut*

Achtsamkeit scheint ein kognitiver Stil zu sein, teils Zustand, teils Eigenschaft (Sternberg, 2000). Während unterschiedliche Lebenserfahrungen und genetische Dispositionen wahrscheinlich eine natürliche Varianz zwischen Individuen erklären, kann Achtsamkeit dennoch durch tägliche Meditation (idealerweise 20 – 45 Minuten pro Tag) und / oder informell praktizierte Achtsamkeitsübungen kultiviert werden.

Meditierende Therapeuten fühlen sich oft „präsenter", entspannter und rezeptiver mit ihren Patienten, wenn sie früh am Tag meditieren. Obwohl dieser Effekt experimentell noch nicht untersucht worden ist, erfasst die Studie von Ryan und Brown (2003) indirekt Belege für den Nutzen der Meditation. Sie fanden heraus, dass Zen-Meditierende höhere Achtsamkeitswerte zeigten als ein Vergleichssample erwachsener Probanden. Die Arbeit von Davidson et al. (2003) zeigt, dass das Üben der Achtsamkeitsmeditation die Aktivierung eines Gehirnbereichs erhöht, der mit Mitgefühl assoziiert wird.

Der meditierende Therapeut kann sich bei *jeder* Art von theoretischem Bezugsrahmen achtsam auf seine Patienten beziehen, seien diese psychodynamische, kognitiv-verhaltenstherapeutische oder familientherapeutische Systeme; ebenso in der narrativen Psychotherapie. Kapitel 3 dieses Buches führt dieses Thema weiter aus.

*Achtsamkeitsinformierte Psychotherapie*

Die achtsamkeitsinformierte Psychotherapie leiht Ideen sowohl von der buddhistischen und westlichen Psychologie als auch von praktischen Erfahrungen tätiger Therapeuten. Wie schon erwähnt, ist die direkte Erfahrung notwendig, um Achtsamkeit wirklich zu verstehen, weil sie der Natur nach nicht-konzeptuell ist. Therapeuten, die achtsamkeitsinformierte Psychotherapie praktizieren, mögen sich mit einem theoretischen Bezugsrahmen identifizieren, der auf Achtsamkeit basiert, aber sie lehren ihre Patienten nicht explizit, wie man Achtsamkeit übt. Es gibt eine Anzahl von Arbeiten, die buddhistische Psychologie und Psychotherapie in dieser Weise konzeptuell integrieren, wie etwa Brazier (1995), Epstein

(1995, 1998), Goleman, (2003), Kawai (1996), Ladner (2004), Magid (2002), Molino (1998), Rosenbaum (1999), Rubin (1996), Safran (2003), Segall (2003), Suler (1993), Watts (1963), Welwood (2000) und Young-Eisendrath und Muramoto (2002).

*Achtsamkeitsbasierte Psychotherapie*

Die Integration der Achtsamkeitsperspektive in die kognitive Verhaltenstherapie hat zu neuen Achtsamkeitsübungen und Behandlungsprotokollen mit Multikomponenten geführt. Diese achtsamkeitsbasierten Psychotherapien beinhalten, den Patienten spezifische Achtsamkeitsfertigkeiten zu lehren, wie etwa Atembewusstheit, achtsam essen und andere Wege, die Aufmerksamkeit zu regulieren (siehe Kapitel 6). Die Verbreitung von Behandlungsprotokollen fordert die Kliniker auf, mit Achtsamkeitstechniken zu experimentieren, auch wenn die Therapeuten nicht das Gesamtprotokoll implementieren. Arbeiten in dieser Kategorie sind die von Bennett-Goleman (2001); Bien und Bien (2002); Brach (2003); Brantley (2003); Fishman (2002); Goleman (1997); Hayes et al. (2004); Hayes, Strosahl, und Wilson (1999); Kabat-Zinn (1990, 1994); Linehan (1993a, 1993b); Martin (1999); McQuaid und Carmona (2004); Schwartz (1996); Schwartz und Begley (2002); Segal, Williams und Teasdale (2002) und Siegel, Urdang, & Johnson (2001).

## Ein neu aufkommendes Modell der Psychotherapie?

Wir könnten uns an der Schwelle eines neuen, achtsamkeitsorientierten Psychotherapiemodells befinden. Es existiert ein klares, philosophisches Paradigma, das ein solches Modell stützt (später in diesem Kapitel). Behandlungsstrategien können von den drei Grundelementen der Achtsamkeit abgeleitet werden: Bewusstheit, gegenwärtige Erfahrung und Akzeptanz. Die Strategien sind unterscheidbar von denen anderer Modelle und werden allmählich auf ihre Wirksamkeit hin untersucht. Eine

Durchsicht der empirischen Literatur von Baer (2003) legt nahe, dass achtsamkeitsbasierte Behandlungen „wahrscheinlich wirksam“ sind und in nächster Zukunft „wohl etabliert“ werden können.

Wir werden ein neu entwickeltes Psychotherapiemodell erhalten, wenn weitere Veröffentlichungen die Nützlichkeit bestätigen,

- wenn wir die bedeutenden Aspekte der Achtsamkeit für verschiedene Settings und diagnostische Kriterien ausgearbeitet und verfeinert haben,
- wenn wir die Grenzen des Ansatzes präzisieren und
- wenn die verschiedenen Bereiche scholastischer Forschung unter einen konsistenten theoretischen ‚Hut‘ gebracht worden sind.

Das aufkommende Achtsamkeitsmodell bietet verblüffende Möglichkeiten für unterschiedliche Bereiche in der Psychologie und Psychotherapie. Weite Entfaltungsmöglichkeiten bieten sich, weil Achtsamkeit eine sehr einfache und universelle Fähigkeit des Menschen ist, und als Theoriekonstrukt und Praxis ihren Weg in die Psychologie findet. Achtsamkeit wird schon zum Bestandteil in weiten Bereichen wie Behaviorismus, Psychoanalyse, Humanistische Psychotherapie, Gehirnwissenschaft, Ethik, Spiritualität, Gesundheitspsychologie und Positive Psychologie.

### Kognitive Verhaltenstherapie

Die Literatur zum Thema der Achtsamkeit und der akzeptanzbasierten, kognitiv-verhaltenstherapeutischen Behandlungen ist bereits sehr gewachsen: (Baer, 2003; Campos, 2002; Hayes et al., 2004; Roemer & Orsillo, 2002). Ungleich änderungsbasierter Therapien entwickeln achtsamkeits- und akzeptanzbasierte Ansätze eine entspannte Beziehung zu Symptomen, frei von jeder Gegnerschaft. Hier kann man störende Empfindungen, Gefühle oder Gedanken ungezwungen kommen und gehen lassen. Akzeptanzbasierte Therapien gehen das bekannte Paradox an, dass Symptome sich intensivieren, wenn wir versuchen sie loszuwerden, ähnlich dem oft vergeblichen Versuch, einzuschlafen oder sich zu entspannen.

Die vier führenden Ansätze sind:
(1) Dialektisch-Behaviorale Therapie (DBT; Linehan, 1993a, 1993b), der bevorzugte Ansatz bei Borderline-Störungen; wird im Allgemeinen für Affektregulation genutzt.
(2) Achtsamkeitsbasierte Stressreduktion (MBSR; Kabat-Zinn, 1990), ein 8- bis 10-Wochen-Trainingsprogramm mit unterschiedlichen Anwendungsmöglichkeiten für die körperliche und geistige Gesundheit.
(3) Achtsamkeitsbasierte kognitive Therapie (MBCT; Segal, Williams & Teasdale, 2002), eine Anwendung des MBSR-Ansatzes in der kognitiven Therapie und bei Depression. Sie lehrt die Patienten, ihre Gedanken zu beobachten.
(4) Akzeptanz- und Commitment-Therapie (ACT; Hayes, Strosahl et al. 1999, Hayes, Strosahl & Houts, 2005); sie ermutigt Patienten dazu, unangenehme Empfindungen zu akzeptieren, statt sie zu kontrollieren. Siehe die Literaturdurchsicht von Baer (2003) und Hayes, Masuda, et al. (2004) für vielversprechende Ergebnisse sowie Kapitel 11 in diesem Buch.

Andere achtsamkeits- und akzeptanzbasierte Behandlungsprogramme sind die Integrale Verhaltenstherapie für Paare (Jacobson, Christensen, Prince, Cordove & Eldridge, 2000), die Behandlung für generalisierte Angststörungen (Roemer and Orsillo (2002), Schwartz‘ (1996) Behandlung für Zwangsstörungen, Marlatts (2002) Arbeit bei Drogenmissbrauch, Kohlenbergs Funktionale analytische Psychotherapie (Kohlenberg & Tsai, 1991), Kristeller and Halletts (1999) Ansatz bei Essstörungen und Martell, Addis & Jacobsons (2001) Ansatz geführter Strategien bei Depressionsbehandlungen.

In der Kognitiven Psychologie findet eine „zweite kognitive Revolution“ statt: Ein neues Verständnis, dass vieles von dem, was wir denken, fühlen und tun, eine Folge unbewusster „impliziter“ Prozesse ist (Westen, 2000a). Aufgabe der Therapie ist dabei, implizite, automatische und dysfunktionale Gedankenmuster anzugehen (Friedman & Whisman, 2004; Palfai & Wagner, 2004). Achtsamkeitsansätze werden wahrscheinlich in den nächsten Jahren als eine „technology of access“ an Bedeutung gewinnen.

## Psychodynamische Psychotherapie

Wie schon vorher erwähnt, haben psychodynamische Theoretiker den Wert der buddhistischen Psychologie spätestens seit Carl Gustav Jung (1939/1992) erkannt. Modernere Befürworter sind Mark Epstein (1995, 1998), Jeffrey Rubin, (1996), Anthony Molino (1998), Barry Magid (2002), und Jeremy Safran (2003). Peter Fonagys (2000) Begriff der „Mentalisation", der Fähigkeit, über eigene Mentalzustände und die anderer nachzudenken, ist eine Achtsamkeitsfertigkeit. Daniel Sterns (2004) neuere Arbeit über den „gegenwärtigen Moment in der Psychotherapie" hebt implizite Prozesse im intersubjektiven Feld hervor, alles Begriffe, die sich auf buddhistisch-psychologische Prinzipien beziehen.

Es ist verständlich, dass psychodynamische Psychotherapeuten Achtsamkeit vor den behavioristischen Kollegen entdeckt hatten, weil die Psychoanalyse historisch gemeinsame Merkmale mit der Achtsamkeitspraxis teilen konnte. Beide sind introspektive Unterfangen. Sie unterstellen, dass Aufmerksamkeit und Akzeptanz Veränderungen vorausgehen, und beide anerkennen die Bedeutung unbewusster Prozesse. Kapitel 2 erkundet gemeinsame und abweichende Punkte dieser drei Traditionen.

## Humanistische Psychotherapien

Es war ursprünglich Absicht der Achtsamkeitspraxis, Leid zu lindern, das mit existentiellen Bedingungen wie Krankheit, Alter und Tod zu tun hat, nicht aber klinisches Leid, denn diese Kategorie existierte zu Buddhas Zeit nicht. Gemäß der buddhistischen Psychologie rührt Leid daher, wie wir uns zu diesen unvermeidlichen Wandlungen stellen.

Achtsamkeit hat viel mit Ansätzen humanistischer Psychotherapien gemein, die breit gefasst existentielle, konstruktivistische und transpersonale Ansätze einbeziehen (Schneider & Leitner, 2002). Die existentielle Sichtweise betont ebenso wie die buddhistische Psychologie „die innewohnende Fähigkeit eines Menschen, ein gesundes und funktionsfähiges Wesen zu werden. Sie konzentriert sich auf die Gegenwart, auf die Verwirklichung des Bewusstseins, dass das Leben teilweise unter eigener Kontrolle steht, dass man Verantwortung für eigene Entscheidungen übernimmt, und lernt, Angst zu tolerieren." (Shahrokh & Hales, 2003, S.78).

Es gibt noch weitere übereinstimmende Punkte. Aus den Arbeiten von Eugene Gendlin (1996) ist insbesondere seine Idee des präverbalen, körperlichen „felt sense" bei psychologischen Problemen der achtsamkeitsorientierten Psychotherapie auffallend ähnlich (siehe Kapitel 7). Konstruktivistische Psychotherapien, wie etwa die Narrative Therapie (Leiblich, McAdams & Josselson, 2004), teilen mit der Achtsamkeitstheorie die Perspektive, dass die „Wirklichkeit" von der Person in Interaktion mit der Umwelt geschaffen wird. Die transpersonale Therapie und die buddhistische Psychologie haben die gemeinsame Annahme, dass ein Individuum im Wesentlichen untrennbar vom weiteren Universum ist, ein Thema, das in den nächsten Kapiteln immer wiederkehrt.

### Gehirnwissenschaft

Die Annäherung der Gehirnwissenschaft und des Achtsamkeitsbegriffes ist besonders fruchtbar. James Austins Arbeit *Zen und das Gehirn* (1998) hat dem zuerst Auftrieb gegeben. Mit dem Fortschritt bei den bildgebenden Verfahren, wie etwa der breiten Anwendung der funktionalen Magnetresonanztomografie (fMRT), können wir subjektive Berichte eines Experimentteilnehmers mit objektiven Bildern korrelieren. Es ist bemerkenswert, dass eine 2500 Jahre alte Tradition rigoroser buddhistischer Introspektion niemals aufgedeckt hat, wo im Gehirn mentale Ereignisse vorkommen. Das ändert sich jetzt, wie wir in Kapitel 11 sehen werden.

Neuroplastizität, die Fähigkeit des Geistes, das Gehirn zu formen, ist ein spannendes Forschungsfeld. Jeffrey Schwartz (Schwartz & Begely, 2002) und Richard Davidson (2003) erforschen, wie Achtsamkeitspraxis die Gehirnfunktion verändern kann. ‚Normale Leute', die trainiert wurden, acht Wochen lang zu meditieren, zeigten eine linke, präfrontale Aktivierung, als sie sich ‚im Leerlauf' und Antwortmodus auf eine emotionale Herausforderung befanden (Davidson et al. 2003). Schwartz (1996) fand Veränderungen im Gehirn bei der Anwendung der achtsamkeitsbasierten kognitiven Therapie bei Zwangsstörungen, die denen bei psychoaktiver

Medikamentengabe glichen. Ein faszinierendes Forschungsprojekt von Benjamin Liebt (1999) zeigt experimentell, was viele Meditierende zum Thema „freier Wille" festgestellt haben – dass Leute sich ihrer Absicht zu handeln bewusst werden, *nachdem* das Gehirn bereit ist, zu handeln (350–400 ms, um genau zu sein) und *vor* der motorischen Aktivität (200 ms). Mit anderen Worten, wir könnten „ein Veto einlegen" gegen unser Handeln, aber unsere *Intention* zu handeln wird vom Gehirn formuliert, bevor wir uns dessen bewusst sind! Diese Forschungsresultate deuten gemeinsam mit Neuroplastizitätsstudien darauf hin, dass wir das Gehirn selbst durch Achtsamkeitspraxis ändern könnten, und man als Individuum die Möglichkeit hat, Verhalten besser zu kontrollieren, indem man das achtsame Gewahrsein der Gehirnaktivität steigert.

### Ethik

Die buddhistische Psychologie unterscheidet nicht zwischen „guten" und „schlechten" Handlungen, die oft soziale Konventionen sind, sondern eher zwischen heilsamen und unheilsamen Taten. Heilsame Taten sind diejenigen, die persönliches Leid und das anderer verringern, während unheilsame Taten Leiden vermehren. Eine achtsame Aufmerksamkeit erlaubt uns, die Konsequenzen unseres Verhaltens sorgfältig zu beobachten. Diese ethische Unterscheidung, verletzen versus nicht verletzen, ist vollkommen im Einklang mit einer psychotherapeutischen, säkularen Agenda.

Innerhalb der achtsamkeits- und akzeptanzbasierten Psychotherapien haben Werte eine hohe Priorität. Die ACT zum Beispiel bezieht Übungen für Patienten mit ein, ihre Werte zu entdecken („Was soll dein Leben deinem Wunsch nach bedeuten?") und Hindernisse zu identifizieren, die der Zielverwirklichung im Wege stehen („Bist du bereit, ganz offen zu erfahren, was dem im Wege steht?"). Auch die buddhistische Psychologie betont, dass unsere Absichten die Richtung bestimmen, die unser Leben nehmen wird.

## Spiritualität

Die Integration der Spiritualität in die achtsamkeitsbasierte Psychotherapie ist ein riesiges Thema und reicht weit über die Aufgabenstellung dieses Buches hinaus. Spiritualität bezieht sich oft auf die Würdigung der nicht fassbaren, doch bedeutungsvollen Aspekte unseres Lebens. Die unfassbaren Größen können Werte sein (Liebe, Wahrheit, Friede) oder Gott, die Lebenskraft, menschliche Beziehungen oder vielleicht ein Empfinden für Transzendenz.

Der Buddhismus ist ein „immanenter" spiritueller Ansatz, der nahe legt, dass das, was wir suchen, geradewegs vor unserer Nase liegt, inmitten der aktuellen Erfahrung des täglichen Lebens. Die Schubkraft der spirituellen Sehnsucht eines immanenten Ansatzes ist es, jeden Moment mit ganzem Herzen willkommen zu heißen. Im Gegensatz dazu ist ein transzendentaler Ansatz eine „Tröpfchen"- Methode, bei der wiederholte Erfahrungen mystischer Einheit (Nähe zu Gott) schrittweise unsere Alltagserfahrung ganzheitlicher machen. Obwohl mystische Zustände in der Achtsamkeitsmeditation vorkommen können, werden sie immer noch als mentale Ereignisse bewertet und es wird ihnen kein spezieller Status zuerkannt. Freiheit von Leid tritt ein, wenn kein mentales Ereignis mehr unser Gewahrsein belastet.

## Psychologie der Gesundheit

Die Vorteile für unsere Gesundheit werden in zunehmendem Maße offensichtlich (Carlson, Patel, & Goodey, 2003, 2004; Reibel, Greeson, Brainard & Rosenzweig, 2001; Roth & Stanley, 2002; Speca, Carlson, Godey & Angen, 2000; Williams, Kolar, Reger & Pearson 2001). Die größten Vorteile scheinen von einem weniger reaktiven autonomen Nervensystem zu stammen. Man fühlt sich weniger gestresst. Achtsamkeitspraxis kann Patienten auch helfen, Gesundheitsbedürfnisse zu erkennen, bevor sie sich zu einer Krankheit entwickeln. Zum Beispiel könnten Diabetes-Patienten ihr Insulin gewissenhafter nehmen. Asthmapatienten könnten in der Lage sein, emotionale Reaktionen, die Attacken auslösen, früher zu erkennen. Übergewichtige Patienten könnten ihre Essensgelüste erkennen, bevor diese zu zwanghaftem Verhalten führen. Achtsamkeitsmeditation hat auch bewiesen, dass die Immunfunktion verbessert werden kann (Davidson et al., 2003) und z. B. dabei helfen kann, Schuppenflechte zu reinigen (Kabat-Zinn et al., 1998).

### Positive Psychologie

In der buddhistischen Psychologie ist seelische Gesundheit die vollständige Freiheit von Leid, allgemein als Erleuchtung bezeichnet. Aus dieser Perspektive gelten wir alle als psychisch krank.

Die westliche Psychologie hat bemerkenswerte Fortschritte gemacht, biologische, psychologische und soziale Wurzeln mentaler Störungen zu verstehen, hat aber positive Erfahrungen vernachlässigt, zum Beispiel Wohlbefinden, Zufriedenheit, Liebe, Mut, Spiritualität, Weisheit, Altruismus, Höflichkeit oder Toleranz (Seligman & Csikszentmihalyi, 2000). Wir haben auch keine Methode, „olympiareife" (d. h. sehr weit fortgeschrittene, nicht konkurrierende) Stufen seelischer Gesundheit zu erreichen. Die buddhistische Psychologie ist ein umfassendes Programm, das Glücklichsein pflegt, und die Basis des Programms ist Achtsamkeit. Es gibt ein seltsames Paradox im buddhistischen Ansatz der Positiven Psychologie: Je weitgehender wir unser Unglücklichsein umarmen können, desto tiefgreifender und stetiger ist das Wohlbefinden. Eine detaillierte Erörterung wird in Kapitel 12 vorgestellt.

## Die Weltanschauung der Achtsamkeit

Jeder Mensch hat eine besondere Sicht der Welt bzw. eine Neigung, die Welt in einer bestimmten Weise wahrzunehmen. Die Sicht der Welt scheint von der Persönlichkeit des Einzelnen abhängig zu sein (Johnson, Germer, Efran & Overton, 1988). Ein Elternteil mag zum Beispiel sein Kind auf eine Schule schicken wollen, die schöpferisches Denken betont, aber der Partner möchte das Kind auf eine Schule schicken, die Lesen, Schreiben und Arithmetik zum Mittelpunkt hat. Menschen mit unterschiedlichen Sichtweisen können über Prioritäten streiten, aber diese Perspektiven sind so fundamental, dass sie nicht problemlos vertreten, gerechtfertigt oder angefochten werden können.

Alle psychologischen Theorien und Therapien sind eingebettet in ein bestimmtes Weltbild. Diese sind auch als Paradigmen (Kuhn, 1970), Kosmologien (Bunge, 1963) oder Welthypothesen (Pepper, 1942) bekannt. Der Begriff Achtsamkeit hat Jahrtausende bestanden und inspiriert zurzeit klinische Forscher und Praktiker verschiedener Bereiche. Daher können wir vielleicht erwarten, einen metatheoretischen Bezugsrahmen dafür in der westlichen Psychologie zu finden. Dieser Rahmen ist der *Kontextualismus* (Hayes, 2002).

## Kontextualismus

Die kontextuelle Weltsicht wurde als Erstes von Stephan Pepper (1942) formuliert. Weltanschauungen erklären die Natur der Wirklichkeit (Ontologie). Sie beschreiben, wie wir um diese Wirklichkeit wissen (Erkenntnistheorie), weisen Kausalitäten nach und beinhalten eine Theorie über das Menschsein. Der kontextuelle Ansatz macht die nachfolgenden Annahmen:

- *Natur der Wirklichkeit* – Aktivität und Wandel sind fundamentale Bedingungen des Lebens. Die Welt ist ein Verbundnetz von Aktivitäten.
- *Erkenntnistheorie* – Jede Wirklichkeit ist konstruiert, geschaffen von jedem Einzelnen in einem bestimmten Kontext. Es gibt keine absolute Wirklichkeit, die wir erkennen können.
- *Kausalität* – Wandel ist kontinuierlich und Ereignisse sind mehrfach determiniert. Anscheinende Kausalität ist kontextabhängig. Die genaueste Ursachenbeschreibung eines Ereignisses ist: ein *Universum von Ursachen* zu einem spezifischen Zeitpunkt.
- *Menschsein* – Die Person ist am besten beschrieben als ein einziger bewusster Augenblick oder eine momentane Aktivität, eingebettet in ein unbegrenztes Feld interpersonaler und unpersönlicher Ereignisse. Eine hilfreiche Metapher ist eine Wasserfontäne, die von einem Moment zum nächsten aus verschiedenen Tropfen besteht, ihre Gestalt aber über die Zeit bewahrt.

George Kelly und seine Theorie personaler Konstrukte (1955) waren bahnbrechend für eine Psychologie mit kontextueller Sicht. Als früher Konstruktivist sagte Kelly, der Mensch lebe gleichzeitig in einer primären, vorbegrifflichen Wirklichkeit und in einer Welt voller Interpretationen über diese Wirklichkeit. Wenn wir erwachsen werden, bringen wir unsere täglich neue, vorsprachliche Erfahrung durch persönliche Konstrukte auf den neuesten Stand. Die Narrative Therapie (White & Epston, 1990) ist ein bekanntes Beispiel moderner konstruktivistischer Psychotherapie, ebenso wie achtsamkeits- und akzeptanzbasierte Therapien.

Eine achtsamkeitsorientierte Psychotherapie kann geringfügig von anderen konstruktivistischen Therapien abweichen, weil hier betont wird, was der Einzelne *nicht* ist, statt was er oder sie *ist*. Achtsamkeit schützt ein wenig vor der menschlichen Tendenz zu vergegenständlichen, wie etwa Wasser als etwas Fließendes zu etwas Hartem wie Eis zu machen. Das betrifft auch unsere Sicht bei Symptomen. Efran, Germer und Lukens (1986, S.171) sagen, „der Kontextualismus bietet für das Gebiet der Psychotherapie die Grundeinsicht, dass Beschwerden, Probleme oder Symptome keine objektiven *Dinge* oder stabile Entitäten sind, die es zu diagnostizieren und dann auszurotten gilt".

## Buddhistische Psychologie und Kontextualismus

Die Annahmen der buddhistischen Psychologie entsprechen in hohem Maße dem kontextuellen Weltbild. Wir müssen uns nur den „drei Merkmalen der bedingten Existenz" zuwenden. Die drei Merkmale sind Nicht-Beständigkeit oder Vergänglichkeit, Leid oder Frustration und Nicht-Selbst. Das sind Schlüsseleinsichten, zu denen die intensive Achtsamkeitsmeditation führt. Nichtbeständigkeit oder Wandel entspricht genau der Ontologie des Kontextualismus und Nicht-Selbst ist die kontextuelle Sicht des Menschseins. Mehr dazu in den folgenden Kapiteln. Ein weiteres Schlüsselkonzept in der buddhistischen Philosophie ist „Abhängiges Entstehen" (engl. co-dependant origination), ein Ausdruck für ein mehrfach determiniertes Universum, der Begriff für Kausalität im Kontextualismus.

Die buddhistische Psychologie nimmt an, dass die Weise, in der wir unsere eigenen Wirklichkeiten konstruieren, zumeist voller Täuschungen ist. Aufgrund vergangener Erfahrungen komplizieren wir unbewusst Ereignisse, die neu auftauchen, und dies führt zu unnötigen Leiden. Das Gegenmittel, die achtsame Aufmerksamkeit, erlaubt uns, die Dinge des Lebens klarer zu sehen. Was wir sehen, ist freilich keine absolute Wahrheit, sondern wir durchschauen die Täuschungen unserer Konzeptualisierungen. Wir lernen dabei, unsere Konstrukte leichteren Herzen zu handhaben.

## Spielt Achtsamkeit eine Rolle für Therapeuten?

Es ist schwierig, vorauszusagen, welche Wirkung der Achtsamkeitsbegriff auf unseren Berufsstand haben wird. Padmasambhava, ein tibetischer Lehrer des achten Jahrhunderts, prägte das Wort: „Wenn der Eisenvogel fliegt, kommt der Dharma (die Lehre des Buddha) in die westlichen Länder." (nach Henley, 1994, S. 51). Obwohl es mehr als 100 Jahre her sind, seit die buddhistische Psychologie in den USA ankam (Fields, 1992), haben erst in jüngerer Zeit die Ideen des Buddhismus die Vorstellungskraft der klinischen Praktiker und der Forscher innerhalb der Psychologie beflügelt. Die große Tradition der kontemplativen Psychologie des Ostens und das leistungsstarke Wissenschaftsmodell des Westens treffen endlich aufeinander.

Was wir wissenschaftlich verstehen, ist vorläufig – aber vielversprechend. Kliniker sind die Avantgarde der Untersuchungen. Auch nur geringfügige Erfolge im Beratungszimmer können ein wichtiger Anfangsschritt sein. Wir haben viel mehr Fragen als Antworten: Wir müssen herausfinden, welche Achtsamkeitsinterventionen funktionieren und bei wem. Wir müssen den Einfluss des meditierenden Therapeuten auf das Therapieergebnis erforschen. Wir möchten die neurologischen, biochemischen, kognitiven, emotionalen und verhaltensrelevanten Faktoren, die zur Achtsamkeit beitragen, besser verstehen. Es mag auch fruchtbar sein, die äußersten Bereiche der Achtsamkeit zu untersuchen, zum Beispiel was bei der Aufmerksamkeitskontrolle und emotionalen Regulation möglich ist, und wie dies übersetzt werden kann in die Art und Weise, wie wir unser Leben leben.

Psychologische Techniken aus einer 2500 Jahre alten Tradition zur Verfügung zu haben, die offensichtlich unser Gehirn verändern, unser Verhalten zum Besseren formen und intuitive Einsichten ermöglichen, wie man das Leben vollständiger lebt, sind eine Gelegenheit, die Psychotherapeuten schwerlich ignorieren können. Die Zeit wird erweisen, was wir daraus machen.

Der verbleibende Teil dieses Buches erkundet, wie die einfache Fähigkeit der Achtsamkeit unser Verständnis und unsere Wirksamkeit als Psychotherapeuten verbessern kann. *Kapitel 2* betrachtet die Gemeinsamkeiten und Unterschiede der buddhistischen Tradition der Achtsamkeit und der westlichen Psychotherapie. *Teil II* untersucht, wie Achtsamkeit vom Psychotherapeuten kultiviert werden kann und ihre Auswirkung auf die therapeutische Beziehung. *Teil III* erforscht die Anwendung der Achtsamkeit bei bestimmten psychologischen Störungen und Patientengruppen. *Teil IV* bespricht den geschichtlichen Hintergrund der buddhistischen Lehren und des Achtsamkeitsbegriffs und das Potential der Achtsamkeit für die Zukunft des neuen Gebietes der Positiven Psychologie. Abschließend bietet der Anhang Ressourcen für Kliniker und ein Glossar buddhistischer Begriffe.

KAPITEL 2

# Buddhistische und westliche Psychologie

## Eine gemeinsame Basis suchen

PAUL R. FULTON
RONALD D. SIEGEL

Achtsamkeit wird seit über 2500 Jahren hauptsächlich als Achtsamkeitsmeditation bewusst praktiziert, um menschliches Leiden zu lindern. Der Achtsamkeitsbegriff wurde erst vor Kurzem einer wissenschaftlichen Prüfung unterzogen. Es gibt aber über die Jahrhunderte Millionen von Berichten in asiatischen Kulturen, die ihren Nutzen belegen. Im Vergleich dazu ist die westliche Psychotherapie relativ jung. Sie begann zu einer anderen Zeit und an einem anderen Ort.

Können wir erwarten, Parallelen zwischen den alten asiatischen Praktiken des Geistestrainings und modernen westlichen Systemen psychologischer Behandlung zu finden? Sind die Probleme des alten Indien und die des modernen Westens so verschieden, dass der Vergleich ihrer Heilsysteme fehl am Platz ist? Oder gibt es eine Allgemeingültigkeit für die Humanpsychologie, das Leiden und seine Behandlung? Wie versteht jede dieser Traditionen Leid und seine Behandlung? Erst in jüngster Zeit haben Gesundheitsprofis dem Heil der Achtsamkeitspraxis wirkliche Beachtung geschenkt. In diesem Kapitel untersuchen wir, wie diese alten und neuen Traditionen sich aufeinander beziehen.

Zur Annäherung an dieses Thema bieten sich wenigstens zwei unverwechselbare Beziehungen zwischen Achtsamkeit und Psychotherapie an. Erstens: Achtsamkeitsmeditation kann als eine absichtlich gestaltete Praxis gesehen werden, um psychologisches Leiden zu lindern und kann so mit der Psychotherapie westlichen Stils verglichen werden. Zweitens: Achtsamkeit selbst – Gewahrsein gegenwärtiger Erfahrung mit Akzeptanz – kann als gemeinsamer Faktor betrachtet werden, der zur Wirksamkeit der westlichen Psychotherapie und der formalen Achtsamkeitsmeditation beiträgt.

Natürlich haben sich in ihrer relativ kurzen Geschichte viele Abwandlungen in der Psychotherapie entwickelt, und durch die Jahrhunderte sind auch viele Abwandlungen der Achtsamkeitsmeditation praktiziert worden. Es ist unmöglich, diese alle hier zu besprechen. Stattdessen gehen wir zu den Anfängen zurück. Wir untersuchen die wichtigsten Ähnlichkeiten und Unterschiede der Achtsamkeitsmeditation in ihrer Frühform, praktiziert als Teil der *Vipassana*- oder Einsichtsmeditation im Vergleich zu den psychodynamischen und behavioralen Traditionen, aus denen sich die meisten modernen Psychotherapien entwickelt haben. Wir waren uns bei der Auswahl dieser beiden Therapietraditionen natürlich bewusst, dass es weit mehr Behandlungsformen gibt. Auch psychodynamische und verhaltenstheoretische Psychologien sind unterschiedlicher Art. Wir heben aber diese beiden Therapieschulen hervor, weil sie einen starken Einfluss in unserem Berufsfeld haben und jede von ihnen interessante Eigenschaften mit der Achtsamkeitspraxis gemein hat.

## Psychologische Probleme lindern

Wie die westliche Psychotherapie entwickelte sich Achtsamkeitsmeditation als Antwort auf Leid, das psychologische Ursachen hat. Wie die Psychotherapie umfasst auch der Bereich der Achtsamkeitsmeditation Gedanken, Gefühle, Wahrnehmung, Absichten und Verhalten. Mit ihrem westlichen Gegenüber hat die buddhistische Psychologie ein grundlegendes Rahmenwerk zum Verständnis psychologischer Störungen gemein. Beide Systeme identifizieren Symptome, beschreiben Ätiologien, schlagen eine Prognose vor und verschreiben eine Behandlung. Diese Formulierung ist in den Vier Edlen Wahrheiten zu finden, die der Buddha in seiner ersten Lehrrede darlegte (vgl. Anhang B).

Bevor wir uns dieses Rahmenwerk für beide Traditionen ansehen, hier ein klinisches Beispiel, das nachfolgende Punkte illustrieren soll:

*Richard, ein 23 Jahre alter Mann in New York, der sich in der High School unsicher fühlte, tat sich nicht gerade hervor im Sport und war oft eingeschüchtert von Mitschülern. Er hatte mehrere Freundinnen in der High School und College Zeit, aber bis vor Kurzem war er sich nicht sicher, ob er attraktiv sei. Er rauchte regelmäßig Marihuana und experimentierte mit Halluzinogenen.*

*Im letzten College Jahr kam Richard mit Jessica, einer ungewöhnlich attraktiven und sinnlichen jungen Frau, zusammen, die eine Jahrgangsklasse unter ihm war. Sie begannen eine glühende sexuelle Beziehung. Diese wurde aber kompliziert durch die Hintergrundpräsenz eines früheren Freundes von Jessica, der nach Kalifornien gezogen war.*

*Jessica war an einer Wegscheide ihres Lebens: Sie lud Richard ein, mit ihr zusammenzuleben. Das machte ihn ängstlich und er sagte ihr, er fühle sich noch nicht bereit dazu. Nach vielen schmerzlichen Gesprächen kündigte sie an, sie werde auch nach Kalifornien gehen.*

*Richard war am Boden zerstört. Sein Geist schwankte zwischen intensiver Sehnsucht und wilder Eifersucht, wenn er sich vorstellte, dass Jessica und ihr Ex-Freund leidenschaftlich Liebe machten. Er konnte nachts nicht schlafen und sich nicht auf seine Arbeit konzentrieren. Er fing an, täglich Marihuana zu rauchen und nahm häufig LSD, um seine Bindung an Jessica zu überwinden. Er konnte es nicht ertragen, andere Paare zusammen zu sehen. Jedes Mal, wenn er an einer Frau vorbei kam, die Jessica ähnlich sah, war er überwältigt von Trauer und Wut.*

*Richard fand seine wöchentliche Psychotherapie hilfreich, blieb aber weiter unglücklich. Unter dem Druck irgendwas zu tun, meldete er sich für ein intensives Retreat an: zwei Wochen Achtsamkeitsmeditation.*

Wenige Psychotherapiepatienten würden wie Richard ein intensives Praxisretreat in einer emotionalen Krise wählen. Trotzdem hilft uns seine Erfahrung zu vergleichen, wie Psychotherapie und Meditation ein typisches psychologisches Problem angehen. Wenn wir die Wirkungen der Achtsamkeit genauer darlegen wollen, können uns Richards Erfahrungen während der Übungsperiode eine wichtige Hilfe sein.

## Symptome

Symptome stehen im Mittelpunkt der westlichen Psychotherapie: unangenehme Zustände wie Angst und Depression oder schlecht angepasste Verhaltensmuster wie phobisches Vermeiden und Zwänge. Richards Konzentrationsschwierigkeiten, seine ständig quälenden Gedanken und Gefühle, Schlafstörungen und Abhängigkeit von Drogen sind nicht untypisch.

Das „Symptom“, das die Achtsamkeitsmeditation angeht, ist ausschließlich das Leiden, dem niemand entgehen kann. Weder kann ein Zustand, wie angenehm auch immer, endlos aufrecht erhalten werden, noch können unangenehme Erfahrungen gänzlich vermieden werden. Wir sind aber derart konditioniert, dass wir Unbehagen vermeiden und Vergnügen suchen, und dass unser Leben von einem Gefühl des „Ungenügens“ geprägt ist. Ein derartiges Leiden kann unter Umständen zu einer formalen psychiatrischen Diagnose führen. Es entsteht aus einem tiefen Missverständnis über die Natur unseres Lebens und Geistes. In diesem Sinne wird Leiden nicht als ein Symptom einer medizinischen Störung gesehen, sondern als Ergebnis der Natur unserer Beziehung zu den existentiellen Lebenswirklichkeiten. Wie wir in diesem Buch sehen werden, versuchen Kliniker jetzt, Achtsamkeitsmeditation für die Behandlung vielfältiger psychiatrischer Störungen zu nutzen. Die Praxis war aber ursprünglich dafür vorgesehen, eher allgemeine, nicht-klinische Aspekte menschlichen Leidens anzugehen.

Interessant ist, dass viele der Symptome, die Achtsamkeitsmeditation anspricht, nicht eher in Erscheinung treten, bis jemand mit der Achtsamkeitspraxis beginnt. Zum Beispiel stellen Meditierende fest, dass es schwierig ist, still zu sitzen und dem Atem zu folgen. Sie finden, dass ihr Geist immer wieder in Zukunftsphantasien abschweift oder nochmals Vergangenheitserinnerungen durchgeht. Sie beginnen zu bemerken, dass sie selten ganz präsent sind für ihre Lebenserfahrung. Sie bemerken oft auch eine Abfolge von Ängstlichkeiten und anderen Affekten, die nicht so offensichtlich waren, bevor sie versuchten, achtsam zu sein. Die Erfahrung, dass wir gewohnheitsmäßig so vieles nicht gewahren, kann ziemlich beunruhigend sein.

Dieses beunruhigende Gefühl ist dem von Patienten, die eine psychodynamische Psychotherapie beginnen, nicht unähnlich. Sie fühlen sich zunächst neurotischer, als sie ursprünglich gedacht hatten. Sie bemerken, wie sie sich gegen alle möglichen Arten von Gedanken und Gefühlen verteidigen und neurotische Muster durchspielen, die aus vergangenen Erfahrungen stammen.

Dazu gibt es auch Parallelen in vielen Verhaltenstherapien. Vorgehensweisen wie Selbstbeobachtung und das Ausfüllen eines Verhaltensinventars können Patienten plötzlich dafür aufmerksam machen, wie allgegenwärtig ihre Symptome sind. Wird man also aufgefordert, angstbesetzte Handlungen in der Therapie anzugehen, kann dies die Symptome dramatisch verstärken.

*Richards offenkundige Symptome – seine Depression und die zwanghaften Gedanken an seine Freundin – waren anfangs ziemlich klar für ihn und andere. Als er im Retreat intensiv zu meditieren begann, merkte er, dass er oft von intensiven Ängsten überflutet war. Themen dafür konnte er nicht benennen. Dazu kam, dass sein Kopf sich mit gewalttätigen Bildern zu füllen begann, in denen er Jessica und ihren Ex-Freund verstümmelte.*

(Wir kommen auf diese Bilder zurück.)

## Ätiologie – Ursachenforschung psychischer Symptome

Viele im Bereich der geistigen Gesundheit klinisch Tätige sehen die komplexe Ätiologie psychischer Störungen unter Beteiligung von biologischen, psychologischen und soziologischen Faktoren. Die Ausschließlichkeit von *entweder* Vererbung *oder* Erlernen ist von der Sichtweise abgelöst worden, dass *sowohl* Genetik *als auch* Umgebungsfaktoren interagieren, um menschliche Erfahrung und Verhalten zu formen.

Psychodynamische und verhaltenspsychologische Ansätze sind zu dem Ergebnis gekommen, dass menschliches Leid zum großen Teil durch Verzerrungen der Gedanken, der Gefühle und des Verhaltens verursacht wird. Mögen sich die beiden Traditionen auch sonst in der Beurteilung der Ursachen dieser Störungen unterscheiden, hier finden sie eine gemeinsame Basis mit der Achtsamkeitsmeditation.

Psychodynamische Therapeuten vermuten im Allgemeinen, dass Gedanken- und Gefühlsstörungen aus Kindheitserfahrungen stammen und psychische Narben geschaffen haben, die unsere Reaktion auf Gegenwartsumstände stören. Die Verteidigungsmechanismen, die wir selektiv entwickeln, um einige Erfahrungen zu vermeiden, hindern uns, die gegenwärtige Realität klar zu erkennen und schränken die Breite unserer Gefühle und unseres Verhaltens ein. In Richards Therapie zum Beispiel war es offensichtlich, dass Intimität und Verbindlichkeit für ihn hochgradig konfliktbeladen waren. Diese Schwierigkeiten stammten von einem aufgeblähten Selbstbild (Warum soll ich mich mit irgendeiner Frau zufriedengeben!), das seine Unzulänglichkeitsgefühle (Ich bin nicht wirklich so ein toller Mann) kompensierte. Diese beiden Ideen hatten ihre Wurzeln in seinen Kindheitsbeziehungen.

Der Behaviorismus mit seinem Augenmerk auf externales, schlecht angepasstes Verhalten wandte sich anfangs subjektiven Erfahrungen nicht zu. Er sah das Mentale als eine „Blackbox“ an, die keine weitere Nachforschung brauchte. Psychologische Schwierigkeiten wurden als Ergebnis schlecht angepasster Verstärkungsmöglichkeiten betrachtet (Skinner, 1974). Trotzdem entwickelten die Behavioristen ein Interesse an subjektiven Erfahrungen (Beck, 1976; Ellis, 1962). Sie sahen schließlich, dass die Gedanken, Gefühle und Bilder, die schlecht angepasstes Verhalten begleiteten, wichtige Verbindungen in der Kausalkette waren, die schließlich zu einem derartigen Verhalten führte. Die Kognitive Verhaltenstherapie (KVT) ging daraus als eine Technik hervor, um

Gedanken, Gefühle und Bilder, die im Bewusstsein auftauchen, zu registrieren, und „irrationale" Gedanken als Leidensgrund zu identifizieren. Für Richard war die offensichtlichste kognitive Störung das „Dramatisieren", Gedanken wie „Nie wieder finde ich eine andere Frau wie Jessica" und „Ich finde nie mehr Freude am Leben."

Die Achtsamkeitsmeditation teilt die Beobachtung, dass das Festhalten an verzerrten Kernglaubenssätzen zu Leid führt. Wie wir sehen werden, identifiziert die buddhistische Psychologie falsche Glaubensannahmen über unsere Identität als die hartnäckigste Verzerrung überhaupt.

Von ihren Wurzeln her bauen die Verhaltens- und psychodynamische Psychologie sowie der buddhistische Achtsamkeitsbegriff auf der Idee der Konditionierung auf. Dennoch wenden sie sich dem Thema der Konditionierung in unterschiedlicher Weise zu. Die psychodynamische Psychologie ist am Verständnis des Einzelnen und seiner Konditionierung interessiert, wie dies die Gegenwart beeinträchtigt, etwa durch die Fehlanwendung früherer adaptiver Strategien, und wie Früherfahrungen die Wahrnehmung als Individuum und der Welt formen. Die Verhaltenspsychologie (wie auch die Achtsamkeitspraxis) ist weniger an der Art und Weise interessiert, wie ein Individuum Bedeutung konstruiert. Sie ist eher daran interessiert, dem Einzelnen zu helfen die Rolle zu sehen, die die Konditionierung im aktuellen Alltag spielt. So wird er oder sie dazu befähigt, gegenwärtige Bedingungen zu ändern und den Weg für ein zufriedenstellenderes Ergebnis zu bahnen.

Alle drei Traditionen teilen die Erkenntnis, dass Leiden nicht zufällig ist, keine Konsequenz göttlicher Vergeltung für Sünde, kein Test für den Eintritt in ein zukünftiges Paradies und auch kein Ergebnis moralischer Schwäche, sondern eine natürliche Folge von Wirkungsbedingungen. Diese Erkenntnis bietet Hoffnung und Entlastung, weil Leid aus Ursachen entsteht, die verstanden und oft verändert werden können. Menschliches Leid erweist sich als Teil einer gesetzmäßigen Ordnung.

## Prognose

Die Behandlungsprognose in der psychodynamischen und Verhaltenstherapie variiert natürlich mit der Störung, die behandelt wird. Das Gleiche lässt sich auch für den Achtsamkeitsansatz sagen. Man kann die Betonung des Leidens und der Vergänglichkeit in der buddhistischen Psychologie als trostlos und düster empfinden. Tatsächlich ist sie aber ungewöhnlich optimistisch. Angesichts der allgegenwärtigen „Symptome" wiederholter Anstrengung, häufiger Enttäuschung und der Schwierigkeit, in der Anfangsphase der Meditationsübung ganz präsent zu sein, fällt es schwer, sich vorzustellen, dass diese Methode wirklich Leid lindern kann.

In der Tat ist die Prognose, wie sie in der buddhistischen Literatur beschrieben wird, rigoros optimistisch. Sie erklärt, dass zwar niemand immun gegen Leiden ist, es aber doch die Möglichkeit vollständiger Aufhebung gibt, obwohl diese Freiheit nur erleuchteten Wesen möglich ist. Aber auch in seiner bescheideneren Anwendung bietet der Achtsamkeitsansatz eine überraschend gute Prognose. Wenn wir lernen können, das Leben so zu nehmen, wie es ist, dann leiden wir weniger. In Richards Fall erkannte er zu Anfang seines Retreats, wie er von seinen Gedanken und Phantasien kontinuierlich aufgesogen wurde. Er sah die Möglichkeit, sich selbst in der unmittelbaren Wirklichkeit momentaner Sinneserfahrung zu erden. Diese Einsicht gab ihm den ersten Hoffnungsschimmer, seit Jessica ihm angekündigt hatte, sie werde gehen.

## Behandlung

Die drei diskutierten Traditionen bemühen eine Kombination von Introspektion und verordneten Verhaltensänderungen, um Leiden zu lindern. Eine kurze Übersicht zeigt mehrere Parallelen.

### *Introspektion*

Die psychodynamische Psychotherapie betont historisch die freie Assoziation und beginnt mit der Untersuchung mentaler Inhalte. Patienten sind angehalten, auszusprechen, was auch immer in das Feld ihres

Gewahrseins kommt. Dieses Material wird auf Muster untersucht, die zugrunde liegende Gedanken und Gefühle aufdecken. Durch Gewinnen von Einsicht in diese Inhalte werden Verzerrungen, die auf Früherfahrungen basieren, korrigiert und psychische Wunden geheilt. Der Abbau von Leiden wird möglich.

Traditionell liegt die Betonung in der KVT darauf, irrationale Gedankenmuster zu identifizieren und zu verändern, um Verhaltensänderungen herbeizuführen. Unvernünftige Gedanken werden mit Etiketten versehen, in Frage gestellt und durch vernünftigere Gedanken ersetzt. Dies führt zu einem anpassungsfähigeren und zufriedenstellenden Verhalten. Das wurde jüngst durch die Entwicklung der achtsamkeitsbasierten KVT erweitert, die von der überlieferten Achtsamkeitspraxis die Idee entlehnt hat, dass es verwandelnd sein kann, schmerzvolle Erfahrungen zu akzeptieren, statt nur zu versuchen, sie los zu werden.

Achtsamkeitsmeditation bedeutet, wiederholt von Moment zu Moment den Geist zu beobachten. Das unterscheidet sich von der Introspektion, wie sie in der psychodynamischen Therapie gebraucht wird, hinsichtlich der Beschaffenheit des ausgewählten Objektes und der Art der Aufmerksamkeit, die diesem entgegengebracht wird. Das wiederholte Beobachten führt eventuell zur Einsicht in die Wirkungsweise des Geistes. Das bewirkt, wie wir sehen werden, eine Leidenserleichterung. Es erlaubt dem Übenden auch, zunehmend und mit ganzem Herzen die volle Bandbreite menschlicher Erfahrung zu umfassen.

*Verhaltensänderungen*

In den letzten Jahren haben viele Psychoanalytiker die Grenzen der Einsichtsmethodik und auch des Durcharbeitens, um sichtbaren Wandel herbeizuführen, erkannt und sind dahin gekommen, absichtliche Bemühungen für Verhaltensänderungen zu schätzen. Offensichtlich nimmt bei verhaltensorientierten Behandlungsansätzen vorsätzlich übendes Tun eine zentrale Rolle ein.

Die Achtsamkeitsmeditation verschreibt in ihrer Tradition auch Verhaltensänderungen. Auf den ersten Blick scheinen diese mit ihrer ethischen Ausrichtung radikal von der herkömmlichen westlichen Psychotherapie abzuweichen. Beide, Psychoanalyse und Behaviorismus unterscheiden sich von westlichen Religionen und anderen kulturellen Institutionen angesichts ihrer relativen Neutralität zu Moralthemen. Indem sie nicht-urteilend bleiben, versuchen Therapeuten ihren Patienten zu erlauben, ihre echten Gefühle zu untersuchen, gleich ob diese Gefühle nun ethisch oder gesellschaftlich akzeptabel sind oder nicht. In den meisten Settings nehmen Therapeuten zum Verhalten ihrer Patienten eine ähnliche nicht wertende Haltung ein, obwohl sie rechtlich natürlich verpflichtet sind, bestimmte Handlungsweisen den Behörden zu melden.

In der buddhistischen Tradition wird die „Behandlung" in einer Gruppe von Prinzipien beschrieben, die als Achtfacher Pfad (siehe Anhang B) bekannt ist. Drei dieser Prinzipien – Rechtes Bemühen, Rechte Achtsamkeit, und Rechte Konzentration – beschreiben mentale Praktiken, drei weitere beziehen sich auf moralisches Verhalten: Rechtes Sprechen, Rechtes Tun und Rechter Lebenserwerb. Obwohl diese ethischen Richtlinien viele der Gebote enthalten, die man auch in westlichen Religionen findet, werden sie in der buddhistischen Überlieferung doch etwas anders präsentiert. Die Praktizierenden sind dazu eingeladen, sorgsam ihren Geist zu beobachten, um die Auswirkungen zu erkennen, die das Befolgen oder Nichtbefolgen dieser Richtlinien auf die Qualität ihres Bewusstseins hat. Sie sind also eine Empfehlung für die Übungsgrundlage der Achtsamkeitsmeditation. Das basiert auf der Beobachtung, dass ein Individuum mit negativen Verhaltensweisen nur schwerlich Frieden und Stille des Herzens finden wird. Sich in moralischer Weise zu verhalten wird somit als eine praktische, ja sogar als heilsame Angelegenheit gesehen. Dieser Ansatz hat tatsächlich Parallelen mit dem, was in dynamischen oder kognitiv-verhaltenstherapeutischen Psychotherapien geschieht, wenn der Patient die Konsequenzen seines Verhaltens wahrnimmt, um eine informierte, bewusstere Wahl aus seinen Verhaltensmöglichkeiten zu treffen.

## Einsicht und Entdecken der Wahrheit

Zunehmendes Gewahrwerden soll, so die Vermutung, zu größerer psychologischer und emotionaler Freiheit bei den psychodynamischen Verfahren und der Achtsamkeitstradition führen. Keine der beiden Traditionen sucht einen bestimmten Gefühlszustand zu kultivieren, sondern sie sehen eher tiefere Zustände des Wohlbefindens als Folge der Freiheit, die im Ersetzen mentaler Störungen durch klares Verstehen gewonnen wird. Bei beiden Praktiken ist die Einsicht zweierlei, sie ist Fahrzeug (Mittel) und Ziel. Zwar spricht jede Tradition unterschiedlich darüber, was „Wahrheit" konstituiert, Freiheit wird in beiden Ansätzen aber nur möglich, wenn man sich auf diese Wahrheit zu bewegt, nicht aber durch die Pflege tröstender Illusionen.

Einsicht hat in diesen Traditionen sowohl ähnliche als auch unterschiedliche Bedeutungen. In der dynamischen Psychotherapie bezieht sich *Einsicht* auf die Erkenntnis dessen, was zuvor hintergründig, verborgen, unbewusst, verzerrt oder in irgendeiner Weise verteidigt wurde. In der Meditationstradition wird Einsicht oft als die direkte Wahrnehmung von Seinsmerkmalen beschrieben, besonders der veränderlichen Natur der Phänomene und dem Fehlen einer essentiellen, fortdauernden Natur der Dinge. Leiden entsteht, wenn wir diese beiden Punkte nicht klar sehen. Die Einsicht in diese Merkmale ist verwandelnd. Wenn wir verstehen, wie aus unserem falsch verstandenen Festhalten Leiden entsteht, beginnen wir einen natürlichen und automatischen Prozess des Loslassens, vergleichbar damit, wie man reflexartig ein brennendes Objekt loslässt.

In beiden Traditionen benötigt Einsicht ein Zurücktreten und das Erkennen, wie es dazu gekommen ist, Gedanken und Wahrnehmungen als realer anzusehen, als sie tatsächlich sind. Das wird oft als ein Lockern unserer „Identifikation" mit Gedanken und Emotionen beschrieben. Mit Einsicht kommen wir dahin, zu sehen, wie das, was einmal als natürliche und unausweichliche Reflexion unserer Welt angenommen wurde, tatsächlich eine Konstruktion ist, und in welcher Weise unsere Anhänglichkeit an diese Konstruktion Leiden entstehen lässt. Einsicht ist ein Prozess, unseren Griff von rigiden Glaubenssätzen zu lösen. Aus der Erfahrungsperspektive ist es wohl präziser zu sagen, dass unsere Glaubenssätze ihre Fesseln lösen.

Einsicht führt zur Verringerung des Leidens, weil es die Natur des Leidens selbst erhellt. Wir fangen an, den Unterschied zwischen der rohen Erfahrung und unserer Antwort darauf zu sehen. Mit gewöhnlichem, unachtsamem Gewahrsein sind diese zwei Dimensionen nicht unterscheidbar und unsere Erfahrung bei Ereignissen ist eine undifferenzierte Verwechselung von Ereignis und Reaktion. Mit gründlicher, achtsamer Aufmerksamkeit können wir das Ereignis von der Qualität unserer Beziehung zu ihm unterscheiden und im Prozess sehen, wie Leiden Teil der Reaktion ist und nicht in der rohen Erfahrung selbst liegt. Die Einsicht in diese Leidensquelle öffnet neue Wege, die uns von schädigenden mentalen Reaktionen befreien. Kapitel 9 illustriert dieses im Bereich des physischen Schmerzes.

Die Anhänglichkeit an fixe, fehlgeleitete und nicht hilfreiche Gedanken wird auch in der KVT als eine Quelle des Unglücks identifiziert. Verschiedene Techniken der KVT suchen die Identifikation des Patienten mit einem verzerrten und rigiden Gedanken oder einer schlecht angepassten Idee mit einer Version abzulösen, die größere Flexibilität erlaubt. Einsicht an sich ist nicht das Hauptaugenmerk der KVT, obwohl sie sich mit der Einsichtsmeditation und der psychodynamischen Therapie die Aufgabe teilt, den Griff der unreflektierten Vorstellungen zu lockern.

### Ausgangspositionen: Einsicht, Gedanke und Sprache

Trotz dieser Ähnlichkeiten ist die Rolle und Bedeutung des Denkens in der KVT, der psychodynamischen Therapie und der Achtsamkeitsmeditation jeweils verschieden. In der KVT wird abwegiges Denken als Beschwerdeursache gesehen. Fehlerhafte Ideen zu ersetzen ist ein Mechanismus der Linderung. Das heißt, eng gehaltene Gedanken und Ideen verursachen Leid, je nachdem wie unrealistisch sie sind.

In psychodynamischen Psychotherapien sind Worte die notwendige „Währung" für das Behandlungsgeschehen. Gedanken und Gefühle müssen symbolisch als Sprache erscheinen, um kommuniziert zu werden. Sprache ist aber nach allgemeinem Verständnis ein unvollkommenes und oft maskiertes Vehikel, um eine subtile subjektive Erfahrung zu kommunizieren. Die gesprochenen Worte, so wird unterstellt, maskieren dahinter liegende Bedeutungen, die dem Sprecher verborgen sein mögen. Es ist nicht der richtige oder falsche ausgesprochene Gedanke per se, der eine genaue Untersuchung fordert, sondern die zugrunde liegenden Motivationen, Konflikte und Wünsche, die in versteckter Form hinter dem gesprochenen Wort liegen. Während die Behandlung sich auf Sprache verlassen muss, lernen Therapeut und Patient, jenseits des gesprochenen Wortes „mit dem dritten Ohr“ (Reik, 1949), dem Unausgesprochenen, dem Vermiedenen und dem Zufälligen zu lauschen, um die Wirklichkeit zu finden, die verborgen im Gedanken liegt.

Als Methode wird die Achtsamkeitsmeditation von diesen anderen Traditionen unterschieden, weil Denken hier völlig aufgegeben wird. Diese Praxis unterscheidet sich von der Reflexion in dem kontinuierlichen Bemühen, Denken beiseite zu lassen, oder wenigstens zu vermeiden, in Denken verwickelt zu werden – zugunsten der Beobachtung, wie sensorische, wahrnehmende und kognitive Ereignisse entstehen und vorbeiziehen. Bei dieser Haltung wird den Gedanken kein besonderer Status gewährt. Ihr Entstehen und Vorbeiziehen wird so beobachtet, als würde man ein Jucken oder einen flüchtigen Klang bemerken.

In ihrer Geschichte ist die buddhistische Psychologie immer Teil einer dynamischen und hoch entwickelten Philosophie gewesen, die auf Logik und Argumentation baute. Obwohl Denken allgemein als Mittel zur Erlangung von Wissen und Einsicht akzeptiert wurde, galt es immer als suspekt. Denken wird durch die Struktur, Kategorien und Wortschatz der angewandten Sprache geformt und begrenzt. Wir neigen zum Beispiel dazu, die Welt in einer Weise wahrzunehmen, die widerspiegelt, wie unsere Sprache die Welt in Objekte (Substantive) aufteilt, die Handlungen an anderen Objekten vollführen (Verben). Wir teilen die Welt in Klassen auf, die den Sprachkategorien entsprechen.

In der Meditationspraxis werden Worte als relativ begrenzt und unzureichend angesehen, und unsere Bemühungen, die Welt durch Intellekt und Ideen zu verstehen, sind deshalb letztendlich oberflächlich. Tatsächlich verhüllt Denken direktes Sehen in die Natur der Dinge. Für jemanden, der neu zur Meditation kommt, ist die Idee unvorstellbar, dass eine aktive, wache

Aufmerksamkeit ohne Gedanken existieren kann. Aber mit Meditationserfahrung wird deutlich, dass der Vorgang der Erkenntnis eindringlicher, subtiler und direkter wird, wenn Denken beiseitegelassen wird. In der Abwesenheit diskursiven Denkens bleibt eine klares, durchdringendes Gewahrsein.

Die Übung der Achtsamkeit (und seine destillierte Form als Achtsamkeitsmeditation) verlangt direkte Aufmerksamkeit, ohne das Medium Sprache. Denn dem *Inhalt* oder der erzählten Geschichte, wie man das in der Therapie versteht, wird wenig Gewicht beigemessen. Wann immer wir vom diskursiven Denken entführt worden sind, haben wir den Bereich der Achtsamkeitspraxis verlassen.

Dieser Unterschied in der Methode ist maßgebend, um zu verstehen, wo Psychotherapie und Achtsamkeitsmeditation getrennte Wege gehen. Sinn der Achtsamkeitsmeditation ist *nicht*, eine Bedeutung durch eine andere zu ersetzen, also *Reframing* der Erfahrung durch Interpretation zu betreiben oder eine persönliche Geschichte neu zu schreiben. Indem sie auf eine grundlegendere und verfeinerte Aufmerksamkeitsebene einwirkt, hat die Achtsamkeitsmeditation eher einen primären und transformativen Charakter. Sie hat eine Qualität tiefer Gewissheit und Beharrlichkeit, jenseits von Widerlegung. Als Konzept ist dies schwer zu verstehen. Die Einsicht, die durch Achtsamkeitspraxis entsteht, ist keine These oder eine syllogistische Wahrheit, sondern wird als eine Seinsbedingung erlebt, die vom Bewusstseinstraining abhängig ist.

*In der Therapie rang Richard mit sich, seine persönliche Geschichte neu zu schreiben. Es war ein langsamer Prozess. Was ihm Hoffnung gab, war die direkte Erfahrung während seiner Meditation, dass die Wirklichkeit nicht das Gleiche ist wie seine Gedanken. Er wurde von Bildern heimgesucht, wie Jessica wieder mit ihrem früheren Freund zusammen war. Er erlebte heftige, oft schmerzliche Emotionen, aber diese existierten vor der Kulisse einer direkteren Wirklichkeit des gegenwärtigen Augenblicks – Empfindungen seines Körpers, der Geschmack des Essens, die Farbe des Grases oder des Himmels.*

*Gemeinsam mit dieser Erfahrung dämmerte die Erkenntnis, dass alle seine Besorgnisse tatsächlich nur Gedanken und Phantasien waren. Zwar hatte Richard begonnen, seine Ideen über sich selbst in der Psychotherapie als unzuverlässig anzusehen. Seine erste Erfahrung mit der Achtsamkeitsmeditation deutete aber darauf hin, dass es kein „letztes Wort" gab, was sein Leben oder ihn selbst betraf.*

## Ziele

Es ist schwierig, allgemeine Aussagen über das Ziel der Psychotherapie zu machen, teilweise weil Ziele von den jeweiligen Schulen unterschiedlich aufgefasst werden, teilweise weil sie notwendig aus der einzigartigen Erfahrung eines jeden Patienten stammen. Trotzdem kann man mit Gewissheit einige allgemeine Beobachtungen machen.

Ein wichtiger Beitrag der Ethnopsychologie in der zweiten Hälfte des 20. Jahrhunderts für den Sektor ‚geistige Gesundheit' ist die Erkenntnis, dass unser Verständnis von psychischer Gesundheit und Pathologie hochgradig kulturgebunden ist (Barnouw, 1973; Kleinman, Kunstadter, Alexander, Russel & James, 1978). Alle Systeme der psychologischen Heilkunst sind in einen kulturellen Kontext eingebettet und unausweichlich Ausdruck kultureller Glaubenssätze und -werte. Sie alle teilen das Ziel, dabei zu helfen, ein Individuum entweder zur „normalen" Entwicklung zurückzubringen, so wie dies in der jeweiligen Kultur verstanden wird, oder für eine vollständigere Teilnahme an der Gesellschaft wiederherzustellen. Berücksichtigt man die unterschiedlichen Ausgangspunkte, ist es daher nicht überraschend, dass es signifikante Unterschiede zwischen den Zielen moderner westlicher Psychotherapie und denen der Tradition der Achtsamkeitsmeditation gibt.

### Die westliche Sicht des Selbst

Eine auffällige Eigenschaft des westlichen Konzeptes der Person und des Selbst ist die Betonung der Getrenntheit. Im Unterschied zu nichtwestlichen Kulturen, die das Eingebettetsein der Person in den Clan, die Gesellschaft und in die Natur betonen, haben wir dazu tendiert, an einer Sichtweise festzuhalten, die in ihrer Betonung der Getrenntheit radikal anders ist. Diese Eigenschaft ist ausführlich von Anthropologen beschrieben worden, zum Beispiel bei Lee (1959, S.132):

> *In unserer im Allgemeinen unreflektierten Sicht ist das Selbst eine ausgeprägte Einheit, etwas, das wir benennen und definieren können. Wir wissen, was das Selbst ist und was es nicht ist, und die Unterscheidung ist hier immer die gleiche. Unser linguistischer Gebrauch offenbart seit einigen Jahren eine Vorstellung, die das Selbst zunehmend selbstbehauptend, aktiv, ja sogar aggressiv und auch abgegrenzter begreift.*

In den westlichen psychologischen Traditionen hat eine gesunde Entwicklung immer bedeutet,

- ganz individualisiert zu sein,
- nicht zu sehr abhängig von anderen zu sein,
- die eigenen Bedürfnisse zu kennen,
- angemessen respektvoll für die eigenen Grenzen zu sein – mit einem klaren und stabilen Identitätsempfinden und einem Selbstgefühl, das von Zusammenhalt und Wertschätzung gekennzeichnet ist.

Obwohl diese Sicht von gegenwärtigen Beziehungstheoretikern kritisiert worden ist, (Gilligan, 1982; Miller & Stiver, 1997) bleibt diese Auffassung doch der Hintergrund für die psychodynamischen Verfahren und die Verhaltenstherapien.

Es ist daher keine Überraschung, dass die Beschwerden, die von Einzelnen in die Psychotherapie im Westen eingebracht werden, häufig gerade durch das relative Fehlen einiger dieser Eigenschaften bedingt sind. Aber der Entwicklungsverlauf zu dieser Idealkonzeption des Menschen und die Wege, wie Einzelne von diesem Weg abkommen, sind kulturell determiniert, und die Psychotherapie versucht natürlich, Individuen zu einer volleren Teilhabe an der kulturell normativen Konzeption des Selbst zurückzubringen.

Schriftliche Behandlungspläne zeugen oft von diesen Kulturidealen. Wir sagen, Behandlungsabsicht ist, „Selbstwert zu verbessern. eigene Bedürfnisse in einer Beziehung zu identifizieren. ein zusammenhängendes Selbstgefühl aufzubauen. Grenzen zu etablieren und zu lernen, diese in Beziehungen aufrecht zu erhalten „ und so weiter. Unsere Betonung der Autonomie des Einzelnen (oft gegen die Evidenz unserer eigenen Sozialwissenschaft) hat zu einem umfangreichen technischen Vokabular geführt, um Störungen des Selbst und die darauf folgenden Beeinträchtigungen für Beziehungen zu beschreiben.

In der psychodynamischen Tradition sind Bände über die Wiederherstellung des Selbst (Kohut, 1977) und verwandte Themen geschrieben worden, während Behavioristen ausführlich Konstrukte wie „Selbstwirksamkeit" (z. B. Bandura, 1977, 1982) untersucht haben. Wir halten diese Begriffe für wissenschaftlich aussagekräftig und wenden sie an, um emotionale Störungen in nicht-westlichen Gesellschaften zu verstehen – mit dürftigen Resultaten (American Psychiatric Association, 2000).

Seit die Psychologie versucht hat, weniger kulturell gebunden zu sein, haben wir begonnen, von Verhalten als „adaptiv oder maladaptiv" statt „gesund oder krank" zu sprechen. Obwohl die Werkzeuge der Psychotherapie (ehrliches Gespräch mit einer Vertrauensperson) älter sind als die wissenschaftliche Medizin, hat dieses Mittel des emotionalen Heilens seinen Eingang in die westliche Medizin gefunden. Es ist jetzt fast unmöglich, zu ignorieren, dass seelische Not eine Gesundheitsangelegenheit relativ zu einem Selbst-Ideal ist.

Der Therapeut erörterte Richards Selbstwertprobleme und wie sein Selbstempfinden von der Zuwendung seiner Freundin abhängig wurde. Er machte auch Richards Probleme mit Selbstbehauptung deutlich und in welcher Weise diese zu einer Reihe von Unsicherheiten beitrugen. Richard fühlte während der Therapie, wäre sein Ichgefühl nur stärker, wäre er nicht so beeinträchtigt von Jessicas Entscheidung.

## Das Selbst in der buddhistischen Psychologie

Wie in diesem Buch vorgestellt, kann Achtsamkeit eine sinnvolle Ergänzung zu den Bemühungen sein, ein gesundes Selbst zu kennen und zu werden. Es ist aber auch wichtig zu erkennen, dass Achtsamkeit in seinem ursprünglichen Kontext keine Technik war, um die Wahrnehmung des Selbst wiederherzustellen, so wie wir dies gewöhnlich verstehen. Der Sinn der Achtsamkeitspraxis ist nicht, jemand zu werden, sondern Einsicht in „Nicht-Selbst" zu kultivieren.

Die Ziele der Psychotherapie und der Achtsamkeitsmeditation unterscheiden sich in diesem Punkt erheblich. Achtsamkeitsmeditation ist für nichts weniger als die vollkommene psychologische, emotionale, moralische und spirituelle Befreiung vorgesehen, allgemein auch „Erleuchtung" genannt. Dieses Konzept kann nicht mit psychotherapeutischen Termini beschrieben werden. Während Achtsamkeit Vorteile bietet, die konventionell als psychotherapeutisch anerkannt sind, greift sie auch nach einem „Behandlungsziel", das außerhalb der kulturell festgelegten Begrifflichkeit eines gesunden Selbst liegt, wie man es in der Entwicklungs- oder Klinischen Psychologie findet. Im Kontext der buddhistischen Psychologie will Achtsamkeit nicht die Wahrnehmung eines Selbst wiederherstellen oder das Selbstwertgefühl verbessern. Sie will stattdessen die Nicht-Wirklichkeit des Selbst und die Folgen eines falschen Verständnisses beleuchten.

Die „Nicht-Wirklichkeit des Selbst" ist eine der herausforderndsten Ansichten für Menschen des westlichen Kulturkreises, wenn sie Achtsamkeit erforschen. Der Begriff ist aber der modernen Wissenschaft nicht fremd. Die Biologie beschreibt den menschlichen Organismus als einen Zellenverbund, der sich aus Molekülen und Atomen bildet. Alle diese Elemente sind in beständigem Strömen begriffen, und ein einfaches Nachdenken zeigt, dass die Grenzen zwischen dem menschlichen Körper und seiner Umgebung ziemlich künstlich sind.

Wenn ich einen Apfel in der Hand halte, ist der Apfel deutlich nicht Teil von „mir". Wenn ich davon abbeiße, bleibt er ein getrenntes Objekt, und vielleicht sogar in meinem Magen, aus dem heraus ich ihn noch erbrechen könnte. Aber ist der Apfel „ich", wenn er in meinen

Eingeweiden ist? Wie ist es nun, wenn der Apfelzucker in meinem Blut zirkuliert? Oder wie steht es, wenn die Energie dieses Zuckers in eine neue Zellenbildung integriert wird?

Die biologische Sicht streicht also heraus, dass das Niveau, auf dem wir einen „Organismus" identifizieren, etwas willkürlich ist. Eine Ameisenkolonie oder ein Bienenstock kann als eine Ansammlung von Einzelnen betrachtet werden, aber die Gemeinschaften werden sinnvoller als ein komplexer Organismus verstanden, wie auch unser Körper als eine Ansammlung wechselseitig voneinander abhängiger Zellen betrachtet werden kann (Thomas, 1995).

Die Achtsamkeitsmeditation ist dazu gedacht, Einsicht in das Nicht-Selbst zu fördern. Das bedeutet aber, dass wir uns in einem fortwährenden Fließen oder Strömen erfahren, als ein Bewegungsfeld, das sich immer verändert. Sogar unser geliebtes Selbst wird als ein Ereignis gesehen, das entsteht, wenn unterstützende Bedingungen existieren und das vergeht, wenn sie nicht mehr da sind. Es ist eher „Zustand" als „Eigenschaft". Wächst die Einsicht in „Selbst als Prozess", so erkennen wir den Aberwitz, unser naives Festhalten an der Idee, dass das „Ich" etwas Festes sei, dauerhaft oder sogar wirklich „mein". Diese Einsicht vermindert die Sorge um Selbstschutz und Selbsterhöhung sehr und erlaubt uns, anderen mit Mitgefühl zu begegnen, weil wir unsere tatsächlichen Wechselwirkungen und die Wechselbeziehungen mit der Gesamtheit der Welt wahrnehmen. Diese positive psychologische Erfahrung ist weiter in Kapitel 5 und 12 beschrieben.

Ironischerweise wird die erfolgreiche Anstrengung, ein stabileres Identitätsgefühl, Selbstwert und Selbstwirksamkeit zu etablieren, in der Sprache der buddhistischen Psychologie oft als Bedingung für eine Pathologie gesehen, eine Täuschung, bei der der Pfad der Achtsamkeitsmeditation beginnt. Die Errungenschaft eines Selbstwertgefühls ist genau das Problem, das sie angeht!

Von modernen Autoren ist oft zu hören, dass die Ziele der Achtsamkeitsmeditation dort beginnen, wo das westliche Konzept der Selbstentwicklung endet (Boorstein, 1994). Danach bringt die westliche Psychotherapie jemanden nur bis zu einem gewissen Punkt auf dem Entwicklungsweg und Achtsamkeitsmeditation führt den Prozess von diesem Punkt an weiter. „Normales menschliches Unglücklichsein“, Freuds Beschreibung des maximal zu erwartenden Ergebnisses in der Psychoanalyse (Freud & Breuer, 1895/1961), wird als ein solcher Ausgangspunkt beschrieben.

Während diese Unterschiede zwischen den Zielen der westlichen und der buddhistischen Psychologie tief greifend sind, ist in manch anderer Hinsicht die Kluft nicht so weit. Der Kontrast zwischen den Traditionen kann größer erscheinen, wenn man sie konzeptuell diskutiert, statt sie in der Praxis zu beobachten. Warum ist das so? Weil das „Nicht-Selbst“ der buddhistischen Psychologie nicht darin verwickelt ist, adaptive Ich-Funktionen zu eliminieren, sondern diese Psychologie beschreibt ein beobachtendes Ich, das viel objektiver ist und weniger mit individuellen Wünschen identifiziert, als wir das typischerweise in der westlichen Psychotherapie sehen (Epstein, 1995).

Betrachten wir, wie „gut angepasste“ Individuen mit einem gut entwickelten „Selbstgefühl“ in unserer Psychotherapietradition aussehen. Sie sind anpassungsfähig und offen für neue Erfahrungen. Sie sind belastbar, fühlen die Höhen und Tiefen des Lebens und halten dabei ihre Lebensperspektive aufrecht. Sie sind zu nahen, liebevollen Beziehungen fähig und anderen gegenüber mitfühlend. Sie können die Dinge von mehrfachen Perspektiven aus sehen. In ihrer Arbeit sind sie produktiv, in der Lage, Ziele zu setzen und sie zu verfolgen. Sie sind sich ihrer Stärken und Schwächen bewusst und werden nicht gedrängt, die einen aufzubauschen oder die anderen zu verneinen.

Erleuchtung wird traditionell als dauerhaftes Auslöschen von Gier, Hass und Täuschung verstanden. Es gibt aber keinen Lackmustest, mit dem man einen Erleuchteten positiv identifizieren könnte. Man würde aber erwarten, all die Eigenschaften, die gerade beschrieben wurden, mit erfolgreicher Praxis der Achtsamkeitsmeditation zu entwickeln. Eine intensive Meditationspraxis kann zu einer für den äußeren Beobachter unsichtbaren tiefgründigen Transformation führen. Eine erleuchtete Person gleicht aber in vielerlei Weise dem „gesunden“ Individuum, das gerade beschrieben wurde. Wie wir sehen, überschneidet sich dies bei Richards Erfahrung mit der Achtsamkeitsmeditation:

*Mit intensiver Praxis hatte Richard schließlich Momente, in denen seine diskursiven Gedanken ruhig wurden. Er staunte über kleine Erlebnisse, wie eine Blume, die sich der Sonne öffnete, oder er sah die komplexen Muster von Rissen in einer Steinwand. Mit diesen Erfahrungen kam ein tiefer Friede, ein Empfinden, Teil dieser natürlichen Welt zu sein. Eigene Ängste und Begehren wurden weniger wichtig. Er fühlte Momente der Liebe und des Mitgefühls für Jessica, durchsetzt von Trauer und wilden Eifersuchtsbildern. Richard erlebte Augenblicke des „Nicht-Selbst", das Wirkungen produzierte, wie wir sie von einem „gesunden Selbst" erwarten würden, das seine Psychotherapie hervorbrachte.*

## Instinkte, „Wurzel-Ursachen" und menschliche Natur

Es ist nicht überraschend, dass als introspektive Praktiken sowohl die psychodynamische Tradition als auch die der Achtsamkeitsmeditation festgestellt haben, dass Impulse im menschlichen Herzen Leid hervorrufen. (In der Frühphase unterschied sich die behavioristische Psychologie von den psychodynamischen Schulen, indem sie erklärte, diese Impulse seien eine Schlussfolgerung. Sie seien nicht direkt beobachtbar und könnten so kein brauchbares Studienobjekt sein.)

Freud postulierte zunächst zwei Triebe, den erotischen und den aggressiven, als die Quelle menschlicher Motivation. Indem er diese als natürliche Instinkte beschrieb, bestätigte er ihre Hartnäckigkeit. Sie sind „fest verdrahtet" und nicht veränderlich. Weil sie fortdauernde Spuren unserer evolutionären Vergangenheit sind, ist die gut angepasste Person letztendlich nur fähig, diese Triebe in einer sozial verträglichen Weise anzupassen. Die Kostenseite für eine solche Anpassung ist die Notwendigkeit für psychologische Verteidigungsmechanismen, die eine gewisse Befriedigung der Triebe erlauben. Gleichzeitig wird im Idealfall eine genügende Sublimierung erreicht, um mit anderen zurechtzukommen.

Die Unwandelbarkeit der Instinkte setzt den menschlichen Sehnsüchten nach Freiheit Grenzen. Sollten wir für immer an dieses evolutionäre Erbe gebunden sein, so ist die beste Hoffnung ein gesunder Kompromiss und der Austausch primitiver Verteidigungsmechanismen gegen reife

Verteidigungsmechanismen. Aus dieser Perspektive kann die menschliche Natur niemals die aggressiven, ignoranten, unersättlichen Forderungen des Es überwinden.

Die buddhistische Psychologie beschreibt drei „Wurzel-Ursachen", Gier, Hass und Täuschung, die Leiden entstehen lassen (siehe Kapitel 12 für eine vollständigere Beschreibung). Die Ähnlichkeit der zwei ersten Grundursachen mit Freuds Instinkten ist deutlich: erotischer Trieb = Gier und aggressiver Trieb = Hass. Die psychodynamische und die Achtsamkeitstradition beschreiben, wie diese Kräfte sich auf das geistige Leben verheerend auswirken, und beide schlagen Wege vor, diese Einflüsse zu verstehen und anzugehen. Wo sie verschiedene Wege gehen, zeigt der letztendliche Status dieser Kräfte.

Wo Freud sie als unbezwingbar ansah, lehrt die buddhistische Psychologie, dass sie ein für alle Mal entwurzelt werden können. In dieser Hinsicht nimmt die buddhistische Psychologie den Terminus der erfolgreichen psychoanalytischen Behandlung – normales menschliches Unglücklichsein – als pathologischen Ausgangspunkt für die Meditationspraxis und erreicht jenseits der Symptomreduktion einen Zustand frei von Leid. Zwar ist dies eine Leistung, die nur mit „voller" Erleuchtung erreicht wird, im Prinzip aber können diese instinktiven Kräfte überwunden werden. Dieses benötigt sicherlich eine gewisse Strecke, aber die Idee, diese Instinkte könnten ausgelöscht werden, deutet auf ein Potential menschlicher Vollkommenheit, welches den psychologischen Traditionen des Westens fehlt. In der Tradition der Achtsamkeitsmeditation werden die Äußerungen dieser Kräfte im Leben des Meditierenden zu Hindernissen, die es zu erkennen gilt, mit denen man geschickt arbeitet und die man schließlich überwindet. Während die dauerhafte Auslöschung dieser Triebe die alleinige Domäne der voll erleuchteten Wesen sein mag, werden diese Kräfte doch allmählich geschwächt, wenn sie dem Gewahrsein durch Achtsamkeit ausgesetzt sind. Die Übenden wachsen so zunehmend in ihrem Verständnis und in ihrem Mitgefühl.

Sehen wir unsere Arbeit als Teil eines Pfades zu vollendeter psychologischer Freiheit, kann uns diese mit einer Hoffnung und Begeisterung durchdringen, wie es das Hinarbeiten auf das normale menschliche Unglücklichsein oder auf adaptive Lebensfertigkeiten der Verhaltenstherapie nicht vermag.

## Methoden

### In der Konfrontation

Eine wichtige Schnittmenge der psychodynamischen Psychotherapie, Verhaltenstherapie und Achtsamkeitsmeditation ist bei den Behavioristen als Stimuluskonfrontation (engl. exposure) bekannt. Im Kern erkennen alle drei Traditionen unsere Neigung, zu vermeiden, was unangenehm ist, als eine Ursache des Leidens an und arbeiten damit, dieser entgegen zu wirken.

Behavioristen artikulieren dies deutlich bei Konfrontationsbehandlungen und Reaktionspräventionsbehandlungen bei zwangsneurotischen Störungen, Phobien und anderen Angststörungen (Barlow, 2002; Foa, Franklin & Kozak, 1998). Sie beschreiben, wie wir konditionierte Ängste in Situationen entwickeln, die in der Vergangenheit unangenehm waren, wie wir sie vermeiden und konsequenterweise die Gelegenheit verpassen, dass diese Ängste ausgelöscht werden. Ein Junge zum Beispiel, der von einem Hund gebissen wurde, kann eine generalisierte Angst vor allen Hunden entwickeln. Vermeidet er später den Kontakt mit Hunden, dann verpasst er das korrektive Lernen, dass Hunde auch freundlich sein können. Aus Furcht, gebissen zu werden, wird das Leben des Jungen unnötig eingeschränkt.

Zur Behandlung solcher Angst- und Vermeidungssyndrome gehört es, die Person mit dem gefürchteten Stimulus in Kontakt zu bringen und diesen aufrecht zu erhalten, bis er oder sie aus Erfahrung lernt, dass das Ganze tatsächlich harmlos ist. Im Fall des Hundes bringen wir das Kind einem nicht-aggressiven Hund näher und näher, bis es schließlich mit diesem spielen kann. In der Behandlung bedeutet diese Komponente der

„Reaktionsprävention“, dazu zu stehen, in der unangenehmen Situation zu bleiben, statt zu fliehen, was wir normalerweise tun würden. Auch dann, wenn unangenehme Gefühle entstehen.

In der psychodynamischen Psychotherapie fängt die Konfrontation mit der Diskussion der Gedanken, Gefühle und Erinnerungen an, die vermieden wurden, weil sie unerfreulich oder schamvoll sind. Es ist eine Art implizite, interozeptive Konfrontation. Die Therapie besteht in der Einladung, sich bislang verbotenen Erinnerungen oder Gefühlen zuzuwenden. In der vertraulichen Umgebung der therapeutischen Beziehung lernen die Patienten, dass diese mentalen Inhalte tragbar sind, und sie kommen dahin, diese zu akzeptieren. In dieser Weise wird das bewusste Gewahrsein eines Patienten sehr viel freier, und er oder sie kann die neurotischen Verteidigungshaltungen, die mit dem Symptom assoziiert sind, entspannen. Wie schon gesagt, in der tatsächlichen Praxis folgt dieser Konfrontation oft die Ermutigung, eine eher traditionelle Verhaltenskonfrontation (in vivo) in den befürchteten Situationen außerhalb der Therapiestunde anzugehen.

Die Einsichtsmeditation funktioniert ähnlich der psychodynamischen Therapie in diesem Bereich. Man sitzt und folgt dem Atem und so erscheinen unausweichlich Gedanken, Gefühle und Bilder. Der Übende gewahrt die beharrliche Tendenz, an angenehmen Erfahrungen festzuhalten und unangenehme zurückzuweisen, kurzum, Erfahrung zu kontrollieren. Im Befolgen der Anweisung, weder solchen Erfahrungen nachzugehen noch sie wegzustoßen, lernen Meditierende, dass sie unangenehme mentale Inhalte tolerieren können und keine Angst vor ihnen haben müssen. Das Vermeidungsmuster ist willentlich und vorläufig beiseitegelegt, und alle Ereignisse werden willkommen geheißen, gleich, welche Einstellung wir zu ihnen haben.

Durch diese Praxis wird dem Meditierenden der Inhalt des eigenen Geistes angenehm. In diesem Sinne gleicht Achtsamkeit der Konfrontationstherapie, d. h., es wird hier wie dort nicht zwischen den Objekten und Ereignissen, denen man ausgesetzt ist, unterschieden. Goleman (1988, S.173) nennt dies „globale Desensitivierung“. Das wirft eine faszinierende Frage für künftige Forschungsprojekte auf: Ist diese Art der Desensitivierung hinreichend, frei von der Notwendigkeit gerichteter Konfrontation auf bestimmte Stimuli?

Wenn das „Objekt“, mit dem wir konfrontiert sind, eine Emotion ist, kann die Konfrontationsbehandlung einen weiteren Vorteil haben. Die Volksweisheit hat lange schon der psychodynamischen Psychotherapie entsprochen, indem sie betont, dass es hilfreich sein kann, schmerzhafte Emotionen auszudrücken, um sie „aus unserem System zu kriegen“. Die experimentelle Literatur unterstützt dies und legt nahe, dass der Kontakt mit unseren Emotionen hoch therapeutisch sein kann (Pennebaker, 1997). Ähnlich verfechten auch existentielle und humanistische Psychotherapien den Wert, bei Affekten zu bleiben, um sie zu reintegrieren (Schneider, 2003). Dieser spätere Prozess geschieht regelmäßig als Teil der Achtsamkeitspraxis. Richards Erfahrung während intensiver Praxis illustriert dies:

*Während er meditierte, wurde Richard von intensiver Traurigkeit, Furcht und gewalttätigen Bildern heimgesucht, wie dem Verstümmeln von Jessica und ihrem neuen Freund. Manchmal wurden die Emotionen als intensiver Körperschmerz erfahren, manchmal als Enge im Hals und als Muskelschmerzen im ganzen Körper. Die Bildvorstellungen waren auch aufwühlend. Stunden schienen mit gewalttätigen Szenen zu vergehen, die sich gleich einem Film vor den Augen abspielten.*

*Diese Szenen waren schwierig auszuhalten, und sie dauerten in den zwei Wochen intensiver Meditation an. Sie waren mal mehr, mal weniger stark. Richard versuchte trotzdem, den Anweisungen zu folgen: Er erlaubte den Empfindungen und Bildern weiterhin zu erscheinen und wehrte sie weder ab noch lenkte er sich mit einer anderen Aktivität ab.*

*Mit der Zeit begannen die Dinge sich zu verändern. Zuerst wurde durch die Konfrontation die Abneigung gegen diese Erfahrungen weniger typisch. Wo Richard üblicherweise versuchte, sich mit Drogen abzulenken, übte er im Retreat, bei dem zu bleiben, was aufkam. Zweitens schien das Trauern um Jessicas Entscheidung durch das Retreat verstärkt, weil er der unerschrockenen Konfrontation von Vorstellungen und Gedanken ausgesetzt war. Dies schien eine kathartische Erfahrung zu entzünden, obwohl sie sich in Stille ereignete. Gegen Ende der zwei Wochen fühlte sich Richard mehr mit sich im Reinen.*

Lernt man Situationen zu vermeiden, die mit Schmerz assoziiert sind, zeugt dies von Anpassungsfähigkeit. Die meisten Tiere lernen durch diesen Mechanismus, Gefahren auszuweichen, zum Beispiel Giften oder Feuer. Bei uns Menschen aber mit komplexen affektiven und abstrakteren Fähigkeiten kann ein ständiges Umgehen von möglichem Schmerz zu komplexen Vermeidungsmustern führen. Wir entwickeln uns dahin, ganze Lebensbereiche auszublenden und lernen, sie durch eine Version zu ersetzen, die von unseren Befürchtungen und Wünschen gefärbt ist. Interessant ist hier, dass der Behaviorismus, die psychodynamische Psychotherapie und die Einsichtsmeditation darin übereinstimmen, dass ein Großteil menschlichen Leidens aus der widersinnigen Gewohnheit entsteht, schmerzvolle Situationen zu vermeiden. Alle drei haben Behandlungen entwickelt, die aufdeckende, konfrontative Verfahren nutzen, um dieser Tendenz entgegenzuwirken.

## Die interpersonale Welt

Ein klarer Unterschied zwischen der psychotherapeutischen und der Achtsamkeitstradition ist die Rolle interpersonaler Beziehungen. Das Gros der psychodynamischen Therapie und der Verhaltenstherapie ist dyadisch. Sie ereignen sich in einer signifikanten interpersonalen Beziehung. Gruppen- und Familienbehandlungen sind ebenfalls interpersonal orientiert. (Es gibt hier Ausnahmen. Einige Psychotherapien können Übungen verwenden, die man allein durchführt.) Beziehungsthemen werden daher höchstwahrscheinlich in der Psychotherapie stimuliert und kommen auf.

Umgekehrt können die abgeschiedene Natur der Meditation und ihr Fokus auf den gegenwärtigen Moment beeinflussen, welches Material *wenig wahrscheinlich* aufkommt. Die Berichte von Meditierenden sind voll mit Geschichten von Individuen, die sich selbst in bekannten, neurotischen Beziehungskonflikten wiederfinden trotz Jahre intensiver Meditationspraxis. Tatsächlich macht die einsame Qualität der Meditationspraxis anfällig dafür, interpersonelle Konflikte zu vermeiden. Die Einzelmeditation kann eine Flucht vor den lästigen Spannungen sein, die durch die Welt der Beziehungen stimuliert werden. Wo einige dafürhalten, dass Meditation die vollständigste Form der „Behandlung“ sei, kann sie doch bei vielen Übenden etliche interpersonale Themen unangesprochen lassen.

In der klassischen psychodynamischen Psychotherapie ist die Analyse der Übertragung ein erstrangiges Werkzeug der Behandlung. Während die Tradition der Achtsamkeitsmeditation die Beziehung zwischen Schüler und Lehrer als wesentliches Element der Praxis sieht und das Vorhandensein einer Gruppe anderer Meditierender als Stütze gebraucht, ist die Meditation in erster Linie eine individuelle Übung und macht keine Anstrengungen, Übertragung zu verstehen. Der buddhistischen Psychologie fehlt das Verstehen subtiler Aspekte der Übertragung, oft mit nachteiligen Konsequenzen. Die Tatsache, dass ein Meditationslehrer keine ausdrückliche Anstrengung macht, um Übertragung anzusprechen, garantiert nicht, dass diese nicht mit aller Macht im Schüler entsteht. Mit dem Fehlen solcher Verständnisprozesse können Meditationslehrer von der Gegenübertragung gefangen werden. Meditationszentren wenden sich zunehmend an Kliniker, bei Anliegen von Gegenübertragung, Gruppendynamik, und Formen der Psychopathologie, die periodisch in ihren Gemeinschaften auftauchen, zu helfen,.

In diesem Bereich hat die Psychologie des Westens den Meditationsschülern und -lehrern viel zu bieten. Die buddhistische Praxis wurde zuerst monastisch gelehrt, und die Gemeinschaft der Nonnen und Mönche hat die Lehren in relativ reiner Form bewahrt. Zwar ist die buddhistische Praxis den Laien zugänglicher gemacht worden, aber sie hat die Hauptbetonung nie auf das Navigieren der üblichen Schwierigkeiten gelegt, denen Laien sich in der Welt der Arbeit und Liebe gegenübersahen.

## Struktur und Unterstützung

Meditation und Psychotherapie gehen so vor, dass sie dem Individuum ermöglichen, seine Gedanken, Gefühle und Handlungen zu untersuchen. Dieses Erforschen fordert, sich mit größerer Offenheit der Erfahrung zuzuwenden, ohne Rückgriff auf habituelle Flucht- und Vermeidungswege. Beide Traditionen geben dabei Hilfen, um dieses anti-intuitive Hinbewegen auf diese schwierige Erfahrung zu ermöglichen.

### *Hilfsmittel in der Psychotherapie*

Strukturelemente der Psychotherapie, die ein individuelles Bemühen unterstützen, Schwierigkeiten überhaupt anzugehen, sind wohl bekannt. Das Wesentlichste ist die Qualität der therapeutischen Beziehung. (Wie diese Beziehung durch die Achtsamkeitspraxis des Therapeuten bereichert wird, ist in Teil II beschrieben.) Ein wichtiges Element dabei ist die Haltung der Offenheit und Akzeptanz beim Therapeuten. Angesichts echter Furchtlosigkeit aufseiten des Therapeuten kann der Patient ermutigt werden, deutlicher zu schmerzvollen oder demütigenden Erfahrungen und Erinnerungen zu stehen. Eigenschaften wie Empathie, anhaltendes Interesse und echte Fürsorge, gemäßigt durch professionelle Neutralität, schaffen außerdem eine Umgebung, die der therapeutischen Allianz förderlich ist. Dies ist das „haltende Umfeld", wie von D. W. Winnicott beschrieben (1971).

Vertrauen ist entscheidend für die Therapie und wird von der Integrität des Therapeuten unterstützt. Elemente dieses Vertrauens sind kodifiziert in der absoluten Verbindlichkeit des Therapeuten zu Vertraulichkeit und eine klare Bekundung ihrer Grenzen (z. B., wenn ernster und unmittelbarer Schaden droht). Feste Zeitvereinbarungen einzurichten und aufrecht zu erhalten (Anfang und Ende!) gibt auch ein Gefühl von Verlässlichkeit. Echte Integrität ist die Grundlage für Vertrauen.

Schließlich kann beiderseitiges Vertrauen in die Wirksamkeit des Therapieprozesses und seiner Methoden den Patienten ermöglichen, einige ihrer üblichen Vorsichtsmaßnahmen aufzugeben. Studien von Therapieergebnissen deuten darauf hin, dass Vertrauen in den Prozess bei Patienten und Therapeuten aussagekräftig für ein positives Ergebnis ist. Ist der Therapeut voll Vertrauen in ein gutes Ergebnis, kann der Patient sich in sein eigenes Vertrauen hinein entspannen (Meyer et al., 2002).

Elemente aus der Verhaltenstherapie bieten diese Stütze ebenfalls. Der Gebrauch von Rating-Skalen und Inventaren hilft, ein Gefühl von wissenschaftlicher Legitimation der Arbeit zu vermitteln. Wenn „Hausarbeiten" in der Psychotherapie benutzt werden, und fast alle Therapeuten tun dies in dieser oder jener Form (Scheel, Hanson & Razzhavaikina, 2004), so können Patienten hinsichtlich ihrer Fähigkeit, die therapeutische Arbeit unabhängig weiterzuführen, souveräner werden.

*Hilfsmittel in der Meditationspraxis*

Achtsamkeitsmeditation ist eine gut entwickelte Praxis, die über Jahrhunderte verfeinert wurde. Sie kann zeitweise aber sehr mühsam sein. Doch es gibt viele Hilfsquellen für die Mühen des Einzelnen, die Strukturelemente für die Praxis einbeziehen.

- *Traditionelle Belehrungen als Landkarte*: Ein Meditationsschüler kann sich einer langen Historie formaler Belehrungen zum Zwecke der Anleitung zuwenden. Zwar ist der Fokus der Übung die persönliche und einmalige Erfahrung, doch die Belehrungen beschreiben, wohin die Praxis führt, was man erwarten kann und welche Methoden den unterschiedlichen Hindernissen, die entstehen können, gerecht werden. Diese Lehren bieten einen Weg an, schwierige oder beängstigende Erfahrungen zu verstehen, so dass der Schüler nicht vom Weg abkommt. Die Landkarte dieser Lehren bietet einen Grad an Vorhersagekraft an, der bestärkende Wirkung hat.
- *Die Gemeinschaft Gleichgesinnter*: Historisch gesehen hat eine Gemeinschaft von Nonnen und Mönchen den Bestand der Anleitungen und Praktiken sichergestellt. Im Westen kann eine Gemeinschaft gleichgesinnter Individuen sehr unterstützend sein. Diese Stütze ist auf einigen Ebenen sichtbar. Einem Übenden gehen bei schwierigen Erfahrungen schlicht und einfach weniger „die Pferde durch", wenn die Übung in einem Raum geschieht, in dem andere stille Meditierende sind. Ferner kann diese Praxis ungewöhnlich scheinen oder sogar exotisch, weil sie dem vorherrschenden Ethos des Konsumententums und Materialismus gegenläufig scheint. Mit anderen zusammen zu sein hilft uns zu fühlen, dass die Praxis legitim ist. Die Diskussion mit Mitmeditierenden bestätigt auch, dass man mit den Schwierigkeiten, die man hat, nicht allein ist. Andere ertragen auch physische Schmerzen, Rastlosigkeit, Zweifel und Schlaflosigkeit. Die Praxis kann weniger entmutigend sein, wenn man erkennt, dass andere die gleichen Kämpfe durchstehen.
- *Erfahrungen anderer als Modell*: Das Beispiel Zahlloser, die über Jahrhunderte aus der Übung Nutzen gezogen haben, zeigt uns die Inspiration, die uns durch Perioden voller Schwierigkeiten hindurchtragen

kann. Direkten Kontakt mit einem erfahrenen Lehrer zu haben, kann besonders inspirierend sein, wenn dieser die Eigenschaften von Weisheit und Mitgefühl bekundet. Ferner kann ein erfahrener Lehrer rechtzeitig Anweisungen zur Meditationspraxis anbieten. So können individuelle Anweisungen in schwierigen Phasen sehr hilfreich sein.
- *Erfolg in der Übung als Verstärker*: Wie beim Erwerb jeder Fertigkeit verstärkt ein Erfolg in der Achtsamkeitspraxis die eigenen Anstrengungen. Die Aufgabe anhaltender Aufmerksamkeit kann zunächst unmöglich scheinen. Dennoch ist der Geschmack von nur etwas Klarheit enorm belohnend und bestärkend. Wenn ein Schüler zum ersten Mal Einsicht erfährt, wird die Übung unwiderstehlich. Ab einer bestimmten Stufe wird Achtsamkeit faszinierend, gleich, welche Inhalte das Gewahrsein hat. Schon zu versuchen, Aufmerksamkeit für den gegenwärtigen Augenblick zu entwickeln, wird zu einer Quelle der Zufriedenheit.
- *Konzentration*: Sie hilft den Tumult, der in der Achtsamkeitspraxis entstehen kann, in Schach zu halten. Konzentration wächst natürlich mit Achtsamkeit in der Meditationspraxis und ist stabilisierend, beruhigend und bestärkend. In dem Maße, wie der Geist stabiler wird, wird er besser in die Lage versetzt, mit seiner Aufmerksamkeit bei schwierigen Erfahrungen zu bleiben, ohne zurückzuschrecken.
- *Körperhaltung*: Aufrechtes Sitzen mit einer geraden Wirbelsäule unterstützt den Übungserfolg. Die Traditionen unterscheiden sich in der Betonung einer formalen Meditationshaltung. Viele Meditationslehrer haben immer wieder die Haltung als eine Hilfe in der Konzentrationsentwicklung betont: wach zu bleiben und sich „gehalten“ fühlen in der Fähigkeit, dem entgegen zu sehen, was in unserem Aufmerksamkeitsfeld entsteht (S. Suzuki, 1973).

Ein Ergebnis der Achtsamkeitsmeditation ist das verstärkte Empfinden der Weltverbundenheit. Wie wir noch sehen werden, teilen wir unseren Wunsch nach Glück und Wohlergehen mit allen anderen Wesen. Diese Gefühle der Affinität führen ganz natürlich zu Mitgefühl. Des Weiteren schützt Achtsamkeit zwar nicht davor, dass schwierige Erfahrungen entstehen, doch führt mein Leiden eventuell zum Verstehen, dass alle Wesen leiden. Durch diese Anteil nehmende Erfahrung entsteht Mitgefühl (Empathie für die Leiden anderer Lebewesen), das alle lebenden Wesen umfasst, einschließlich meiner selbst. Mitgefühl hilft uns, in unserer Übung der Meditation weniger zu urteilen, unsere Anstrengungen zu respektieren und zu realisieren, dass der Nutzen der Meditationspraxis weit über uns hinausreicht.

## Erkenntnistheorie

Ein weiterer bedeutender Bereich, in dem sich die Traditionen der westlichen Psychotherapie und der Achtsamkeitsmeditation überschneiden, betrifft ihre Befundmethodik. Diese Methoden sind in der Moderne, in der Kliniker aktiv nach empirisch validierten Behandlungen suchen, besonderer Aufmerksamkeit wert.

Wir sahen zuvor, dass psychodynamische, behavioristische und Achtsamkeitsansätze ein gemeinsames Interesse am klaren Sehen der Realität haben, wenn sie sich auch in ihren Schlussfolgerungen über diese Realität etwas unterscheiden. Zwar datiert die buddhistische Psychologie um über 2000 Jahre vor der Renaissance in Europa, sie hat aber eine überraschend moderne Haltung, die Wahrheit zu entdecken.

Achtsamkeitsmeditation konzentriert sich auf die direkte Beobachtung, um die Wirkungsweisen des Geistes zu verstehen. Während Landkarten und Leitlinien gelehrt werden, die aus den Beobachtungen anderer stammen, betont die Tradition, man sollte kein Prinzip akzeptieren, ohne dass man es erst einmal mit der eigenen Erfahrung verifiziert hat. Die Tradition besitzt Tausende Seiten außerordentlich detaillierter Beschreibungen der Funktionsweisen des Bewusstseins und der transformierenden Mechanismen. Sie werden als Hypothesen präsentiert, die erneut von jedem Praktizierenden getestet werden. Das Festhalten an der Doktrin wird wiederholt als nicht verlässlich kritisiert. Achtsamkeit ist aber Teil einer hoch empirischen Überlieferung, auch wenn sie nicht auf modernen wissenschaftlich-experimentellen Methoden aufbaut.

Die Psychoanalyse, aus der heraus sich die psychodynamische Psychotherapie entwickelte, sah sich historisch als eine empirisch-wissenschaftliche Disziplin. Angefangen mit Freud hat die Bewegung ein Interesse daran gezeigt, die Wahrheit durch Beobachtung zu finden. Obschon Freud glaubte, dass die Methodik der Psychoanalyse wissenschaftliche Wahrheit erbringen konnte, haben moderne Kritiker darauf hingewiesen, dass viele psychodynamische Postulate nicht ohne Weiteres experimentell getestet werden können. In jüngerer Zeit haben sich moderne Theoretiker auf einen eher hermeneutischen Bedeutungsansatz verlegt.

Natürlich haben die psychodynamischen Ansätze und die buddhistische Psychologie die menschliche Tendenz, Orthodoxien zu schaffen. Beide haben sich manchmal auf überkommene Lehren in einer Weise gestützt, dass empirische Entdeckungen behindert wurden. Innerhalb der buddhistischen Tradition aber wird direktes Erfassen der Wahrheit, offenbart durch Erfahrung, am meisten wertgeschätzt. Weder Axiome noch Dogmen sollen akzeptiert werden, bis sie im Labor der eigenen Erfahrung getestet worden sind, gleich ob sie von gesammelten Daten gestützt oder von hochstehenden Autoritäten verkündet werden.

Die Verhaltenstherapie ist in anderer Weise ein radikal empirischer Ansatz. Vor allem in den letzten Jahren hat sie versucht, ihre gesamten Postulate empirisch zu testen ( American Psychological Association, Division 12 Task Force, 1995). Sie unterscheidet sich von den beiden anderen Ansätzen in einer bedeutsamen Hinsicht: Statt jeden Praktiker oder Klienten zur Erkenntnis anzuregen, ob Prinzipien für ihre oder seine Erfahrung gelten, sucht die behavioristische Tradition in wiederholbaren, begutachteten Experimenten die allgemeinen Wirkprinzipien zu identifizieren, die dann allgemein angewandt werden können. Wahrheit ist, was der Kontrolle wissenschaftlicher Methodik standhält.

Die wissenschaftliche Methode sucht Phänomene durch Beobachtung, Hypothesenbildung, Experiment und Replikation vorauszusagen und zu kontrollieren. Sie verkörpert ein zugrunde liegendes Glaubenssystem, im Einklang mit der westlich-rationalen Tradition, dass wahr ist, was wahr ist, unabhängig von unserer Auffassung. Wahrheit ist objektiv.

Die gesuchte Wahrheit in der buddhistischen Meditation ist von anderer Art. Der Zweck einer systematischen Untersuchung in der Meditation ist nicht, ein replizierbares Wirklichkeitsmodell zu schaffen, das wissenschaftlicher Prüfung standhält. Stattdessen sucht sie das Verstehen zu dem einzigen Zweck, dem einzelnen Übenden zu helfen, psychologisch frei zu werden. In diesem Sinne betont die Meditation nicht die Suche nach einer objektiven Wahrheit, die abseits der praktischen Anwendung liegt. Trotzdem bleibt sie eine hoch empirische Tradition.

Psychotherapie und Achtsamkeit sind beide damit befasst, Erleichterung von psychologischem Leid zu finden. Es ist der Anstrengung wert, einen gemeinsamen Boden zu finden. Eine respektvolle Bewertung wirft Licht auf die jeweiligen Stärken und Grenzen. Sie hilft zu vermeiden, den anderen Ansatz auf den eigenen zu reduzieren und warnt vor den Gefahren, die Integrität des jeweiligen Ansatzes innerhalb der eigenen Tradition zu übersehen. Wenn wir solche Vorsichtsmaßnahmen getroffen haben, können wir uns nun den Wegen zuwenden, auf denen Achtsamkeit die Praxis der Psychotherapie erweitern und vertiefen kann.

# TEIL II

# Die therapeutische Beziehung

KAPITEL 3

# Achtsamkeit als klinisches Training

PAUL R. FULTON

Die Ansätze zur Integration von Achtsamkeit und Psychotherapie unterscheiden sich in dem Grad, in dem Achtsamkeit in die Behandlung eingeführt wird. Das reicht vom impliziten Einfluss eines meditierenden Therapeuten bis hin zu theoriegeleiteter, achtsamkeitsinformierter Psychotherapie und zur expliziten Anleitung von Achtsamkeitsübungen für die Patienten (Achtsamkeitsbasierte Psychotherapie; vgl. Kapitel 1). Dieses Kapitel behandelt das implizite Ende des Spektrums – Achtsamkeitspraxis als Training für den Therapeuten.

Der Großteil laufender Forschungsprojekte in achtsamkeitsbasierter Therapie konzentriert sich auf die Effektivität verschiedener Techniken, während die Meditationspraxis des Therapeuten für den Patienten unsichtbar im Hintergrund bleibt. Es ist zwar am wenigsten ersichtlich, aber der meditierende Therapeut als quasi verborgenes Element kann sehr richtungweisend sein, um Achtsamkeit in die Therapie zu integrieren. In der Tat kann Achtsamkeitspraxis eine unerschlossene Ressource für das Training von Therapeuten sein, gleich welcher theoretischen Überzeugung, denn sie bietet ihnen ein Mittel, solche Faktoren zu beeinflussen, die den Behandlungserfolg am deutlichsten ausmachen.

## Was ist am wichtigsten in der Psychotherapie?

Psychotherapie funktioniert im Allgemeinen (Seligman, 1995). Insgesamt gesehen sind Bemühungen, die Wirksamkeit einer Methode gegenüber einer anderen festzustellen, zweideutig verlaufen (Lambert & Bergin, 1994; Luborsky, Singer & Luborsky, 1975). Das Behandlungsangebot, Patiententypen, diagnostische Bedingungen und andere methodische Variablen machen es schwierig, die Gewissheit zu präsentieren, die von diesem Arbeitsfeld erwartet wird. Seit Mitte der 60er Jahre ist die Zahl psychotherapeutischer Verfahren von 60 auf 400 gestiegen.

Viele neue Behandlungen haben bei empirischen Forschungen gut abgeschnitten und ihre Wirksamkeit im Vergleich zu anderen Behandlungsarten, zu Placebos oder keinem Behandlungsangebot bewiesen. Der Bereich ‚Mentale Gesundheit' muss seine Methoden wissenschaftlich validieren, damit die begrenzten Finanzen für Gesundheit weise ausgegeben werden und eine effektive Patientenversorgung gewährleistet ist.

Der Laie kann mit Recht darauf pochen, dass der Kliniker auf wissenschaftlich bewiesene Methoden baut und Scharlatanerie vermeidet. Das Bemühen, effektive Behandlungsmethoden zu identifizieren, macht wirklich Sinn.

### Empirisch validierte Behandlungsansätze

Trotz des Fortschritts bei der Konzeption empirisch validierter Ansätze zeigt die Auswertung leider, dass sie doch nicht so ganz das Vertrauen wert sind, das man in sie setzt. Metaanalysen der Forschungsergebnisse zeigen, dass der Rückhalt für die Überlegenheit der einen gegenüber der anderen Methode eher schwach ist. Meist arbeiten die verschiedenen Behandlungsarten gleich gut (Luborsky et al., 2002; Wampold et al. 1997). „Das Therapiemodell macht keinen großen Unterschied für das Therapieergebnis aus." (Miller, Duncan & Hubble, 1997, S. 7).

Das heißt nicht, dass Therapiemodelle unwichtig sind. Sie sind nur eine von vielen Variablen, die das Ergebnis beeinflussen, und nicht einmal eine sehr wichtige. Die Bedeutung des Behandlungsmodells und der

Technik ist nicht mit der Aufmerksamkeit vergleichbar, die die Forscher ihnen schenken. Nachprüfungen aus Jahrzehnten von Ergebnisforschungen und eine gewisse Zahl an Metaanalysen schätzen, dass nur etwa 15 Prozent der Varianz von Behandlungsergebnissen auf das Modell und die Methoden des Therapeuten zurückgehen (Lambert, 1992; Shapiro & Shapiro, 1982).

Wenn die Art der Behandlung recht wenig zu einer erfolgreichen Therapie beiträgt, was ist dann wichtig? Der Löwenanteil der Varianz hat mit Patientenmerkmalen zu tun, die nichts mit der Diagnose zu tun haben. Zu diesen Merkmalen zählen: die Stärke der sozialen Unterstützung eines Patienten außerhalb der Behandlung (Mallinckrodt, 1996), das Motivationsniveau und weitere Ressourcen, die der Patient in die Behandlung bringt und Situationen und Ereignisse in seinem Leben (Lambert & Barley, 2002). Jemand, der zum Beispiel mit einer Depression kommt, weil er einen Job verloren hat, kann mehr davon haben, einen neuen Job zu finden, als von einer Behandlung. Solche außertherapeutischen Faktoren scheinen etwa 40 Prozent des Behandlungsergebnisses auszumachen. Placebofaktoren und die Erwartungen auf Veränderungen zählen weitere 15 Prozent, gleichwertig mit dem Einfluss, den ein bestimmtes Behandlungsmodell hat. Die verbleibenden 30 Prozent können, im Durchschnitt gesehen, „gemeinsamen Faktoren" zugeschrieben werden, die in den meisten erfolgreichen Behandlungsbeziehungen vorhanden sind.

## Gemeinsame Faktoren und das therapeutische Bündnis

Was sind die gemeinsamen Faktoren einer wirksamen Therapie? Viele sind untersucht worden, aber die wichtigsten Anzeichen für ein positives Behandlungsergebnis beziehen sich auf die Qualität des Therapeuten und die therapeutische Beziehung. Konsequenterweise haben Forscher in letzter Zeit ihre Aufmerksamkeit den empirisch validierten *Beziehungen* und dem therapeutischen Bündnis zugewandt. Quer durch die Modalitäten teilen „durchschlagende" Sitzungen die prinzipielle Qualität eines starken Bündnisses (Raue, Golfried & Barkham, 1997). Es ist fast unnötig zu bemerken, dass Therapeuten sich voneinander unterscheiden, und diese Unterschiede sind wahrscheinlich wichtiger für die Behandlungsergebnisse als eine bestimmte Behandlungsmethode oder -theorie, die dem Therapeuten am Herzen liegt (Luborsky et al. 1986; Wampold, 2001). Es überrascht nicht, dass die Qualitäten, die die Patienten den Therapeuten bei positiven Behandlungen zuschreiben, Empathie, Wärme, Verständnis und Akzeptanz einschließen, selten aber Verhaltensweisen wie Tadel, Schuldzuweisungen, Ignorieren oder Zurückweisen (Lambert & Barley, 2002). Besonders die Empathie hat empirische Aufmerksamkeit erhalten. Obwohl sie ein schwer fassbarer Faktor für Messungen ist, „macht Empathie genau so viel oder sogar mehr für die Ergebnisvarianz aus als spezifische Interventionen“ (Bohart, Elliott, Grennberg & Watson, 2002, S.96). Nach Überprüfung der vorliegenden Forschungsergebnisse behaupten Bohart und seine Kollegen, dass Empathie bei einem interventionsbasierten Vorgehen einflussreicher sei als vergleichsweise bei der beziehungsbasierten Therapie. Es kann fast behauptet werden: Die Beziehung *ist* die Behandlung (Duncan & Miller, 2000).

Wenn das therapeutische Bündnis bei einer wirksamen Behandlung so wichtig ist, dann wäre es vernünftig, den Klinikern dies nahe zu bringen. Paradoxerweise betonen Graduiertenprogramme Behandlungs*modelle,* von Protokollen getriebene Therapie und Technik vor den weniger fassbaren Therapeutenqualitäten. Das einfach deswegen, weil es leichter zu bewerkstelligen ist. Tatsächlich kann fortgeschrittenes Training nur wenig mit Wirksamkeit korrelieren. Bickman (1999) fand wenig empirische Unterstützung für die Idee, dass sich Wirksamkeit mit Erfahrung, Weiterbildung, Lizenzierung, Titeln, klinischer Supervision oder anderen Kennzeichen von Professionalität verbessert. Die Anleitung in therapeutischen Fertigkeiten ist wesentlich, sieht man aber die größere Bedeutung der therapeutischen Beziehung, ist es wichtig, einen Weg zu finden, solche Qualitäten fördern zu helfen, die exzellente Therapeuten miteinander teilen. Derartige Qualitäten sind schwieriger zu lernen als Grundfertigkeiten und Know-how (Lazarus, 1993; Norcross & Beutler, 1997).

## Achtsamkeit als fortgeschrittenes Training

*Ein Therapeut nimmt an seinem ersten 10-Tage-Meditations-Intensivseminar, einem Achtsamkeitsretreat, teil. Er bemerkt, dass die Effekte dieses Retreats über mehrere Wochen andauern. In dieser Zeit sieht er wieder Psychotherapiepatienten. Alle seine Aktivitäten, auch die Arbeit mit den Patienten, scheinen in einem Raum der Stille und Offenheit zu geschehen. Er bewirkt, dass sein Zuhören frei von Anstrengung und intensiv ist. Mit jedem Patienten findet er in den Sitzungen auf natürliche Weise eine Art Resonanz. Die Kommentare, die er macht, scheinen als spontane Antworten aus der Stille zu entstehen. Alles scheint den richtigen Punkt zu treffen. Bei der Arbeit fließen die Einsichten wie Wasser. Therapeut und Patient merken, diese Sitzungen sind in einer gewissen Weise besonders. Die Wochen vergehen und die Therapieerfahrung scheint zum Normalen zurückzukehren.*

Zusätzlich zu den anderen Vorteilen, die ausführlich in diesem Buch beschrieben sind, formt Achtsamkeit eine Reihe von Qualitäten, die sehr geeignet sind, ein starkes therapeutisches Bündnis zu schließen. Einige Autoren haben für diese Vorteile der Meditation argumentiert. Meditation würde in logischer Weise psychotherapeutische Fertigkeiten beseelen, wie etwa das Herausbilden von Aufmerksamkeit, Mitgefühl, Empathie und therapeutischer Präsenz. Dazu kommt eine breitere Perspektive dessen, was Leiden ausmacht (z. B. Chung, 1990; Deikman, 2001; Henley, 1994; Thompson, 2000; Tremlow, 2001). Andere haben nach der empirischen Evidenz zum Einfluss des Achtsamkeitstrainings auf die mentalen Eigenschaften gesucht, die wohl mit einem starken Arbeitsbündnis zu tun haben (Brown & Ryan, 2003; Neff, 2003; Sweet & Johnson, 1990; Valentine & Sweet, 1999). Es wäre interessant, Untersuchungen zu sichten, die den Einfluss der Meditationspraxis eines Therapeuten auf die Faktoren hin auswerten, die das Therapieergebnis verbessern.

Auch wenn wir auf empirische Beweise für diesen Zusammenhang warten, scheint doch folgendes Fazit natürlich: Der Einfluss, den Achtsamkeit auf die geistige Haltung des Therapeuten hat, ist mit den Eigenschaften vereinbar, die eine erfolgreiche therapeutische Beziehung ausmachen. Belege für diese Verbindung existieren in der persönlichen Meditationserfahrung der Therapeuten. Diese Erfahrung ist für die, die zu dieser Reise bereit sind, „unwiderstehlich" und offensichtlich.

Das Hauptaugenmerk in diesem Kapitel liegt nicht auf bestimmten Behandlungsinterventionen, die meiner eigenen Meditationspraxis entliehen sind, sondern auf der Nutzung von mentalen Eigenschaften im Therapeuten, was in der Meditationsliteratur gut beschrieben ist. Sie stehen mit den allgemeinen Faktoren in Zusammenhang, denen effektive Behandlungen unterliegen. Einige dieser Eigenschaften werden im Detail und diejenigen, die in nachfolgenden Kapiteln behandelt werden, werden etwas kürzer beschrieben.

## Aufmerksam sein

*Eine junge Nachwuchstherapeutin in einem großen psychiatrischen Lehrkrankenhaus freute sich über die Einladung zu einer Supervisionsgruppe mit erfahrenen Klinikern. Eines Tages sprach ein gestandener Psychiater im Bekennerton über seine Erfahrungen als Psychotherapeut. Er strich sich durch den Bart und gab zu, enorme Schwierigkeiten zu haben, für seine Patienten aufmerksam zu bleiben. Sein Geist, so sagte er, wandere mit Regelmäßigkeit mal hierhin, mal dorthin. Die ‚Neue' war schockiert. Weil sie einige Jahre Meditationserfahrung hatte, schien es ihr selbstverständlich, dass Therapeuten eine dauerhaft gute Aufmerksamkeit aufrecht erhalten können. „Wie konnten die nur ‚Psychotherapie machen' ohne aufmerksam zu sein?"*

Jeder Kliniker kennt die Erfahrung, wie der Geist während der Therapie wandert. Manchmal kann das eine Antwort sein auf das, was in der Therapiestunde passiert, und manchmal eben nicht. Ein emotional wenig engagierter Patient kann den Therapeuten ähnlich unbeteiligt und gelangweilt zurücklassen. Der Therapeut kann auch beklommen oder unruhig werden von dem Material, das der Patient bietet, und reflexartig abschalten. Er kann rastlos, schläfrig oder anderweitig abwesend sein. Der Therapeut kann seine eigene Unaufmerksamkeit als klinisch relevante Information aufnehmen und sich fragen: „Was geschieht bei diesem Patienten, das es so schwer ist, interessiert zu bleiben?" Um das Desinteresse abzuschütteln, kann das vielleicht genügen.

Erfahrene Therapeuten können Opfer von Unaufmerksamkeit werden, eher noch als Neulinge. Sie können Experten im Verdecken von Aufmerksamkeitsmängeln sein. Es kann täuschend echt klingen, eine Frage zu stellen, die aber dem Therapeuten wie dem Patienten andeutet, dass die Dinge schief gehen. Wir können lernen, „so zu tun als ob", in dem Glauben, dass der Patient der Weisere auch nicht ist. Ganz normale Therapie kann mit einer alltäglich üblichen Geistesverfassung weiterlaufen.

Im Gegensatz dazu sind echtes Interesse und gute Aufmerksamkeit schwer zu fälschen. Wenn wir ganz wach und konzentriert sind, ist die Energie beschleunigt und beide Parteien sind wacher für die vorliegende Arbeit. Das mag eine Funktion des Materials sein, das vom Patienten präsentiert wird, wenn er emotional aufgeladen oder die Darstellung, die er gibt, einfach packend ist. Gute Aufmerksamkeit ist eine natürliche Reaktion. Diese Momente können aber nicht den Großteil eines Therapieverlaufes charakterisieren.

Anhaltende Achtsamkeitspraxis ist ein Gegenmittel für den wandernden Geist. Zwar greift sie als permanente Kur für Tagträume zu kurz, aber Achtsamkeit ist eine Übung, die den Geist in die Gegenwart bringt, manchmal Hunderte Male in einer einzigen Übungssitzung. Der Therapeut, der achtsamkeitsorientiert arbeitet, kann „Präsenz" *unabhängig* von Inhalten des gegenwärtigen Augenblicks üben. Alle Ereignisse, Langeweile und Ängstlichkeit inklusive, sind Einladungen, zur Aufmerksamkeit zurückzukehren. Mit der Zeit wird die Fähigkeit gestärkt, aufmerksam zu werden. Es wird möglich, Interesse an kleinsten Ereignissen zu entwickeln.

Sind wir während der Meditationsübung oder im Leben gelangweilt, mögen wir Trubel und Stimulation suchen. Es ist möglich, einen ganzen Lebensstil zu schaffen, der auf Nervenkitzel und Neuheiten beruht. Für Leute, die Nervenkitzel suchen, kann das gewöhnliche Leben in seiner Eintönigkeit widerlich werden. Achtsamkeitsmeditation geht einen anderen Weg, Interesse hervorzubringen. Indem wir den Geist trainieren, auf kleinste Erfahrungsdetails aufmerksam zu werden, ist es, als seien wir für Ereignisse empfindsam geworden, die gewöhnlich zu trivial scheinen, um Interesse zu verdienen. Statt durch Neuheiten und Stimulation bei äußeren Ereignissen sozusagen „Lautstärke aufzudrehen", entdecken wir, dass unser Lebensstil, so wie er gerade ist, voller Reichtum ist. Sind wir wach, ist Faszination eine natürliche Antwort. Angesichts des Interesses und der Anteilnahme flieht die Langeweile.

Aufmerksamkeit von ganzem Herzen ist überraschend unüblich. Treffen wir jemanden, der interessiert ist und völlig unabgelenkt, gehen wir mit einem Gefühl davon, dass dieser Kontakt ungewöhnlich war. Wir *wissen*, wir sind in einer ungewöhnlichen Weise gehört worden. Echte Aufmerksamkeit zu geben, von ganzem Herzen, das ist ein Geschenk, das wir jedem Wesen anbieten können, dem wir begegnen. Das gilt genauso für den Kontakt mit unseren Kindern, mit Partnern oder Kollegen wie für unsere Patienten. Bei Begegnungen im klinischen Umfeld katalysiert gute Aufmerksamkeit die Sitzung. Der Grad der Aufmerksamkeit kann erlernt, geübt und vertieft werden. Kapitel 4 beschreibt praktische Übungen für die Kultivierung von Aufmerksamkeit, Anteilnahme und anderer Qualitäten, die weiter oben genannt wurden.

### Emotionale Toleranz

Wenn wir Achtsamkeit praktizieren, werden starke Emotionen unter den geladenen und ungeladenen Gästen sein. Wir heißen sie mit der gleichen Haltung der Akzeptanz und des Interesses willkommen, wie jedes andere mentale Geschehen oder jede andere physische Empfindung. Wenn auch die Gefühle übermächtig scheinen mögen, lassen wir erst einmal die Furcht beiseite, überwältigt zu werden, dann entdecken wir, dass keine Emotion je endgültig ist. Wir mögen auch entdecken, dass wir mehr erdulden können, als wir vermutet haben. Erdulden mag ein unzutreffendes Wort sein, weil damit eine spannungsgeladene Haltung zur Emotion und ein Zähnezusammenbeißen suggeriert werden, so als ob wir etwas durch Stärke und Willenskraft erzwingen könnten. *Achtsame*

Toleranz ist dadurch gekennzeichnet, die Erfahrung aufzuweichen und diese zu umarmen. In diesem Prozess verlieren mächtige Emotionen die Kraft, uns einzuschüchtern. Wir können Furcht empfinden, überwältigt zu werden. Wir werden achtsam für diese Furcht und als Ergebnis weniger davon besessen. Gefühle werden nicht so sehr ausgehalten als vielmehr erkannt. Das ist die Entwicklung affektiver oder emotionaler Toleranz, eine Fähigkeit, die in psychoanalytischen Begriffen zuerst von Elisabeth Zetzel (1970) beschrieben wurde. Wir können sie auch die Bereitschaft nennen, unseren Gefühlen mit Fassung gegenüberzutreten.

Affekttoleranz ist sehr wichtig für Therapeuten. Meist wird sie als eine Fertigkeit angesehen, die Patienten pflegen sollten (Linehan, 1993a). Wenn wir aber unsere eigenen schwierigen Emotionen nicht ertragen können, mögen wir es schwer finden, die mächtigen Gefühle unserer Patienten auszuhalten. Wir können erkennen, dass wir uns von unseren Patienten distanziert und die Gültigkeit ihrer Erfahrung entkräftet haben. Weit davon entfernt, ein sicheres Feld für die Exploration zu bieten, kann unsere eigene Unfähigkeit zu fühlen die Freiheit des Patienten vorzeitig unterbinden. Therapie wird öde, zu einer Wüstenlandschaft. Das alles kann geschehen, ohne dass es bewusst wird.

*Ein junger Psychologiestudent in den ersten Semestern hatte ein lange bestehendes Interesse an Meditation und begann eine Psychoanalyse, fünf Tage die Woche. Die Analyse machte keine Fortschritte. Er war gehemmt und blieb stecken. Nach mehr als zwei Jahren endete die Analyse unabgeschlossen im gemeinsamen Einverständnis. Einige Zeit später hatte der Student sein erstes 10-Tage-Retreat in Achtsamkeitsmediation. Hier wurde er von allerlei herausfordernden Gedanken, Empfindungen und Emotionen heimgesucht. Er entdeckte, dass ein niedriger Angstgrad ihn schon sein ganzes Leben begleitet hatte. Das war die Ursache gewesen, sich in subtiler Weise vermeidend zu verhalten. Diese Angst sah er jetzt deutlich vor sich.*

*Nicht lange nach diesem Retreat begann der Student wieder mit der Psychoanalyse. Die zweite Therapie fühlte sich qualitativ anders an als die erste. Die Angst, die früher so still und verborgen war, übte nun ihren einengenden Einfluss deutlich aus. Zum ersten Mal erfuhr er sie vollständig und bewusst. Je mehr er sich der Angst bewusst war, umso weniger wurde er von ihr kontrolliert. Er wurde weniger defensiv, und die Therapie ging zügig und mit größerer Leichtigkeit voran.*

Achtsamkeit als eigene Erfahrung lehrt uns, dass alle Emotionen relativ kurzlebig sind und ohne Furcht willkommen geheißen werden können. Dies wirkt sich natürlich auf unsere Patienten aus. Sind wir nicht eingeschüchtert, bietet sich den Patienten die Gelegenheit, mehr von ihren eigenen, scheinbar unannehmbaren Erfahrungen vorzubringen. Unsere Offenheit angesichts des schwierigen, emotionalen Materials bestärkt die Patienten, sich selbst nicht so sehr zu zensieren, um sich oder den Therapeuten zu schützen. Emotionen verlieren einiges von ihrer Bedrohung.

In Achtsamkeitskreisen wird oft ein bildlicher Ausdruck benutzt, um die Fähigkeit zu beschreiben, einer schwierigen Erfahrung zu begegnen und sie auszuhalten: Wenn ein Löffel Salz auf eine Tasse Wasser kommt, wird das Wasser stark salzig schmecken. Wenn ein Löffel Salz einem Krug Wasser beigegeben wird, wird es weniger salzig schmecken. Wird das Salz einem Teich beigemischt, ist sein Geschmack noch schwächer. Achtsamkeitspraxis wird damit verglichen, ein so großer Behälter zu werden. Schwierige Emotionen (dem Salz gleich) bleiben, aber ihre Kraft zu stören ist nun in der Offenheit des Geistes verteilt. Wir werden zu größeren Behältnissen.

Die Kraft dieses vergrößerten Fassungsvermögens, Affekt zu ertragen, wird durch einige Beispiele in den folgenden Kapiteln illustriert.

### Akzeptanz üben

Achtsamkeit ist Akzeptanz in Aktion, nicht als einzelner Akt oder als Entscheidung, sondern jedes Mal wiederholt, wenn die Aufmerksamkeit zum primären Objekt des Gewahrseins zurückkehrt. Der Akt des sich Zurück- oder Zuwendens bei voller Aufmerksamkeit wird ohne Rücksicht auf angenehme oder unangenehme Eigenschaften des Objektes ausgeführt. Alles wird gleichermaßen willkommen geheißen.

Das Urteilen ist so tief in der menschlichen Geistesverfassung verwurzelt, dass die Übung des achtsamen Gewahrseins selbst zum Objekt eines Selbstkritizismus wird. Wie jeder Praktizierende weiß, ist diese scheinbar einfache Übung recht schwierig. Zu Anfang scheint sie unmöglich. Es ist Achtsamkeitsübenden nur zu vertraut, dass sie die natürliche Frustration beim Training noch erhöhen, indem sie ihre eigene Befähigung zur Übung in Frage stellen. Selbstkritik entsteht schnell aus Bestürzung über einen scheinbar endlosen Strom von Fehlschlägen bei dem Versuch, präsent zu bleiben.

Wenn Achtsamkeitspraxis an Reife gewinnt, wird die Tendenz zur Selbstkritik aufgrund mehrerer Entwicklungen vermindert. Zuerst hat man Augenblicke relativ gleichbleibenden, ununterbrochenen Gewahrseins, wenn auch nur kurzzeitig. Das ist eine der ersten Belohnungen konsistenten Bemühens, ist also positiv verstärkend. Eine zweite Veränderung geschieht, wenn Gedanken entstehen, aber einfach als Objekte des Gewahrseins genommen werden. Weder laufen wir diesen nach, noch weisen wir sie zurück. Geschieht dies, ist es möglich, *Selbstbeurteilung* lediglich als einen weiteren Gedanken, als ein Kommen und Gehen zu beobachten. Urteilen verliert seinen Stachel, wenn wir es so in einem unpersönlichen Licht sehen. Wir identifizieren uns weniger mit der Botschaft und gehen nicht im Glauben an sie verloren. Wenn wir die Selbstbeurteilung identifizieren und vorübergehen lassen, gießen wir kein Benzin mehr ins Feuer und können langwierige Litaneien des Selbstkritizismus vermeiden.

Die Übung der Selbstakzeptanz ist, sich immer wieder allem zuzuwenden, auch den geläufigen Mustern des Selbstkritizismus. Wie alles, was wiederholt wird, wird die Selbstakzeptanz mit der Zeit stärker. Diese Übung, mag sie auch aus der Meditation stammen, kann in den Therapieraum getragen werden. Therapeuten haben reichlich Gelegenheit, das Pendel der Selbstregulation und des Selbstzweifels während der Psychotherapiestunden schwingen zu sehen. Sie wissen genau, wie Urteile über andere im direkten Verhältnis zur Selbstverurteilung entstehen, auch wenn diese enge Verbindung außerhalb des Gewahrseins liegen mag. Auf der anderen Seite finden Leute, die mit sich im Frieden sind, weniger Fehler bei anderen.

Klinikern wird die Bedeutsamkeit gelehrt, Patienten zu akzeptieren, um eine therapeutische Allianz zu schaffen. Das Beurteilen ist aber eine hartnäckige Angelegenheit. Wir können viele Vorurteile hegen, während wir uns schmeicheln, dass wir das eigentlich nicht tun. Wir sind oft nicht gewahr, wie ungeprüft unsere Sichtweisen bleiben. Diese ungeprüften Perspektiven engen den Bewegungsraum des Patienten ein, wenn sie ihren Weg in die Therapie finden. Ein gut eingestimmter Patient kann viel eher als der Therapeut selbst wissen, dass die vordergründige Akzeptanz des Therapeuten hauchdünn ist.

Übung in der Achtsamkeit ist ein Fahrzeug für das nachhaltige und immer tiefer führende Akzeptanztraining. Sie ist eine Methode, um eine Brücke zu schlagen zwischen dem, was wir als wertvoll *kennen*gelernt haben und dem, was nun Wirklichkeit wird. Die Sicherheit echter Akzeptanz wird spontan auf unsere Patienten ausgeweitet und kann einigen Patienten ihre allererste vertrauenswürdige Beziehung verschaffen.

### Empathie und Mitgefühl

Trotz der Bedeutung der Empathie in der therapeutischen Beziehung mangelt es an zwingender Evidenz, dass Empathie gelehrt werden kann. In der Psychotherapie-Literatur kann man Empfehlungen finden, Kommunikationsstile und die Fähigkeit zu lehren, wie Therapeuten ihren Beziehungsstil unterschiedlichen Patienten anpassen können (Lambert & Barley, 2002). Auch wenn diese Fertigkeiten gelehrt werden können, kommen sie echter Empathie nicht nahe. Die wirksamste Methode für ihre Entwicklung könnte die Übung der Achtsamkeit sein.

Die meisten Meditationsformen setzen ihre eigene Mischung von Achtsamkeits- und Konzentrationsübungen ein (Goleman, 1977). Die buddhistische Achtsamkeitspraxis zeichnet der ausdrückliche Vorsatz aus, Einsicht und Mitgefühl zu entwickeln. Empathie anderen gegenüber ist eine natürliche Erweiterung des Mitgefühls zu sich selbst. Dies wird in der Achtsamkeitsübung entwickelt.

Wie erzeugt Achtsamkeit Empathie und Mitgefühl? Mitgefühl für uns selbst entsteht, wenn wir uns unserem eigenen Leiden gegenüber öffnen.

Das bloße Vorhandensein von Leid ist nicht genug. Bedenken Sie, wie einfach es ist, durch einen schweren Verlust oder harte Zeiten verhärtet zu werden. Achtsamkeit bietet einen Weg, unsere Beziehung zu Leid zu verändern, indem wir unser Bedürfnis aufgeben, Leid zurückzuweisen. Dies ist ein Akt der Freundlichkeit sich selbst gegenüber. Unser eigenes Leiden bietet eine Gelegenheit, offenherzig zu werden, statt gequält und niedergedrückt.

Mitgefühl für andere entsteht aus der Erkenntnis, dass niemand ausgenommen ist vom Leiden und dass jeder doch wünscht, davor sicher zu sein. Überdies, wo Achtsamkeit die künstlichen Grenzen, die Getrenntheit bestimmen, aufzulösen beginnt, erfahren wir unsere natürliche Verwandtschaft mit allen Wesen. Mitgefühl mit anderen wird zu einem natürlichen Ausdruck der zunehmenden Wahrnehmung unserer vielseitigen Abhängigkeit oder unseres „Interseins“ (Hanh). Die Tradition der Achtsamkeitsmediation enthält dazu eine Vielzahl von Übungen, die beabsichtigen, das Wachsen von Mitgefühl zu ermöglichen. Mehrere dieser Übungen werden in Kapitel 4 beschrieben.

### Gleichmut und die Grenzen der Hilfsbereitschaft

Wir können Mitgefühl und Empathie zu unseren Patienten entwickeln und zugleich erkennen, dass es keinen großen Unterschied für ihre Lebensqualität per se bedeutet. Die Qualität des Mitgefühls, das in der Achtsamkeitspraxis entwickelt wird, muss durch die Entwicklung von Gleichmut ausgeglichen werden. In der Achtsamkeitstradition hat Gleichmut eine Reihe von Bedeutungen. Das Wort beschreibt eine Haltung des Nicht-Unterscheidens, einer offenen Empfänglichkeit, in der alle Erfahrungen willkommen sind. Es hat auch eine engere Bedeutung, die Erkenntnis, dass es trotz unserer besten Bemühungen und aufrichtigen Wünsche für das Wohlergehen anderer wirkliche Grenzen gibt, was wir tun können. Sogar da, wo die Achtsamkeit des Therapeuten Empathie für das Leiden eines Patienten erzeugt, wird aus diesem Grunde der Wunsch, für andere da zu sein, von der nüchternen Erkenntnis gedämpft, dass die letztendliche Verantwortung beim Patienten selbst liegt.

Das nachfolgende Beispiel mag diesen Punkt illustrieren.

> *Kollegen von mir eröffneten vor einigen Jahren ein stationäres psychotherapeutisches Behandlungszentrum. Ich hatte die Gelegenheit, das Zentrum zu besuchen, und es ergab sich ein Gespräch mit einer Mitarbeiterin, einer Kunsttherapeutin. Sie beschrieb eine sehr schwierige Patientin, die Hilfe verlangte, aber alles, was man ihr anbot, zurückwies. Die Position dieser Patientin zwang alle Kollegen dort, andere Wege und Ansatze zu ihr zu suchen, was in unterschiedlicher Weise das Ausweiten von Grenzen, mehr Nachsicht, verschiedene Haupttherapeuten und so weiter einschloss. Das Verhalten der Patientin war feindselig, herabsetzend und herausfordernd. Je schlimmer die Patientin sich benahm, um so engagierter wurden die Kunsttherapeutin und andere, um herauszufinden, was funktionieren würde.*
> *Schließlich hatte die Therapeutin weder Ideen noch Geduld. Sie war frustriert und zornig. Sie schilderte mir, wie sie eines Tages, als sie quer durch den Raum die Patientin so ansah, den Gedanken hatte, dass nichts mehr blieb, was sie noch tun könnte, und dass die Patientin es selbst herausfinden müsse. In genau diesem Moment sah die Patientin sie an, ging auf sie zu und entschuldigte sich für ihr unerträgliches Benehmen.*

Unsere Grenzen zu akzeptieren kann eine Vorbedingung für die Patienten sein, größere Verantwortung für ihr eigenes Wachstum und Wohlergehen zu übernehmen.

Wenn Therapeuten und Patienten sich der Phantasie einer unbegrenzten Reichweite der Therapie hingeben, kann das nur zu Desillusionierung und Zorn führen. Es kann auch zu unnötig verlängerten Behandlungszeiten als Ersatz für eine wirksame Behandlung kommen. Die Achtsamkeitspraxis hilft, die Weise zu erhellen, in der unser eigenes Tun die Bedingungen schafft, unter denen wir leben, und sie macht das Verständnis unserer persönlichen Verantwortlichkeit lebendig. Sie hilft, Respekt für die Integrität der Erfahrung eines anderen Menschen zu entwickeln. Diese Sichtweise liefert eine nützliche Balance für unser Empfinden der therapeutischen

Wirksamkeit. Wo wir wirklich dem Patienten aus Mitgefühl heraus unser Bestes geben, wird dies ausgeglichen von der nüchternen Erkenntnis absoluter und echter Grenzen unserer Fähigkeit, irgendjemanden ändern zu können. Dieses Paradox von Mitgefühl und Gleichmut ist uns Therapeuten vertraut. Es wird gut in T. S. Elliots „Ash Wednesday" (1930) [zu Deutsch: Aschermittwoch] beschrieben:

*Lehre uns, Sorge zu tragen und nicht zu tragen.*
*Lehre uns, still zu sitzen.*

Patienten kommen zur Therapie, um Hilfe zu erhalten, und Therapeuten sind ausgebildet, Hilfe zu geben. Ein Anzeichen für eine erfolgreiche Behandlung ist das Vertrauen des Therapeuten in die Wirksamkeit der eigenen Methoden (Frank, 1961; Garfield, 1981; Kirsch, 1990). Dementsprechend kann das Gefühl der Hilflosigkeit beim Therapeuten angesichts hartnäckiger Probleme die Behandlung untergraben. Therapeuten sind mit vielen Techniken versehen, die Hilflosigkeit maskieren können. Man winkt mit der nächsten und neuesten Behandlungsmethode, um sich und den Patienten davon abzulenken, dass die Grenzen der Therapie erreicht sind. Bedenken Sie zum Beispiel, wie beruhigt und bestätigt wir sind, wenn wir ein Stufenmodell zu Tod und Sterben haben, das uns Führung gibt, professionell mit Tod oder katastrophalem Verlust umzugehen (Kübler-Ross, 1997)!

Therapeuten und Patienten kollaborieren gelegentlich, um geschäftig zu sein, ja um endlos ein Problem zu untersuchen. Sie vermeiden so die ungeprüfte Wahrheit, dass manche Probleme nicht behoben werden können. Geschäftig zu sein wird zu einer Verteidigungshaltung, die sowohl vom Patienten als auch vom Therapeuten dauerhaft aufrechterhalten werden kann. Wir müssen unterscheiden, was wir heilen können und was nicht. Indem wir vom unausweichlichen Leid weg zur Phantasiekur rennen, wird die Gelegenheit vertan, zur Wahrheit der Situation zu kommen. Der Therapeut bringt sich um die Chance, das anzubieten, was in diesem Augenblick am meisten geboten ist, nämlich schlicht und einfach mit dem Patienten in der „reinen Flamme des Leides" zu bestehen. Diese

Augenblicke können die bedeutendsten für die therapeutische Verwandlung sein und weit entfernt von einer etwaigen Kapitulation.

*Seiner eigenen Beschreibung nach sind „die Lichter an, aber niemand ist zu Hause“. Geralds Leben war ordentlich, aber flach. Er war selten von irgendetwas angeregt, und es überzeugte ihn wenig, dass er überhaupt lebendig war. Die Behandlung, eine von vielen bei Gerald, war fast nicht auszuhalten für den Therapeuten, der ihn andauernd umkreiste und einen ungesicherten Zugang zu Geralds Leben suchte. Der Therapeut wurde angesichts der Erfolgschancen mutlos. Er suchte eine Supervision auf und beschrieb seinem Supervisor, er fühle sich wie tot im Wasser, allein mit Gerald in einem kleinen Boot auf hoher See. Der Therapeut hatte keine Ideen mehr und fühlte sich wirklich hilflos und nutzlos. Bei Gerald beobachtete er lediglich die beiderseitige Hilflosigkeit. Gerald hellte auf. Zwar hatte er wenig echte Erwartungen, dass eine weitere Therapierunde mit einem anderen Therapeuten irgendetwas ändern würde, aber er fühlte sich jetzt mit seiner Hilflosigkeit auf einmal weniger allein als vor Monaten.*

Gleichmut, inneres Gefasstsein, erlaubt uns, damit aufzuhören, die Dinge zu reparieren, und zwar so lange, bis wir sehen, was *ist.* Wir lernen, neurotisches Leid von existentiellem Leid zu unterscheiden. Unbelastet von der Notwendigkeit oder Bedürftigkeit zu helfen, fühlt sich der Therapeut wirksam. Dieser Ruhepunkt bietet dem Patienten die Freiheit, sich zu bewegen oder stehen zu bleiben.

Unsere Patienten können uns die Macht zuschreiben, ihr Leben zu verändern. Diese Attribution kann manchmal sehr nützlich sein. Eine positive Übertragung ist kein Problem, es sei denn, sie wird zu einem Hindernis für die Behandlung. Eine Gefahr entsteht, wenn die Therapeuten sozusagen „ihre eigene Zeitungsnachricht kaufen“ und glauben, sie seinen omnipotent und unendlich weise.

Gleichmut entwickelt sich in der Achtsamkeitspraxis und hilft uns, die Grenzen unserer Macht als Therapeuten zu erkennen. Dies lehrt uns Bescheidenheit.

## Sehen lernen

Einer der großen Vorzüge, die Therapeuten besitzen, ist, dass sie nicht ihre eigenen Patienten sind. Was immer die Schwierigkeiten sind, mit denen sie sich abstrampeln, sie sind wahrscheinlich kaum mit denen ihrer Patienten identisch. Die Distanz erlaubt einen gewissen Grad an Perspektive. Dieses Vorhandensein einer Perspektive wird durch Training weiter gefördert, weil es den Kliniker mit einer Vielzahl von Behandlungsmodellen bekannt macht, jedes Modell mit seinem eigenen Problemansatz. Dieses Wissen gestattet dem Therapeuten etwas Flexibilität beim Finden einer Formulierung, die mit dem Verständnis des Patienten im Einklang ist und dennoch neue Wege für eine Lösung ermöglicht.

Ein Problem mag dem Patienten unlösbar scheinen aufgrund der Art und Weise, wie er es formuliert. Jemand kann zum Beispiel Arbeit fürchterlich finden, weil er sich vom Vorgesetzten nicht akzeptiert fühlt, und meint, die einzige Alternative sei, darunter zu leiden oder den Job aufzugeben. In einer solchen Situation öffnet der Therapeut neue Wege der Betrachtung. „Ist es wahr, dass der Vorgesetzte Sie nicht mag?" „Woher wissen Sie das?" „Wenn das so ist, gibt es einen Weg, die Quelle der Spannung zwischen Ihnen anzugehen?" Der Therapeut bietet mögliche Lösungen, die sonst außerhalb der Überlegungen des Patienten liegen. Oftmals wird das Problem vollständig neu definiert. Genaues Prüfen kann zum Beispiel zeigen, dass das Problem eine mächtige und ungeprüfte negative Übertragung auf den Vorgesetzten ist. In diesem Fall war die begrenzte und unflexible Formulierung des Patienten selbst das Problem, das anzugehen war.

*Todd kommt in die Therapie mit einer Altlast von Arbeitshemmungen. Er war nicht in der Lage, seinen College-Abschluss zu machen, seinem Talent und seinem Intelligenzgrad entsprechend zu arbeiten und lähmende Verzögerungstaktiken zu überwinden. Er glaubt, es sei zu spät für ihn, weil er es nicht geschafft hat, verschiedene Ziele zu verwirklichen, einschließlich eine Top-Universität zu besuchen und anderer Leistungen wegen, die er für wesentliche Bedingungen hält, um ein vollwertiges Mitglied der Gesellschaft zu werden. Er fühlt sich dem Untergang geweiht.*

*Bei weiterer Exploration wird klar, wie er sich ungefragt vorstellt, dass der Rest der Welt dabei zusieht und schlimmer noch, dass die Welt sein harsches, kritisches Urteil teilt.*
*Eine Schlüsseleinsicht war, dass es niemanden gab, der ihn so nah beobachtete wie er selber. Mit Sicherheit war auch niemand nur annähernd so verurteilend wie er selber. Todd war frei, frei erfolgreich zu sein, frei zu versagen, frei Spaß zu haben. Er war nicht mehr zu einer imaginierten ewigen Schuld verurteilt, die er nie würde begleichen können. Allmählich wurde ihm die Energie verfügbar, die ihm bislang diese Hemmung abverlangte. Er entdeckte, dass er Arbeit gern hatte, wenn er frei von Scham war. Nach wenigen Monaten war er bei einer großen Firma angestellt und gewann Auszeichnungen für seinen Unternehmungsgeist.*

In diesem Beispiel konstruierte der junge Mann eine finster dreinblickende Welt um sich, die von missbilligenden Figuren bevölkert war. Dieser Glaube war so stark, dass die gegenteiligen Vorschläge des Therapeuten als grotesk empfunden wurden. Es war befreiend, zu sehen, dass das, was einst als wirklich angenommen wurde („Die Welt beobachtet mich und weiß, ich bin nicht gut genug"), eine mentale Konstruktion war und losgelassen werden konnte.

Die Achtsamkeitspraxis vergrößert den Zugang des Therapeuten zu solchen alternativen Erklärungs- und Wachstumswegen. Indem wir Einsicht darin gewinnen, wie wir unsere Welt konstruieren, entdecken wir wieder die Freiheit, die erfahrbar ist, wenn wir den Griff auf diese Konstruktionen lösen. Wir entdecken, dass unsere Unfreiheit selbst erschaffen und künstlich gewesen ist. Wir sehen, dass es funktionieren kann. Der Einsichtsprozess ist in der Achtsamkeitspraxis grundsätzlich nicht anders als die Einsicht, die man in der einsichtsorientierten Psychotherapie gewinnt. Achtsamkeitspraxis kann aber weiterführen, weil sie sich über das Gewahrsein persönlichen mentalen Inhalts hinaus erstreckt (siehe die Diskussion über Einsicht in Kapitel 2).

Wir lernen, diskursives Denken beiseitezulassen. Wir lernen, die Produkte der Kognition als Ereignisse ohne besondere Wirklichkeit zu sehen.

Wir werden mit der Tendenz unseres eigenen Geistes vertraut, imaginäre Szenarios zu bilden, die wir dann als wirklich bewohnen. In dem Maße, in dem sich diese Fähigkeit vertieft, steigern wir gleichzeitig unsere Fähigkeit zu sehen, wie unsere Patienten (und andere Leute auch) sich im gleichen Prozess der Konstruktbildung befinden. Unsere Fähigkeit wird ausgeprägter, *ihre* mentalen Prozesse zu sehen. Das macht uns zu besseren Therapeuten.

### Unsere narzisstischen Bedürfnisse aufdecken

Ein unbequemer Aspekt unseres Geistes, wie er sich in der Achtsamkeitspraxis enthüllt, ist unsere unablässige Sorge um das Selbstwertgefühl und Selbstbild. Unser Wunsch, wirksame Therapeuten zu sein, ist löblich, aber er wird subtil mit dem Bedürfnis verflochten, uns selbst als „gute" Therapeuten zu sehen. Unser professioneller Selbstwert wird immerfort neu verhandelt und kann mit der Qualität der letzten Therapiestunde variieren. Das wird zum Hindernis, wenn wir die Unterscheidung zwischen unseren eigenen narzisstischen Bedürfnissen und den therapeutischen des Patienten verwischen. Diese Tendenz ist nicht leicht zu stoppen. Sie kann aber erkannt und weise gehandhabt werden.

Wie eine gute Psychoanalyse kann auch Achtsamkeit uns helfen, die ausgeklügelten Wege unseres Selbstempfindens, sich in die Therapie einzumischen, an der Wurzel zu packen. Achtsamkeit ist in der Lage, diese Prüfung auf eine höhere Ebene zu bringen und das Selbst als Konstrukt und Illusion zu entlarven. Eine direkte Einsicht in diesen Aspekt der Selbsterfahrung enthüllt unsere heimtückischen und unaufhörlichen Anstrengungen, unser Gefühl eines Selbst zu stärken. (Kapitel 2 und 12 behandeln dieses Thema genauer).

## Theorieverliebtheit überwinden

> ***Leben ist wie Musik, sie muss von Ohr,***
> ***Gefühl und Instinkt komponiert werden, nicht nach Regeln.***
> ***Doch besser man kennt die Regeln;***
> ***denn sie leiten uns manchmal in zweifelhaften Fällen,***
> ***wenn auch nicht oft.***
>
> SAMUEL BUTLER

*Das Problem*

Meist betont das berufliche Training die Theorie und ihre Anwendung in der Praxis. Im Verlauf eines solchen Trainings lernen wir diagnostische Kategorien, Persönlichkeitstypen und Behandlungsmodelle kennen. Dieses Wissen zu besitzen wird zum Kennzeichen unserer Professionalisierung und Spezialisierung. Wir schätzen die Beherrschung dieses angeeigneten Wissens. Es ist angemessen, das angesammelte Wissen unseres Berufsfeldes mit offenen Armen zu begrüßen. Leider können wir diese Modelle und Theorien mit der Wahrheit, nach der wir suchen, verwechseln. Wir behandeln unsere Konstrukte als wirklicher und vertrauenswürdiger, als sie es verdienen.

Psychopathologische Modelle und Behandlungsmodelle sind ein Grundelement unserer Bemühungen, ein wirksamer Heiler zu sein. Borderline-Persönlichkeitsstörungen zum Beispiel wären noch schwieriger zu verstehen und zu behandeln ohne die Beiträge von Forschern, die helfen, die soziale und biochemische Ätiologie der Störung zu erhellen, und wie diese sich in Beziehungen manifestiert. Unsere diagnostischen Einteilungen reduzieren die unendliche menschliche Variabilität, damit zugrunde liegende Übereinstimmungen gefunden werden können. Unsere psychologischen Modelle schützen uns auch vor Unsicherheit und Unbehagen in unserer klinischen Arbeit. Ja, auch eine ungenaue Karte ist beruhigender als gar keine Karte. Unser Training und unser angesammeltes Wissen erinnern uns daran, dass wir berechtigt sind, Psychotherapie zu betreiben. Wie schon erwähnt korreliert Zutrauen in die Wirksamkeit unserer Methoden mit einem positiven Therapieausgang. Unsere Patienten müssen fühlen, dass wir verstehen, was wir tun.

Unsere psychologischen Modelle sollten aber nicht überbewertet werden. Anders als manche medizinischen Leiden, die mit Labortests oder bildgebenden Verfahren verlässlich diagnostiziert werden können, sind die meisten psychiatrischen Leiden schwerer festzunageln. Sie beruhen auf statistischen Prävalenzanalysen, kulturellen Standards, Kriterien für schlecht angepasstes Verhalten oder auf persönlichen Leidensgeschichten. Diese Kennwerte ändern sich bekanntermaßen mit der Zeit und verlagern sich mit den vorherrschenden Trends unseres Aufgabenfeldes. Das erste Diagnostische und Statistische Handbuch für Psychische Krankheiten (DSM, American Psychiatric Association (APA), 1952) hatte 112 Störbilder in der Liste. 1994 war die Anzahl der Diagnosen des Handbuchs auf über 400 angewachsen (DSM-IV, APA 1994).

Entweder haben die Menschen in jüngster Zeit neue und einzigartige geistige Störungen entwickelt, oder wir haben unsere diagnostischen Kategorien als Metaphern-in-Entwicklung zu verstehen, die mehr oder weniger hilfreich sind und abhängig von Verfeinerungen, oder aber sie werden mit der Zeit ganz aufgegeben. Während frühere diagnostische Kriterien oft institutionalisierte Patienten beschreiben, wenden sich neuere Kategorien hauptsächlich weniger schwerwiegenden Störungen zu, die allgemein in der Ambulanz zu finden sind. Die Grenzlinie zwischen einer ‚bona-fide'-Störung und den Schwierigkeiten, die das Alltagsleben mit sich bringt, wird unscharf. Wir können nun einen diagnostischen Schlüssel für die meisten Formen menschlichen Leides finden. Die International Classification of Diseases (ICD-9, WHO, 2003) enthält sogar einen diagnostischen Schlüssel für „Trübsal und Unglücklichsein" als Störung.

Die Probleme entstehen, wenn wir unsere beschreibenden klinischen Kategorien als natürliche Darstellungen einer objektiven Welt der Störungen gebrauchen, die praktischerweise in einem Handbuch zusammengestellt sind. Trotz all der wohlbekannten Gründe, dass ein Diagnose- und Behandlungskonzept wichtig ist, stellt unreflektiertes Anhaften an unsere Modelle und Kategorien verdeckte Risiken dar. Ein diagnostisches

Schildchen, das wie Kurzschrift benutzt wird, kann schließlich eine mehr nuancierte Begutachtung einer Gesamtperson ersetzen. In diesem Prozess hören wir auf zu schauen, in der Überzeugung, dass wir genug wissen. Es wird zu einem Cover unserer Unwissenheit, maskiert als Wissen und Gewissheit.

Ein Beispiel für diese Gefahr findet sich in dem Konzept der „Theorie-Gegenübertragung" (Duncan, Hubble & Miller, 1997), das den Auswuchs an Theorieloyalität bei Klinikern beschreibt. Der Therapeut bürdet dem Patienten unbewusst seine theoretischen Vorannahmen auf. Das Ergebnis ist eine Psychotherapie, die sich den Annahmen des Therapeuten anpasst und mit ihnen konform geht. Wie Abraham Maslow (1966) sagte: „Wenn du nur einen Hammer hast, scheint jedes Problem wie ein Nagel auszusehen." Wodurch wir meinen, den Patienten zu verstehen, genau das wird uns zum Hindernis. Wenn die Behandlung stagniert, versuchen wir mehr desgleichen oder kreiden den Fehlschlag dem Widerstand des Patienten an.

Unsere klinischen Kategorien können hilfreich sein, wenn sie eine Alternative, also eine zuversichtlichere Darstellung der Beschwerden für den Patienten liefern. Ein Beispiel: Ein Mann leidet an einer paranoiden Wahnvorstellung. Er wird von seinen Feinden verfolgt. Er könnte antipsychotische Medikamente als nicht angemessen für sein Problem ansehen. In diesem Stadium kann die Psychotherapie helfen, seine wahnhaften Erklärungen für seine Qualen durch eine andere Erklärung zu ersetzen, nämlich, er leide an einer Krankheit. Diese zweite Idee ermöglicht ein konstruktiveres Vorgehen (d. h. Medikamentengabe statt defensiver Gewalt). Dennoch kann der Missbrauch leicht verfügbarer diagnostischer Begriffe, um die Qualen einer Person zu schildern, tatsächlich in subtiler Weise schädlich sein.

*Adele kommt zur Psychotherapie, verzweifelt darüber, bei einer Beförderung übergangen worden zu sein, bis sie schließlich aus ihrer Position herausgedrängt wurde, als ein neuer Leiter angestellt wird. Sie ist zornig und gedemütigt und hat das Gefühl, ihre Reputation hat gelitten. Erfahren in einigen langfristigen psychodynamischen Therapien beginnt sie eine neue Therapie mit der Überzeugung, dass ihre Wut auf diese unglückliche Wende der Ereignisse Beweis für alte, ungelöste eigene Konflikte ist. Sie glaubt, dass ihr Schmerz eine Übersensibilität widerspiegelt, die eine Gesunde nicht erleiden würde. Außerdem erwartet sie von ihrem Therapeuten die Bestätigung, dass ihre Wut pathologisch sei.*

Dieses Beispiel zeigt, dass auch ein durchschnittlich bewanderter Therapeut die Gelegenheit nutzen kann, darauf hinzuweisen, dass Wut über eine Ungerechtigkeit nicht unbedingt persönliche Probleme anzeigt. Es ist natürlich, unter solchen Umständen wütend zu sein. Wir können erkennen, dass es zählebige Muster ungenügender Anpassung bei dieser Frau gibt (eben das Beispiel ihrer Überzeugung, dass Wut ein Zeichen von Schwäche ist). Aber der Prozess eines „klinischen Händeringens" seitens des Therapeuten kann unabsichtlich zu Lasten der Patientin gehen und das Gewicht klinischen Leidens erhöhen, wenn der Therapeut zu sehr in der Literatur verankert ist. Die subtile oder weniger subtile Praxis der Pathologisierung kann schaden. In diesem Fall wird Adeles schmerzlicher Jobverlust mit Selbstbeschuldigung verbunden, auch wenn es in eine „objektive" klinische Begrifflichkeit verpackt ist. Eine ungute Situation wird unnötig schlimmer gemacht.

### *Nicht-Wissen lernen*

Wie hilft uns Achtsamkeit, unsere Modelle mit größerer Leichtigkeit zu handhaben? Indem wir zum gegenwärtigen Moment zurückkehren und den Griff auf das Denken lösen, üben wir, Gedanken der Vergangenheit und Zukunft beiseitezulassen. Indem wir zulassen, im gegenwärtigen Moment aufmerksam zu sein, erlauben wir stillschweigend, dass wir einfach nicht wissen, was der nächste Moment bringen wird. Wir geben unseren Wunsch nach Wissen und unsere Kontrolle auf, wenn auch nur für eine gewisse Zeit. Wir erlauben uns, nicht zu wissen.

Diese Haltung des Nicht-Wissens ist der Psychotherapie nicht unbekannt. Bedenken Sie die schon klassische Ermahnung des Psychoanalytikers W. R. Bion (1967), sich vom Vorverständnis über einen Patienten freizumachen, die Bindung an Erinnerung und Wünschen abzustreifen und auch den Wunsch nach Heilung aufzugeben. Anzeichen deuten darauf hin, dass Therapeuten in dem Maße flexibler und eklektischer in ihrer Orientierung werden, wie sie beruflich Erfahrung sammeln (Auerbach & Johnson, 1977; Schacht, 1991).

Achtsamkeitspraxis erleichtert den Prozess und weitet ihn aus, jenseits einer intellektuellen Absicht, „eine offene Haltung zu bewahren". Dies ist möglich, weil die Achtsamkeitspraxis als Übung diskursives Denken beiseite lässt. Sie operiert auf einer Ebene des Gewahrseins, die Einsicht in den Weg ermöglicht, wie wir uns mit Ergebnissen unserer Gedanken identifizieren. Speziell in der Achtsamkeitsmeditation nehmen wir einen unüberbrückbaren Abgrund zwischen dem Leben, *wie es ist,* und unseren *Ideen* wahr. Ein Mann berichtete über seine Erfahrung in einem Achtsamkeitsretreat: „Es war, als wäre ich ohne Fallschirm aus einem Flugzeug gesprungen, und das war schrecklich, bis ich realisierte, da war kein Boden!"

*Nicht zu wissen* ist wertvoll, weil es die Therapie nicht nur möglich macht, sondern letztendlich ist es auch der Kern der Sache. Wir wissen tatsächlich sehr wenig über unser mysteriöses und komplexes Leben. Der folgende Bericht eines älteren Mannes illustriert die Weisheit von Nicht-Wissen:

> *„Ich habe eine Freundin, die ich schon viele Jahre kenne. Eines Tages ist sie total übergeschnappt, es kommt aus dem Nirgendwo. Ich habe sie beleidigt und gekränkt, sagt sie mir. Wie? Ich hab keine Ahnung. Warum weiß ich es nicht? Weil ich sie nicht kenne. Sie überrascht mich. Das ist gut. So sollte es sein. Du kannst niemandem erzählen: „Ich kenne dich." Leute springen herum. Sie sind wie ein Ball, wie Gummi. Sie federn. Der Ball kann nicht lange an einem Platz sein. Er besteht ja aus Gummi, also muss er springen. Was soll man also machen, um jemanden vom Springen abzuhalten? Wie bei dem Ball: Mach ein kleines Loch und er ist platt. Wenn du jemandem sagst, „Ich kenne dich" steckst du der Person eine kleine Nadel rein. So, was sollst du also tun? Erlaube ihr zu sein! Versuche nicht, sie für deine Zwecke festzuhalten. Du kennst sie nie. Lass die Leute dich überraschen. Was dich selbst angeht, du könntest das genauso machen."*

Eine festgelegte Sicht von unseren Patienten oder von uns selbst zu haben, führt zu Leid. Fixierte Positionen sind Schnappschüsse, festgehaltene Momente, die aus einer sich entfaltenden Strömung gewählt wurden und sofort nicht mehr aktuell sind. Der Wunsch, etwas Stabiles zu finden, ist natürlich. Wir suchen Gewissheit, um die Angst vor dem Unbekannten zu binden. Beziehen wir erst einmal eine Position, beginnen wir diese zu verteidigen und versuchen, unsere Sicht der Wirklichkeit so zu formen, dass sie zu unseren Konzepten passt.

Achtsamkeit lädt zu „nicht wissen" ein. Das sollte aber nicht als Lizenz verstanden werden, unsere ganze klinische Ausbildung aufzugeben. Es wäre unverantwortlich und gefährlich, alles von Neuem zu erfinden. Eher geht es um einen Lernprozess, weniger stark an der imaginierten Gewissheit festzuhalten und darauf zu vertrauen, dass ein offener und eingestimmter Geist (angereichert von dezidiertem klinischen Training) den Anforderungen des Augenblicks viel entgegenkommender ist, als allein auf Konzepte zu bauen. Achtsamkeit erlaubt uns Zugang zu allen zur Verfügung stehenden Mitteln. Sie gründet auf den echten Notwendigkeiten der Gegenwart. Sie erlaubt uns die Freiheit, Werkzeuge über Bord zu werfen, wenn sie nicht hilfreich sind.

### Die Möglichkeit des Glücks

Achtsamkeitspraxis hilft uns, Freude zu kultivieren. Die meisten Gefühle, positive wie schwierige, beginnen etwas von ihrer anscheinenden Festigkeit zu verlieren, wenn sie mit achtsamem Gewahrsein betrachtet werden. Es gibt ein Maß an ruhiger Freude, das mit achtsamem Gewahrsein entsteht und von wechselnden Bedingungen nicht leicht gestört werden kann. Mir sind zwar keine Forschungsprojekte bekannt, die das persönliche Glück des Therapeuten mit dem positiven Ausgang einer Therapie in Verbindung bringen. Ich vermute aber, es ist ein Faktor. Wenn ich entscheide, zu wem ich einen möglichen Klienten schicke, bedenke ich generell das persönliche Glück eines Therapeuten. Achtsamkeit bietet die Möglichkeit für heiteren Gleichmut, der nicht durch das Vermeiden schwieriger Herausforderungen oder durch Selbstzufriedenheit gewonnen wird. Die Therapeuten, die diese stille Freude geschmeckt haben, laden ihre Patienten indirekt zu der Idee ein, dass Glück *trotz* der momentanen Lebensbedingungen entstehen kann. Therapeuten können ihre Patienten durch das eigene Beispiel dazu inspirieren, das Leben in größerer Fülle zu leben, gerade jetzt, inmitten aller Schwierigkeiten.

Die Achtsamkeitspraxis kann viele nützliche geistige Qualitäten entwickeln. Nur einige wenige sind hier beschrieben worden. Implizite geistige Qualitäten des Therapeuten beeinflussen stets, was der Therapeut sagt oder tut. In Kapitel 4 und 5 diskutieren die Autoren, wie die Achtsamkeitspraxis des Therapeuten und die Entwicklung nützlicher geistiger Qualitäten in die Beziehungsarbeit der Psychotherapie eingebracht werden können.

KAPITEL 4

# Aufmerksamkeit und Empathie entwickeln

WILLIAM D. MORGAN
SUSAN T. MORGAN

In Kapitel 3 identifizierte Paul R. Fulton eine Reihe persönlicher Eigenschaften, die durch die Achtsamkeitspraxis im Therapeuten hervorgerufen werden und eine positive Auswirkung auf das Therapieergebnis haben. Dieses Kapitel greift zwei der wichtigsten dieser Eigenschaften auf: Aufmerksamkeit und Empathie. Als Therapeuten bekommen wir wenig oder überhaupt kein formales Training in der Kultivierung von Aufmerksamkeit und Empathie. Wir scheinen ihre Bedeutung als therapeutische Fähigkeiten zu verstehen und sammeln eventuell einige Tricks durch Supervision und „Versuch und Irrtum". Darüber hinaus wird davon ausgegangen, dass diese Fertigkeiten sich natürlicherweise im Therapieraum manifestieren. Können Psychotherapeuten Achtsamkeitstechniken nutzen, um Aufmerksamkeit und Empathie in der therapeutischen Begegnung zu verbessern? Wir untersuchen diese Frage und bieten Übungen an, die dazu geeignet sind, diese mentalen Fähigkeiten zu stärken.

## Aufmerksamkeit

Sigmund Freud schrieb, dass der Analytiker genügend „gleichmäßig schwebende Aufmerksamkeit" in der Therapiestunde zeigen sollte (1912/1961a). Behauptete Freud, dass dieser geistige Zustand einfach so entstehen würde? Oder war es etwas, um das man bemüht sein musste? Wir behaupten hier, dass eine wachsende Fähigkeit zu gleichmäßig schwebender Aufmerksamkeit die Techniken und Ansätze vertieft und bereichert, die wir als Therapeuten gerade anwenden. Wir fragen Therapeuten oft: „Wenn Sie die Wahl hätten, würden Sie in den Therapiestunden lieber 20 Prozent aufmerksamer sein oder 20 Prozent mehr an Techniken zur Verfügung haben?" Die meisten Kliniker wählen mehr Aufmerksamkeit.

### Achtsamkeit als Aufmerksamkeitstraining

Aufmerksamkeit herauszubilden scheint zuerst eine lästige Pflicht zu sein, vor allem, wenn gefordert ist, sich von angenehmen Phantasien abzuwenden oder sich unangenehmen zuwenden zu müssen. Ist die Aufmerksamkeit aber stärker geworden, liegt die Zufriedenheit in der Achtsamkeitsübung selbst. Ereignisse, die bisher zu unbedeutend oder banal waren, um unsere Aufmerksamkeit zu verdienen, können bis ins Detail lebendig und reichhaltig werden. Das Gewöhnliche kann revolutionär werden. Ankleiden, Pausenbrote packen oder ein Auto parken können „satte" Erfahrungen sein, statt Hindernisse auf dem Weg zu etwas Besserem. Die Freude, jeden Moment in größerer Fülle zu leben, macht das Achtsamkeitstraining selbstverstärkend.

Die Achtsamkeitspraxis verbessert die Fähigkeit zu gleichmäßig schwebender Aufmerksamkeit direkt und indirekt. Direkt stärkt Achtsamkeit die Fähigkeit des Geistes, bei jedem mentalen Objekt in einer anhaltenden und konzentrierten Weise zu verbleiben (Reiman, 1985; Valentine & Sweet, 1999). Das Achtsamkeitstraining kann die Aufmerksamkeit auch indirekt durch intuitive Einsichten verbessern, die im Therapeuten zum Vorschein kommen. Diese Einsichten, wie etwa die Allgegenwart geistigen Leidens und die vorübergehende Natur aller Erfahrungen, können Gedanken und Gefühle, die unsere Aufmerksamkeit zu umgarnen drohen, weniger zwingend oder „klebrig" machen.

### *Einsicht in mentales Leid und Vergänglichkeit als eine Unterstützung der Aufmerksamkeit*

Die Einsicht in mentales Leid bezieht sich auf das Gewahrsein, wie wir uns selbst „mies" machen, und wie der Geist auf unsere vergänglichen, schnell wechselnden Erfahrungen reagiert. Wir beobachten, dass die habituellen und vorherrschenden Tendenzen des Geistes angenehme Erfahrungen ausschmücken und festhalten, unangenehme Erfahrungen verdrängen, sich mit gewissen Zuständen identifizieren, andere ablehnen und versuchen, die Welt so zu manipulieren, dass wir uns besser fühlen. Mit anderen Worten, der Geist des Alltagsgewahrseins ist selten in einem Zustand gleichmäßig schwebender Aufmerksamkeit. Es ist eher so, dass unsere Beziehung mit der gegenwärtigen Erfahrung davon bestimmt ist, die Dinge anders zu wollen, oder sie sollen fortbestehen, wie sie sind. In einem immer sich wandelnden Feld der Erfahrung sind aber beide Positionen nicht haltbar. Darum wird mentales Leid zu einem integralen Bestandteil unserer existentiellen und psychologischen Landschaft. In diesem Zusammenhang kann mentales Leid als chronischer Stress und Unsicherheit niedrigen Grades verstanden werden, verbunden mit dem vergeblichen Versuch, unserer laufenden Erfahrung Widerstand zu leisten oder zu versuchen, vergängliche Erfahrung zu einer dauerhaften Erfahrung zu machen. Es ist das Gegenteil des achtsamen Gewahrseins für den gegenwärtigen Augenblick mit Akzeptanz.

Die Einsicht in diese rastlose mentale Aktivität resultiert zunehmend in Loslassen, oder anders formuliert, ein „Nicht-Anhaften" nimmt schrittweise zu. Wir lernen, dass das Festhalten an etwas Wünschenswertem ineffektiv ist, und man sich damit nur selbst besiegt. Das heißt natürlich nicht, dass schöne Momente nicht geschätzt werden. Es geht um die Haltung, an etwas zu klammern und nach etwas zu verlangen. Das wird jetzt als zentral für die Erschaffung mentalen Leides erkannt. Wie William Blake (in Stevenson & Erdmann, 1971, S. 162) sagt:

*Wer an sich eine Freude bindet,*
*Der zerstört das beflügelte Leben.*
*Wer aber die Freude küsst, wo sie fliegt,*
*Lebt im Sonnenaufgang der Ewigkeit.*

Wir können die Freude küssen, wo sie fliegt, und wir können auch den Schmerz küssen, während er kommt und geht. In Jon Kabat-Zinns Programm der achtsamkeitsbasierten Stressreduktion (MBSR) für Patienten mit chronischem Schmerz (1990) berichteten Teilnehmer, das die mentale Anstrengung, die sie aufwandten, um Schmerzempfindungen zu vermeiden, einen signifikanten Anteil ihres Leidens ausmachte. Die subjektive Schmerzenserfahrung verringerte sich, indem die unangenehmen Aspekte der Erfahrung zunehmend akzeptiert wurden.

Der Freude und dem Schmerz nicht verhaftet zu sein verbessert die Aufmerksamkeit. Weniger Energie wird verbraucht, um unangenehme Erfahrungsanteile zu manipulieren und zu vermeiden. Wir wachsen in der Fähigkeit, unsere jeden Augenblick neue Erfahrung anzunehmen. Hier beginnt der Geist, für eine größere Palette von Ereignissen ruhiger zu bleiben. Er wird weniger aufgewühlt und durcheinander sein. Energie, die früher eingesetzt wurde, zu kontrollieren oder zu verteidigen, wird in einem konfliktfreien Bereich verfügbar. Ein Begriff, der diese Funktionsökonomie erfasst, kommt von der Morita-Therapie (aus Japan stammend), bei der buddhistische und kognitiv-verhaltenstherapeutische Prinzipien kombiniert werden. Der Ausdruck ist: *aru ga mama* (Doi, zitiert in Molino, 1998, S. 89), was bedeutet: „der Zustand, in dem der Geist nicht über Maßen von etwas festgesetzt wird und weich fließt". Die Aufmerksamkeit wird dann in natürlicher Weise auf das gerichtet, was vor uns liegt, auf unsere Patienten und ihre Schwierigkeiten.

## Grenzen der Aufmerksamkeit

Dieses Buch konzentriert sich auf Achtsamkeit, aber in der buddhistischen Psychologie ist Achtsamkeit nur einer von „sieben Faktoren des Erwachens", die in Wechselwirkung zueinander stehen. Das sind Eigenschaften, die zunehmendes Gewahrsein ermöglichen. Die privilegierte Position der Achtsamkeit ist allerdings kein Zufall. Ein starkes Achtsamkeitsfundament bietet einen Blickwinkel, von dem aus man sehen kann, ob die übrigen sechs Faktoren (weiter unten beschrieben) stark oder schwach sind. Achtsamkeitspraxis unterstützt die Entwicklung dieser Faktoren. Alle Faktoren des Erwachens können als von Achtsamkeit ausgehend und als Teil des vollständigen Ausdrucks von Achtsamkeit in unserem Leben betrachtet werden. Insgesamt formen die sieben Geistesqualitäten ein Rezept für optimale psychotherapeutische Präsenz.

### *Teil-Aufmerksamkeit*

Die alltägliche Aufmerksamkeit bedeutet oft eine laue, vage oder ungerichtete Aufmerksamkeit. Die Achtsamkeitspraxis bringt Aufmerksamkeit in den Fokus. Es ist wie ein fester Händedruck mit einem Objekt nach dem anderen, jedes zu seiner Zeit im Feld der Erfahrung. Achtsamkeit drückt das Objekt weder zu fest, noch ist sie salopp in ihrem Griff. Das Objekt wird deutlich wahrgenommen. Wir sind zum Beispiel allgemein wach, wenn wir Auto fahren, aber wir konzentrieren unsere Aufmerksamkeit intensiver, wenn wir auf der Überholspur fahren oder parallel einparken. Wir sind vage gewahr, wenn wir in den Kühlschrank nach dem Gemüse greifen, zeigen aber mehr Aufmerksamkeit beim Tomatenschneiden, besonders, wenn das Messer sich unseren Fingern nähert. Unsere gewöhnlichen Aktivitäten brauchen alle etwas Aufmerksamkeit im gegenwärtigen Moment. Wir würden sie aber nicht als Zustände voll entfalteter Achtsamkeit charakterisieren.

Die Teilaufmerksamkeit wird mit anderen Geistesqualitäten kombiniert und ist von diesen beeinträchtigt. Wir könnten diese Art der Aufmerksamkeit mit dem Frontlicht eines Schiffes vergleichen, das wohl von Objekten vor und auf beiden Seiten des Schiffes klar Notiz nimmt, aber nicht die Rankenfußkrebse bemerkt, die am Schiffskörper sitzen. Wir hatten alle schon die Erfahrung (im Allgemeinen nicht unseren Supervisoren mitgeteilt), irgendwie für unseren Patienten präsent zu sein, gleichzeitig aber halb bewusst über etwas nachzudenken, mit dem wir selbst ringen – unsere Rankenfußkrebse.

Was fehlt, wenn wir diese Teilaufmerksamkeit in der Psychotherapie haben? Was enthalten beeindruckende Ereignisse, etwa einen schönen Sonnenuntergang zu beobachten oder mit einem trauernden Patienten mitzufühlen? Was fehlt in weniger aufmerksamen Momenten? Die buddhistische Psychologie behauptet, was Augenblicke wenig inspirierter oder geteilter Aufmerksamkeit von denen unterscheidet, die erfüllt und sublim sind, ist die Anwesenheit oder Abwesenheit der anderen sechs „Faktoren des Erwachens“: (1) Nachforschen, (2) Energie, (3) Freude, (4) Stille, (5) Konzentration und (6) Gleichmut (vergleiche auch Anhang B). Wir können sagen, dass wir wirklich achtsam sind, sobald diese Faktoren alle vorhanden sind, wenn wir Psychotherapiesitzungen durchführen.

### Optimale Präsenz

Patienten und Therapeuten finden es herrlich, wenn sie beide in der therapeutischen Beziehung ganz präsent sind. Optimales Gegenwärtigsein bezieht sich auf das vereinte Wirken der sieben Faktoren des Erwachens, der grundlegende Faktor der Achtsamkeit mit einbezogen.

Optimale Präsenz kann man sich als sieben Akrobaten vorstellen, die auf einer Stange stehen. Der untere Akrobat ist Achtsamkeit. Jeder muss seine Rolle spielen oder die übrigen werden fallen. Mit anderen Worten, um optimale Präsenz zu erhalten, muss jeder Faktor vorhanden und in Balance mit den anderen sein. Wir nehmen nun jeden dieser Faktoren unter die Lupe.

#### *Nachforschen*

Das Nachforschen dient dazu, unsere Gedanken in angemessener Weise auf das naheliegende Objekt zu richten. Unsere Aufmerksamkeit ist wie ein Suchlicht. Wenn wir zum Beispiel mit einem Patienten beisammensitzen, wird dieser Begriff des Nachforschens den Geist des Therapeuten aktiv betätigen, um den Patienten besser zu verstehen. „Was meint er oder sie damit?" „Warum denkt der Patient dies?" „Was geschieht hier?" Das Nachforschen bereichert die Therapie durch ständiges Ausloten tieferer Schichten des Verständnisses.

*Energie*

Zu viel Erregung und Ängstlichkeit, Trägheit und Gleichgültigkeit stören eine optimale Anwesenheit. Keiner dieser Zustände ist einer effektiven therapeutischen Antwort zuträglich. Dies wird illustriert von Hans Selyes (1956) wohlbekannten glockenförmigen Stress-Antwort-Kurven, die zeigen, wie Leistung bis zu einem gewissen Erregungspunkt ansteigt. Die Leistung fällt, wenn die Erregung weiter ansteigt. Um optimale Anwesenheit in der Therapie zu haben, brauchen wir eine gelassene Energie: wach und entspannt, weder rastlos noch dösig. Der Höhepunkt der glockenförmigen Kurve ist eine ausgeglichene Energie.

*Freude*

Freude ist lebendige Wonne an dem, was im Augenblick passiert. Es ist jene Eigenschaft der Gegenwärtigkeit, in der wir nirgends sonst lieber sein wollten, eine Gegenwärtigkeit, die das momentane Erfahrungsfeld als ein überreiches Angebot sieht. In der Therapie zeigen echtes Interesse und Zuneigung diese Freude an. Echtes Interesse kann nicht vorgetäuscht werden. Es ist für den Patienten und den Therapeuten offensichtlich.

*Stille*

Stille meint, in angenehmer und unerschütterlicher Weise im Fluss der immer neuen Augenblickserfahrung zu sein. Sie ist ein Frieden des Geistes, der nicht auf der Abwesenheit von Gedanken und Gefühlen aufbaut, sondern auf der Akzeptanz dessen, was auch immer entsteht. Patienten bewundern im Allgemeinen, wenn ihre Therapeuten Notlagen gut durchstehen können und beispielhaft in ihrer Seelenruhe sind. Therapeuten brauchen Stille, um weise zu handeln und um die Fehler zu vermeiden, die man macht, wenn man sich gedrängt fühlt, in der Therapiestunde etwas zu sagen oder zu tun.

*Konzentration*

Konzentration ist die nachhaltige Eigenschaft des Nicht-Abgelenkt-Seins Sie wird entwickelt durch die gewollte und wiederholte Rückkehr zur Aufmerksamkeit im gegenwärtigen Moment. Sie ist das Rückgrat optimaler Präsenz. Wenn Konzentration unzureichend entwickelt wird, schwankt die Achtsamkeit, und man wird leicht abgelenkt. In der Therapie bedeutet Konzentration, von jedem Belang außerhalb der Sitzung unabgelenkt zu bleiben.

*Gleichmut*

Gleichmut ist das „gleich" in der gleichmäßig schwebenden Aufmerksamkeit. Sie ist das aufmerkende Steuerruder, das Achtsamkeit weich und stetig macht. Dies ist eine feinsinnige Angelegenheit, denn der Geist steuert ständig auf das zu, was interessant ist und wendet sich von dem ab oder hält auf Abstand, was weniger reizvoll ist. Gleichmut ermutigt zu einer Haltung gleicher Nähe zu jedem Moment innerhalb des Therapieprozesses.

## Training in gleichmäßig schwebender Aufmerksamkeit

1952 bemerkte die Psychoanalytikerin Karen Horney, dass die *rückhaltlose* Aufmerksamkeit von zentraler Bedeutung in der Psychotherapie sei. Ihr Studium des Zen-Buddhismus veranlasste sie, über seine Bedeutung für die Anwendung in der Psychotherapie zu reflektieren. Nachdem sie die Arbeit eines ungewöhnlich aufmerksamen Chefkellners in einem Restaurant beobachtet hatte, sprach sie mit Kollegen über den Wert des Aufmerksamkeitstrainings:

> *Hier haben wir eine Beschreibung, wie jemand von ganzem Herzen arbeitete, der hier vollkommen absorbiert war in das, was er tat. Das ist ein Allgemeinplatz im Zen, denn es ist das Wesen des Zen. Aber Sie wissen, dass eine solche großherzige Haltung eine seltene Errungenschaft ist. Trotzdem, als Ziel oder Ideal ist es gut, diese Haltung vor Augen zu haben, damit wir wissen, wie weit entfernt oder wie kurz davor wir sind, uns dem anzunähern. Manchmal sollten wir uns fragen, welche Faktoren diese Aufmerksamkeit von ganzem Herzen vereiteln. Ich will eines hinzufügen. Der Chefkellner hätte nicht ohne sein Training, seine Fertigkeit und Erfahrung diese Leistung vollbringen können. Ohne Training ist eine derartige Wirkung unmöglich. Aber mit Training und Erfahrung wird dieser Grad an Absorption in das, was man tut, schließlich möglich. (1952 / 1998, S.36)*

Horney spielte hier auf die Idee an, dass gleichmäßig schwebende Aufmerksamkeit erlernt werden könnte. Obwohl ein Entwurf für dieses Lernen im Psychotherapietraining damals fehlte, gäbe es Aufmerksamkeitsübungen in der buddhistischen Tradition, die hilfreich sein könnten. Wir wissen jetzt, dass es hoch entwickelte Techniken für das Aufmerksamkeitstraining in der Achtsamkeitstradition gibt.

*Therapeutische Übungen*

Die nachfolgenden Übungen 1 und 2 entwickeln Konzentration und Achtsamkeit, die als Grundlage für die fünf weiteren Faktoren gelten, die in optimaler Präsenz münden. Sie können auf zweierlei Wegen praktiziert werden: (1) auf nachhaltige Weise während einer längeren formalen Praxisperiode und (2) im Verlauf des Alltags als ein Intermezzo zwischen Patienten-Sitzungen (informelle Praxis). Bei dem ersten Ansatz ist es hilfreich, Zeit und Ort so zu wählen, dass man nicht unterbrochen oder abgelenkt wird während der jeweiligen Übungsperiode. Eine Stoppuhr ist sinnvoll, damit man die Praxis nicht unterbrechen muss, um die Zeit zu überprüfen. Am Anfang sollten die Übungsperioden nicht zu lang sein, damit es nicht ermüdend wird. 10 oder 20 Minuten genügen. Wenn man im Büro übt, reichen zwischen zwei Patienten 3–5 Minuten.

Wenn die Aufmerksamkeit wiederholt auf ein einziges Objekt ausgerichtet wird, wird der Konzentrationsfaktor gestärkt. Ist der Geist erst einmal in der Lage, sich bei einem Objekt niederzulassen, ist es weniger wahrscheinlich, abgelenkt zu werden, wenn man sich einer Serie immer wieder wechselnder sensorischer oder mentaler Eindrücke zuwendet.

### ÜBUNG 1: KONZENTRATION

1. Nimm eine bequeme Haltung ein. Schließ deine Augen. Erlaube deinem Körper, vom Stuhl gehalten und unterstützt zu werden. Notiere (geistig) die Empfindungen deines Körpers im Kontakt mit dem Stuhl.
2. Bemerke, wie dein Atem sich schon von selbst bewegt.
3. Richte deine Aufmerksamkeit auf den Fluss des Atems an der Nasenspitze, wo er die Nasenöffnungen berührt.
4. Wann immer deine Aufmerksamkeit wandert und du bemerkst, dass sie gewandert ist, bringe deine Aufmerksamkeit zum Atemfluss an der Nasenspitze zurück.
5. Nimm dir Zeit für einige weitere Atemzüge, bevor du langsam deine Augen öffnest.

### ÜBUNG 2: ACHTSAMKEIT

1. Nimm eine bequeme Haltung ein. Schließ deine Augen. Erlaube deinem Körper, vom Stuhl gehalten und unterstützt zu werden. Notiere (geistig) die Empfindungen deines Körpers im Kontakt mit dem Stuhl.
2. Erlaube dem, was im Feld der Erfahrung auftaucht – Bilder, Töne, Empfindungen, Gefühle, Gedankenformationen – zu kommen und zu gehen, sich frei zu bewegen.
3. Dann bringe die Aufmerksamkeit zu dem, was im Erfahrungsfeld vorherrscht. Notiere dies geistig und gib dem Gedankentyp, der entstehen kann, ein Wort, ein Etikett wie analysieren, planen, erinnern, hören und so weiter.
4. Nimm dir Zeit für einige weitere Atemzüge, bevor du die Augen öffnest.

Der Sinn der Übung 2 ist, dem Aufmerksamkeit zu schenken, was im Erfahrungsfeld vorherrscht. Das ist der Eckstein der Achtsamkeitspraxis und macht Achtsamkeit nicht einfach zu einer Fertigkeit, sondern zu einem psychologisch reichen Unterfangen. Vielleicht bemerken wir Ungeduld, Langeweile oder Unzulänglichkeitsgefühle, sobald sie entstehen. Weder unterdrücken wir sie, noch bringen wir die Aufmerksamkeit zu etwas Verlockenderem. Wenn der Geist versucht, etwas Schwieriges zu vermeiden und dies zum Beispiel durch eine angenehme Gedankenserie ersetzt, wird das schlicht und einfach auch registriert.

Der Leser wird ermutigt, mit diesen zwei Strategien, der Konzentration und der Achtsamkeit, zu experimentieren, um die Aufmerksamkeit zu regulieren. Darüber hinaus kann ein kreativer Therapeut aus seinen Optionen wählen, wenn die übrigen fünf Faktoren des Erwachens (Anhang B) Verstärkung brauchen. Nervöse (unruhige) Energie kann anzeigen, dass der Therapeut mehr körperliche Bewegung braucht. Verlust des Gleichmutes kann bedeuten, dass er klinische Unterstützung oder Supervision braucht. Ein schwaches Interesse kann anzeigen, dass dem Therapeuten seine Motivation für den Klienten in der Therapie nicht klar ist und so weiter. Wir meinen, dass eine „Shopping-Liste“ für die Faktoren des Erwachens hilft, die Absicht wach zu rütteln, in optimaler Weise im Therapieraum präsent zu sein und eine Landkarte liefert, um den Weg zurück zum gegenwartszentrierten Gewahrsein zu finden, wenn es verloren ging.

## Empathie

Achtsamkeit wird oft als kognitives Tun (die Kultivierung von Aufmerksamkeit) missverstanden, statt sie mit Fühlen verbunden zu sehen. In diesem Abschnitt diskutieren wir die Haltung oder das Gefühl achtsamkeitsorientierter Psychotherapie. In der buddhistischen Psychologie werden Achtsamkeit und Mitgefühl verbunden, gleich einem Vogel mit seinen zwei Flügeln. Beide sind wesentlich, um den Flug des Erwachens zu unternehmen. Mitgefühl bezieht sich auf das Gewahrsein *und* das Mitfühlen mit dem Leid anderer.

Ein verbreiteter Terminus, der klinisch geschulten Lesern vertraut ist, ist Empathie. Empathie umfasst alle Gefühle des anderen, nicht nur seine (Leidens-) Kämpfe. Mitgefühl kann als „unnachgiebige Empathie“ für das Leiden anderer verstanden werden (Marotta, 2003). Obwohl die Worte für die therapeutische Haltung der Empathie und des Mitgefühls sich etwas in ihrer Bedeutung unterscheiden, passen sie doch beide unter den Oberbegriff Freundlichkeit, Güte. Wir untersuchen nun den Gebrauch von Achtsamkeitsübungen für die Kultivierung dieser therapeutischen Haltung und Themen, die für den Psychotherapeuten aus diesen Übungen herrühren.

In dem Maße, wie Achtsamkeit in unserem eigenen Leben und für unsere psychologische Landschaft und mentalen Prozesse zunimmt, können wir unsere Patienten wesentlich besser verstehen. Nehmen wir das folgende Beispiel:

*Ein Psychotherapeut nimmt an einem intensiven Meditationsretreat teil und wie vorauszusehen, verspannen sich nach vielen Stunden des Sitzens im halben Lotos seine Muskeln und verkrampfen sich. Dieses bekannte Missgeschick droht seine ganze Erfahrung zu dominieren und überwältigt manchmal seine Fähigkeit, sich auf irgendetwas anderes zu konzentrieren. Er verbringt Tage damit, Wege zu finden, seinen Schmerz abzublocken oder sich dem anheimzugeben, bis ein Bild aufsteigt: Jemand mit zerebraler Lähmung kommt ihm plötzlich ins Gedächtnis. Menschen mit zerebraler Lähmung leiden in vielen Körperregionen an Muskelkrämpfen und können die Krämpfe nicht durch eine einfache Veränderung der Haltung lösen. Sie können am Ende eines Retreats keine Linderung erwarten. Der Therapeut ist überrascht, sich voller Mitgefühl für solche Menschen wiederzufinden und ist dankbar für die Muskelkrämpfe, die ihm in dieser Weise das Herz geöffnet haben.*

Obwohl wir alle Schwierigkeiten erleben, mag die Empfindung tiefen Mitgefühls vielleicht nicht in der „Sturm und Drang“-Periode unseres Lebens entstehen. Die Achtsamkeitsmeditation kann für uns eine Auszeit schaffen, uns unserem eigenen Leiden und dadurch den Existenzkämpfen anderer Menschen zu öffnen.

Empathie hat erhebliche Aufmerksamkeit in der klinischen Literatur erhalten. Klassisch wird sie begriffen als ein „genaues Verstehen der Patientenwelt, wie sie von innen her aussieht, um die private Welt des Patienten zu empfinden, als ob sie unsere eigene sei, aber ohne diese ‚als ob'-Qualität zu verlieren. Das ist Empathie." (Rogers, 1961, S.284). Der Pionier der Psychologie des Selbst weitete diese Definition und die Rolle des empathischen Verstehens aus. Für ihn ist es ein Beobachter-Werkzeug, eine Verbundenheit, ein kurativer Faktor und notwendig für die psychologische Gesundheit (Lee & Martin, 1991). Empathie erfordert eine bestimmte Weise der Aufmerksamkeit. Rollo May (1967, S. 97) schrieb, Empathie ruft danach, „mental, spirituell und physisch Entspannung zu finden. Sie ist ein Aufruf zu lernen, sein Selbst in die andere Person eingehen zu lassen mit der Bereitschaft, in diesem Prozess verändert zu werden."

Es wird weithin angenommen, dass sich Therapeuten Stunde um Stunde affektiv in die Gefühle des Patienten einstimmen können. Empathie ist aber ein „relatives „ (Jordan, 1991, S. 74), das entsteht, wenn eine Vielzahl professioneller und persönlicher Variablen in eine feine Balance gebracht worden ist. Professionelle Variablen sind klinisches Training und Erfahrung, die Komplexität der Patientenpopulation, die Anzahl derer, die man pro Tag sieht und das Arbeitsklima. Zu den persönlichen Variablen zählen die Qualität primärer Beziehungen, momentane Lebensstressoren, die eigene Fähigkeit, diese zu steuern, die Schlafqualität, physische und mentale Gesundheit und die Anforderungen des Alltags. Unsere Kapazität für Empathie schwankt von Tag zu Tag und von Augenblick zu Augenblick.

Obwohl die Bedeutung der Empathie für die Psychotherapie ziemlich gut bewiesen ist (Norcross, 2001), gibt es relativ wenig Hinweise dafür, dass sie den Psychotherapeuten gelehrt werden kann, um ihre Wirksamkeit zu verbessern (siehe Kapitel 3). Es gibt aber einen wachsenden Fundus an Literatur zur Anwendung der Meditation und Achtsamkeit bei der Entwicklung von Empathie (Lesh, 1970; Newman, 1994; Pearl & Carlozzi, 1994; Reiman, 1985; Riedesel, 1983; Shaipiro, Schwartz & Bonner, 1998; Stile, Lerner, Rhatigan, Plumb & Orsillo, 2003; Sweet &

Johnson, 1990). Bis heute gibt es keine Untersuchungen, die Empathie, die durch die Achtsamkeitspraxis des Therapeuten entwickelt wurde, *direkt* mit dem, was tatsächlich in der Therapiestunde geschieht oder mit Behandlungsergebnissen (Fritz & Mierzwa, 1983) in Verbindung bringt. Es leuchtet ein, dass jede Methode, die Empathie im Therapeuten entwickelt, eine positive Beziehung für die Behandlung fördern und daher das Behandlungsergebnis verbessern würde. In einem Feld, dem allgemein gesehen systematische Methoden fehlen, um Empathie oder gleichmäßig schwebende Aufmerksamkeit zu entwickeln, kann das Achtsamkeitstraining ein großes Potential haben.

### Empathie, die aus Einsicht entsteht

Gemäß der buddhistischen Psychologie geht Empathie aus der vertieften Einsicht in die Vergänglichkeit, in mentales Leid und in die konstruierte Natur des Selbst hervor. Wir neigen zu dem Glauben, dass Dinge von einem Tag zum nächsten stabil sind. Wir erschaffen uns Leid durch Festhalten und Vermeiden und nehmen das „Selbst" fälschlicherweise als getrennt von der Welt um uns herum wahr. Die Praxis weicht diese Illusionen durch Achtsamkeit auf, indem wir beobachten, wie der Geist Illusionen erschafft. Unser Empfinden des Selbst als etwas Getrenntes, das speziellen Schutz braucht, weicht der Wertschätzung unserer Verbundenheit mit allen Wesen. Mitgefühl und Empathie sind natürliche Produkte dieses tiefen, intuitiven Verstehens.

### Empathie, die in bestimmten Übungen entwickelt wird

Achtsamkeit wird gewöhnlich als „wahlfreies Gewahrsein" praktiziert, als eine Aufmerksamkeit, die in unserer Erfahrung ohne Unterscheidung entsteht. Übungen, die absichtlich bestimmte mentale Eigenschaften entwickeln, sind nicht wahlfrei, schaffen aber eine Balance und stabilisieren die Achtsamkeit. Sie werden als ein spezielles Gegenmittel für schädigende mentale Zustände wie Wut oder Hass geübt. In der buddhistischen Psychologie haben einige Übungen mit den sog. vier *Brahma-Viharas* (den

„grenzenlosen Eigenschaften des Herzens") zu tun. Sie bestehen aus Liebender Güte, Mitgefühl, Mitfreude und Gleichmut. Diese Techniken des Geistestrainings werden ausführlicher in Kapitel 5 beschrieben. Als Training für Psychotherapeuten betonen wir das Üben der *Liebenden Güte.*

Liebende Güte wird oft als Einzelpraxis gelehrt. Sie ist lediglich die Erweiterung der gewöhnlichen menschlichen Fähigkeit der Freundlichkeit. Ihre Basis ist anzuerkennen, dass andere sich Glück und Wohlergehen wünschen wie wir auch. Eher eine Haltung als ein Gefühl wird Liebende Güte natürlicherweise als Mitgefühl für das Leid anderer und als empathische Freude für das Glück anderer bekundet. Das führt nicht dazu, dass man „lieb" tut. Man muss auch kein besonderes Gefühl für jemanden hegen, um sie zu üben. Liebende Güte ist eine *Absicht.* Sie ist ein Ideal, das unseren Unternehmungen Richtung gibt, keine Chance, unseren Wert oder unser Verdienst auszuloten. Tatsächlich ist die Absicht, freundlich zu sein, eine Übung in und für sich selbst.

Die Belehrungen der Liebenden Güte als Gegenmittel für schädliche Geisteszustände basieren auf zwei Lehrsätzen der buddhistischen Psychologie. *Erstens* existiert zu einem Zeitpunkt nur ein Zustand oder eine Bedingung, gleich, wie schnell ein Zustand den anderen ablösen mag. In einem einzigen Moment können zwei gegensätzliche Zustände nicht koexistieren. *Zweitens,* jede Handlung, die wiederholt wird, wird stärker, während ein Verhalten, das nicht länger praktiziert wird, sich allmählich auflöst. Daher ist die Übung der Liebenden Güte dazu da, schädliche Gewohnheiten zu schwächen und durch solche zu ersetzen, die dem Glücklichsein zuträglicher sind. Diese heilsamen Geisteszustände verstärken weiter Konzentration, Furchtlosigkeit und Faktoren, die Weisheit unterstützen.

## Empathie zu mir selbst und anderen

In der buddhistischen Psychologie ist Empathie ein „kohäsiver Faktor" (Salzberg, 1995, S. 28), weil sie uns mit unseren eigenen Erfahrungen und mit denen anderer verbindet. Sie schneidet die Sichtweisen eines getrennten Selbst durch und spricht unsere Verbundenheit mit anderen an. Empathie baut auf das Zusammenspiel von kognitiver und affektiver Fertigkeit und einer gut funktionierenden Ich-Funktion (Jordan, 1991). Wendet man Empathie bei sich selbst an, ist es nötig, dass man interessiert, willens und fähig ist, ein Ereignis und das zugehörige Gefühl ohne Urteil erneut aufzugreifen oder zu erleben. Selbstakzeptanz führt zu der Fähigkeit, „in den Schuhen des anderen zu laufen". Diese Entwicklung verändert unsere Sicht der anderen, von einer Position der Getrenntheit und Verschiedenheit zu einer der Verbundenheit und des Verstehens.

> ***In alle Richtungen suchend, mit eigenem Gewahrsein***
> ***Findet man niemanden liebenswerter als nur sich selbst.***
> ***In gleicher Weise sind andere sich unbändig lieb.***
> ***Derart sollte andere man nicht verletzen, wenn man selbst sich liebt.***
>
> DER BUDDHA (BHIKKHU, 2004A)

Traditionell beginnt die Übung der Liebenden Güte damit, sich selbst Güte anzubieten, weil es am einfachsten ist, so positive Gefühle zu erzeugen. Westliche Lehrer haben aber unterschiedliche Schlussfolgerungen aus ihren eigenen Meditationserfahrungen gezogen. Joseph Goldstein (2002), ein prominenter Meditationslehrer, beobachtete, dass westliche Studenten in ihrer Meditationserfahrung mit Gefühlen von niedrigem Selbstwert und Getrenntheit kämpfen. Tatsächlich war sogar der Dalai Lama (1997) verwirrt davon, wie weit verbreitet ein niedriges Selbstwertgefühl unter den westlichen Meditationsschülern ist; denn dieses besondere Übel taucht im Allgemeinen bei östlichen Schülern nicht auf. In der westlichen Kultur kann das Problem aus der Betonung der Individualität stammen, wie in Kapitel 2 angesprochen. Diese lädt eine unmögliche Bürde, Glück zu verwirklichen, auf die Anstrengungen des Selbst. Im Gegensatz dazu erfahren Menschen in vielen asiatischen Gesellschaften das Selbst als Teil der Gesamtheit des Lebens und den Gesetzen der Natur unterstellt (Keown, 2002). Unglücklichsein wird nicht als persönlicher Fehlschlag oder eine Quelle der Schuld gesehen.

Die Tendenz eines zu niedrigen Selbstwertgefühls unter westlichen Meditationsschülern hat Meditationslehrer dazu gebracht, Anfängern die Praxis der Liebenden Güte gemeinsam mit der Achtsamkeitspraxis zu lehren. Das hilft dem zu begegnen, was Tara Brach (2003) „die Trance des Unwürdigseins" genannt hat. Weiter haben sie die Übung der Liebenden Güte dahin gehend modifiziert, mit Bildern derjenigen zu beginnen, für die wir positive Gefühle haben; denn es ist manchmal einfacher, warme Gefühle für Menschen zu erzeugen, die wir lieben und bewundern, als für uns selbst. Diese Abfolge unterscheidet sich von der traditionellen Praxis der Liebenden Güte, in der wir uns selbst Liebende Güte geben, dann einem Wohltäter, dann einem guten Freund, dann einer neutralen Person, dann einer schwierigen Person und schließlich allen Wesen ohne Unterschied. Schwierigkeiten entstehen mit großer Sicherheit bei der Erzeugung oder Aufrechterhaltung positiver Gefühle einigen bestimmten Menschen gegenüber. Mit wiederholter Übung wird aber ein Pfad freigemacht, der den Praktizierenden befähigt, den Zugang zur Güte für eine wachsende Bandbreite von Individuen zu öffnen.

### Übungen

Die folgenden Übungen sind für Therapeuten gedacht, um ihre natürliche Empathie zu erweitern, besonders zu ihren Patienten. Die Übungen sind von traditionellen buddhistischen Praktiken hergeleitet worden. Eine Beschreibung, die für das Lehren dieser Übungen oft gebraucht wird, ist die, wie eine Mutter fühlt, wenn sie zum ersten Mal ihr neugeborenes Kind sieht. Der Praktizierende sucht diese zarten Gefühle kommen zu lassen, während er ein Bild oder einen *„felt sense"* für eine bestimmte Person abruft, an die diese Gefühle dann gerichtet werden. Im Laufe der Übungen werden verschiedene Bilder angeboten, um Empathie evozieren zu helfen.

Finden Sie Bilder, die Ihnen am besten zusagen. Das Ziel ist, die Absicht zu entwickeln, diese Gefühle auszuweiten und dabei keine Sentimentalität zu unterstützen oder zu unterdrücken. Konzentrieren Sie sich auf ihre

*Absicht*, ihr Herz vollständiger zu öffnen. Vertrauen Sie darauf, dass durch das Pflanzen der Saat (*Absicht*), und wenn Sie diese pflegen (Übung), die Ernte (Empathie) folgen wird.

Verbringen Sie einige Minuten mit jeder Kategorie, und wiederholen Sie eine oder alle diese Übungen wenigsten einmal pro Woche. Regelmäßiges Üben bereitet im Laufe der Zeit den Weg für die Kontinuität der Empathie.

### *Empathie zu einem Wohltäter oder einem guten Freund*

Der Wohltäter ist jemand, der die Eigenschaft der Liebenden Güte verkörpert und inspiriert. Die Person kann jemand aus Ihrem Leben sein, wie etwa ein Elternteil oder ein vertrauter klinischer Supervisor oder eine Figur wie Jesus, der Dalai Lama oder Mutter Theresa. Manchmal stimuliert ein guter Freund dieses Gefühl sehr natürlich und einfach. Wir mögen ein Gefühl der Dankbarkeit für die Anwesenheit dieser Person in unserem Leben haben und / oder es inspiriert uns, zu fühlen, dass wir unser Bestes geben.

#### ÜBUNG 3: EMPATHIE ZU EINEM WOHLTÄTER ODER EINEM GUTEN FREUND

1. Nimm eine angenehme Sitzhaltung ein. Schließe deine Augen. Erlaube dem Körper, vom Stuhl gehalten zu sein. Achte auf die körperlichen Empfindungen des Kontakts mit dem Stuhl.
2. Entspanne deinen Bauch. Notiere, wie dein Bauch sich von allein bewegt. Folge dem Atem für einige wenige Augenblicke.
3. Bring ein Bild oder einen „felt sense“ von jemandem, der die Eigenschaft von Liebender Güte verkörpert, in den Geist. Stell dir vor, diese Person sitzt dir gegenüber.
4. Jetzt stell dir vor, dass du dem Wohltäter Gefühle der Dankbarkeit oder Liebe zusendest.
5. Wenn deine Aufmerksamkeit wandert, kehr einfach zu diesem Bild oder „felt sense“ der Person zurück und beginne von Neuem.

Trotz der Einfachheit dieser Übung ist die Entwicklung des positiven Gefühls oft nicht einfach. Während positive Gedanken, die mit dieser Person verbunden sind, präsent sein mögen, kann das echte Wärmegefühl lediglich sporadisch vorhanden sein, wenn überhaupt. Zwar können Gefühle der Wärme zunächst schwach oder abwesend sein, doch tauchen bei wiederholtem Bemühen subtile Verschiebungen auf. Wieder und wieder zum Meditationsobjekt zurückzukehren trainiert den Geist darin, Liebende Güte zu stärken.

Konzentriert man sich auf den Atem in der Herzgegend, so kann dies als Erinnerungsstütze dafür dienen, dass Sie die Herzgefühle erwecken. Mit der Zeit können Sie subtile Veränderungen bemerken wie etwa die Verlangsamung des Atems, die Wärme in der Herzgegend, ein Lockern der Spannung und Gefühle der Leichtigkeit und Offenheit.

*Empathie zu einem neutralen Patienten*

In dieser Kategorie bringen Sie einen Patienten in Erinnerung, mit dem Sie Mühe haben, emotional in Kontakt zu bleiben. Der neutrale Patient ist jemand, zu dem Sie weder eine starke positive noch eine negative Neigung haben. Es kann eine Person sein, die Ihnen die gleiche Geschichte Woche für Woche erzählt oder z. B. jemand mit einer monotonen Stimme. Seine Geschichte kann Ihre Aufmerksamkeit nicht aufrecht halten. Obwohl dieser Mangel an Interesse anfangs vom Patienten unentdeckt bleiben kann (der diesen Grad an Engagement nicht ungewöhnlich finden mag), ist die Herausforderung für den Therapeuten doch, in Verbindung zu bleiben.

Wenn deine Aufmerksamkeit wandert, kehr einfach zu diesem Bild oder „felt sense“ für den neutralen Patienten zurück und beginne von Neuem.

Die häufigste Herausforderung bei diesem Patienten ist Langeweile. Der Geist neigt dazu zu wandern, wenn er nicht genügend stimuliert ist. Als Gegenmittel für diese Tendenz wird der Wohltäter benutzt, um positive, freundliche Gefühle dem neutralen Patienten gegenüber zu erzeugen.

**ÜBUNG 4: EMPATHIE ZU EINEM NEUTRALEN PATIENTEN**

1. Nimm eine bequeme Sitzhaltung ein. Schließ deine Augen. Erlaube dem Körper, vom Stuhl gehalten zu sein. Bemerke die Körperempfindung, den Kontakt mit dem Stuhl.
2. Entspanne deinen Bauch. Notiere, wie dein Bauch sich von allein bewegt. Folge dem Atem für einige Augenblicke.
3. Schaff ein Bild oder einen „felt sense" des Patienten, für den du weder starke positive noch negative Gefühle hast. Stell dir vor, diese Person sitzt dir gegenüber.
4. Jetzt stell dir vor, dass du diesem neutralen Patienten freundliche Gefühle zusendest.

Anmerkung: Wenn du Schwierigkeiten hast, dieses Gefühl zu erzeugen, stell dir vor, dein Wohltäter sitzt neben diesem neutralen Patienten. Richte freundliche Wärme auf beide.

### *Empathie zu sich selbst*

Wir ermutigen Patienten auf diese oder jene Weise, die Dinge leichter zu nehmen. Können wir diese Großzügigkeit auf uns selbst erweitern? Einige Therapeuten finden, dass es einfacher ist, ihrer Familie, ihren Freunden und ihren Patienten Liebe und Sorgfalt anzubieten. Ohne Aufmerksamkeit für uns selbst gehen wir das Risiko des Burnouts ein. Die Zunahme von Workshops in dieser Richtung, „Hilfe für den Helfer", bezeugt dieses Problem. „Burnout ist Anzeichen für die Verschiebung von dem, was die Leute sind, zu dem, was sie tun müssen. Es steht für die Erosion der Werte, der Würde, der Seele und des Willens – eine Erosion der menschlichen Seele." (Maslach & Leiter, 1997, S. 24). Liebe und Fürsorge uns selbst anzubieten, füllt die physischen und emotionalen Reservoirs, die notwendig sind, sich um andere zu kümmern. „Ist die Lebensfreude nicht in mir, würde ich mich anderen mit leeren Händen anbieten. Diese besondere Art der Selbstsucht, dass ich ein gutes Leben für mich selbst will, ist für mich ein primäres Kennzeichen einer reifen Person." (Warkentin, 1972, S. 254). Empathie für sich selbst ist die Praxis der achtsamen Akzeptanz.

**ÜBUNG 5: EMPATHIE ZU SICH SELBST**

1. Nimm eine bequeme Sitzhaltung ein. Schließ deine Augen. Erlaube dem Körper, vom Stuhl gehalten zu sein. Bemerke die Körperempfindung, den Kontakt mit dem Stuhl.
2. Entspanne deinen Bauch. Notiere, wie dein Bauch sich von allein bewegt. Folge dem Atem für einige Augenblicke.
3. Bring ein Bild oder eine Erinnerung ins Gedächtnis, das ein Gefühl der Freundlichkeit dir selbst gegenüber bewirkt.
4. Jetzt sende freundliche Wärme zu diesem Bild oder der Darstellung deiner selbst.
   Anmerkung: Wenn du Schwierigkeiten hast, dieses Gefühl zu erzeugen, stell dir vor, dein Wohltäter sitzt neben dir selbst. Dann biete euch beiden freundliche Wärme an.
5. Wenn deine Aufmerksamkeit wandert, kehre einfach zu diesem Bild von dir selbst zurück und beginne von Neuem.

Der Geist kann darin hineingezogen werden, angenehme und schmerzhafte Erinnerungen wieder aufzusuchen, ungeschickte Handlungen wieder wachzurufen oder sich mit der Tagesplanung zu verzetteln. Sie können feststellen, dass bestimmte Gedankenmuster mit Regelmäßigkeit entstehen. Richten Sie Ihre Aufmerksamkeit ohne Urteil und Kritik immer wieder auf das Meditationsobjekt, auf Sie selbst. In dem Maße, wie die Kraft der Empathie stärker wird, öffnen wir uns und fühlen Mitgefühl für unsere Schmerzen und Dankbarkeit für unsere Freude. Das starke, zarte Herz des Mitgefühls, das aus der Selbstempathie hervorgeht, ist besser geeignet, ein anderes Herz mit Fürsorge zu umfassen.

*Empathie zu den schwierigen Patienten*

Wir alle haben Patienten, die die Grenzen unserer Empathie testen. Zum Beispiel kann die Angst vor Suizidverhalten uns zu einem Rückzug bewegen. Ärger darüber, wenn der Patient Telefonate zwischen Sitzungen fordert, kann den emotionalen Hunger im Herzen des Patienten verschleiern. Schwierige Patienten können eine tiefer gehende Aufmerksamkeit fordern, als wir zu geben bereit sind.

Solchen Patienten warme Gefühle zu schicken kann herausfordernd sein. Wenn es auch schwierig sein mag, ihre unangenehmen Charakterzüge beiseitezuschieben, versuchen Sie mit dem Teil des Patienten in Berührung zu kommen, der sich danach sehnt, glücklich zu sein, der beachtet, umsorgt und geliebt werden will. Der Wohltäter kann wieder diese empathische Verbindung unterstützen.

### ÜBUNG 6: EMPATHIE ZU EINEM NEUTRALEN PATIENTEN

1. Nimm eine bequeme Sitzhaltung ein. Schließ deine Augen. Erlaube dem Körper, vom Stuhl gehalten zu sein. Bemerke die Körperempfindung, den Kontakt mit dem Stuhl.
2. Entspanne deinen Bauch. Notiere, wie dein Bauch sich schon von allein bewegt. Folge dem Atem für einige wenige Augenblicke.
3. Schaff ein Bild oder einen „felt sense" des Patienten, für den du starke negative Gefühle hast. Stell dir vor, diese Person sitzt dir gegenüber.
4. Jetzt stell dir vor, dass du diesem schwierigen Patienten freundliche Gefühle schickst.
   [Anmerkung: Wenn du Schwierigkeiten hast, dieses Gefühl zu erzeugen, stell dir vor, dein Wohltäter sitzt neben diesem schwierigen Patienten und richte Wärme auf beide. Überlege, was diese Person unglücklich macht. Was motiviert das Tun dieser Person?]
5. Wenn deine Aufmerksamkeit wandert, kehre einfach zu diesem Bild zurück und beginne von Neuem.

Die folgende Metapher kann helfen, Mitgefühl für den schwierigen Patienten oder schwierige Menschen in unserem Leben zu schaffen. Stellen Sie sich vor, Sie gehen in einem Wald spazieren und begegnen einem kleinen Hund. Sie strecken Ihre Hand aus, um den Hund zu streicheln, und der Hund reagiert mit Knurren und beißt Sie. Ihre erste Reaktion mag im besten Fall lieblos sein. Stellen Sie sich stattdessen vor, dass das Bein des Hundes in einer Falle steckt, die unter einem Haufen Blättern verborgen ist. Sie verstehen jetzt, dass er aggressiv ist, weil sein Bein in der Falle steckt. Es ist hilfreich, zu verstehen, dass jemand, der feindselig zu anderen ist, auch ein Bein in einer Falle hat. Jemand, der *nicht* im Schmerz ist, muss auch nicht zum Schlag ausholen. Wenn wir erkennen, dass verletzende Handlungen anderer eine Widerspiegelung ihres eigenen Leides sind, wird es einfacher, Mitgefühl für sie zu empfinden.

*Die Begrüßungsübung*

Es gibt unzählige Übungsgelegenheiten während unserer Arbeit als Therapeuten. Die letzte Übung ist ein weiteres *Intermezzo*, das wir zwischen zwei Sitzungen üben können.

Ob es ein Patient ist, den Sie nie getroffen haben oder jemand, den Sie viele Male gesehen haben, alle Patienten kommen in der Hoffnung, dass Sie sich um ihr Leid kümmern werden und dass Sie den Weg mit ihnen gehen, auf dem sie ihr eigenes Fundament in dieser unsicheren Welt finden.

**ÜBUNG 7: DIE BEGRÜSSUNG**

1. Nimm dir einen Moment Zeit und fühle, bevor du aufstehst, das Kommen und Gehen des Atems, um den nächsten Patienten zu begrüßen.
2. Wenn du zur Tür gehst, stell dir vor, dass auf der anderen Seite der Tür ein menschliches Wesen wartet. Dieses menschliche Wesen ist jemand, der leidet, der Hoffnungen und Träume hat, der versucht hat, glücklich zu sein und nur teilweise erfolgreich war, und der in dem Glauben zu dir kommt, dass du das Leid lindern kannst.
3. Öffne jetzt die Tür und heiße den Menschen willkommen.

## Paradoxe Reaktionen auf Aufmerksamkeits- und Empathieübungen

Falls Sie diese Übungen versucht haben, ist die Chance groß, dass Ihre Erfahrung nicht das war, was Sie gesucht oder erwartet haben. Es ist weit verbreitet, dabei eine Art Rückwirkung zu erleben, wie etwa Negativität, Ärger oder Aggression. Konsequenterweise verdoppeln wir unsere Anstrengungen, um das Gleichgewicht unserer Ambivalenz wieder herzustellen, nur um zu entdecken, dass unsere negativen Emotionen stärker werden. Das Resultat kann demütigend und entmutigend sein.

Allerdings ist eine solche Reaktion kein Beweis für einen Fehlschlag, und sie ist dem Widerstand ähnlich, wie er in der Psychotherapie erfahren wird. Können wir diese ungeladenen Reaktionen mit Interesse und Gleichmut aufnehmen?

Während die Übungen nicht als Gelegenheit gedacht sind, diese Negativität zu untersuchen, sollten entstehende negative Emotionen nicht zurückgewiesen oder eine Gelegenheit zu weiterer Selbstbeschuldigung werden. Wir können nicht wählen, was sich ergibt, aber wir können geschickt damit arbeiten, wenn diese sich präsentieren. In dem Augenblick, in dem schwierige Emotionen hervorbrechen, erkennen wir sie an und begrüßen sie mit Güte, bevor wir mit unserer Aufmerksamkeit sanft zur aktuellen Übung zurückkehren. Der Zweck dieser Übung ist nicht, eine besondere Emotion entstehen zu lassen. Sie dient eher dazu, die Bedingungen herzustellen, die der Empathie und Liebenden Güte gestatten, sich zu entwickeln. Es ist nicht notwendig, die Übung zu machen, damit sie funktioniert. Es ist nur notwendig, die Übung zu tun und darauf zu vertrauen, dass Sie ein Saatgut pflanzen, das mit der Zeit Wurzeln bilden wird.

*Die Knospe*
*steht für alle Dinge,*
*auch für die, die nicht blühen;*
*denn alles blüht, von innen, aus eigener Segenskraft.*
*Doch manchmal ist es nötig,*
*dem Ding wieder und wieder*
*seine Liebenswürdigkeit zu lehren.*

KINNELL (1980, S.9)

KAPITEL 5

# Relationale Psychotherapie, relationale Achtsamkeit

JANET L. SURREY

***Uns selbst von der Illusion der Getrenntheit zu befreien, erlaubt uns, in natürlicher Freiheit zu leben.***

SHARON SALZBERG (1995, S. 1)

***Wir glauben, dass alle Beziehungen. erneuert werden können, indem die Wege und Bahnen zu den Verbindungspunkten wieder hergestellt werden.***

JEAN BAKER MILLER UND IRENE PIERCE STIVER (1997, S. 22–23)

Achtsamkeitsmeditation wird gewöhnlich als ein individuelles Unternehmen gesehen, obwohl es häufig mit Unterstützung der Gemeinschaft geübt wird. Die Früchte der Meditation können eine wachsende Erfahrung tiefer Verbundenheit mit anderen Menschen und mit der Welt beinhalten. Wird diese Perspektive vom Therapeuten in das Behandlungsfeld eingebracht, dann ist die Bühne für eine fruchtbare therapeutische Beziehung frei.

Anders als einige medizinische Mittel, deren Wirksamkeit wenig Bemühen oder Absicht aufseiten des Patienten fordert, braucht die Psychotherapie eine mentale Präsenz. Die Behandlung kann nicht mit passiven

Teilnehmern gelingen. Ein gewisser Grad an Achtsamkeit ist in diesem Sinne bei Patient und Therapeut in einer effektiven Therapie vorhanden. Achtsamkeitspraxis bedeutet zu lernen, *präsenter* zu sein, und eine relationale Psychotherapie kann als ein Prozess verstanden werden, in dem der Therapeut und der Patient mit der Absicht arbeiten, das Gewahrsein der gegenwärtigen relationalen Erfahrung mit Akzeptanz zu vertiefen. Zwar mag der Therapeut anfangs die einzige Person im Raum sein, die diese Intention mitträgt, aber mit der Zeit entdecken Therapeut und Patient in den gemeinsamen achtsamen Augenblicken Heilungsprozesse.

In Kapitel 3 sahen wir, dass die Qualitäten der therapeutischen Beziehung zentrale Bedeutung für den Erfolg der Behandlung besitzen, unabhängig vom Behandlungsmodell. Einige klinische Ansätze betrachten die Beziehung als eine Intervention in sich selbst, statt sie lediglich als Umfeld und Unterstützung für die therapeutische Arbeit zu sehen. Dieses Kapitel untersucht einen derartigen Ansatz, die Relational-Kulturelle-Theorie (RCT) (Jordan, Kaplan, Miller, Stiver & Surrey, 1991) und wird das Augenmerk auf dic „Bewegung in der Beziehung" lenken und erforschen, wie die RCT und Achtsamkeit tatsächlich aufeinander wirken. Nach einer Einführung in die RCT und einer Diskussion gemeinsamer Bereiche mit der Achtsamkeit diskutiere ich weitere Elemente der buddhistischen Psychologie, und wie sie zu einer relationalen Perspektive beitragen. Ich illustriere den Beitrag dieses Ansatzes mit einer klinischen Fallstudie. Das Kapitel endet mit einer meditativen Übung, die Therapeuten nutzen können, um die Behandlung im Rahmen dieses Modells zu verbessern.

## Relational-kulturelle Theorie und Praxis

Seit 1978 bin ich Mitglied einer Gruppe von Klinikern und Theoretikern im Stone Center am Wellesly College, die die RCT und ihre Anwendung entwickelt haben. Frauen werden als Träger der Beziehungsarbeit in unserer Kultur betrachtet (Miller, 1976). Aus dieser weiblichen Erfahrungsperspektive haben relationale Theoretiker die psychologische

Entwicklung und Heilung in einer Weise beschrieben, die kulturelle und professionelle Ideale des „Selbst" und der „Eigenständigkeit" als Ecksteine für Gesundheit, Wohlergehen und eine optimale Entwicklung in Frage stellen. Authentisch verbunden zu sein wird als Kern psychologischen Wohlseins und als die wesentliche Eigenschaft wachstumsfördernder und heilender Beziehungen beschrieben. In derartigen Beziehungen fühlt sich jeder Teilnehmer in der Lage, zu sein und gesehen zu werden. Jede Person fühlt sich durch die Präsenz des anderen und die Herausforderung der Wechselseitigkeit gehalten, weniger beengt und oft gefordert. Das Angebot, diese Herausforderung anzunehmen, finden wir in intimen Zweierbeziehungen, Familien oder Gruppen jeder Größe.

Aus relationaler Sicht resultiert psychisches Leid daher, davon abgeschnitten zu sein oder daran gehindert zu werden, sich an beidseitig authentischen, empathischen und persönlich befähigenden Beziehungen zu beteiligen. Heilen und Therapie werden als Praxis beschrieben, die Wege zu erkennen und zu honorieren, um die Menschen in einseitigen Beziehungen gerungen haben sowie Strategien der Getrenntheit, die sie als Schutzfunktion herausgebildet haben.

Nicht-Gegenseitigkeit hat viele Formen wie Beziehungen, die von Missbrauch geprägt, unterdrückend, verletzend, gewalttätig, kühl-distanziert, oberflächlich, verschlossen, voller Verstrickung oder undifferenziert sind. Miller und Stiver (1997) beschreiben, wie der Zustand chronischer Getrenntheit zu der Erfahrung „verdammt zur Isolation" führt, bei der das Kind oder der Erwachsene zu fühlen beginnt, dass etwas in ihm oder ihr falsch ist und für die Getrenntheit verantwortlich sein muss. Chronische Getrenntheit resultiert in Energieverlust, Immobilität (psychisch und physisch), Mangel an Klarheit und negativen Selbstbildern. Ein Kind mit Namen Laura lernt, dass seine Eltern ganz aufgebracht sind, wenn es Angst oder Wut zeigt. Es entwickelt ein Bild von Beziehungen, das den offenen Ausdruck schmerzlicher Gefühle nicht mit einschließt. In einer stressvollen Zeit seines Lebens kennt es seine Gefühle nicht oder weiß nicht, wie es die relationale Kraft und Unterstützung finden und nutzen kann.

Die Absicht der Therapie ist, die Effekte der Isolation und Getrenntheit zu erarbeiten, wie sie sich im Leben und in der Therapie darstellen, mit dem

Ziel, wachstumsfördernde Beziehungen wieder zu verbinden und wiederherzustellen. Miller und Stiver (1997) beschreiben fünf erwünschte psychologische Ergebnisse für die Wiederherstellung gegenseitiger Verbindungen: (1) neue Energie und Vitalität, (2) eine größere Fähigkeit zu handeln, (3) zunehmende Klarheit, (4) ein verbesserter Selbstwert und (5) das Verlangen oder der Wunsch und die Fähigkeit nach mehr Verbundenheit.

Theoretiker und Praktiker der RCT haben die heilende Dynamik der Beziehungstherapie als eine kollaborative Suche nach authentischem Engagement und Gegenseitigkeit beschrieben. Die Qualitäten relationaler Präsenz, die als grundlegend für den Therapeuten beschrieben werden, sind nachhaltige empathische Aufmerksamkeit, Antwortbereitschaft und Offenheit, an der Beziehung teilzunehmen und von ihr bewegt oder ergriffen zu werden. Dazu kommt eine Haltung des Respekts, der Nachfrage, der Fürsorge und der Bescheidenheit (Jordan, 2003). Im Gegensatz zur psychoanalytischen Betonung von Objektivität, Neutralität und genauer Interpretation oder der Anwendung gezielter Interventionen in vielen protokollorientierten Behandlungen betont die RCT den zentralen Wert der therapeutischen Beziehung. Der Auftrag des Therapeuten ist es, in professioneller Weise Fokus, Absicht, Expertise und Integrität zu wahren. In der gemeinsamen Humanität bleibt er oder sie anwesend und zugänglich, gleich, welches Material der Patient präsentiert.

## Der Schnittpunkt von relationaler Therapie und Achtsamkeit

Der Schnittpunkt der RCT mit der Achtsamkeit ist besonders fruchtbar, weil ihre Ziele und Methoden in vielen Punkten ineinanderfließen. Dieses Buch beschreibt eine Auswahl von Wegen, wie die Achtsamkeitspraxis zur Psychotherapie beiträgt. In der Tat unterstützt Achtsamkeitspraxis die Fähigkeit des Therapeuten, sich um die Verbundenheit zu kümmern und in diesem Prozess Brüche im Kontakt zu reparieren. Die RCT bietet auch eine Perspektive an, wie die Psychotherapie im Gegenzug eine Gelegenheit für die Achtsamkeitspraxis werden kann. Therapeut und

Patient sind in diesem Prozess noch tief greifender wechselseitig engagiert. Die relational-kulturelle Therapie kann als eine potente Form der „Co-Meditation" verstanden, nutzbar gemacht und zu einer Methode werden, das Achtsamkeitstraining selbst weiter zu bringen. Diese reziproken Beiträge von Achtsamkeit und relationaler Psychotherapie zueinander werden weiter unten beschrieben.

### Verbundenheit als Objekt des Achtsamkeitstrainings

Die Verbundenheit mit unserer eigenen Erfahrung oder mit anderen Personen ist niemals statisch. Es ist ein Prozess von aufeinanderfolgenden Bewegungen, sich zuzuwenden, abzuwenden und zurückzuwenden. Achtsamkeit entwickelt Gewahrsein für diese Bewegung mit der Absicht, immer wieder zur Verbundenheit zurückzukehren. Bei der Achtsamkeit ist das Objekt unserer Untersuchung unsere Verbundenheit mit dem, was im Gewahrsein aufkommt. Für den engagierten Praktizierenden gibt es keine Erfahrung, die aus dieser Praxis herausfiele, einschließlich der, Psychotherapie auszuüben.

In einer relationalen Therapie, die achtsamkeitsinformiert ist, bleibt der Therapeut jeden Augenblick neu achtsam für Veränderungen *seiner eigenen Empfindungen*, Gefühle, Gedanken und Erinnerungen. Während der Patient seine eigenen Gefühle, Gedanken, Wahrnehmungen und Körperempfindungen beschreibt, gibt der Therapeut auch den *Erfahrungen des Patienten* Aufmerksamkeit, registriert diese als Objekt seines Gewahrseins und benutzt diese Wahrnehmungen, um die Bewegung der Beziehung zu ermöglichen. Das ist eine jeden Moment neue Aufmerksamkeit für die lebendige Wirklichkeit des anderen Menschen, für seine Worte, Stimme, Gefühle, Äußerungen, Körpersprache, Atmung und so weiter. Darüber hinaus achtet der Therapeut auf den Fluss der Beziehung und auf die sich verlagernden Eigenschaften der Verbundenheit und Getrenntheit, einschließlich ihrer energetischen, texturalen und emotionalen Qualitäten. Dieses dreiteilige Gewahrsein (Selbst, Anderer und die Bewegung oder der Fluss der Beziehung) beschreibt am besten die therapeutische Anwendung der Achtsamkeit des relationalen Psychotherapieansatzes.

## Relationale Therapie als Co-Meditationspraxis

Achtsamkeit endet nicht beim Therapeuten. Während der Therapeutenfokus bei der Erfahrung des Patienten bleibt, engagieren sich Patient *und* Therapeut in einem gemeinschaftlichen Prozess gegenseitiger Aufmerksamkeit und gegenseitiger Achtsamkeit durch ein relationales Verbundensein. Muster des Misstrauens, Schreckens, Zweifels, der Verbundenheit und Trennung werden zum Fokus in dieser gemeinsamen Nachforschung. Diese Sicht der Therapie als *Co-Meditation* bietet neue Möglichkeiten für das therapeutische Geschehen.

Durch die Beziehung bietet der Therapeut dem Patienten die Möglichkeit, zusammen mit ihm emotional gegenwärtig zu bleiben, vielleicht für „einen Augenblick länger" bei schwierigen Gefühlen zu bleiben und so die Fähigkeit des Patienten zum achtsamen Gewahrsein für ein „Selbst-in-Verbundenheit" zu verbessern. Das empathische Einstimmen des Therapeuten hilft, die Wahrheit des gegenwärtigen Augenblicks mit Akzeptanz herauszuziehen, ohne den Patienten zu überfluten oder zu beschämen. Psychotherapie wird zur Achtsamkeitspraxis und Achtsamkeitspraxis wird ein Vorgang der Zusammenarbeit, auch ohne ihn so zu benennen. Die Achtsamkeit und die eingestimmte Beziehung scheinen einander zu unterstützen.

Der therapeutische Prozess vertieft und erweitert sich, weil Therapeut und Patient gerufen sind, in der Gegenwart zu sein, so gut es ihnen möglich ist (für sich selbst, füreinander und für die Beziehungsbewegung – in die Verbindung und Verbundenheit hinein und aus ihr heraus). Der Prozess beginnt eine Wachstumsqualität zu zeigen, die mit den weiter gefassten Zielen des Achtsamkeitsbegriffs in Einklang steht.

Authentische Beziehungen bieten Herausforderungen an, Bilder und Ideen zu erweitern und freizugeben, zum Beispiel wer wir sind oder sein sollten, wer der andere Mensch ist oder wie die Beziehung sein sollte. Lernen wir, in der Wahrheit des Augenblicks zu bleiben, dann beginnen wir uns von dem Griff des begrenzenden Selbst oder der relationalen Bilder zu befreien. „Ich schätze, ich bin nicht mehr 25 Jahre alt. Mein Partner wohl auch nicht! Wir altern *alle*. Vielleicht ist es natürlich und gut so." Unsere fixen Ideen von uns selbst und dem anderen beginnen ihren festen Griff auf uns zu lösen. Wir lernen zu akzeptieren, „was ist". Die Augenblicke, in denen dies geschieht, können heilsam sein.

In Momenten tiefer Verbundenheit in der Beziehung brechen wir darüber hinaus aus der Isolation und Widersprüchlichkeit aus in einen ganzheitlichen und weiträumigen Geistes- und Herzenszustand. Dieser ist intellektuell schwierig zu fassen. Durch das Tor der Verbundenheit gelangen wir zu einem erhöhten Gewahrsein unserer eigenen Wirklichkeit und der des anderen Menschen. Bedeutsam ist, dass die Wechselbeziehung unserer Existenz (Interdependenz) intuitiv erfahren wird. Diese Momente tiefer Verbundenheit gelangen jenseits der Art von Beziehung, die üblicherweise in der Literatur der Objektbeziehungen, der relationalen oder intersubjektiven Psychologie beschrieben wird. Dieser Punkt verdient eine weiterführende Erklärung.

*Intersubjektivität und Intersein*

Neuere Arbeiten zur Intersubjektivität helfen zu erhellen, wie unsere innere Welt durch die Interaktionen in der interpersonalen Welt entsteht, sowohl im Verlauf der frühen Entwicklung als auch im laufenden, Realtime-Kontakt mit anderen Menschen. Die frühe Entwicklung des Selbst, subjektiv als getrennt erfahren, hängt vom Kontakt mit anderen ab, damit Differenzierung entstehen kann (Thompson, 2001). Psychoanalytische Theoretiker haben sich auf diese Beobachtung bezogen, um zu helfen, das komplexe Wechselspiel von Subjekten zu beschreiben, und wie wir Schlüsse aus dem „intersubjektiven Feld" ziehen (Atwood & Stolorow, 1984, S. 41). Andere haben eine Basis unserer Erfahrung von anderen Personen in der Gehirnphysiologie gesucht (Gallese, 2001; Rissolatti, Fadiga, Fogassi & Gallese, 1996). Die Erfahrung der Verbundenheit, die von der achtsamkeitsinformierten RCT angedeutet wird, vertieft unser Verstehen der Intersubjektivität und kann besser in Begriffen der buddhistischen Psychologie beschrieben werden. Im relationalen Modell erweitert sich die Offenheit für die Beziehung im Alltag zu einer gefühlten Verbundenheit oder einer Verbundenheit zur globalen Gemeinschaft. Unsere persönlichen Wunden zu heilen wird zu einem ersten Schritt in einem Prozess, der sich schrittweise ausweitet, um Mitgefühl für das Leiden eines jeden und aller mit einzubeziehen. Möglich ist auch, das er die Absicht, die planetarischen Wunden zu heilen, wie in der Ökologischen Psychologie beschrieben, mit einschließt (Conn, 1998). In Eva Thompsons Worten (2001) bewegen wir uns von der"Intersubjektivität zum Intersein". *Intersein* (interbeing) ist ein Begriff von Thich Nhat Hanh (1992), um die Verbundenheit aller Wesen zu beschreiben. Die ungewohnte Erfahrung dieser Ebene der Wechselbeziehungen wird als direkte Einsicht in unsere Übereinstimmung mit dem Ganzen der Natur angesehen.

Dies wird in einer buddhistischen Metapher als das „Juwelennetz Indras" beschrieben, in dem jedes Wesen als ein Juwel-Knotenpunkt eines Netzwerks gesehen wird, das alle anderen widerspiegelt. Die Folge ist, dass die phänomenale Welt in tiefgründiger holistischer und holographischer Weise durchwebt ist, so dass jeder Knotenpunkt ein Eingang oder Tor zum Ganzen sein kann. Das Zusammenspiel von Teil und Ganzem ist eine Metapher dafür, wie Momente in der Therapiebeziehung Zugänge zu tief greifenden Verbindungen und zur Realisierung von wechselseitiger Beziehung (Interdependenz) sein können. Die Beziehung (mit tiefer und nachhaltiger Fürsorge und Aufmerksamkeit zu einem anderen Menschen) kann das Herz für das Gewahrsein des Ganzen öffnen. Die therapeutische Praxis könnte man damit beschreiben, Indras Netz zu hegen und instand zu setzen (Kabat-Zinn, 2000), indem wir die psychologischen Hindernisse überwinden, um unsere grundsätzliche Verbundenheit zu erkennen. Wenn wir um die Hindernisse wissen, und sie geschickt angegangen werden, erfahren wir uns selbst als Teil des Netzwerks.

Unsere Patienten werden zutiefst von ihren persönlichen, familiären und kulturellen Lebensorten beeinflusst. Der besondere amerikanische Leidenskontext ist als grundsätzliche Krise der Verbundenheit und als Verlust des Verwurzeltseins, der Zugehörigkeit, der Gemeinschaft und der kontinuierlichen Fürsorge beschrieben worden. Hier existiert eine große Sehnsucht nach Verbundenheit und Erneuerung der Beziehungen und der Spiritualität. Achtsamkeit als Praxis scheint daher eine besondere Bedeutung in dieser Kultur zu haben. Sie öffnet und vertieft unsere Fähigkeit zu Verbundenheit.

Zusammenfassend kann man sagen, dass die Achtsamkeitspraxis im Therapeuten ein sich ausweitendes Gewahrsein entwickelt, das implizit oder explizit auf den Patienten erweitert wird. Für den Patienten und den Therapeuten wird die Arbeit in der Psychotherapie zu einer Übung des achtsamen Gewahrseins der Beziehung, gerichtet auf die Bewegung von Verbundenheit und Trennung sowie auf die Schaffung einer neuen, empathisch verbundenen Kultur, in der Heilung geschieht. In dieser Weise unterstützt Achtsamkeit die Psychotherapie. Wird Psychotherapie mit einer erweiterten Sicht ausgeübt, kann sie auch zu einem Fahrzeug der persönlichen Entwicklung des Therapeuten werden. Wenn Eigenschaften wie Offenherzigkeit, Furchtlosigkeit, genaue Aufmerksamkeit und Empathie in der Zusammenarbeit dieser Psychotherapie Wurzeln fassen, entsteht Wachstum. Beide Seiten finden in der Praxis zu einer erweiterten Empfänglichkeit, wenn sie sich der gegenwärtigen Realität – für die eigene Person, füreinander und für ihre Verbindung – von ganzem Herzen her öffnen. Das reicht jenseits der Besonderheit *dieser* Beziehung oder *dieses* speziellen Settings. Therapie, die in dieser Weise praktiziert wird, trägt eine ausgeprägte spirituelle Dimension in sich, auch wenn sie nicht in religiösen Begriffen beschrieben sein mag.

## Weitere buddhistische Beiträge zur relationalen Praxis

RCT gründete ursprünglich nicht auf Konzepten, die aus der buddhistischen Psychologie stammen. Viele buddhistische Konzepte sind besonders kongenial für die relationale Psychotherapie, weil sie die Therapeuten zum Gewahrsein der uns Menschen eigenen Vernetzung führen.

### Gelübde, Leid zu lindern

Einige Schulen der buddhistischen Psychologie (beschrieben als Lehren der „mittleren Periode“ in Kapitel 13) betonen die Bedeutung, gute Absichten zu kultivieren, besonders zu versprechen, in unserer Lebenszeit für die

Freiheit von Leid aller Wesen zu arbeiten und somit eine nutzbringende Präsenz im Leben anderer zu sein. Das ist auch ein wesentlicher Aspekt der von Augenblick zu Augenblick geführten relationalen Praxis. Wir heißen bei anderen willkommen, was wir für uns selbst wollen. In der Therapie ist unsere tiefe und nachhaltige Aufmerksamkeit für eine andere Person Widerspiegelung unserer Absicht, Mitgefühl und Verbundenheit zu einem sich ausweitenden Kreis anzubieten, der niemanden ausschließt.

Die Verpflichtung zur Heilung und Befreiung aller Wesen kann als Ideal die professionelle Praxis und das Studium beleben. Während die klinische Psychologie uns in die Verantwortung nimmt, neurotische, unheilsame oder narzisstische Intentionen zu erkennen, bietet die buddhistische Psychologie einen Prüfstein in Momenten tiefen Zweifels, großer Verzweiflung oder bei professionellem Burnout. Für Psychotherapeuten kann ein Versprechen wie das Gelübde, Leiden zu lindern, Quelle für Sinn und Energie sein.

### Qualitäten des Herzens

Zusätzlich zur Achtsamkeitspraxis enthält die buddhistische Psychologie Übungen, die bewusst beabsichtigen, die vier besonderen Eigenschaften des Herzens zu entwickeln (kurz in Kapitel 4 erwähnt). Diese vier *Brahma-Viharas* sind Liebende Güte (grundlegende menschliche Freundlichkeit), Mitgefühl (Güte als Antwort auf Kummer und Leid eines anderen), Mitfreude (Freude angesichts des Wohlergehens anderer) und Gleichmut (Erfolg und Fehlschläge erlauben, ohne angesichts solcher Ergebnisse an unserem Selbstwert festzukleben). Diese werden als wesentliche Eigenschaften der menschlichen Natur angesehen, die erneuerbar sind und nie völlig von den Lebensumständen ausgelöscht werden. Sie können auch zu voller Blüte entwickelt werden. Brahma-Vihara üben „enthüllt das strahlende, freudige Herz in jedem von uns und manifestiert diese Strahlung für die Welt“ (Salzberg, 1995).

Wie in Kapitel 4 angedeutet, ist die *Brahma-Vihara*-Praxis eine Konzentrations- und keine Achtsamkeitspraxis; denn wir wenden uns exklusiv einem bestimmten Objekt (typischerweise einer Redewendung oder dem

Bild einer Person) zu statt dem wechselnden Inhalt unseres Gewahrseins. Man kann diese Bilder mit einer bestimmten Person identifizieren, die man liebenswert findet, einer „neutralen" Person, einer schwierigen Person oder mit sich selbst. Die Ausgangstechnik wird in Kapitel 4 in der Übung zu Liebender Güte dargestellt. Sie besteht darin, Gefühle der Freundlichkeit durch das Vorstellungsbild einer geliebten Person zu erzeugen und dann dieses Gefühl zu sich selbst, zu neutralen und schließlich schwierigen Personen zu senden. Die Übung ist manchmal von Redewendungen begleitet wie „Möge ich (mögest du) gesund sein, möge ich (mögest du) frei sein von Leid." Die Wiederholung dieser Sätze hält den Geist und das Herz in neuen mental und emotional hilfreichen Gewohnheiten. In der *Brahma-Vihara*-Übung außerhalb der klinischen Praxis kann es hilfreich sein, Patienten mit einzubeziehen, mit besonderem Fokus auf die, die extremes Leid durchmachen oder solche, mit denen die Beziehung schwierig ist. Abgeänderte Versionen dieser Übungen können in Kapitel 4 und am Ende dieses Kapitels nachgelesen werden.

Diese meditative relationale Praxis kann für die Anwendung in der Psychotherapie mit oder ohne eine direkte verbale Rückmeldung variiert werden. Zum Beispiel können wir uns in einem Augenblick großer Verwirrung, großen Unglücklichseins oder extremen Leids bewusst werden, dass wir der Situation entfliehen wollen. Deutliche Gedanken tauchen auf: „Ich muss aus dieser Beschäftigung raus." oder „Was ist mein Problem?" oder „Dr. X. würde das definitiv besser machen." oder sogar „Ich frage mich, was es zum Abendessen gibt." Solche Momente entstehen oft angesichts starker unangenehmer Emotionen, wie etwa Wut oder Schuldzuweisung und Tadel, die auf den Therapeuten gerichtet werden. Manchmal ist die beste Antwort, lautlos einfache Redewendungen aus der Praxis der Liebenden Güte („Mögen wir Glück finden."), des Mitgefühls („Mögen wir frei sein von Leid.") oder des Gleichmuts („Alles ist so, wie es ist." oder „Wir werden das durchstehen.") auszusprechen. Das kann uns emotional offen halten.

Die Benennung und das Üben dieser Eigenschaften des Herzens erlauben dem Kliniker, den Gebrauch des Wortes *Liebe* wieder einzufordern – ohne ein Übermaß an sentimentalen, romantischen oder sexuellen Untertönen. Psychotherapie ist ein Ausdruck der Liebe, Liebe als Gleichmut, Freundlichkeit, Mitgefühl und Freude. Die Liebe gibt unserem Beruf eine Chance, die tiefgründigsten Elemente unserer Praxis der Verbundenheit und der Heilung zu erneuern und zurückzufordern. Sie erinnert daran, dass nicht nur Gleichmut und Mitgefühl, sondern auch Freude und einfache Freundlichkeit in uns und in unseren Patienten vorhanden sind, zu allen Zeiten, egal wie verborgen. Das ist als Gegenmittel für „Mitgefühlsmüdigkeit" oder ein „Sekundärtrauma" hilfreich, die beide Gefahren für Psychotherapeuten darstellen (Sussman, 1992).

### Die erste Edle Wahrheit: Im Leiden sein

Die erste Edle Wahrheit der Unvermeidbarkeit von Leid im Leben und in Beziehungen hilft dem Kliniker, Gleichmut und Vertrauen angesichts des Leidens zu bewahren. Leid ist unvermeidlich. Nur weil ein Patient zu uns in die Therapie kommt, bedeutet das nicht automatisch, dass wir in der Lage sind, dieses Leid zu entfernen. Es ist auch kein Fehler einer bestimmten Person („Wenn ich Schmerzen habe, muss irgendetwas an mir schlecht, mangelhaft oder verrückt sein."). Isolation und zusätzliches Leid kann durch Objektivierung, Personalisation und diagnostische Etiketten entstehen. Die Freiheit, die der Praxis der ersten Edlen Wahrheit innewohnt, die Akzeptanz der einfachen Wahrheit des Leidens ist Kern der heilenden relationalen Praxis. Sogar im Leid (vielleicht *besonders* im Leid) können wir uns tief gehend mit einem anderen Menschen in unserer menschlichen Verwundbarkeit verbinden.

Die Geschichte vom Senfkorn illustriert diesen Punkt. Sie schildert den Buddha als einen fähigen relationalen Heiler:

> *Der junge Sohn einer armen Frau mit Namen Gotami starb plötzlich, als er spielte. Gotami wurde „vor Kummer fast verrückt" (Olendzki, 2002, S. 40) (psychotischer Gram). Sie trug den Leichnam ihres Sohnes von Haus zu Haus und flehte um Medizin, die ihn heilen sollte. Die Leute aber beschimpften sie und sagten: „Was soll Medizin schon ausrichten?" Sie konnte die Realität seines Todes nicht akzeptieren. Ein weiser Mensch*

> *schickte Gotami zum Buddha. Sie fragte ihn nach einer Medizin, um ihren Sohn zu heilen. Als Tausch für die Medizin bat der Buddha sie, ihm zuerst ein Senfkorn aus einem Haushalt zu bringen, der niemals Tod erfahren hat. Voller Hoffnung machte sich Gotami auf die Suche.*

Der Buddha hatte eine relationale Praxis verschrieben, die Gotami dazu brachte, ihre Geschichte immer und immer wieder zu erzählen, in der Hoffnung, einen solchen Haushalt zu finden. Wir können uns vorstellen, wie ernsthaft sie gesucht, ihre Geschichte erzählt, bei den Dorfbewohnern Mitgefühl erregt und schließlich deren Geschichten über den Tod zugehört hatte, und wie dies Mitgefühl in Gotami hervorgerufen hatte.

> *Gotami besuchte jeden Haushalt in ihrem Dorf und konnte trotzdem keinen einzigen finden, in dem der Tod nicht bekannt war. Am Ende ihrer Suche begab sie sich wieder zum Buddha, ohne ein Senfkorn zu haben und sagte: „Danke, ich verstehe." Nun konnte sie ihr Kind begraben. Gotami war so bewegt, dass sie der Gemeinschaft der Nonnen des Buddha beitrat, und, so ist überliefert, sie erlangte Erleuchtung.*

Gotami hatte einen gemeinsamen Boden mit ihrer Dorfgemeinschaft gefunden, und sich aus der Isolation und Verneinung herausbewegt. Dann realisierte sie die Wahrheit der Vergänglichkeit. Sie erlebte sich nicht länger als verunglimpfte, kastenlose Ausgestoßene oder als eine weniger wertvolle Person, sondern als Mensch unter Menschen. Wo Mitleid oder Sympathie zu echtem Mitgefühl wird, kann Einsicht in die allen gemeinsame Menschlichkeit Fuß fassen. Diese Geschichte zeigt, dass die Verbundenheit angesichts des Todes und des unerträglichen Leides zur tiefsten heilenden Einsicht und Befreiung führen kann.

Die Fähigkeit, mit einer anderen Person zu leiden, oder das „geteilte Herz des Mitgefühls" ist Kern der relationalen Situation bei Elternschaft, Heirat oder Freundschaft, in einem geistlichen Amt und in der Medizin. Wie alle Eltern und Therapeuten wissen, ist es oft am schwierigsten, wenn ein geliebter Mensch leidet oder jemand, für den man verantwortlich ist, und es ist beinahe unerträglich, dabeizubleiben, wenn Sie als die Wurzel des Problems gesehen werden. Einzelmeditation allein bereitet uns nicht vor, dem Leid von Angesicht zu Angesicht zu begegnen. Ein Training in Meditation *plus* die Kultivierung von Achtsamkeit im individuellen, Gruppen- und intimen dyadischen Kontext ist vielleicht das beste Training für eine achtsamkeitsorientierte Psychotherapie. Einige dyadische Achtsamkeitsübungen werden am Ende dieses Kapitels vorgestellt.

### Relationale Grundursachen: Gier, Hass und Verblendung

Aus relationaler Perspektive können die Grundursachen des Leidens, Gier, Hass und Verblendung (in Kapitel 2 erwähnt und vollständiger in Kapitel 11 beschrieben), als habituelle psychologische oder Verhaltens-Muster verstanden werden, die zu einer Trennung führen. Karen Horney (1945) beschreibt drei ähnliche Bewegungen im Beziehungsgeschehen, die den gesunden Fluss der Verbundenheit verhindern und verzerren: sich auf die Beziehung hinbewegen, sich gegen die Beziehung bewegen, sich von der Beziehung fortbewegen. Die buddhistische Beschreibung der drei Grundursachen kann in den folgenden relationalen Strategien gesehen werden:

1. *Gier als Bewegung zur Beziehung hin*: ein Muster ängstlichen Anklammerns oder Ergreifens eines fixierten Musters; Angst, dass Wandel Isolation und Verlassenheit bringen wird; die Unfähigkeit, kleine Trennungen zu erdulden und geschickt damit umzugehen.
2. *Hass als Bewegung gegen Beziehung*: ein Muster des Kritizismus und negativen Urteilens; Ärger, Zorn, Schuldzuweisung, sogar Gewalt angesichts von Frustration; Versuche, den anderen zu kontrollieren und das eigene narzisstische Image hochzuhalten.
3. *Verblendung als Bewegung weg von Beziehung*: ein Muster der Intellektualisierung, des Rückzugs, der Abspaltung oder der Dissoziation; exzessive Unabhängigkeit, Verleugnung oder Überflutung angesichts der Verletzbarkeit oder des Sehnens nach Verbundenheit.

Achtsamkeit hat zur Folge, dass man für den Einfluss dieser Grundursachen wachsam ist. In ähnlicher Weise kann eine engagierte relationale Therapie als Arbeit an diesen Grundursachen beschrieben werden, weil sie als Strategien der Trennung gelten. Therapeuten haben ihre eigenen persönlichen und professionellen Trennungsmuster, wie Objektivierung und Distanzierung, die oft durch schwierige Momente in der Therapie ausgelöst werden. Ein achtsamkeitstrainierter relationaler Therapeut wird wachsam sein für die relationalen Grundursachen in seiner eigenen Erfahrung, und wird Strategien der Getrenntheit identifizieren, wenn sie aufkommen.

## Sprache und Stille

Therapeuten haben sich traditionell auf die verbale Interaktion konzentriert. Die Erfahrung, gemeinsam im gegenwärtigen Augenblick zu sein, kann tiefer in der Stille gefühlt werden, im Raum zwischen den Worten. Psychologen haben sowohl über vorsprachliche Stille geschrieben, also bevor wir Worte für unsere Erfahrung haben, als auch darüber, wie man sich in einem umfassenderen Sinn aus sich selbst heraus entwickelt – durch das Finden einer authentischen Stimme in der Beziehung zu andern (Gilligan, 1982). Die Achtsamkeitspraxis stellt eine dritte Option vor: Die bewusste Stille, die die unaussprechliche, direkte Wahrnehmung der unfasslichen und allumfassenden relationalen Welt einhüllt, in der wir alle verbunden sind. Einige Menschen finden, dass die Einzelmeditation ihnen die einzige Erfahrung der Stille in ihrem geschäftigen Leben gibt. Eine echte Verbundenheit in der Beziehung kann dies aber auch.

## Die Anatomie der heilenden Momente

> ***In Beziehungen, in denen es wahre Achtsamkeit, Empfänglichkeit und Ansprechbarkeit gibt, kann Interaktion mit schöpferischen Energien geschehen.***
>
> VIMALA THAKAR (1993, S, 16 – 17)

Es gibt erneutes Interesse, den Fluss (flow), der sich jeden Augenblick neu in der relationalen Therapie entfaltet, zu beschreiben. Daniel Stern (2004) schreibt, im Hier und Jetzt zu arbeiten hat das größte Potential, um therapeutischen Wandel herbeizuführen. Er führt aus: „Es ist bemerkenswert, wie wenig wir von der Erfahrung wissen, die gerade jetzt geschieht, während wir so viel von der Vergangenheit kennen und darüber theoretisieren." (Stern, 2003, S.52)

Stern beschreibt Therapie als einen Prozess, der sich „entlang bewegt", und als ein Ergebnis zweier Mentalitäten, die zusammenarbeiten. Salopp zu sein ist in diesem Prozess mit einbegriffen und kann zu Eruptionen der *Jetzt-Momente* führen. Neue Zustände kommen ins Dasein oder drohen ins Dasein zu kommen. Dies hat mit einer zunehmenden, emotionalen Ladung im Konsultationsraum zu tun, wenn die gewohnte Art, miteinander zu sein, vorbehaltlos in Frage gestellt wird. Solche Augenblicke können extrem positiv sein, wenn sie gut genutzt werden. Stern beschreibt „Jetzt"-Momente als Aufruf zu einem „Begegnungsmoment", in dem der Therapeut aufgefordert ist, eine schöpferische, authentische Antwort zu geben, um die Forderung des Augenblicks aufzulösen, und beide Behandlungspartner dann an der Jetzt-Erfahrung teilhaben. Das erkennen sie blind. In diesen Momenten erhöhter Aufmerksamkeit und Empfänglichkeit verschiebt sich etwas in dramatischer Weise. Das ist tatsächlich der vorherigen Beschreibung der Psychotherapie als einer relationalen Praxis ziemlich ähnlich, in der jeder Augenblick als ein potentieller „Jetzt"-Moment der Achtsamkeit beschrieben werden kann.

Relationale Praktiker konzentrieren sich auch auf individuelle Momente als einen Ort für greifbaren Wandel in der Therapie (Stiver, Rosen, Surrey

& Miller, 2001). Das sind Augenblicke, in denen etwas Neues vereint geschaffen wird, gebildet aus dem Zusammenspiel der Bewegungen beider Personen und aus schöpferischen, Wachstum fördernden Gelegenheiten. Die Beziehung wird vorwärts in eine heilende und weiträumigere Richtung getrieben, die zu „Bewegung-in-Beziehung" führt (Stern, 2001, S. 1).

Augenblicke greifbaren Wandels werden aus dem gebildet, was zuvor aufkam. Sie können von einer Handlung des Patienten oder des Therapeuten eingeleitet werden, aber wesentlich ist hier, dass beide die Beziehung vorwärts bewegen zu einer neuen Erfahrung der Verbundenheit in der Gegenwart. In solchen Momenten öffnen sich Patient und Therapeut einer tieferen Verbindung zum Selbst, zum anderen und zum Beziehungsfluss. Das können sehr einfache Momente sein, wenn eine unerwartete, spontane Öffnung (ein Lächeln, ein wechselseitiger Blick, eine Pause beim Verabschieden) die Beziehung an einen neuen Ort trägt. Die Beziehung wächst. Man kann sagen, sie weitet sich und wächst an Räumlichkeit, Lebendigkeit, Freiheit, Spontaneität, Elastizität, Belastbarkeit und schöpferischer Kraft. Die beabsichtigte Richtung des Wandels bleibt auf das Wachstum des Patienten gerichtet. Beide Teilnehmer erschaffen aber ein Momentum neuer Verbundenheit und werden von diesem bewegt.

## Klinisches Beispiel

Der Großteil des Wandels und der Bewegung in der Therapie geschieht allmählich und schlängelt sich wie ein Fluss nach innen und nach außen, mal zurück, mal weiter nach vorn. Bei unserem Fall aber zeigte sich ein außergewöhnlicher Moment – kraftvoll, unmittelbar und unvergesslich. Ein solcher Moment ist zwar selten, hält aber lebendig und elastisch. Er gibt uns Tiefe und Bedeutung für die schwierige Arbeit der Psychotherapie. Für Kirk, den Patienten, mit dem ich diesen Moment teilte, war es ein Schlüsselmoment voller Wandlung.

Kirk fragte mich oftmals nach einem Weg, über seine Therapie zu sprechen oder zu schreiben. Er wollte, dass ich seinen Namen benutze, und sah keinen Grund für Vertraulichkeit. Als Journalist und Herausgeber fühlte er, dass etwas so Wichtiges öffentlich berichtet werden sollte.

Kirk kam zuerst im Alter von 46 Jahren zu mir, als seine zweite Ehe auseinanderbrach. In der ersten Sitzung beschrieb er sich selbst als „genesender Weißer, männlich. Ich habe von jedem Privileg profitiert, ich bin von weißer Hautfarbe, männlichen Geschlechts, wohlhabend, gut ausgebildet, groß und schlank. Ich habe kein Recht, hier zu sein. Sie verschwenden Ihre Zeit.“ Er war sehr sarkastisch und skeptisch über seine therapeutische Ersterfahrung. Kirk war erfolgreicher Herausgeber einer Zeitung, politischer Kommentator und Aktivist. Er war ein aufgehender Stern seines Berufszweiges, konnte aber nicht viel Genugtuung, Freude oder Wert darin finden.

In seiner Beziehung zu Frauen und zu seinen drei Kindern fühlte er immense Scham und Unzulänglichkeit: ein „echter Versager“. Er fühlte, dass „einfach etwas fehlte“. Kirk war chronisch, nicht aber klinisch deprimiert, und emotional beengt, sehr beurteilend, stachelig und schnell ärgerlich. Er benutzte seinen trockenen Humor, um Distanz und Kontrolle zu wahren und jede Möglichkeit der Verbundenheit zu umgehen, auch die Chance, sich dem relationalen Moment, in dem etwas Neues passieren könnte, hinzugeben.

Kirk fühlte sich für die Probleme in beiden seiner Ehen verantwortlich. Er wusste, dass er große Schwierigkeiten hatte, Verwundbarkeit oder Mitgefühl zu anderen, besonders zu Frauen zu akzeptieren. Er erkannte seine Unwilligkeit, irgendeine Gefühlstiefe außer Zorn und Geringschätzung zu zeigen. Sein schneidender und beißender Humor, gekoppelt mit großer Intelligenz, trug zu seinem Erfolg als politischer Kolumnist bei. Zunächst war er ziemlich feindselig, begann aber schließlich weicher zu werden. Der Zorn wandelte sich zu Frotzeleien. Oft lachten wir gemeinsam, weil dies sein primärer Weg war, Verbindung aufzunehmen.

Im ersten Jahr unserer Zusammenarbeit hörte ich seiner Geschichte zu und begann etwas Empathie zu fühlen. Er wollte händeringend Hilfe von mir, wollte lernen, ein guter Vater zu sein. Er sprach in vielen Einzelheiten von seinen Kindern und in diesem Prozess bildete er Aufmerksamkeit, Interesse, Neugier und Verständnis heraus. Er versuchte zu lernen, wie er ihnen solche Fragen stellen könnte, die Beziehungen öffneten. Durch die Arbeit begann er, mit seiner eigenen Traurigkeit und Einsamkeit als kleiner Junge in Berührung zu kommen. Er wuchs in einer isolierten ländlichen Gegend als Einzelkind auf. Seine Mutter hatte Diabetes. Ab seinem achten Lebensjahr verschlechterte sich ihre Gesundheit. Schließlich erblindete sie und wurde bettlägerig. Sie starb, als er 22 Jahre alt war. Als sie noch lebte, verließ die Mutter nie das Haus. Er erinnerte sich, wie er von der Schule Tag für Tag nach Hause kam, bei ihr saß und ihr alles von seinem Tag erzählte. Er fühlte, er hatte „ihr Licht“ zu sein und interessante Neuigkeiten von der Außenwelt heimzubringen. Sie konnten sich aber nie einander schwierige Gefühle wie Kummer, Gram oder Verlust eingestehen. Sein Vater war ein guter und verlässlicher Verwalter, konnte aber seine Emotionen weder ausdrücken noch mitteilen. Sogar wenn er von der Vergangenheit sprach, vermied Kirk weiterhin jede anhaltende relationale Verbundenheit, die Trauer hervorrufen würde. Wir wollten gerne wissen, wie es für seine Mutter gewesen sei, und stellten uns vor, dass sie versuchte, ihn vor ihrem Kummer zu beschützen. Er hatte das Bild, dass auch er versucht habe, sie und auch sich selbst zu beschützen, indem er von seinen schmerzhaften Gefühlen Abstand hielt.

Wöchentliche Sitzungen mit Kirk waren schwierig und nicht gerade etwas, dem ich freudig entgegensah. Ich fühlte mich oft frustriert und erschöpft und musste extrem hart arbeiten, um eine emotionale Verbindung oder relationale Kontinuität aufrechtzuerhalten. Obwohl ich wusste, dass Kirk teilweise Verbundenheit wünschte, waren seine relationale „Schreckgestalt“ (Bergman, 1990) und seine Strategien der Trennung – Humor, Zorn, Sarkasmus und besonders Selbstverunglimpfung – sehr gut entwickelt und sehr beherrschend. Kirk hielt die Geschlechterthematik zwischen uns weiter präsent. „Ich bin ja nur ein Mann, was erwarten Sie?“ Aber er begann, neugierig für meine Arbeit und für die Therapie zu werden. Er verstand allmählich seine Traurigkeit und Einsamkeit. Er war tief beschämt und in verzweifelter Weise voller Angst, mit diesen Gefühlen allein zu sein. Er hatte keine Erfahrung oder Bilder von Beziehungen, in denen Gefühle sich zwischen Menschen bewegten und die Menschen verbanden. Er hatte aber Bilder von Beziehungen, in denen Gefühle der Verwundbarkeit mit Demütigung assoziiert waren (Teil seiner Sozialisation in einer Jungen-Privatschule) und von Beziehungen, in denen sich emotional zu zeigen zu Gefühlen der Scham und Unzulänglichkeit führten.

Als er ein Jahr in der Therapie war, ging Kirk zu einer ärztlichen Routineuntersuchung, um einen chronischen Husten überprüfen zu lassen. Bei ihm wurde ein schnell wachsender metastatischer Lungenkrebs diagnostiziert. Er lebte noch 13 Monate nach dieser Diagnose. Kirk rief mich zwischen zwei Sitzungen an, um mir die Nachricht mitzuteilen. Ich erinnere mich, als er das nächste Mal in mein Büro kam, wechselte ich meinen Stuhl und setzte mich neben ihn. Ich war überrascht zu beobachteten, wie viel offener und gewillter ich war, angesichts seiner Krankheit und seines möglichen Todes bei ihm zu sein. Welch eine Lektion für meine persönlichen und professionellen Strategien der Getrenntheit!

Zu Anfang waren Kirks Bitterkeit, sein Zorn, das Verlustgefühl angesichts seiner Zukunft und besonders die Trauer über die verlorene Chance zu wachsen, atemberaubend. Er kämpfte gegen seine eigene Depression und Resignation. Dann fing er an, mit allem gebotenen Ernst daran zu arbeiten, offen und präsent zu sein, um die Arbeit, die er in allen seinen Beziehungen tun musste, zu vervollständigen. Oft fühlte er sich leer, blockiert und hilflos. Ich überwies ihn in eine Körpertherapie, eine Krebshilfe-Gruppe für Männer und in eine Meditationsgruppe. Wir begannen unsere Sitzungen von nun an in Stille. Er begann, von seinem Leben als einem Mosaik der Momente zu sprechen, ein jeder mit seiner eigenen Vollständigkeit und Schönheit.

In der Mitte dieses letzten Jahres, als die körperlichen Symptome stärker wurden, bat er mich, mit Visualisation zu arbeiten. Er suchte einen sicheren, friedvollen Ort in sich, an dem er Zuflucht finden konnte, einen Platz, zu dem er gehen konnte angesichts der Furcht und des Schmerzes und schließlich, wenn ich jetzt zurückschaue, einen Ort im Angesicht des Todes. Er beschrieb eine Szene nah bei seinem Kindheits-Zuhause, tatsächlich sehr nah bei dem Ort, an dem ich selber aufgewachsen war. Ich fühlte mich dieser Szene, die er beschrieb, sehr verbunden: auf der Veranda eines alten verlassenen Hauses sitzend, vor sich eine sanfte, grüne Wiese und dem Klang eines Baches im Hintergrund lauschend.

Ich sagte zu Kirk, vielleicht mit einer gewissen Frustration, meistens aber mit einer wehmütigen Traurigkeit, die von Akzeptanz gemildert war: „Ich bin noch nicht sicher, ob Sie mich oder jemanden sonst dort mit dabeihaben wollen."

Obwohl ich über diese spezifische Situation gesprochen hatte, begriff ich, dass diese Bemerkung seine Kernfrage berührte. Er hielt inne und antwortete sanft und mit Gefühl: „Ich bin mir da auch noch nicht sicher."

Er war klar, direkt, authentisch, eins, mit seinen Gedanken und Worten in der Beziehung.

Wir saßen in Stille. Ich spürte etwas geschehen. Schließlich schaute er mich mit Tränen in seinen Augen an und sagte: „Ich kann fühlen, wie hart es für Sie ist, wenn Sie versuchen, bei mir zu sein und ich nicht weiß, was ich will."

Nochmals Stille. Ich begann mich zu sorgen, ob ich zu viel von mir gezeigt hatte. Ich fühlte Unruhe, denn sein Fokus war auf mich gerichtet. Aber dies war offensichtlich für ihn bedeutsam, und ich ließ meine Therapeutenstrategie der Trennung nicht in die Quere kommen, besonders nicht den Trick, den Fokus zurück auf ihn zu lenken. Ich ließ ihn bei seinen tiefen Gefühlen sein.

Er begann davon zu sprechen, dass er etwas zwischen uns wachsen fühlte. Er bemerkte, dass er gerade bei dem bleiben konnte, was da geschah, ohne sich Gedanken zu machen, wie das auf ihn zurückfiel, oder ob *er* wieder scheitern würde. Er beschrieb ein Gefühl der Liebe und des Mitgefühls für die Menschen in seinem Leben, die darum kämpften, eine Beziehung zu ihm anzuknüpfen.

Kirk beschrieb dann, wie er eine Empfindung der Ausweitung und Beschwingtheit bemerkte und eine neue Energie fühlte, die durch seinen Körper strömte, insbesondere durch seine Hände.

Unsere Augen trafen sich, und für lange Zeit hielt er den Blick zu mir. Ich wusste, wir beide fühlten eine tiefe Dankbarkeit dafür, wo wir beide gewesen waren, und wo wir jetzt waren. Dieses „Sein" und „Sehen", beides hallte nach zwischen uns als eine gemeinsame Einsicht, und ein Verstehen wurde in der Bezogenheit geboren und verwirklicht.

Danach beschrieb Kirk eine zunehmende Fähigkeit, mit anderen zu sein, was ihm große Freude brachte. Er ließ Freunde in neuer Weise bei ihm sein, als er starb, obwohl einige bedeutende Beziehungen sehr schwierig und unbeweglich blieben.

Unsere Beziehung blieb immens wichtig für uns beide, und ich sah ihn bis am Tag vor seinem Tod. Ich versprach ihm, über seine Erfahrung zu schreiben, obwohl ich noch keinen Journalisten gefunden habe, der interessiert war, diese Geschichte für seine Zeitung zu schreiben.

Ich habe die Erinnerung dieses Moments viele, viele Male reflektiert. Immer noch bleibt ein Rätsel, eine Erfahrung harter Arbeit *und* Gnade. Für mich als Therapeutin hatte dieser Moment ebenso viel damit zu tun, was ich getan hatte und wie damit, was ich *nicht* zu tun verstand. Was den Ausschlag gab, war, wohin ich mit ihm mitzugehen bereit war, und wohin wir gemeinsam gehen konnten. Wir gelangten zu diesem sehr lebendigen „Jetzt"-Moment heilender Verbindung, ja der wechselseitigen Präsenz miteinander. Ohne Frage wuchs dieser Moment aus all den relationalen Momenten zuvor. Er wuchs aus unser beider Meditationspraxis. Seine Sinntiefe war durch die Nähe des Todes erhöht, der uns beide über die schützenden und gewohnten Muster der Getrenntheit hinaus bewegte. Dem Tod ins Gesicht zu sehen hilft uns, vergangene Wunden loszulassen.

Ein verbundener, relationaler Moment wie dieser enthält und drückt in mikrokosmischer Form die *ganze* Beziehung aus. Eine Textur war gebildet worden, die auf gemeinsamer Erfahrung, Schmerz, Verstehen, Vertrauen und Liebe aufbaute. Durch die Arbeit, authentische und empathische Verbindungen zu weben, berührten wir auch die weitere kulturelle Trennung und den Kampf um wechselseitige Beziehungen zwischen Männern und Frauen. Wir waren beide in tiefer Weise in diesem Moment gewahr, zu diesem Augenblick der Wechselseitigkeit durch das zu kommen, was wir waren: Therapeut und Patient, Frau und Mann, Ich und Du (Buber, 1970). Das berührte unsere grundlegende menschliche Verbundenheit in aller Tiefe.

*Überlegungen zum Heilenden Augenblick*

In diesem Moment erreichte Kirk Mitgefühl und eine radikale Akzeptanz seiner Wahrheit: Nicht zu wissen, was er wirklich wollte und die tiefgründige Ambivalenz, die ihn in all seinen Beziehungen plagte. Durch diese Akzeptanz und das Mitgefühl für ihn selbst (die in der Beziehung zu mir für ihn entstand) war er auch in der Lage, Mitgefühl für mich zu erfahren und dadurch Mitgefühl für andere Menschen, besonders für die Frauen in seinem Leben. Er blieb präsent in der Beziehung, ohne diesen Fluss wechselseitiger Empathie zu stoppen. So kam er an einen Ort inniger Gemeinsamkeit, den wir zu Recht Liebe nennen können.

Ein solcher Moment hat ein lebhaftes Gefühl von Geerdet-Sein in der Wirklichkeit und der Eigenheit von Zeit, Ort und Personen. Alle meine Sinnesempfindungen waren gesteigert. Ich kann mich an die genaue Neigung des Sonnenscheins erinnern, der durch das Fenster kam, an die rote Farbe und an das Gewebe der Couch, das Nachschwingen der Zärtlichkeit und Traurigkeit, die Verlangsamung der Zeit und die Empfindung, gemeinsam in diesen Moment zu gelangen und uns dem Augenblick tief zu öffnen. In keinem von uns gab es Zweifel hinsichtlich der Tragweite dieses gemeinsamen Momentes, seiner Schönheit, seiner Klarheit, seiner Kraft und Kostbarkeit angesichts des Todes.

## Relationale Einsicht

Während die Psychotherapie sich an das einzigartige Leid des Patienten richtet, geschieht es doch durch unsere menschliche Fähigkeit zu beidseitiger Empathie und wechselseitigem Mitgefühl, dass unsere tiefsten Einsichtserfahrungen entstehen können. Zwar geschieht das relationale Zusammenspiel in der Therapie meist auf einer weniger tiefgründigen Ebene, doch es gibt Augenblicke, in denen eine tiefe Verbundenheit die Gelegenheit zur Einsicht in die „drei Charakteristika der Existenz" (die Universalität des Leidens, die unbeständige Natur aller Phänomene und die Abwesenheit einer wesenhaften, fortdauernden Essenz aller Dinge) bietet. In der relationalen Praxis werden diese Wahrheiten oder Einsichten gemeinsam in Augenblicken authentischer Verbundenheit erfahren. Man kann auch sagen, dass diese Einsichten durch und in Beziehungen entstehen.

Die Wahrheit des Leidens ist, dass Leid ein unvermeidlicher Aspekt der menschlichen Existenz ist und sich besonders in unseren Beziehungen manifestiert. In der Tat bringt zwischenmenschliches Leid die Menschen für gewöhnlich in die Psychotherapie. Beziehungen sind der Ort einer *gemeinsamen Basis*, das geteilte Herz des Mitgefühls oder des „Leidens mit". Offenheit für Leid öffnet das Herz des Mitgefühls, das dann Freundlichkeit, Güte, Fürsorge, Freude und Gleichmut einlädt. Seiner Traurigkeit zu erlauben, zwischen uns Nachhall zu finden und sich direkt für das Leid anderer Menschen zu öffnen, brachten Kirk und mich zu einer tieferen Bewusstheit für menschliches Leid – im gegenwärtigen Moment und mit Akzeptanz.

Die Wahrheit der Vergänglichkeit wird ersichtlich, sobald wir uns der Wirklichkeit, mit dem anderen zu sein, öffnen. Ganz präsent zu sein fordert uns heraus, loszulassen, was gewesen ist. Im Angesicht des Todes sind wir oft eher in der Lage, unsere Bilder von Selbst und Beziehungen loszulassen und uns der lebendigen Wahrheit des Augenblicks hinzugeben. Indem er sich der Wahrheit der Vergänglichkeit hingab, öffnete Kirk sich dem Fluss und Pulsschlag des Lebens und der Beziehung in ganz neuer Weise.

Die Wahrheit der Leerheit des Selbst und unserer unauslotbaren Interdependenz wird durch das Fallenlassen oder Verlöschen von Bildern und Mustern der Getrenntheit verwirklicht, an denen wir so sehr festhalten. Wie Jordan (1997, S. 31) schreibt, resultiert dies in einer „Verschiebung von einer Psychologie der Entitäten zu einer Psychologie der Bewegung und des Dialogs. Das Selbst, die andere Person und die Beziehung sind nicht länger klar getrennte Entitäten, sondern formen einen wechselseitigen Prozess." In solchen Momenten können wir flüchtig unsere wechselseitige Verbundenheit sehen oder einfach in ihrer Wahrheit sein. Als Kirk von fixierten, selbstzentrierten Bildern seiner selbst als „ungenügend" abließ, erfuhr er im selben Moment die Einfachheit und Kraft authentischer Verbundenheit. Auch ich musste Ideen loslassen, was möglicherweise heilend sein würde, und musste seine Ambivalenz akzeptieren. Dieser Moment der Hingabe war für beide von uns tief berührend.

Solche tiefgründigen Augenblicke oder Momente der Verbundenheit, die allgemeingültige Qualitäten der menschheitlichen Bedingtheit erfassen, können die Früchte anhaltender Übung in der Meditation und Beziehung sein. Sie können jeden Tag entstehen, wenn sie nicht von Unachtsamkeit verhüllt werden. Es ist meine Hoffnung, dass sie uns dazu ermutigen können, tiefer und mit ganzem Herzen in heilende Praktiken hineinzugehen, die zu größerer Achtsamkeit und Verbundenheit mit unseren Klienten, uns selbst, unserem Beruf und der Welt führen.

## Co-Meditationsübungen für Therapeuten

Achtsamkeit in einer Beziehung zu praktizieren ist als grundlegendes Element für den Heilprozess in der Relationalen Psychotherapie beschrieben worden. Die folgenden Übungen können die Fähigkeit eines Therapeuten für die Achtsamkeit und nachhaltige Verbundenheit in der Beziehung vertiefen. Die Übungen werden am besten in Gruppen vollzogen, in denen die Atmosphäre entspannt und vertraut ist. Ein Gruppenleiter kann dabei Führung und Unterstützung anbieten.

### MITATMEN

1. In Paaren: Eine Person („Therapeut") begleitet und folgt dem Atem der anderen Person. Der Therapeut stimmt seinen Atem auf den des Partners ein und folgt für eine gewisse Anzahl von Atemzügen still den Worten: „Einatmen. ausatmen. einatmen. ausatmen."
2. Wird der Atem langsamer, kann der Therapeut einfach beim Ausatmen sagen: „Loslassen" oder das allgemeine Geräusch des Loslassens machen: „Ahhhhhhh" (Dauer: 5 – 10 Minuten).
3. Sitzt gemeinsam in Stille.
4. Rollentausch
5. Besprecht die Erfahrung miteinander.
6. Diskussion in der Großgruppe.

Nach Bastis (2000)

## MITEINANDER ATMEN

1. Sitze mit einem Partner in angenehmer Entfernung. Beide Partner schließen die Augen und beginnen, sich auf ihren eigenen Atem zu konzentrieren. (Dauer: 5 Minuten)
2. Dann sage: „Öffne deine Augen und bleibe eingestimmt auf deinen Atem. Öffne langsam das Feld der Aufmerksamkeit, indem du die Präsenz des anderen mit einbeziehst, mit einer weichen, respektvollen Konzentration auf den anderen Atemfluss. Erlaube dem Fluss der Aufmerksamkeit, bei dir selbst und bei der anderen Person zu sein. Lass den Fluss so zu, wie er ist. Er kann wechseln oder manchmal auch Teil eines vergrößerten Aufmerksamkeitsfeldes werden."
3. Notiere alle Gedanken und Gefühle, die entstehen, aber bleibe in diesem Moment mit der Wirklichkeit, gemeinsam zu sein und zu atmen. (Dauer: 5 – 10 Minuten).
4. Besprecht die Erfahrung zusammen.
5. Diskussion in der Großgruppe.

## CO-MEDITATION AUF DEN FLUSS DER VERBUNDENHEIT UND TRENNUNG

1. Sitze mit einem Partner, das Gesicht zugewandt, in angenehmer Entfernung. Beide Partner schließen ihre Augen und beginnen, sich auf ihren eigenen Atem zu konzentrieren (Dauer: 5 Minuten).
2. „Öffne deine Augen und bleibe im Atem verankert. Stelle einen weichen und respektvollen Augenkontakt für einige Minuten her." (Dauer: 3 – 10 Minuten, vom Eindruck des Leiters abhängig, was ein angenehmer Zeitraum für die Gruppe ist) „Wenn die Augen sich wegbewegen wollen, bringe sie einfach sanft zum gemeinsamen Blick zurück".
3. „Erweitere das Aufmerksamkeitsfeld für den Fluss der Verbindung und Getrenntheit. Bemerke besonders Unbehagen, Unruhe, Verlegenheit, Befangen-Sein oder emotionale Reaktionen und erlaube diesen Gefühlen zu kommen und zu gehen, während du den Blick hältst." (Dauer: 3 – 5 Minuten)
4. „Danke deinem Partner ohne Worte für die gemeinsame Zeit."
5. „Lass nun den Fokus deiner geöffneten Augen ganz sanft los und schließe deine Augen."
6. „Bleibe 5 Minuten bei deinem Atem."
7. Besprecht die Erfahrung zusammen.
8. Diskussion in der Großgruppe.

## SICH SEHEN LERNEN

1. Diese Übung baut auf der vorigen auf. Nach Schritt 4. (oben), nachdem der Blick gehalten wird, führt der Leiter die Anweisung ein:
2. „Schau in die Augen deines Partners und erlaube in deinem Herzen die Worte:
   ‚Mögest du glücklich sein.'
   ‚Mögest du frei sein von Leid.'
   ‚Mögest du die tiefsten Freuden des Lebens berühren.'
   ‚Mögest du in Frieden verweilen.'
   Mach eine gedankliche Notiz, wie es sich anfühlt, zu sehen und gesehen zu werden, zu senden und zu empfangen!"
3. „Gib deinem Partner ohne Worte Anerkennung und danke ihm für diesen gemeinsamen Augenblick mit dir."
4. Besprecht die Erfahrung miteinander.
5. Diskussion in der Großgruppe.

Nach Macy und Brown (1998)

## TIEFES ZUHÖREN UND AUTHENTISCHES SPRECHEN

1. Dies ist eine Übung, um in einer kollegialen Zusammenkunft informell zu praktizieren. Bilde eine gemeinsame Absicht mit den Gruppenteilnehmern, um tiefes Zuhören und authentisches Sprechen zu üben, auch für die, die nicht aktiv an den Übungen teilnehmen wollen.
2 „Während andere sprechen, übe das Loslassen deiner eigenen Gedanken, Urteile und Analysen. Kehre zum Zuhören mit ganzer Empfänglichkeit zurück. Lass dein Zuhören von ganzem Herzen kommen und aufmerksam sein. Bring dem Kommen und Gehen deiner eigenen Aufmerksamkeit Achtsamkeit entgegen."
3 „Sprich aus deinem Herzen, ohne Vorbereitung oder Probe. Erlaube den Worten, mit dem Strom des sich entfaltenden Gegenwartsmomentes verbunden zu sein. Sprich langsam genug, um mit deinem Körper und deinem Herzen verbunden zu bleiben."
4 „Verweile etwas, um dir selbst und anderen zu lauschen. Mit jeder Pause entspanne deinen Körper und deinen Geist. Lass eine Pause, wenn jemand anderes zu Ende gesprochen hat. Nach der Pause frage dich selbst: ‚Was ist jetzt wahr?', ‚Was fühle ich?', ‚Was mag die Erfahrung der anderen Person sein?' Dieses Nachfragen ist sowohl aktiv als auch passiv. Nutze diesen Kreislauf der Pausen, Körper und Geist zu entspannen. Richte deine Aufmerksamkeit auf die Kontakterfahrung mit dem anderen. Tue dies, wann immer du dich daran erinnerst. Es ist ein Mittel, zu voller Präsenz zurückzukehren."
5 „Übe Mitgefühl für dich selbst und für andere. Schwierigkeiten, auf diesem Niveau gegenwärtig zu bleiben, kommen unausweichlich."
6 Nach einer Gruppendiskussion bitte die Teilnehmer festzustellen, was sie von der Übung des tiefen Zuhörens und authentischen Sprechens gelernt haben.

Nach Brach (2003)

# TEIL III

## Klinische Anwendungen

KAPITEL 6

# Achtsamkeit in der Therapie lehren

CHRISTOPHER K. GERMER

Die Autoren der vorhergehenden Seiten haben erörtert, wie die Achtsamkeitsübung des Therapeuten die therapeutische Beziehung verbessern kann. Hier will ich untersuchen, wie man Achtsamkeitsübungen in der Psychotherapie unterrichtet.

Dieses Kapitel konzentriert sich zum größten Teil auf die Achtsamkeit, wie sie im Alltag praktiziert wird. Jeder kann sich durch Beobachten des vollständigen Ein- und Ausatmens freimachen von automatischem Denken. Sie können bewusster für Ihre innere Erfahrung werden, indem Sie ihr Tun für einige Minuten anhalten und sich fragen: „Was fühle ich? Was passiert in diesem Moment?" Im Gegensatz dazu kann formale Achtsamkeitsmeditation (45 Minuten täglich zum Beispiel) eine schwierige Herausforderung für Patienten sein, die nicht speziell wegen des Achtsamkeitstrainings zur Therapie kommen. Während 39 Prozent der Patienten im MBSR-Programm nach 3 Jahren noch regelmäßig oder sporadisch Sitzmeditation übten, nutzten 83 Prozent Achtsamkeit auf den Atmen wenigstens manchmal in ihrem täglichen Leben (Miller, Fletcher & Kabat-Zinn, 1995). Am einfachsten werden informelle tägliche Achtsamkeitsübungen in die Psychotherapie integriert.

## Mit dem Üben beginnen

### Sich daran erinnern zu *sein*

Langsamer zu werden ist in unserer flotten Gesellschaft schwierig. In den meisten unserer wachen Stunden *tun und machen* wir und suchen das eine oder andere Ziel zu erreichen. Die simple Anweisung, langsamer zu sein und zu bemerken, was im gegenwärtigen Moment geschieht, braucht eher *Sein* als *Tun.* Wir widerstreben dem Langsamer Werden oder Sein, denn wir befürchten, unsere Tagesaufgaben nicht zu verwirklichen. Manche Leute wollen nicht aufhören mit ihrem Eifer, weil dies die Tür zu ungebetenen Gedanken, Erinnerungen oder unabgeschlossenen emotionalen Geschichten zu öffnen droht. So wird eine konstante Aktivität außerhalb des bewussten Gewahrseins aufrechterhalten.

Das Trachten und Streben erlaubt uns physische Bequemlichkeit zu besitzen, aber in der Gegenwart zu leben ermöglicht uns vollständiger zu leben. Wer fühlt nicht bis zu einem gewissen Grad Stress? Die Umstände unseres Lebens scheinen nie ganz richtig, denn unsere innere Erfahrung ist unbefriedigend. Wir erwischen uns dabei, entweder kopfüber in die Zukunft zu rennen, um einer Erleichterung willen, oder in der Vergangenheit zu verharren, oder beides. Eine veränderte Beziehung zu unserer Erfahrung ist notwendig, um dauerhaften Frieden zu finden. Bevor wir mit der Achtsamkeitsübung beginnen, muss der Patient ihren Zweck verstehen und gewillt sein, sie zu einer Priorität zu machen. Therapie beginnt normalerweise zu einer Zeit „schöpferischer Hoffnungslosigkeit" (Hayes, Strosahl & Wilson, 1999), in der die Vergeblichkeit der eigenen Anstrengung einleuchtend geworden ist. Im Fall von Panikstörungen zum Beispiel kann ein Patient es schaffen, zu verstehen, dass die Panik zu bekämpfen die Dinge nur noch verschlimmert. Ein Gespräch zur Motivation ist üblicherweise am Beginn der Behandlung nötig. Ist der Patient gewillt abzuwarten, bis er sich ruhiger fühlt – obwohl er sich vielleicht anfangs sogar schlimmer fühlt, während er seine Erfahrung genauer exploriert –, um sich schließlich besser zu fühlen? Kann der Patient in Betracht ziehen, dass die Wurzel des Problems die tief verwurzelte Gewohnheit ist, festzuhalten, um das eigene Unwohlsein zu reduzieren? Ist der Patient gewillt herauszufinden, ob die Gefühle leichter vorüberziehen, wenn sie so sein dürfen, wie sie sind? Offenheit für solche Ideen ist notwendig, bevor eine Achtsamkeitspraxis beginnen kann.

### Praktizieren

Ein Paradox der Achtsamkeitspraxis ist, dass wir es niemals schaffen, sie richtig hin zu bekommen, und es auch niemals falsch machen. Die Vorstellung zu „praktizieren" lässt uns vermuten, dass wir uns ständig verbessern können, die lebenslange Wiederholung ist aber Teil der Praxis. Der Begriff „Fertigkeit" unterstellt, dass wir sie gut können. Vielleicht brauchen wir ein wenig zusätzliche Übung. Obwohl unser Gewahrsein präziser und kontinuierlicher werden kann, sind wir doch in dem Moment, in dem wir glauben, wahre Achtsamkeit erreicht zu haben, an den angenehmen Gedanken gebunden und in diesem Moment darauf angewiesen, weiterzuüben. Wie im Genesungsprozess bei Alkoholismus ist das Üben der Achtsamkeit ein lebenslanges Bemühen, weil die Neigung immer präsent ist, in bedingten Gedanken gefangen zu werden. Achtsamkeitspraxis kann helfen, einen Ausrutscher früh abzufangen, bevor es ein voller Rückfall wird (Breslin, Zack & McMain, 2002; Witkiewitz & Marlatt, 2004).

### Legitimation des Therapeuten

Legitimation ist zurzeit ein kontroverses Thema, weil die Achtsamkeitspraxis von vielen Klinikern entdeckt wird. In der buddhistischen Tradition sind viele Jahre des Übens erforderlich, bevor jemand befähigt ist, Achtsamkeit zu lehren. Der angehende Lehrer braucht Weisheit und persönliche Erfahrung, um anderen Meditierenden zu helfen, die vielfältigen Hindernisse auf dem Pfad achtsamer Bewusstheit zu überwinden.

Viele Kliniker glauben, dass die Notwendigkeit für die eigene, praktische Erfahrung der Achtsamkeit nicht sehr wichtig ist, wenn sie Achtsamkeit im Rahmen der Psychotherapie lehren wollen. Eine mögliche

Faustregel besagt aber, dass wir erfahren haben müssen, was wir lehren. So sind DBT-Studenten nicht verpflichtet, Sitzmeditation zu üben, weil dies nicht Bestandteil des DBT-Trainingsprogramms ist. MBCT- und MBSR-Therapeuten werden dagegen angehalten zu meditieren, denn diese Programme planen 30 – 40 Minuten tägliche Sitzmeditation ein.

Damit Achtsamkeit einen tief greifenden Einfluss auf den therapeutischen Ansatz hat und Verstehen, Auftreten, Worte oder Empfehlungen formt, muss der Therapeut sicherlich eine Menge Zeit mit formaler Meditationspraxis verbracht haben. Der Therapeut wird gelernt haben, parallel mit einem erfahrenen Lehrer an Achtsamkeitshindernissen zu arbeiten, die in einer intensiven Praxis unweigerlich entstehen. Eine derartige verpflichtende Praxis führt im Allgemeinen aus erster Hand zum Verständnis des Geistes – wie beschrieben in der buddhistischen Psychologie und Philosophie (*warum* tun wir das, *wie* funktioniert das, *was* kann das bedeuten?). Der Therapeut entwickelt ein starkes Vertrauen in die Fähigkeit, bei allen Erfahrungen Achtsamkeit anzuwenden. Dieses Vertrauen gibt ihm in schwierigen Zeiten Ruhe und führt die Interventionen in natürlicher Weise.

Was brauchen wir andererseits, um achtsamkeitsbasierte Techniken wie das Beobachten des Atems oder das Kennzeichnen von Emotionen in die Therapie einzubringen? Wir müssen lediglich geeignete Instruktionen und Supervision erhalten haben und diese Techniken für uns selbst ausprobiert haben. Um es zusammenzufassen: Die Frage, ob wir als Therapeuten Achtsamkeit praktizieren, kann davon abhängen, wie viel Achtsamkeit wir in die Therapie einbringen wollen. Ressourcen für das Meditationstraining werden in Anhang A gegeben.

## Hauptelemente der Achtsamkeitstechniken

Es gibt unzählige Achtsamkeitsstrategien, die man so gestalten kann, dass sie den einzigartigen Bedürfnissen eines bestimmten Patienten oder Praktizierenden entsprechen. Wir können Achtsamkeit durch stilles Sitzen, Teller waschen oder in der Psychotherapie kultivieren. Jede Tätigkeit kann achtsam ausgeführt werden. Das MBSR-Programm zum Beispiel entwickelt Achtsamkeit im Liegen, im Sitzen, bei Yogaübungen, im Gehen, im Stehen und beim Essen. Was haben Achtsamkeitsübungen gemeinsam? Sie kultivieren drei Schlüsselelemente der Achtsamkeit: (1) *Gewahrsein* (2) der *gegenwärtigen* Erfahrung (3) mit *Akzeptanz.*

## Gewahrsein

In der festen Absicht, achtsam gewahr zu sein, finden sich bei den häufigsten Techniken typische Komponenten: (1) Stoppen, (2) Beobachten und (3) Rückkehr.

### *Stopp*

Unsere Betriebsamkeit zu stoppen ist ein Weg, achtsames Gewahrsein vorzubereiten. Unsere Aufmerksamkeit wird normalerweise auf Bemühungen gerichtet, das angestrebte Ziel zu erreichen und unangenehme Erfahrungen zu vermeiden. Wir können uns aber freimachen von den begleitenden automatischen Gedankenketten, indem wir unser automatisches Verhalten stoppen. Wir können zum Beispiel aufhören am Telefon zu streiten, indem wir einen tiefen, bewussten Atemzug machen. Manchmal wird unser Lebensalltag von einem äußeren Ereignis unterbrochen, von einem Schneesturm etwa, einer Krankheit oder einer Zugverspätung. Abgesehen von diesen Ereignissen brauchen wir normalerweise eine starke Absicht, um eine hinreichende Unterbrechung zu schaffen, bei der Achtsamkeit Wurzeln schlagen kann.

Wir können auch „langsamer treten", um unsere Achtsamkeit zu verbessern. Jedes verlangsamte Tun kann in größeren Einzelheiten beobachtet werden. Wir können das Wunder des Gehens erkunden, wenn wir es langsam tun. Wir können tatsächlich eine Rosine schmecken, wenn wir sie ohne Hast essen. Unsere Aufmerksamkeit stabilisiert sich, wenn sie nicht von einem zum nächsten Objekt springt, wenn in jedem Moment weniger zu beachten ist. Ein langsamer Spaziergang ermöglicht uns, Details wahrzunehmen, die wir nicht sehen können, wenn wir den Berghang hinunter rennen. Der Luxus, ein Mahl langsam zu essen, erlaubt uns, jeden Leckerbissen zu schmecken. Sogar unser eigenes Sprechen kann uns während des Tages ablenken. Bleiben wir still, begrenzt sich deutlich die Informationsmenge, die wir überprüfen müssen, und das hilft uns, unseren Geist zu bündeln. Begrenzen wir dazu auch noch den Fluss sensorischer Information, indem wir still sitzen und unsere Augen schließen, erschaffen wir ein Umfeld, in dem wir anfangen können, unseren Geist zu beruhigen.

*Beobachte*

In der Achtsamkeitspraxis beobachten wir unsere Erfahrung nicht in einem objektiven, abgetrennten Sinne. Stattdessen „verweilen wir ruhig" in der Erfahrung als „teilnehmender Beobachter".

Wir brauchen ein Objekt, um unsere Aufmerksamkeit zu bündeln. Wenn ich mich zum Beispiel über eine Auseinandersetzung mit meinem Chef aufrege, nützt es gewöhnlich nichts, wenn ich mir sage: „Mach dir keine Sorgen, dein Chef schätzt dich noch." Es ist effektiver, die Aufmerksamkeit ganz abzulenken von Grübeleien und auf ein bestimmtes Objekt zu lenken. Das typische Aufmerksamkeitsobjekt bei Achtsamkeitsübungen ist der Atem, aber jede sensorische Erfahrung kann dem Zweck dienen. Wir können den Druck unserer Pobacke auf dem Stuhl fühlen, das Gewicht der einen Hand bemerken, wie sie in unserem Schoß ruht oder auf Außengeräusche in unserem Umfeld lauschen. In dieser Weise absichtlich unsere Aufmerksamkeit zu verankern hilft, unsere Aufmerksamkeit zu finden. Das ist der „Konzentrationsaspekt" der Achtsamkeitspraxis.

In dem Maße, wie wir bewusster dafür werden, wo unsere Aufmerksamkeit lokalisiert ist, können wir anfangen, Empfindungen, Gedanken und Gefühle wahrzunehmen, die ganz natürlich in uns entstehen. Dies unterscheidet Achtsamkeit von Konzentrationsübungen. Wir sagen unserer Aufmerksamkeit nicht, wohin sie gehen soll. Wir beobachten ganz natürlich, wohin sie geht. Zum Beispiel können wir den Herzschlag bemerken, dass es draußen regnet, dass wir vergessen haben, eine Reservierung im Restaurant zu arrangieren und so weiter. Jedes mentale Ereignis ist dazu da, erfahren zu werden, ohne zu beurteilen, zu analysieren, ihm nachzuhängen oder es zu unterdrücken. Wir wollen einfach vermerken, was unsere Aufmerksamkeit vom Atem (oder einem anderen Konzentrationsobjekt der Wahl) wegträgt. Besonders am Anfang kann dies erleichtert werden durch Kennzeichnen der Erfahrung, etwa als „denken“, „fühlen“, „Angst“, „Ärger“ und so weiter. Durch Übung wird es einfacher, Erfahrungen jeden Moment neu zu bemerken, ohne sie zu benennen.

*Rückkehr*

Wenn wir merken, dass wir abgelenkt oder in Gedanken versunken sind, können wir eine mentale Notiz von dem machen, was unsere Aufmerksamkeit vereinnahmt hat, sobald wir „aufwachen“ und mit Sanftmut dem ursprünglichen Objekt unser Gewahrsein zurückgeben und dann beobachten, wohin unser Geist als Nächstes wandert. Aufwachen ist ein Moment der Achtsamkeit. Wenn wir in tägliche Aktivitäten eingetaucht sind, wollen wir uns verlangsamen und diese wieder beenden. Wenn wir still sind, wie etwa in der Sitzmeditation, brauchen wir die (äußere) Aktivität nicht zu stoppen. Wir verweilen still bei dem primären Konzentrationsobjekt oder einem anderen mentalen Ereignis, abhängig davon, wie stabil unsere Aufmerksamkeit ist und was in uns aufkommt. Wann immer nötig, können wir zum zentralen Objekt zurückkehren und unsere Aufmerksamkeit verankern.

## Gegenwärtiger Augenblick

Manchmal sind wir so vertieft in unsere Aktivitäten, dass stoppen und „achtsam sein“ unproduktiv ist. Stellen Sie sich die Unannehmlichkeit vor, den besten Skilauf Ihres Lebens auf einer ausgezeichneten Skipiste zu haben, und dann zu „stoppen“, um achtsam zu sein. Ein Ziel der

Achtsamkeitsbemühungen insgesamt ist es, ungetrennt von unseren Aktivitäten zu sein. In solchen Augenblicken sind wir wach, energetisch, voller Freude, kreativ, ruhig, konzentriert – im „Flow" des gegenwärtigen Moments (Csikszentmihalyi, 1991). Eine beabsichtigte Achtsamkeitspraxis ist nur notwendig, wenn wir im Fluss unseres Gewahrseins auf ein Hindernis stoßen.

Auch wenn wir nicht in einem *Flow* sind, müssen wir uns manchmal auf unsere Ziele richten, um Fehler zu vermeiden. Wir fühlen uns zum Beispiel ärgerlich, während wir eine schwere Maschine bedienen. Da haben wir nicht den Luxus, unsere Emotion zu beachten. In dieser Situation ist das Achtsamkeitsrezept, unsere Aufmerksamkeit vollständig und ohne Zurückhaltung in die wichtigste Aufgabe zu investieren, die ansteht – die Maschine zu bedienen. Darum ist ein *weises* Ausrichten der Aufmerksamkeit auf das Tun in der Gegenwart die Kernübung der Achtsamkeit.

Jede Achtsamkeitsübung bringt die Aufmerksamkeit in die Gegenwart. Der Atem oder ein anderes Objekt, das im Mittelpunkt des Gewahrseins steht, ist immer im gegenwärtigen Moment erreichbar, und alle Ablenkungen, die unsere Aufmerksamkeit wegziehen, entstehen auch im Hier und Jetzt. Alles geschieht in der Gegenwart. Wenn unsere Aufmerksamkeit von starken Empfindungen und Gefühlen entführt wird, verlieren wir den Augenblick. Das bedeutet nicht, dass die Gegenwart verloren ist. Unsere *Erfahrung* der Gegenwart ist verloren. Der einzige Grund, zum Atem oder zu einem anderen Objekt zurückzukehren, ist, unsere Aufmerksamkeit *wiederzufinden*, sie zu sammeln, indem wir uns auf etwas Berührbares konzentrieren. Achtsamkeitspraxis bedeutet deshalb, Aufmerksamkeit zu trainieren, um sich auf die gegenwärtige Erfahrung zu richten. Ist die Aufmerksamkeit stark, können wir einfach tun, was wir tun, von Augenblick zu Augenblick. Schälen wir eine Orange, bemerken wir die Klebrigkeit des Saftes, den Geruch des Orangenöls und eine Unzahl anderer Empfindungen. Wenn der Geist wandert, ist die Anweisung: Bring deine Aufmerksamkeit hierher zurück. Manchmal denken wir einfach weiter über andere Dinge nach. Die Frage ist dann: „Weißt du, wo deine Aufmerksamkeit jetzt ist?" Kurzum: Jede Anweisung ist eine Achtsamkeitsübung, die den Übenden zum Gewahrsein des gegenwärtigen Erfahrungsmoments zurückbringt, hier wo Aufmerksamkeit zu finden ist.

### Akzeptanz

Der gegenwärtige Augenblick wird dadurch gefärbt, wie wir ihn aufnehmen, also durch unsere Haltung. Akzeptanz bedeutet, unsere Erfahrung anzunehmen, ohne Beurteilung oder Präferenz, mit Interesse und Freundlichkeit. Volles Gewahrsein des gegenwärtigen Augenblicks hängt immens von der rückhaltlosen Annahme unserer Erfahrung ab. Leider ist unsere Akzeptanz (und damit unser Gewahrsein) zumeist unvollständig. Wir hören nie auf zu beurteilen.

Akzeptanz ist sanft, einfühlsam und entspannt. Sie kann kultiviert werden. Manchmal kann ein Patient erfolgreich ermutigt werden, „sich hinein zu entspannen" oder in eine Erfahrung hinein „zu erweichen", um Akzeptanz zu kultivieren. Eine andere Anweisung ist die, in aversive Erfahrungen „hineinzuatmen", wie zum Beispiel bei physischem Schmerz. Goldstein (1993, S. 39–40) schlägt vor, ein Mantra oder Motto zu benutzen, um einen „sanften und geräumigen Geist" zu kultivieren, wie etwa: „Es ist gut, lass mich das einfach fühlen" oder „Lass es geschehen". Wir können das Beurteilungsmuster verringern, indem wir Liebende Güte üben, wie in Kapitel 3 und 4 dargelegt.

## Übungen für Patienten entwerfen

Der Leser hat vielleicht bemerkt, wie einfach es ist, Achtsamkeitsübungen zu entwerfen: Man verschreibe einfach momentane Unterbrechungen der Aktivitäten, verankere Aufmerksamkeit in den Atem oder ein anderes Objekt des Gewahrseins und beobachte die Empfindungen, Gedanken und Gefühle, die entstehen. Das kann man zu jeder Zeit tun. Es kann aber zu einer Herausforderung werden, Übungen zu entwerfen, die sowohl den Bedürfnissen des Patienten als auch dem eigenen Üben entsprechen.

Glücklicherweise brauchen Übungen nicht ein für alle Mal fertig und festgelegt zu sein. Sie können neu formuliert werden, wenn die Therapie fortschreitet.

Die Übungen in Tabelle 6.1 können für den Gebrauch in der Psychotherapie abgewandelt werden. Die Techniken wurden entsprechend den verschiedenen Wegen, nach denen Achtsamkeitsübungen traditionell konstruiert und angeboten werden, repräsentativ ausgewählt. Die Liste ist keineswegs vollständig. Die Übungen sind entsprechend dem Achtsamkeitselement geordnet, das bei jeder Übung überwiegt. „Achtsamkeit bei Angst" ist zum Beispiel eine Fertigkeit, die Gewahrsein betont. „Achtsam essen" betont die gegenwärtige Erfahrung und „Liebende Güte" fördert Annehmen. Aber jede Übung bezieht alle drei Achtsamkeitselemente mit ein.

Ich bitte den Leser, die Originalquellen für eine vollständige Beschreibung jeder Übung, die zumeist geführte Meditationen mit einschließen, zu konsultieren. Ähnliche Übungen sind in einigen Kapiteln in diesem Buch erwähnt und im Anhang A zu finden.

### Auswahl von Übungen

Übungen für Patienten auszuwählen und zu bearbeiten ist eher eine Kunst als eine Wissenschaft. Die Technik muss in das Leben des Patienten passen. Der Therapeut könnte etwa Erfahrungen identifizieren, die der Patient vermeidet, zurückweist oder nicht beachtet, wie Traurigkeit, Furcht, Zorn, ungewollter körperlicher Schmerz oder Erregung. Alternativ könnte der Fokus auf problematische Gedanken gerichtet sein, wie Selbstkritik, katastrophale Ideenbildung oder zwanghaftes Problemverhalten wie Hilfe zurückweisen oder sich überarbeiten. Eine Achtsamkeitsübung kann so gestaltet werden, dass sie den Patienten in eine engere, bewusstere Beziehung mit jeder Erfahrung bringt. Die Technik sollte mit dem Patienten verhandelt und der Fortschritt überprüft werden. Missverständnisse, die den Patienten die Übung abbrechen lassen, sollten angesprochen werden. Zur Illustration werden hier beispielhaft vier Achtsamkeitsübungen für die klinische Anwendung vorgestellt. Andere können in den nachfolgenden Kapiteln gefunden werden.

## TABELLE 6.1 ÜBUNGEN ZUR ACHTSAMKEIT

| Gewahrsein | Gegenwärtige Erfahrung | Akzeptanz |
|---|---|---|
| *Atem* | *Gewahrsein* | Liebende Güte: (8) 211–215; (6) 162169 |
| Atem: (7) 150–151; (4) 8–9 | Stoppen (1) 71 | Trance des Unwert-Seins: (1) 22–23 |
| *Atem und Körper:* (7) 164–165 | Wundervoller Augenblick: (4) 9–10 | Kraft des Ja: (1) 8788 |
| Raum zum Atmen: (7) 174 | Glocke der Achtsamkeit: (4) 18–20 | Mitgefühl: (1) 243245; (3) 93–94 |
| Bewusster Atem: (4) 8–9 | Das ist es!: (6) 14–16 | Großherzigkeit: (6) 61–64 |
| Atem zählen: (2) 53–55 | | Lächeln: (1) 91–92; (3) 79–80 |
| | | Eltern: (4) 70–73 |
| *Andere Objekt* | *Handeln* | |
| Body-Scan: (7) 112–113 | Alle Aktivitäten: (2) 166–168; (6) 201–203 | *Visualisierung* |
| Verkörperte Präsenz: (1) 123–125 | Gehen: (7) 179–180; (8) 173–176; (2) 159–162 | Berg-Meditation: (6) 135–140 |
| Klang (8) 196–197 | Betrachtendes Tun: (7) 286–287 | See-Meditation: (6) 141–144 |
| Klang und Gedanken: (7) 196–197 | Waschen: (3) 85–86 | Kiesel sinkt zur Ruhe: (3) 87 |
| Gedanken und Gefühle: (5) 73–74 | Essen: (8) 183–185; (4) 23–26 | |
| | Rosine essen: (7) 103–104 | |
| *Haltung* | Autofahren: (4) 31–34 | |
| Sitzen (Vipassana): (8) 166–120; (1) 46–48; (5) 58 | Yoga: (5) 103–105 | |
| Stehen (6) 149–150 | | |
| Hinlegen: (6) 151–156 | | |
| | | |
| *Gefühl* | | |
| Angst: (1) 195–197 | | |
| Schmerz: (1) 126–127 | | |
| Wut: (4) 56–59 | | |
| Wollen: (1) 157–158 | | |
| Sehnen: (1) 159–160 | | |

Quellen: (1) Brach (2003); (2) Gunaratana (2002); (3) Hanh (1976); (4) Hanh (1992); (5) Kabat-Zinn (1990); (6) Kabat-Zinn (1994); (7) Segal, Williams & Teasdale (2002); (8) Smith (1998).

## *Drei-Minuten-Atemraum*

*Neil war ein 25-jähriger Mann mit einer Alkoholmissbrauchsgeschichte. Es war ihm klar, dass er nie das Zuhause seiner Eltern verlassen und eigene Lebensziele verwirklichen würde, wenn er nicht aufhören würde zu trinken. Die meisten seiner Freunde waren auch Alkoholiker. Er hielt automatisch auf dem Weg von der Arbeit nach Hause am Getränkemarkt an, um die abendliche Ration abzuholen. Zu den Anonymen Alkoholikern ging er sporadisch, aber das änderte sein Verhalten nicht.*
*Wir waren der Auffassung, dass die Übung „Drei-Minuten-Atemraum" (Segal, Williams & Teasdale, 2002) ihm helfen könnte, die Gefühle zu entdecken, die hinter seinem Drang steckten, zu trinken. Neil stimmte zu, die Übung für einige Minuten bis zu fünf Minuten am Tag zu versuchen, und zwar immer dann, wenn er sich verstimmt fühlte.*

**DREI-MINUTEN-ATEMRAUM**

1. GEWAHRSEIN
   Bringe dich selbst in den gegenwärtigen Augenblick, indem du mit Absicht eine aufrechte und würdevolle Haltung annimmst. Wenn möglich, schließ deine Augen. Dann frage dich: „Was ist meine Erfahrung genau jetzt. der Gedanken. der Gefühle. und der Körperempfindungen?"
   Gestehe dir deine Erfahrung zu und halte sie fest, auch wenn sie ungewollt ist.

2. SAMMLUNG
   Dann richte die ganze Aufmerksamkeit sanft auf den Atem, auf jedes Einatmen und Ausatmen, so wie sie aufeinanderfolgen:
   Dein Atem kann als Anker funktionieren, der dich in die Gegenwart bringt, und kann dir helfen, dich in einen Zustand der Bewusstheit und Stille einzustimmen.

3. AUSWEITEN
   Weite das Bewusstseinsfeld um deinen Atem herum so aus, dass er eine Empfindung des Körpers als Ganzes, deine Haltung und deinen Gesichtsausdruck enthält.

Aus: Segal, Williams & Teasdale, 2002 S.184. Copyright 2002, Guilford Press, Nachdruck mit Erlaubnis.

*Neil bemerkte bei dieser Übung, dass er automatisch plante, sich einen ‚Drink' nach der Arbeit zu besorgen, wenn er Ärger mit dem Chef hatte. Er erkannte, dass er so konditioniert war, dass allein an Trinken zu denken bewirkte, dass er sich besser fühlte, wenn er genervt war. Neil realisierte weiter, dass Gefühle des Zorns oder der Frustration weniger wurden, wenn er sie einfach kommen und gehen ließ. Er lernte „urge surf", mit dem mächtigen Drang seiner Gefühle sozusagen zu surfen (Marlatt, 2002). Neil begann auch, alternative Wege zu planen, seine peinlichen Gefühle in dem Augenblick anzugehen, in dem sie entstanden: Nach der Arbeit fuhr er zum Beispiel mit seinem Rad. Später schrieb sich Neil in einer anderen Stadt in einem College ein, um neue Freunde zu finden und eine Berufslaufbahn aufzubauen.*

*Emotion messen*

*Liza, eine Krankenschwester im mittleren Alter und mit einer schweren Missbrauchsgeschichte, litt an wiederkehrenden Depressionen, die zu mehrfachen Hospitalisierungen führten. Als ihre Arbeitsstelle Bedenken wegen ihrer Leistung äußerte, dekompensierte sie oft. Sie nahm ihre Medikamente nicht mehr, verlor ihren Appetit, zog sich sozial zurück und hörte halluzinatorische Befehle, sich umzubringen. Trotz einer allgemein guten Arbeitsleistung kam Liza in Angst- und Schreckenszustände, entlassen zu werden. Es hatte den Anschein, dass die Furcht, ihren Job zu verlieren, sie mehr lähmte, als die Depression selbst, denn Liza glaubte, eine wertlose Person zu sein. Wir erfanden eine Terror-Alarm-Skala, vergleichbar der des ‚U.S. Department for Homeland Security', um den Bann von Lizas Angst zu brechen. Sie bewertete ihre Angst als rot (massiv), orange (hochgradig), gelb (erhöht) und grün (niedrig). Lizas Achtsamkeitsübung bestand darin, ihre Angststufe zu dokumentieren, also wann und aus welchem Grund auch immer sie sich fürchtete. Sie benutzte die Skala 8- bis 15-mal pro Tag in der ersten Woche.*

*Nach einem Monat mit der Terror-Alarm-Skala konnte Liza ohne Weiteres ihre Angst identifizieren, wenn sie sich zeigte. Sie akzeptierte ihre Angst mehr, und dies verhinderte die Folge von Ereignissen, die zu ihrer Hospitalisierung geführt hatten. Wir sprachen darüber, wie sie im Allgemeinen überdurchschnittlich stark Angst empfand, vielleicht weil ihr Gehirn schon in der Kindheit konditioniert war, Angst zu haben. Wir sprachen darüber, dass Angst nicht unbedingt eine Widerspiegelung wirklicher Angst ist. Lizas Depression nahm ab, als sie ihrer vorherrschenden Angst zunehmend gewahr wurde. Die Einschätzungsskala erbrachte Präzision und Interesse in ihre Bemühungen, auf ihre schwierigen Emotionen aufmerksam zu werden und sie zu benennen.*

*Berg-Meditationen*

*Maria war Mutter, 43 Jahre alt. Sie hatte einen erwachsenen Sohn mit paranoider Schizophrenie und akutem Drogenmissbrauch. Ihr Sohn lebte zu Hause. Der Druck, für ihn zu sorgen bewirkte, dass Maria ihre Arbeitsstelle verlor und klinisch depressiv wurde. Sie bekam Nesselsucht, wenn ihr Sohn durch eine schwierige Phase ging.*

*Medikamente verbesserten Marias Fähigkeit nicht, die Stürme der psychischen Erkrankung ihres Sohnes zu ertragen. Wir trafen die Entscheidung, dass ihr ein Achtsamkeitsansatz weiterhelfen könnte, der auf die Katastrophe ausgerichtet war, einen psychotischen Sohn zu Hause zu haben. Maria bekam eine Compact Disc mit Jon Kabat-Zinns Bergmeditation (2002c). Sie liebte die Natur und liebte die Vorstellung, unbeweglich wie ein Berg zu sein, stark und dauerhaft, wenn harte Winter kommen und gehen. Maria fand trotz all der Widrigkeiten Gelegenheit, zwanzig Minuten am Tag mit der Stille eines Berges zu sitzen. Sie war erstaunt, Stille in sich selbst zu finden, trotz des Verhaltens ihres Sohnes. Wann immer sie sich während des Tages mitgenommen fühlte, erinnerte sie sich an den „Berg“. In nur wenigen Wochen verringerte sich Marias Nesselsucht erheblich.*

*Gewahrsein für die Absicht*

*Joel, ein 30 Jahre alter Ingenieur mit einer Vorgeschichte von Zwangsstörungen (OCD), renovierte sein Haus und war daher oft auf dem Dach seines Hauses. Er wurde in Angst und Schrecken versetzt, dass er herunterspringen würde, und musste das Vorhaben abbrechen.*

*Seine Angst schien ein OCD-Symptom zu sein, verschlimmert dadurch, dass er seinen Vater vor zwanzig Jahren vom Dach springen sah. Joel verwechselte seine Furcht zu fallen mit einer Absicht zu springen. Wir dachten uns eine Achtsamkeitsübung aus, um zu erkennen, wie oft er wirklich im Tagesverlauf vom Dach springen wollte. In der folgenden Woche meldete er, dass die Anzahl gleich null sei; er begann damit, sich selbst zu sagen: „Es ist nur Furcht – ich will es nicht wirklich tun." Joel war in der Lage, sein Renovierungsprojekt ohne weitere Medikamente oder Psychotherapie fortzusetzen. Er lernte, zwischen seinen Wünschen und seinen Ängsten zu unterscheiden. Das ergab eine größere emotionale Selbstkontrolle.*

Diese Beispiele demonstrieren die Vielseitigkeit der achtsamkeitsbildenden Techniken. Welche Übungen können unsere Patienten am ehesten zwischen den Therapiesitzungen durchführen? Ein Schüler fragte einst seinen Meditationslehrer Thich Nhat Hanh, wie er während des Tages achtsamer sein könne. „Willst du mein Geheimnis wissen?" fragte sein Lehrer mit einem Lächeln. „Ich versuche für das Tun einen Weg zu finden, der am angenehmsten ist. Es gibt viele Wege, einen gegebenen Auftrag zu erfüllen, aber der Weg, der meine Aufmerksamkeit am besten bei der Stange hält, ist derjenige, der am angenehmsten ist." (Zitat nach Murphy, 2002, S. 85). Die Anzahl der Techniken für die Achtsamkeitsentwicklung ist unermesslich. Es kann so einfach sein, sich um das zu kümmern, was im gegenwärtigen Augenblick geschieht. Daher können Therapeuten mit den Patienten gemeinsam Übungen erarbeiten, die sowohl einfach als auch angenehm auszuführen sind.

## Mehrkomponenten-Behandlungprogramme

Die vier Behandlungsprogramme, die bewusst Achtsamkeit lehren wollen, sind MBSR (Kabat-Zinn, 1990), MBCT (Segal, William, et al., 2002), DBT (Linehan, 1993a, 1993b) und „Acceptance and Commitment"-Therapie (ACT, nach Hayes, Stroshal et al., 1999; Hayes et al., 2005). Alle diese Programme sind empirisch validiert. Der Leser wird in Anhang A auf die Quellen dieser Programme verwiesen, besonders auf Webseiten, denn die Forschungsliteratur expandiert schnell.

Jedes Programm hat eine unterschiedliche Herkunft in Bezug auf die behandelte Population und die theoretische Inspiration. Jon Kabat-Zinn hat zum Beispiel MBSR initiiert, um chronisch Kranke eines Universitätskrankenhauses zu behandeln. Die MBCT wurde entwickelt und angewandt, um chronische Depression zu lindern. Die DBT wurde entworfen, um Patienten mit Borderline-Störungen zu helfen, die Schwierigkeiten haben, Emotionen zu regulieren. ACT entstand aus der Verhaltensanalyse, bezogen auf eine kontextbezogene Weltsicht (vergleiche Kapitel 1) und den Gebrauch der Sprache. Die MBSR-, MBCT- und DBT-Programme sind allesamt von der Achtsamkeitsmeditation inspiriert. MBSR und MBCT stellen Achtsamkeitsmeditation in den Mittelpunkt, doch auch die ACT und die DBT haben eine substantielle Achtsamkeitskomponente. In der Praxis hängt der Grad der Achtsamkeit in der Behandlung mehr von den beteiligten Personen als vom Programm ab. Das bleibt aber eine empirische Frage.

MBSR- und MBCT-Programme wenden ein Gruppenformat und typischerweise acht Treffen von zweieinhalb Stunden Länge an. Die MBSR fügt dem ein intensives Tagesseminar am Ende des Programms hinzu. Die DBT ist dem Format nach vorrangig eine wöchentliche Einzeltherapie, mit spezifischen Telefonkontakten zwischen den Sitzungen. Dazu kommen wöchentlich zweieinhalbstündige Trainingsgruppen für DBT-Fertigkeiten. DBT-Kliniker nehmen an regelmäßigen therapeutischen Konsultationsgruppen zur gegenseitigen Unterstützung in der Methode teil. Die ACT kann als Einzel- oder Gruppentherapie umgesetzt werden. Alle Mehrkomponenten-Programme beinhalten auch Hausaufgaben. Die MBSR benötigt 45 Minuten pro Tag für die Achtsamkeitspraxis, sechs Tage die Woche. Jedes Programm hat eine Fülle interessanter Fertigkeiten, um Achtsamkeit und besonders die Qualität des Akzeptierens im Rahmen der Achtsamkeit zu fördern.

### *Achtsamkeitsbasierte Stressreduktion (MBSR)*

Alle Fertigkeiten, die im MBSR-Programm gelehrt werden, dienen spezifisch der Kultivierung von Achtsamkeit. Nicht-spezifische Behandlungsfaktoren können beteiligt sein, wie etwa die Unterstützung der Gruppe, aber der Fokus auf die Achtsamkeit bei der MBSR ist einzigartig. Die Hauptübungen, die gelehrt werden, sind Sitzmeditation (formale Achtsamkeitsmeditation) und achtsamer Yoga. Das Programm beinhaltet auch eine Body-Scan-Meditation, bei der die Patienten liegen und die Empfindungen im Körper beobachten. Dazu kommt, Achtsamkeit im Alltag zu üben, beim Laufen, Stehen und Essen.

*Achtsamkeitsbasierte kognitive Therapie (MBCT)*

Die MBCT ist eine Behandlungsanleitung, die MBSR-Achtsamkeitspraxis ohne Yoga lehrt, mit dem „Drei-Minuten-Atemraum" (oben erläutert) als Kernfertigkeit. Die MBCT fügt dem eine kognitive Therapiekomponente hinzu, um eigene Gedanken und Gefühle zu entdecken. Der Achtsamkeitsaspekt bei der MBCT bedeutet zu erkennen, dass „Gedanken keine Fakten sind", und wie sie kommen und gehen können, anstatt sie auszudebattieren, wie wir das in der traditionellen KVT tun würden.

*Dialektisch-Behaviorale Therapie (DBT)*

Achtsamkeitsfertigkeiten bei der DBT (Modul 1) werden als Kernfertigkeiten für den Erfolg in den drei anderen Modulen angesehen: interpersonelle Effektivität, emotionale Regulation und Stresstoleranz. Achtsamkeitsfertigkeiten werden über zwei oder drei Gruppensitzungen gelehrt und wiederholt, wenn neue Module eingeführt werden. Viele DBT-Fertigkeiten entstammen der Zen-Tradition und der Praxis von Thich Nhat Hanh (1976). Achtsamkeitsbezogene Fertigkeiten in den vier Modulen sind: Den Atem zählen, ein gelassen-heiteres Lächeln, Gewahrsein auf gegenwärtiges Handeln richten, Gefühle benennen, Gedanken ein- und ausgleiten lassen („Teflon-Geist" üben), Nichtbewerten, zu einem Zeitpunkt nur eine Sache tun, radikales Annehmen der Gefühle einüben und imaginieren, dass der Geist dem Himmel gleicht und Gedanken und Gefühle wie Wolken dahinziehen. Der Hauptpunkt in der DBT ist, den

Patienten zu helfen, ein erfolgreiches Leben im zwischenmenschlichen Bereich zu führen, gleich, wie sie sich fühlen mögen.

*„Acceptance and Commitment"-Therapie (ACT)*

Es stehen mehr als einhundert ACT-Fertigkeiten zur Auswahl, und sie werden bei jedem Patienten individualisiert. Viele der ACT-"Techniken" sind Lehrmetaphern, wie etwa die chinesische Handschellenmetapher (Hayes, Strosahl et al., 1999, S. 123): Je mehr man zieht, desto enger wird's. Die ACT-Hauptkomponenten sind (1) kreative Hilflosigkeit (die Vergeblichkeit, sich durch aktuelle Anstrengungen besser zu fühlen), (2) kognitive Diffusion (unsere Gedanken sind nur Gedanken, nicht das, was wir in sie hinein interpretieren), (3) Akzeptanz (erlaube der Erfahrung zu sein, was sie ist; sei dabei wirksam beteiligt), (4) Selbst als Kontext (mit dem Beobachter der Gedanken identifiziert sein), (5) Wertschätzen (das eigene Leben neu dem widmen, was dem Leben Sinn gibt) (Gifford, Haynes & Strosahl, 2004). ACT-Techniken stimmen mit diesen allgemeinen Komponenten überein. Zu erfahrungsorientierten Übungen, die Achtsamkeit entwickeln, gehören: Die eigenen Gedanken sehr, sehr langsam auszusprechen oder seine Gedanken zu singen und sich zu sagen: „Ich habe einen Gedanken, dass. (ich dumm bin)", anstatt „Ich bin dumm!", schwierige Gedanken auf kleine Karteikarten zu schreiben und sie mit sich herumtragen oder etwas Ungewohntes tun und aufmerksam dafür sein, was geschieht. Zu Akzeptanzübungen gehören das „Gelassenheitsgebet" („Ändere das Mögliche. Akzeptiere das, was nicht zu verändern ist."), Tagebucheintragungen der schmerzlichen Ereignisse, einem anderen Menschen Aug in Auge gegenübersitzen und die Erfahrung einfach geschehen lassen. Der ACT-Fokus ist, die Erfahrung kommen und gehen zu lassen und zugleich ein sinnvolles Leben zu leben.

Der Kliniker sollte die vier Mehrkomponenten-Programme daraufhin erforschen, wie gut sie bestimmten Patienten und Bedingungen in der Behandlung helfen. Zum Beispiel können die DBT-Fertigkeiten der wirkungsvollste achtsamkeitsbasierte Ansatz sein, um selbstdestruktives Verhalten oder extrem reaktives Paarverhalten zu bewältigen. MBSR ist besonders effektiv bei Stress-Störungen. Mit ihrer Wertschätzungskomponente kann ACT ganz besonders für Patienten hilfreich sein, die versuchen, ihren Drogenmissbrauch zu überwinden.

In ähnlicher Weise eignen sich verschiedene psychologische Prozesse *innerhalb* der Achtsamkeitspraxis unter bestimmten Umständen besser als andere. Die Praxis „sich auf ein einziges Objekt zu konzentrieren" kann die beste Methode für Patienten sein, grüblerisches Denken bei Depression und Panik zu unterbrechen. Die Meditation „das Feld der Achtsamkeit öffnen" kann helfen, das Leben von chronischen Schmerzpatienten zu bereichern. Die „Selbstakzeptanz"-Komponente der Achtsamkeitspraxis kann besonders den Einfluss der Ursprungsfamilie unseres Patienten entkräften. Derartige Fragen sind ein ergiebiger Boden für zukünftige Forschungsvorhaben.

### Mit Trauma arbeiten

50 Prozent der Erwachsenen in den Vereinigten Staaten haben eine Traumaerfahrung (Kessler, Sonnega, Bromet, Hughes & Nelson, 1995). Daher ist eine der spannenden Fragen am Schnittpunkt Psychotherapie / Achtsamkeitspraxis, wie wir mit Trauma umgehen. Achtsamkeit in eine traumatische Erfahrung zu bringen kann das Leiden stärker werden lassen oder vermindern. Jüngere Indizien weisen darauf hin, dass die Teilnahme an kritischen Stress-Debriefings weiteren Schaden bringen kann, weil einige Menschen sich zunächst von traumatischen Ereignissen distanzieren müssen (Ehlers et al., 2003; Groopman, 2004). Teasdale und Kollegen (Ma & Teasdale, 2004; Teasdale et al. 2000) fanden auch, dass eine Gruppe deprimierter Patienten mit zwei Depressionsepisoden eine nicht-signifikant *größere* Tendenz als die eher chronischen Patienten aufweisen, nach ihrer achtsamkeitsbasierten Behandlung rückfällig zu werden. Das lässt vermuten, dass die MBCT gerade diesen Patienten nicht half, ihre belastenden Lebenserfahrungen zu handhaben. Obwohl diese Studie Trauma nicht per se zum Thema hatte, warnt uns das davor, eine Methode als Allheilmittel zu benutzen.

Die Verschreibung von Achtsamkeitsübungen sollte von einer klinischen Einschätzung geleitet sein. Ein angemessener Zeitpunkt und Sicherheit sind wichtig. Ist unsere Aufmerksamkeit von traumatischen Erinnerungen überwältigt und destabilisiert, verliert die achtsame Konfrontation ihre Nützlichkeit. Es ist hilfreicher, unser Augenmerk vom Trauma *abzulenken*, bis die Aufmerksamkeit stabilisiert ist, um dann erneut zu versuchen, dem Trauma Aufmerksamkeit entgegenzubringen. In einigen Fällen kann unterstützende Psychotherapie dem Patienten helfen, Belastbarkeit und Ich-Stärke als einen notwendigen Vorläufer der Achtsamkeitspraxis zu etablieren.

Im Umgang mit starken Emotionen ist die sensorische Bewusstheit der *Außen*welt ein effektiver Weg, um unsere Aufmerksamkeit zu sammeln und weniger überfordert zu sein. Ein aggressiver, geistig behinderter Erwachsener lernte zum Beispiel, seine Achtsamkeit in einer ärgerlichen Situation auf seine Fußsohlen zu lenken. Das ermöglichte ihm schließlich wieder den Übergang in seine Lebensgemeinschaft (Singh, Whaler, Adkins & Myers, 2003). Die Erde unter unseren Füßen zu spüren oder eine kühle Brise auf der Wange kann uns in den gegenwärtigen Augenblick zurückbringen.

Ein *internaler* Fokus bringt Patienten näher an traumatische Erinnerungen und Emotionen. Dies kann schrittweise eingeführt werden, wenn der Patient bereit dazu ist. Der Patient kann achtsam die inneren Erfahrungen wahrnehmen, die mit dem Trauma assoziiert sind, bis sie die Aufmerksamkeit zu stören drohen. Wird die Erfahrung zu intensiv, kann der Patient zum Atem Zuflucht nehmen. Fühlt er sich immer noch überwältigt, kann er sich auf die Grenze des Körpers zur Welt konzentrieren – auf Berührungsempfindungen. Bewusstheit der Außenwelt ist zur Sicherheit vorhanden. Sobald die Stabilität zurückkehrt, kann der Patient behutsam die Aufmerksamkeit zurücklenken zu dem, was im Innern geschieht. Manchmal verschafft uns schon das Benennen („heiße Haut", „gespannter Bauch", „intensive Angst") genügend Distanz vom traumatischen Material, ohne die heilende Kraft der Aufmerksamkeit zu verlieren. Ein achtsamkeitsbasierter Therapeut kann flexibel mit gerichtetem oder offenem Gewahrsein arbeiten, nach innen oder außen ausgerichtet, um einen neuen Bezug zu traumatischen Erinnerungen zu erzeugen (Miller, 1993; Urbanowski & Miller 1996).

Psychoaktive Medikamente können notwendig sein, wenn ein Patient von Affekten überwältigt wird. Die Debatte über Meditation versus Medikation hängt von der Aufmerksamkeit ab. Wenn ein Patient seine Aufmerksamkeit nicht hinreichend regulieren kann, um Aktivitäten des täglichen Lebens ausreichend auszuführen und sich nicht adäquat konzentrieren kann, dann kann eine Medikamentengabe angezeigt sein.

### Der besondere Fall formaler Meditation

Die meisten Kliniker werden wahrscheinlich informelle, alltägliche Achtsamkeitsübungen öfter als eine formale Meditationspraxis in die Psychotherapie einbringen. Formale Meditation verbunden mit Psychotherapie kann aber für einige Patienten nutzbringend sein. Eine bedeutende Sammlung psychologischer Literatur zu diesem Thema seit den 1970er Jahren deutet darauf hin, dass Meditation effektiv als eine autonome, selbst-regulierende Strategie angewandt werden kann oder um Selbstgewahrwerden zu fördern (Bogart, 1991; Burnard, 1987; Craven, 1989; Deatherage, 1975; Delmonte, 1986, 1988; Engler, 1986; Epstein & Lieff, 1981; Kutz et al., 1985; Kutz, Borysenko & Benson, 1985; Miller, 1993; Shapiro, 1992; Smith, 1975; Urbanowski & Miller, 1996; VanderKooi, 1997).

Welche Patienten sollten wir ermutigen zu meditieren? Meditation verlangt regelmäßiges Üben, um wirksam zu sein. Leider bleiben Patienten oft nicht dabei. Delmonte (1988) fand, dass von den Ambulanzpatienten, die Konzentrationsmeditation 10 bis 20 Minuten zweimal am Tag übten, 54 Prozent nach 2 Jahren aufhörten. Diejenigen, die extrovertiert und weniger neurotisch waren, übten mit höherer Wahrscheinlichkeit weiter. Patienten hielten das Üben eher durch als Nichtpatienten, was vermuten lässt, dass Stress oder die Erwartung, dass die Übung gut tut, die Motivation fördert. Das mag erklären, warum 75 Prozent der chronischen Schmerzpatienten in einem MBSR-Programm vier Jahre später noch Meditation praktizierten (Kabat-Zinn, Lipworth, Burney & Sellers, 1987). Therapeuten sollten also die Motivation eines Patienten auswerten.

Langeweile und der sich ergebende Wunsch, mit dem Üben aufzuhören, sind geläufige Hindernisse am Anfang einer Meditationspraxis. Kommen diese auf, so werden Patienten aufgefordert, „Langeweile“ oder „aufhören wollen“ zum Objekt des Gewahrseins zu machen. Paradoxerweise kann dies die Praxis interessanter machen. Ein anderes Hindernis ist die Selbsteinschätzung „Ich mache das nicht richtig.“ Selbstbeurteilung kann auch zum Objekt des Gewahrseins gemacht werden, vielleicht indem man zählt, wie viele Male in einem vorgegebenen Zeitraum selbstbeurteilende Gedanken auftauchen.

Eine weitere wichtige Variable, wenn man formale Meditation für einen Patienten in Betracht zieht, ist Ich-Stärke oder emotionale Belastbarkeit. Die Meditationspraxis kann nachteilige Auswirkungen haben. Patienten, die dekompensieren, wenn kognitive Kontrollen gelockert sind, sollten im Allgemeinen nicht formale Meditation üben. Zum Beispiel können destabilisierende traumatische Erinnerungen, einschließlich solcher des Körpers, an die Oberfläche kommen oder milde Zustände der Depersonalisation können Panikattacken auslösen. In einer Studie von Shapiro (1992) wurde mindestens ein solcher negativer Effekt bei 62,9 Prozent der Langzeitmeditierenden (Achtsamkeitsmeditation) berichtet, entweder vor oder nach einem Meditationsretreat. Viele dieser Effekte waren lediglich zu erwartende negative Mentalzustände wie Reizbarkeit, Hypersensitivität für das Stadtleben oder Gewahrwerden von negativen Persönlichkeitszügen. Tiefer greifende widrige Umstände wurden von zwei der 27 untersuchten Individuen gemeldet (7,4 %). Diese waren Depression, Verwirrtheit und heftiges Schütteln. Interessanterweise berichteten 88 Prozent der Meditierenden in der Studie von *positiven* Effekten der Meditation vor dem Retreat. 12 von 13 Teilnehmern (92 %), die eine Untersuchung nach drei Monaten beendeten, listeten positive Umstände auf. Einige wenige Teilnehmer fühlten, dass die negativen Effekte positive Seiten hätten, wie etwa Geduld zu lernen. Ein Meditierender sagte: „Um eine tiefer gehende Stabilität zu erreichen, wird man grundlegend destabilisiert.“ (Shapiro, 1992, S. 65)

Ein kompetenter Meditationslehrer kann bei der Unterscheidung zwischen vorübergehendem Unbehagen und einer Fragmentation des Selbstempfindens helfen, was sich als Dissoziation oder als Grandiosität, Schreckensgefühle oder Trugwahrnehmungen zeigen kann. Einige Patienten nehmen an, dass sie mehr Meditation brauchen, um durch solche schwierigen Erfahrungen zu kommen (eine Empfehlung, die gelegentlich von Meditationslehrern mit begrenztem psychologischen Verständnis unterstützt wird). Das kann weitere Verschlimmerungen verursachen. Meditierende, die eine Persönlichkeitsfragmentation erleben, sollten die formale Meditation unterbrechen und vielleicht ihr Aufmerksamkeitstraining auf external ausgerichtete Aktivitäten ausrichten wie etwa auf achtsame physische Übungen, *Hatha*-Yoga oder manuelle Arbeit.

Menschen mit einer zerbrechlichen Persönlichkeit kann Sitzmeditation nützen, in der Aufmerksamkeit Stabilität oder ein sicheres Konfrontieren mit inneren Erfahrungen zu entwickeln. Die Zeitdauer der Meditation sollte aber begrenzt sein, vielleicht nur wenige Minuten lang (Schmidt & Miller, 2004). Es ist hilfreich, Patienten von der Möglichkeit wissen zu lassen, dass schmerzhafte Erinnerungen hochkommen können, besonders in intensiven Achtsamkeitsmeditationen.

Welche Art von Meditation sollte empfohlen werden? Konzentration stabilisiert die Aufmerksamkeit und erzeugt Ruhe, wohingegen offenes Gewahrsein Einsicht in das Arbeiten des Geistes erzeugt und dazu neigt, unterdrückte mentale Inhalte aufzudecken. Die Konzentrationsmeditation allein ist im Allgemeinen besser geeignet, eine kurzfristige Entspannung zu fördern, da achtsames Gewahrsein von aufwühlenden und ablenkenden Gedanken alles andere als entspannend sein mag.

Nichtsdestoweniger kann Achtsamkeitsmeditation eine brauchbare Ergänzung zur Psychotherapie sein. Sie hat das Potential, zu tiefgründiger Bewusstheit und Freiheit zu führen und wirkt damit über die Symptomentlastung hinaus, die im Allgemeinen in der Psychotherapie gesucht wird. Ein erfahrener Achtsamkeitslehrer, Joseph Goldstein, schreibt:

> *„Auf einer subtileren Ebene beginnen wir das zu erkennen, was den Schmerz kennt, wenn wir die Qualität unserer Achtsamkeit verfeinern. Wir explorieren die Natur des Bewusstseins selbst. Einer der aufsehenerregenden Aspekte der Meditationspraxis ist die Wesensart des Erkenntnisgeschehens, gleich, was das Objekt unserer Aufmerksamkeit sein mag.*

*Diese offene, leere, bewusste Natur des Geistes bleibt stets gleich. Sie ist vollkommen unberührt von dem, was gewusst wird." (2004, S. 12, Hervorhebungen von C. K. Germer)*

Meditation kann am Ende einer Therapie empfohlen werden, um sowohl die Ergebnisse, die durch die Psychotherapie erworben wurden, als auch eine tiefer gehende Selbstexploration zu fördern.

**KAPITEL 7**

# Depression

Dem Leben zugewandt

STEPHANIE P. MORGAN

***... das Leben zu leben, als sei jeder Moment wichtig, als zählte jeder Augenblick, als wenn man mit ihm arbeiten könnte, auch wenn es ein Moment voller Schmerz, Trauer, Verzweiflung oder Angst ist.***

JON KABAT-ZINN, (1990, S. 11)

„Eine Wüste, hoffnungslos und leblos. Ich kann Sie auch nicht richtig sehen. Die Sache ist, ich bin nicht richtig da." Diese Patientenworte erfassen den Schmerz, die Isolation und den Rückzug, die zentrale Elemente der depressiven Erfahrung sind. Depression bedeutet, sich von der Erfahrung abzuwenden, um Schmerz zu vermeiden. Dieser Rückzug beraubt die depressive Person des Lebens, das nur in der direkten Erfahrung gewonnen werden kann. Achtsamkeit ist eine Praxis, sich der lebendigen Erfahrung *zuzuwenden*, und bedeutet somit für die depressive Haltung eine Herausforderung. In diesem Kapitel betrachten wir, wie Achtsamkeit den Therapeuten und Patienten zum Herzen des Schmerzes im Patienten bringen kann. Die Achtsamkeit ermöglicht dem Therapeuten, in diesem Gebiet vertraute Begleitung anzubieten und dem Patienten dabei zu helfen, sich dem Leben zuzuwenden, das ja unmittelbar vor ihm liegt.

Depression ist allgegenwärtig in unserer Kultur. Es wird geschätzt, dass 19 Millionen Erwachsene in den Vereinigten Staaten an einer depressiven Störung leiden (Narrow, 1998). Die aktuelle Forschung zeigt, dass Depression eine komplexe Störung mit biologischen, psychologischen und sozialen Komponenten ist (National Institute of Mental Health, 2001). Während die Psychopharmakologie die Biologie mittels Gehirnchemie ins Visier nimmt, wendet sich die Psychotherapie den sozialen und psychologischen Dimensionen der Depression zu. Die drei Hauptansätze der Psychotherapie sind (1) die kognitive Verhaltenstherapie, die damit arbeitet, schlecht angepasste und gestörte Denk- und Gefühlsmuster zu ändern (Beck, Rush, Shaw & Emery, 1987), (2) interpersonale Therapieformen, die sich auf Krisenbeziehungen richten (Markowitz, 2002) und (3) psychodynamische Behandlungen, die die persönlich-historischen Ereignisse in der Weise, wie sie auf die gegenwärtige Erfahrung einwirken, untersuchen (Blatt, 2004). Wenn Therapeuten depressive Menschen behandeln, tritt ironischerweise oft ein ganzer Chor miteinander wettstreitender Ansätze in ihren Köpfen auf, was es schwierig macht, tatsächlich in therapeutischer Weise „beim Patienten zu sein".

Weil die Depression ein komplexes bio-psycho-soziales Problem darstellt, wird sie zu einer Herausforderung für jede engstirnige theoretische oder verfahrenstechnische Haltung. Generell scheuen sich viele psychodynamische Therapeuten zum Beispiel nicht länger, Verhaltensänderungen vorzuschlagen, wie etwa Körperübungen einzubringen oder die Isolation zu reduzieren, um die Stimmung zu heben. Umgekehrt gehen neuere kognitive Verhaltenstherapien Aspekte wie Sinnhaftigkeit (Westen, 2000) und Übertragung (McCullough, 2000) an. Auch die Forschung stützt die Behandlung depressiver Patienten mit einer Kombination biologischer und psychotherapeutischer Wege (Arnow & Constantino, 2003; Segal, Vincent & Levitt, 2002). Die Achtsamkeitstheorie und -praxis hat das Potential, zu verschiedenen Therapieschulen beizutragen. Sie verbessern die Fähigkeit des Therapeuten, heilwirkend auf die depressiven Patienten zu antworten und sich dort mit den Patienten zu verbinden, wo sie leiden. Sie dienen als Modell, spezifische Interventionsstrategien zu entwerfen, wie wir sie in den achtsamkeitsbasierten Therapien finden.

## Achtsamkeitsbasierte Verfahren

Achtsamkeit ist ein Schlüsselelement der Dialektischen Verhaltenstherapie (DVT oder DBT, Dialektisch-Behaviorale Therapie, Linehan, 1993a), die entwickelt wurde, um Patienten zu helfen, Emotionen zu regulieren – auch solche Emotionen und Verhaltensweisen, die zur Depression gehören. Die DBT ist ein paradoxes Verfahren, das vom Kliniker angewandt wird, um den Patienten zu helfen, ihre Emotionen zu *akzeptieren* und ihre emotionale Erfahrung zu *verändern*. Achtsamkeit gehört auf die Akzeptanzseite des Paradoxes und kann funktionieren, indem die Vermeidung negativer Emotionen durch Konfrontation reduziert wird. Was die Forschung angeht, so überzeugt die DBT als Behandlungsmodalität für Borderline-Persönlichkeitsstörungen, besonders bei parasuizidalem Verhalten (Bohus et. al., 2004; Robins & Chapman, 2004). Eine spezifische Studie zur Depression deutet an, dass die DBT eine wirksame Behandlung bei älteren Erwachsenen ist (Lynch, Morse, Mendelson & Robins, 2003). Weitere achtsamkeitsbasierte Ansätze, etwa „Akzeptanz und Commitment"-Therapie (ACT; Hayes, Strosahl & Wilson, 1999) richten das Augenmerk auf das uneingeschränkte Annehmen der Gegewartserfahrung und darauf, achtsam Hindernisse gehen zu lassen. Die Patienten identifizieren ihre Lebensziele und gehen diesen nach. Randomisierte kontrollierte Studien zeigen eine vorläufige Evidenz für die Wirksamkeit der ACT bei der Depressionsbehandlung (Zettle & Hayes, 1986; Zettle & Raines, 1989). Die Ergebnisse deuten darauf hin, dass die Wirksamkeit der ACT der verminderten Glaubwürdigkeit statt der verminderten Häufigkeit negativer Gedanken zugeschrieben werden kann (Zettle & Hayes, 1986).

Die achtsamkeitsbasierte kognitive Therapie (MBCT) ist eine umfassende Integration des Begriffs Achtsamkeit in die Depressionsbehandlung (Segal, Williams & Teasdale, 2002). Es handelt sich um ein acht Wochen dauerndes Gruppenprogramm, angepasst an Kabat-Zinns achtsamkeitsbasiertes Stressreduktions-Programm (MBSR) (Kabat-Zinn et al., 1990). Die MBCT beinhaltet Elemente der kognitiven Verhaltenstherapie. Segal, Williams und andere wurden von früheren Forschungsbefunden motiviert, dass Achtsamkeit übergeneralisierte Erinnerungen und Grübeln vermindert, zwei allgemein verbreitete Merkmale bei chronisch depressiven Patienten (Teasdale et al. 2000, 2002; Williams, Teasdale, Segal & Soulsby, 2000). MBCT trainiert depressive Patienten ausdrücklich, sich ihrer Gedanken und Gefühle bewusst zu werden, ohne dass diese als objektive Fakten angesehen werden, was als „Dezentrierung" bezeichnet wird. Im Prozess der „Dezentrierung" verhielten sich die Patienten weniger vermeidend und reagierten weniger auf ihre Gedanken und Gefühle. Die Behandlung reduzierte die Rückfälle um 44 Prozent (gemessen in einem 60-Wochen-Intervall) in einer Patientengruppe mit drei oder mehr Depressionsepisoden, nachdem das Acht-Wochen-Programm geendet hatte und verglichen mit einer Kontrollgruppe, die sich der sonst üblichen Behandlung unterzog (Segal, Williams et al., 2002). Ähnliche Erfolgsmuster wurden gefunden, als die Studie repliziert wurde (Ma & Teasdale, 2004). Segal, Williams et al. (2002) empfehlen, der Kliniker sollte eine eigene Achtsamkeitspraxis haben, um am wirksamsten zu sein.

Die Praxis der Achtsamkeit sowohl im Alltag als auch in der Therapiestunde ist Kern des Ansatzes, der in diesem Kapitel beschrieben wird.

## Ein achtsamkeitsinformierter Ansatz für Depressionsbehandlung

Als Kliniker sitzen wir mit Patienten zusammen, die an unablässigen Depressionen leiden, und wir haben alle die Erfahrung gemacht, wie wir bei dem Versuch, etwas Hilfreiches zu entdecken, unsere Hirne zermartern und unsere Herzen öffnen. Wir sind vom Schmerz unserer Patienten bewegt. Unsere Behandlungspläne und -protokolle arbeiten oft nicht schnell genug oder überhaupt nicht. Wir haben es gewissermaßen eilig in dem Bewusstsein, dass mit jeder depressiven Episode die Wahrscheinlichkeit weiterer Episoden zunimmt (McIntyre & O'Donovan, 2004). Eine zunehmende Zahl klinischer Praktiker bemerkt, dass Achtsamkeit uns helfen kann, dranzubleiben und flexibel auf die Komplexitäten und Schmerzenserfahrungen unserer Patienten zu antworten (Brach, 2003; Epstein, 1998; Magid, 2002; Martin, 1999; McQuaid & Carmona, 2004).

Unser Ansatz hier ist achtsamkeitsinformiert. Er beruht auf der Grundlage der Achtsamkeitspraxis des Psychotherapeuten und beinhaltet normalerweise nicht das Lehren von Achtsamkeitsfertigkeiten. Es ist eine Einzelpsychotherapie, deren Dauer variiert, jeweils dem Bedürfnis des Patienten angepasst. Statt eines geplanten, linearen Protokolls ruft es nach Flexibilität, gegründet auf dem Verständnis, dass Depression sich in Myriaden von Weisen zeigt und vielfältige Ursachen hat. Der Weg eines jeden Patienten zum Wohlbefinden ist deshalb einzigartig. Wie William Styron (1990, S.72) in ‚*Darkness Visible*' schrieb: „Das Patentrezept des einen Menschen kann des nächsten Falle sein."

Der Ansatz, den wir hier erläutern, integriert Einsichten, die aus der Achtsamkeitspraxis stammen, mit klinischem Training, das vor allem psychodynamisch ist. Den Vorrang der therapeutischen Beziehung, starke therapeutische Grenzen und Aufmerksamkeit für das Übertragungsgeschehen anzuerkennen, spiegelt psychodynamische Wurzeln wider. Trotz alledem integriert dieser Ansatz auch kognitive und verhaltenstheoretische Interventionen und Elemente existential-humanistischer Psychotherapie mit ihrer Betonung der therapeutischen Präsenz und Aufmerksamkeit für die Erfahrung im Hier und Jetzt (Schneider, 2003).

## Lebendigkeit versus Sich-Abwenden

Lassen Sie uns den Behandlungsraum betreten. Ein Patient setzt sich hin, stöhnt und sagt: „Ich bin so deprimiert." Wir stellen einige Testfragen, suchen für uns selbst und den Patienten herauszufinden, was im Kern „deprimiert" für diese Person bedeutet. Die primäre Linse, durch die wir Depression sehen, ist die der *Lebendigkeit.* Unbesehen von der Ätiologie und Erscheinungsform ist es wahrscheinlich, dass unser Patient einen Mangel an Vitalität erfährt und sich wesentlich dem Leben entfremdet fühlen wird.

Wir versuchen Kontakt herzustellen. Der depressive Patient, gleich, welche Depressionsform vorliegt, wendet sich von seiner Erfahrung ab. „Abwenden“ ist weniger ein technischer Begriff als „empirische Vermeidung“ (Hayes, Strosahl et al., 1999) und wird hier aus zwei Gründen verwandt. Erstens, er ist erfahrungsnah. Er übermittelt eine Haltung hinsichtlich der eigenen Erfahrung, die jemand fühlen kann. Zweitens meint er Verlassenheit, ein allgemeines Gefühl bei Depressionen. Die Behandlung besteht darin, herauszufinden, wo dieses „Abwenden“ stattgefunden hat. Wir versuchen, Sicherheit und emotionale Vertrautheit mit unseren Depressionspatienten zu entwickeln, so dass die Haltung des Abwendens mit ihrem Mangel an Lebendigkeit in Frage gestellt werden kann. In der Therapie laden wir dazu ein, sich der vorhandenen Erfahrung *zuzuwenden* und *bei* dieser zu *bleiben.*

## Achtsamkeit und Lebendigkeit

Wenn wir achtsam sind, fühlen wir uns lebendig. In den Worten des Meditationslehrers Bhante Gunaratana (2002, S. 38): „Sie werden empfindsam für die derzeitige Erfahrung des Lebendigen, dafür, wie Dinge sich unmittelbar anfühlen. Sie sitzen nicht herum und entwickeln erhabene Ideen über das Leben. Sie leben.“ Wenn wir achtsam eine Tasse Kaffee trinken, fühlen wir die Konsistenz der Tasse in unseren Händen, spüren die Wärme, riechen das Aroma, bemerken die Dicke des Tassenrandes an unseren Lippen, erfahren, wie die Flüssigkeit in unserem Mund schwimmt, und schmecken das einzigartige Geschmacksaroma beim Schlucken. Wir sind mit einer multisensorischen Erfahrung beschäftigt und für die vielen Dimensionen erwacht. Das ist belebend.

Als Therapeuten ermöglicht uns Achtsamkeit, unsere Ohren und Herzen der abwesenden Lebendigkeit von jemandem, der in einer Depression steckt, besser zuzuneigen. Unser Eingestimmtsein ist verfeinert für den Moment, in dem der Patient sich abwendet. Umgekehrt können Achtsamkeitspraktizierende auch Lebenszeichen spüren, wo sie in der klinischen Begegnung auftauchen. Da existiert ein Gewahrsein für das eines jeden neuen Momentes. In der Therapie versuchen wir, den Puls der Erfahrung des Menschen zu finden – Schlag um Schlag. Wir bieten tief gehende Begleitung an, gleich, welche Herausforderungen im direkteren Erfahren des Pulses entstehen.

Schmerz und Leid sind immer an der Depressionsbehandlung beteiligt. Schmerz ist unausweichlich. Leid entsteht, wenn wir mit unseren Befürchtungen und unserem Bedauern näher auf den Schmerz eingehen. Die Einzelheiten des Leids sind entscheidend. Depression ist eine sehr *persönliche* Angelegenheit, bei der die historische, faktische und die erzählte Geschichte wichtig sind. Wie in Kapitel 1 erörtert, kommen Menschen in die Behandlung, um „sich besser zu fühlen“. In der Arbeit mit Depression kann mancher Schmerz Erleichterung finden, aber es ist die gewandelte Beziehung zum Schmerz, die letztendlich Leiden lindert. Mit achtsamem Gewahrsein ist es möglich, gleich, wie die Umstände sein mögen, in direkterem Kontakt zur Lebenserfahrung zu sein und so sich lebendiger zu fühlen.

Dieses Kapitel untersucht die Nützlichkeit der Achtsamkeit, angewandt auf vier Hauptpunkte der Depressionsbehandlung: (1) Co-Exploration der Patientenerfahrung, (2) die Probleme der Suizidalität, Langeweile und Feindseligkeit, (3) die therapeutische Beziehung und (4) die Entwicklung von Verhaltensänderungen. In jedem dieser Bereiche kann Achtsamkeit die Unmittelbarkeit des Kontakts zwischen Therapeut und Patient und dann zwischen dem Patienten und seiner eigenen Erfahrung verbessern. Dadurch wird das Leben des Patienten revitalisiert.

## Achtsame Co-Exploration

Achtsame Aufmerksamkeit ist durch Gewahrsein, Gegenwartszentierung und Akzeptanz gekennzeichnet. Obwohl es unmöglich ist, achtsames Explorieren vollständig zu operationalisieren, zeigen doch die folgenden Fragen das Herz der achtsamkeitsinformierten therapeutischen Befragung:

- Was geschieht, gerade jetzt?
- Können Sie an dem dranbleiben, was gerade geschieht?
- Können Sie hineinatmen in das, was gerade geschieht? Oder können Sie mit dem atmen, was gerade geschieht?

Achtsame Befragung bedeutet „Ende offen", ohne Ausschluss, ohne Vermutung über die Patientenerfahrung. Sie konzentriert sich auf das *Was* statt auf das *Warum*. Es ist eine Haltung, die unverfroren ist und sich dem zuwendet, was im Prozess des Geschehens ist. Wie Gendlins Ansatz des Focusing (1996), sich auf den körperlich gefühlten „felt sense" zu konzentrieren, entwickelt achtsame Aufmerksamkeit den Zugang für den Bereich, in dem therapeutische Bewegungen entstehen.

Philip Aranow (1998) prägte den Ausdruck *meditative Bewegung*, um jede Intervention zu beschreiben, einschließlich der einer Interpretation oder eines simplen „Aha", was einem Patienten „hilft auf dem Weg zur Entwicklung einer mitfühlenden, klarsichtigen Haltung gegenüber allen mentalen Erfahrungen und Emotionen." Gendlins Begriff des somatischen „felt sense" ist lediglich ein Bereich achtsamer Aufmerksamkeit. Achtsamkeit kann in mehrere Erfahrungsbereiche eingebracht werden, in physikalische, rationale, emotionale, intuitive, Verhaltens- und interpersonale Dimensionen.

### Liebende Aufmerksamkeit

Wir scheuen uns vor dem Wort *Liebe* in unserem klinischen Training, vielleicht mit gutem Grund. Psychotherapie kann eine sehr intim-vertraute, liebevolle Begegnung sein. In den Worten des Therapeuten Paul Russell (1996, S. 13): „Therapie ist eine liebende Beziehung. Es funktioniert nicht, zu versuchen, irgendwie liebevoll zu sein. Das Einzige, das funktionieren kann, ist die Liebe zu fühlen, die bereits da ist." Russells Worte zeigen treffend, dass Liebe nicht etwas ist, das wir erzeugen. Sie wird in der Aktivität der vertraut-intimen Zuwendung gefunden.

Konstanz und Sorgfalt in der Aufmerksamkeit haben eine Liebesqualität. Wir versuchen mit einem Patienten in gleicher Weise zu arbeiten, wie wir uns dem Atmen eines neugeborenen Kindes zuwenden würden oder jemandem im Sterbeprozess. Hier findet man eine Verfeinerung und Feinheit für diese Aufmerksamkeit und echte Wärme und echtes Interesse. Als Kliniker und schlicht und einfach als menschliche Wesen haben wir allen anderen Menschen auf diese Weise Beistand geleistet. Es entsteht ganz natürlich. Wie in Teil II dieses Buches besprochen, kann die Qualität der Aufmerksamkeit entwickelt werden. Wir können lernen, Aufmerksamkeit von ganzem Herzen intensiver und öfter einzubringen in das, was geschieht.

## Schmerz akzeptieren

Wenn ein Patient unseren Therapieraum zum ersten Mal betritt, mögen wir fragen: „Was bringt Sie hierher?“ Häufig wird jemand, der unter Depression leidet, antworten: „Ich will mich einfach besser fühlen.“ Schon ist das Problem, von dem ich oben berichtet habe, entstanden: Indem er sich anders fühlen will, kehrt der Patient sich von seiner aktuellen Erfahrung ab.“ Wir verlassen uns selbst, während wir leiden. Manchmal kann es hilfreich sein, dies ausdrücklich anzusprechen, indem man die folgenden Fragen stellt:

- „Was ist Ihre Erfahrung geistig und körperlich?“
- „Was ist die Qualität der Beziehung, die Sie mit dem Schmerz haben?“
- „Haben Sie Mitgefühl oder Verständnis für sich selbst und dafür, wie Sie sich fühlen?“

Meistens werden diese Fragen mysteriös und verwirrend sein. Weil Schmerz unangenehm ist, versucht der Patient, etwas anderes zu fühlen. Wir fragen nach dem Schmerz in der Erwartung, dass die Patienten bei ihrer Erfahrung bleiben.

Es ist hilfreich, *mit* dem Patienten zu beobachten, wann er sich selbst verlässt, indem wir gemeinsam davon Notiz nehmen, wie seine Stimme abknickt, wenn er einige Aspekte einer Erfahrung beschreibt oder beim Beobachten einer Haltung der Selbstaufkündigung. Ein Patient schaute gewohnheitsmäßig nach unten und sprach schneller, wenn er über seine Traurigkeit befragt wurde. Als ich beobachtete, dass er zu versuchen schien, nur so „durchzukommen", war seine Antwort auf meine Nachfrage: „Ich glaube nicht, dass es etwas zu gewinnen gibt durch das, was wir uns hier anschauen." Diese Bemerkung ermöglichte uns, seine ungeprüfte Annahme in Frage zu stellen, dass dieser Schmerz vermieden werden sollte.

### Der Wert des Narrativen

Die Erzählung, die erzählte Geschichte eines depressiven Patienten, kann von kritischer Bedeutung sein. Was in der Vergangenheit unserer Patienten geschehen ist, hat Einfluss auf ihren gegenwärtigen Schmerz. Manchmal ist es eindringlicher, wer im Spiel ist, also die zentralen Charaktere im Leben der Patienten, die ihren Schmerz formen. Menschen, die depressiv sind, sind oft desinteressiert an ihren Geschichten. Das ist eine Erscheinungsform, sich abzuwenden, eine Form der Selbstaufgabe. Ihr Sinnesempfinden bleibt unerforscht, in den Geschichten ist kein Leben zu finden. Die Patienten erzählen uns dann von ihrer Vergangenheit mit einer Miene der Pflichterfüllung. Dies zu beobachten bringt *die Beziehung zu ihrem eigenen Leben* ins Gewahrsein. Wir können beginnen, die Wurzeln dieser Haltung gemeinsam zu explorieren und das Licht der Achtsamkeit auf das Territorium, das im Stich gelassen wurde, scheinen zu lassen.

*Vor Jahren kam ein Mann zur Behandlung mit der Beschwerde, er habe das Interesse am Leben verloren. Einige Wochen später erwähnte er, dass die Sabotage und der Flugzeugabsturz über Lockerbie in Schottland ihn sehr hart getroffen haben. Ich nahm an, dass die menschliche Tragödie der Opfer seinen persönlichen Verlust verschlimmert hatte. Trotzdem fragte ich ihn, was ihn so hart an diesem Flugzeugabsturz getroffen hatte. Seine Erklärung war, er fühle, dass Terrorismus eine Anklage gegen wohlgemeinte Anstrengungen sei, Ausbildungsinitiativen in die Dritte Welt zu bringen. Der Vorfall stellte den Sinn seines lebenslangen*

*Einsatzes für Ausbildung und Unterricht als Mittel, Entwicklung in anderen Kulturen zu fördern, in Frage. Fast hatten wir die zentrale Bedeutung des Disasters für ihn selbst vernachlässigt.*

Wenn wir achtsam und bewusst sind, kommt eine Feinheit und Offenheit auf, die die Bedeutungen des Patienten nicht vorzeitig ausschließt. Wir gehen den anderen Menschen mit der aufrichtigen Haltung an: „Was haben wir hier?“ Wir beteiligen unseren Patienten als Forscher an den vergangenen und gegenwärtigen Erfahrungen.

## Gedanken sind nicht gleich Wahrheiten

Die Weisheit, dass Gedanken nicht unbestreitbare Fakten sind sowie die Rolle des negativen Denkens in der Depression sind die Ecksteine kognitiver Therapie (Beck et al., 1987). Wie in Kapitel 2 erörtert, wird das Verständnis der bedingten Natur der Gedanken gemeinsam von der buddhistischen und westlichen Psychologie geteilt. Patienten befreien sich oft, wenn sie erkennen und wiedererkennen, dass Gedanken keine Fakten sind. Sie sind nur Gedanken.

Doch haben traditionelle kognitiv-verhaltenstheoretische Techniken, die sich auf die Identifizierung gewisser depressionsfördernder Gedanken richten – gefolgt von Gegenargument und Gedankensubstitution – einen begrenzten therapeutischen Effekt für manche Patienten. Wie oft haben wir mit jemandem zusammengesessen, der sagt: „Ich weiß, mein Denken ist verrückt.“ oder „Ich weiß, warum ich dies und das denke – es ist verzerrt.“, der aber mit dieser Einsicht wenig gewonnen hat. In der Kraft des Achtsamkeitstrainings haben Segal, Williams et al. (2002) das Potential der Patienten gesehen, ihre Beziehung zu allen Denkprozessen grundlegend zu ändern, nicht nur zu den negativen. Sie fanden heraus, dass Gedanken kommen und gehen zu lassen und lediglich zur gegenwärtigen Erfahrung zurückzukommen, ohne sich auf sie einzulassen, die Häufigkeit grübelnden Denkens vermindert.

Wenn Grübeleien ein Merkmal der Depression darstellen, sind die folgenden Beobachtungen und Fragen hilfreich:

- „Sie haben den Gedanken so ausgedrückt, als wenn Sie glauben, er sei wahr."
- „Haben Sie bemerkt, dass Sie anders darüber denken, wenn sich Ihre Stimmung ändert?"
- „Sie scheinen müde, wenn Sie den Gedanken aussprechen. Sind Sie des Gedankens müde?"

## Gefühle ändern sich

Die Tatsache zu bemerken, dass Gefühle sich ändern, kann einem depressiven Menschen große Erleichterung bringen. Bringen wir mehr Aufmerksamkeit dahin, jeden Augenblick neu zu erfahren, wird schnell klar, dass alles im Fluss ist. Unser Körper, ein Kind, das aufwächst, oder die Welt der Natur sind allesamt mächtige und ständige Gedächtnisstützen dieser Wahrheit. Patienten, die mit Depressionen kämpfen, vergessen dies oft. Ein Patient sagte: „Ich kann das nicht ertragen." oder „Ich kann damit nicht leben.". In der Exploration der Erfahrung sieht der Patient, dass er in der Tat jeden Schmerz tolerieren kann, gleich, was auch immer im Moment entsteht. Was unerträglich ist, ist die Angst, dass der Zustand sich nie ändern werde.

Eine depressive Person, die achtsam der Erfahrung auf einer subtileren Ebene zugewandt ist, kommt in die Lage, eine wichtige Einsicht umzusetzen: Wenn sie auch als depressiv gilt, erlebt sie nicht immer eine Depression. Keine zwei Momente gleichen einander. Vor Jahren starb einer meiner Freunde an Aids. In den letzten Lebenswochen bemerkte er: „Weißt zu, der Geist ist erstaunlich. Hier bin ich, in meinen letzten Tagen. Manchmal bin ich voller Grauen, manchmal fühle ich die Engel kommen. In anderen Momenten freue ich mich noch über einen schönen Tratsch." Wenn wir glauben, dass ein Zustand eine uniforme Beschaffenheit hat, schauen wir nicht nah genug. Wie schon erwähnt, die Tendenz, Erfahrungen über Maßen zu verallgemeinern, korreliert mit Depression (Williams et al. 2000). Die MBCT lehrt Achtsamkeit, um dieser Tendenz entgegenzuwirken. Im Verlauf der achtsamkeitsinformierten Psychotherapie können wir Gewahrsein für die sich wandelnde Natur der Erfahrung fördern, indem wir folgende Vorgaben anbieten:

- „Erzählen Sie mir von Zeiten in der letzten Woche, gleich wie flüchtig, in denen Sie sich *nicht* deprimiert fühlten."
- „Was können Sie mir über ihre Erfahrung gerade jetzt sagen? Bemerken Sie jede Änderung in Ihrem Fühlen, egal wie fein."

Das ist eine delikate Arbeit. Wenn jemand in der Agonie von Krise und Verlust steckt, kann es sehr ‚un'-empathisch klingen, zu sagen: „Das ändert sich schon." Der rechte Zeitpunkt ist wichtig. Wir versuchen das Gewahrsein der sich wandelnden Natur aller Phänomene zu nähren, um jemandem behilflich zu sein und in der gegenwärtigen Erfahrung sein zu können, egal wie schmerzhaft. Bestehen wir in dem, was immer auch geschieht, wird der Mangel an Solidität einer Stimmung oder eines Geisteszustandes entdeckt.

### Fruchtbare Stille

Die Bedeutung und Funktion der Stille eines Patienten in einem gegebenen Moment variiert endlos. Indem wir Achtsamkeit in die Momente der Stille bringen, wird unser Gewahrsein feiner auf das eingestimmt, was sich wortlos übermittelt. Manche Stille fühlt sich wie eine Schutzmauer an. Wir spüren dies intuitiv und versuchen, die Situation sicherer zu machen, indem wir den Patienten einladen, über das Nichtreden zu sprechen. Manche Stille ist vermeidend oder verteidigend, was eine Weigerung erkennen lässt, in der schwierigen Erfahrung zu bestehen. Wir fordern diese Stille-Momente heraus. Eine andere Stille ist voller Wut. Wir kommentieren über die Wut, wenn wir sie fühlen.

Stille-Momente sind auch fruchtbar. Die Stille wird empfunden, als läge sie auf der Zunge, eine Stille, die vor Leben nur so wimmelt und am besten ungestört bleibt. Wir sitzen mit jemandem, der „Sein" vermittelt – in seiner Stille. Wir verbinden uns mit der Aktivität des Seienden an sich und unsere stille Teilnahme wird als aktive Unterstützung für die Freiheit dieses Menschen erfahren, selbst still zu sein. Diese Momente wortloser Kommunikation können transformativ sein, und nichts muss jemals gesagt werden. Die Erfahrung steht für sich selbst.

Wie wortgefüllte Zeiten können wortlose Zeiten innerhalb der Therapie einen Wandel einleiten. Wenn wir mit jemandem inmitten dieser Stille sitzen, kommt eine Empfindung auf, die dem Schauen des sich verändernden Himmels gleicht. Eine Stille, die sich frei und reichhaltig angefühlt hat, fängt an, sich öde oder verspannt anzufühlen. Eine Stille, die sich leicht zu bewegen scheint und mäandernd dahinschlängelt, ist plötzlich voller Gefühle. Achtsamkeit stimmt uns in diese variierenden Texturen der Stille ein und unterstützt uns darin, zu unterscheiden, wie wir mit unseren Patienten in diesen Momenten sein können. Manchmal ist es schwer, die Qualität der Stille zu erspüren und wir fragen uns, ob wir etwas sagen sollten und wenn ja, was? Das ist besonders relevant bei Depression. Fühlt sich die Person allein und verlassen in der Stille oder frei, sich in ihr zu bewegen und sich darin niederzulassen? Wird unsere Stille als großzügig oder desinteressiert erfahren? Ein Kommentar wie „Ich frage mich, ob die Stille fruchtbar ist oder Sie in irgendeiner Weise hindert.“ trifft den Punkt. Das ergibt auch ein schönes Bild dafür, dass wir unseren Weg gemeinsam finden. Die Frage: „Brauchen Sie Gesellschaft?“ oder zu kommentieren, dass die Qualität der Stille sich zu verändern scheint, kann zu mehr Kontakt und Exploration führen.

## Das Herz der Depression finden

Die therapeutische Behandlung erfordert, in die Mitte der Depression zu gelangen und liebende Aufmerksamkeit in diesen Bereich der Patientenerfahrung zu bringen. Achtsamkeit ist ein Mittel hinreichender Kraft und Feinsinnigkeit für dieses Vorhaben. Theorien können uns helfen, eine Generalkarte der menschlichen Erfahrung zu liefern. Es hilft zu wissen, wohin wir unsere Aufmerksamkeit zu lenken haben, aber oft geraten Theorien zu kurz. Per definitionem sind sie die besten Zeigefinger: Sie sind aber nicht die Landschaft.

Wir können die letzte Strecke nur gehen, wenn wir uns jedem Moment der neuen, gemeinsam geschaffenen Erfahrung anheimgeben. Wir nehmen an etwas teil, dessen wir nur schwach gewahr sind, und versuchen, zugleich das Licht des Verstehens scheinen zu lassen. Was Achtsamkeit zu diesem Unternehmen beisteuert, ist unsere Fähigkeit, präsent zu sein für die Dichte der Erfahrung, für die Tiefe des Schmerzes und die Wege, auf denen der Patient sich allein fühlt und sich dann selbst verlässt. Wir bieten als Entwurf unsere Präsenz an. Wir tolerieren Stunde um Stunde, in denen die Präsenz beim Patienten noch nicht erfahren werden kann. Wir versuchen, bei jemandem zu sitzen, frei von unserem eigenen Bedürfnis, dass etwas geschehen muss.

Wenn ein Mensch bei seiner Erfahrung in dieser unverhüllten Weise ankommt, ist dies schmerzhaft. Wir respektieren, warum da ein Abwenden war. Wir verstehen nicht nur die Hoffnungslosigkeit und Verzweiflung. Wir können sie mit dem Patienten auch erfahren. Der Mensch fühlt *roh*. Es ist eine Art Operation am offenen Herzen.

*Ein Mann mittleren Alters, der den Großteil seiner Erwachsenenzeit mit Suizidgefühlen kämpfte, begann, die alldurchdringende Tiefe seines Selbsthasses zu erfahren. In einer Sitzung wandte er sich selbst in krasser Weise zu. Er hatte nach unten auf den Teppich geschaut, und als er aufschaute, sagte er: „Ich kann Sie nicht anschauen." Im Echo der stillen Minuten, die folgten, lag eine spürbar mitgeteilte Empfindung seiner Seelenqual. Wir wurden beide auf die Probe gestellt. Konnten wir, jeder für sich, seiner Unfähigkeit, mir zu begegnen, in diesem Augenblick entgegentreten? Konnten wir seinem Hass begegnen? In dem wortlosen, wechselseitigen Verbleiben mit dieser Erfahrung war ein neuer Boden geformt worden.*

Die Achtsamkeit hält uns im Schmerz der Ungewissheit. Ein Vertrauen entwickelt sich, dass der Boden gerade das ist, was wir hier haben. Das Leben liegt im Blut. Heilung liegt im Fließen. Das sind die Momente, die unsere Fähigkeit, voll mit all dem durchzuatmen, was kommt, zutiefst testen. Genau weil in diesem tiefen Terrain eine solche Empfindsamkeit liegt, spürt der Patient den Grad, bis zu dem wir das tun können. In der Atmosphäre unserer Präsenz wird Machbarkeit erfahren.

## Achtsamkeit für Behandlungsherausforderungen

Die Hilfs- und Hoffnungslosigkeit, die die depressive Erfahrung so charakterisiert, wird in unserer Erfahrung gespiegelt, wenn wir mit depressiven Patienten zusammensitzen. Wie in Kapitel 3 erwähnt, nimmt unsere Fähigkeit zu, voll und ganz präsent zu sein für das, was immer auch zu unserer Erfahrung wird. Wir können uns mehr und mehr dem öffnen, was der Patient einbringt.

### Engagierter Gleichmut

In der achtsamen Präsenz erfahren wir unsere Beziehung als *engagierten Gleichmut.* Engagiert sein meint hier präsent und verfügbar sein und sich nicht abzuwenden. Es ist ein Eckpfeiler unserer Fähigkeit, Empathie zu zeigen und die Erfahrung unserer Patienten tief zu verstehen. Sind wir voll engagiert, öffnen wir uns selbst für die Wirkung, die unsere Patienten und ihr Leiden auf uns haben. Wir erkennen ebenso unsere Wirkung auf die Patienten.

> *Eine Frau mit einer schweren Traumageschichte erzählte von einer Episode, als ihr Vater sie geschlagen hatte. An einem Punkt hielt sie inne mit dem Sprechen, und ich befragte sie darüber. Sie sagte, dass sie einen Schmerz auf meinem Gesicht bemerkt hatte und mich nicht bestürzen wollte. Dieser Austausch war für uns eine Gelegenheit, ihre Vermutung anzuschauen, dass meine Gefühle für sie ein Problem seien. Oft waren die Gefühle eines Elternteils kein Problem an sich, sondern weil der Elternteil sie nicht verantworten konnte. Danach war sie in der Lage zu äußern, was so Angst erzeugend an meinem Gesichtsausdruck gewesen war. Es war die Furcht, dass meinem Gefühl nach ich sie verlassen wollte, statt bei ihr zu sein.*

Jeden Moment gewahr zu sein für das neue Strömen von Erfahrung entwickelt *Gleichmut* (Salzberg, 1995) und ermöglicht uns, grundsätzlich ungestört von den Wechselfällen des Lebens zu bleiben. Gleichmut bedeutet auch nicht urteilende Offenheit: ein Vertrauen, *letztendlich mit allen Erfahrungen arbeiten zu können.* Engagement und Gleichmut gleichen einander aus. Wenn Gleichmut mit Engagement gekoppelt ist, sind wir in der Lage, uns mit anderen in der Tiefe der Erfahrung vertraulich zu verbinden, ohne hineingezogen zu werden. Wir sind bewegt, doch verlassen wir unseren Platz nicht. Die Koexistenz dieser zwei Gedankenstränge scheint der zentrale Faktor im Heilgeschehen zu sein.

Patienten, die depressiv sind, präsentieren ungeheure Herausforderungen für engagierten Gleichmut, besonders in Form der Suizidalität, Langeweile und Feindseligkeit. In der Arbeit mit jeder dieser Formen ist die Aufgabe zuerst und zuvorderst, nicht „abgetötet" zu sein. Mit „abgetötet" meine ich nicht die Aggression des Patienten. Wir sind wie tot, wenn wir im gegenwärtigen Moment nicht präsent sind. Diese Fähigkeit zu entdecken und *damit zu leben* bedeutet, das Leben genau in dieser Erfahrung zu entdecken; das ist transformativ.

## Suizidalität

Will ein Patient Selbstmord begehen, erleben wir mächtige Emotionen. Abhängig von den spezifischen Formen eines Falles mögen wir uns etwa erschrocken, wütend oder selbstkritisch fühlen. Suizidalität kann als Anklage der Behandlung selbst erfahren werden. In unserem formalen Training als Therapeuten wird auf diese Gedanken und Gefühle als *Gegenübertragung* verwiesen. Sind wir ihrer gewahr, dann werden wir in den Interaktionen mit unseren Patienten weniger von ihnen getrieben. Die Achtsamkeitspraxis erweitert unser Gewahrseinsfeld in der Weise, dass wir subtilere Ebenen unserer Reaktivität bemerken und daher besser in der Lage sind, präsent zu bleiben.

Mit Achtsamkeit bemerken wir leichter, wann wir weniger zugänglich geworden sind. Wir können uns distanzieren: entweder durch Minimieren der Gefährlichkeit oder durch zu viel Management – wir stellen zu viele Fragen oder versuchen, Gewissheit in eine grundsätzlich prekäre Situation bringen. Der Patient kann diese Verschiebung spüren und in der Folge „dichtmachen". Dies kann außerhalb unserer und des Patienten Aufmerksamkeit geschehen. Plötzlich sind wir unserem Patienten abhandengekommen, und er ist uns in kritischer Weise verloren gegangen. Diese Bewegung, egal wie subtil, hat einen starken Einfluss auf das interpersonale Feld und wird dazu beitragen, dass sich unser Patient noch stärker alleine fühlt. Das Suizidrisiko ist erhöht.

Wenn wir aufgrund unserer eigenen Furcht nicht abgelenkt und distanziert sind, können wir weiter Fragende sein. Paradoxerweise können wir etwas Neues und Vitales in der Suizidalität des Patienten entdecken. Was ist die Absicht? Sich des Leidens zu entledigen? Ist es Rache? Fühlt es sich im Kontext fortdauernder Machtlosigkeit wie eine Übung echter Wahlmöglichkeiten an? Oft wird das Leben nur dort gefunden, wo wir nicht sein wollen und im Hören dessen, was wir nicht hören wollen. Intime Verbundenheit wird hergestellt, wenn wir zeigen, dass wir ertragen können, das zu hören, was in diesem Moment geschieht. Wir können uns auf den Patienten weiter einlassen – in den ganzen Horrorzustand seiner Erfahrung. Andrew Solomon (2001, S. 436) berichtet uns in *The Noonday Demon* von seiner eigenen Depression: „Sie können eine depressive Person nicht mit Liebe aus diesem Elend herausziehen. Sie können es manchmal schaffen, jemanden an den Ort zu begleiten, an dem er sich aufhält."

Achtsamkeit fördert die Qualität *aktiver Bescheidenheit.* Wir können nicht jemandes Leben retten, wir können aber Rettungsleine sein. Wir müssen weder Verantwortung für etwas übernehmen, das wir letztendlich nicht kontrollieren können, noch können wir vor unserer Verantwortung davonrennen, dass wir in direkter Beziehung zu der Erfahrung des Individuums stehen. Unsere Aufgabe ist, die Abwendung zu identifizieren, die kleinen Momente der Verlassenheit und Selbstaufgabe, sobald sie geschehen.

*Ich erinnere mich an eine Frau, die mit einer unnachgiebigen Depression kämpfte. Eines Tages fühlte sich unser Gespräch saftlos an und sie wirkte kühl. Ich kommentierte, dass ich sie nicht als recht anwesend im Raum empfand. Sie schaute mich an und sagte: „Sie sind ein Problem." Viele Minuten lang war es still. Sie fuhr fort mir zu sagen, dass sie sich umbringen wollte, aber nicht wusste, was sie mit mir machen sollte.*

*Sie wolle mich nicht verletzen. Sie wüsste, dass wir füreinander wichtig seien. Ein Meinungsaustausch zwischen uns folgte. Ich sagte ihr, dass sie nicht am Leben bleiben müsste, nicht für mich. Ich sagte ihr auch, mein tiefstes Empfinden wäre, ihr Selbstmord sei kein Ausdruck von Freiheit, sondern eine Ausweitung der Grausamkeit ihr selbst gegenüber, mit der wir begonnen hatten, vertraut zu werden.*

Wir kennen alle Zeiten wie diese, in denen die volle Begegnung zweier Geisteshaltungen und zweier Herzen Zugang zu einer tieferen Wahrheit andeutet. Wie in Kapitel 5 vorgestellt, kann die Erkenntnis tief, die Verbindung unendlich weitläufig sein, und in solchen Momenten sind Zeit und Raum ausgeweitet im Kraftfeld und Mysterium des Lebens. Etwas wird gefunden, geschaffen oder erinnert. Wir versuchen, für diese und weitere Augenblicke offen zu sein, wenn wir mit jemandem sitzen. Wir sind präsent für das Leben, das sich selbst behauptet. Die Quelle der Möglichkeit wird an diesem gemeinsamen Ort berührt, und wir wenden uns der Lebendigkeit zu.

### Langeweile

Das plötzliche Verlangen nach Koffein oder den flüchtigen Blick auf die Uhr kennen wir alle, wenn wir mit bestimmten Patienten zusammensitzen. Gelegentlich stellen wir überflüssige Fragen, versuchen uns zu sehr in das Gespräch einzubringen. Wir versuchen, etwas „in Gang zu bringen". Diese Versuche ermöglichen eine Scheinbegegnung, aber der echte Kontakt mit unserem Patienten fehlt. Oft rennt entweder der Therapeut oder der Patient vor einem unakzeptablen Gedanken oder Gefühl weg, das therapeutische Aufmerksamkeit verdient. Wir fragen uns manchmal: „Was ist so schwer daran, in diesem Moment zu bleiben?" In solchen Zeiten kann uns die Achtsamkeit auf den Atem mehr in den Raum bringen. Indem wir bei unserem Atem bleiben oder unseren Körper auf dem Stuhl fühlen, kommen wir in Kontakt mit wenigstens einem Aspekt unserer gegenwärtigen Erfahrung. Das mindert die Distanz zum Patienten, die infolge unserer Langeweile entstanden ist.

Langeweile entsteht auch, wenn wir verloren sind in der klinischen Sitzung. Wir suchen nach einem „wohin gehen?" oder „wohin den Patienten bringen?" Wir sind beschäftigt mit Selbstzweifeln und Zweifeln an unserem Unterfangen. Wenn wir in dieser Weise denken oder fühlen, mag der Patient das auch tun. Was wiederum hilft, ist anzusprechen, was in diesem Moment wahr zu sein scheint. Eine Feststellung wie: „Ich bin nicht sicher, wo wir gerade sind" ist eine Einladung an den Patienten, sich in dieser Zweideutigkeit uns anzuschließen. Dinge mögen unklar aber lebendig sein, wenn wir bei dem bleiben, was geschieht.

Sind wir gelangweilt, weil der Patient gelangweilt ist, kann man einfach sagen: „Sie scheinen gelangweilt. Wie mag es sein, bei dieser Langeweile zu bleiben, so wie sie gerade ist?" Diese Qualität der Befragung, die auf die Erfahrung der Gegenwart hindeutet, ist eine Herausforderung für jemanden, der depressiv ist. Mit dieser Einladung, bei dem zu bleiben, was gerade geschieht, fordern wir zwei Muster eines Depressiven heraus: Erfahrungsvermeidung und die Tendenz, sich auf Grübeleien *über* Erfahrung einzulassen, statt Erfahrungen zu *machen*.

*Ein Mann mit einer langen Depressionsgeschichte verbrachte die ersten Therapiesitzungen damit, von den Sorgen über die Gesundheit seiner Frau, seine finanzielle Sicherheit und die Umweltzerstörung zu berichten. Obwohl wir diese Besorgnisse besprachen, schienen seine Sorgen nicht weniger zu werden. Ich fragte ihn, ob das Sorgen, auch wenn es schmerzhaft sei, die Wirkung hatte, ihn von einer Ist-Erfahrung zu distanzieren. Er hielt inne und sagte dann: „Ich will nicht dahin schauen, was ich momentan fühle, weil ich mich dann viel schlechter fühlen werde." Er äußerte weiter, er hätte suizidale Gedanken seit seiner Teenager-Zeit gehabt. Er wolle das aber nicht ansprechen, weil er keine Hoffnung hätte, sich jemals anders zu fühlen.*

Wir hatten uns gemeinsam an einer Pseudotherapie beteiligt, über Sorgen gesprochen, die in Wirklichkeit eine Form der Abwendung von seinen tieferen Schmerzen waren. Er hatte viele Annahmen zu seinen suizidalen Gefühlen, aber er hatte diese in Jahren nicht überprüft. Die Langeweile hörte auf. Es war schmerzhaft. Als er sich mehr und mehr seiner Erfahrung in dieser tiefen Weise zuwandte, war er in der Lage, ein Gefühl von Lebendigkeit zu empfinden.

### Feindseligkeit

Es ist schwierig, mit der intensiven und tief greifenden Feindseligkeit zu sitzen, die depressive Patienten oft gegenüber sich selbst und anderen haben. Wir fühlen uns dann auch ärgerlich und feindselig. Es fühlt sich risikoreich an, Zeuge zu sein bei einem Patienten, dessen Selbstkritik so unbarmherzig harsch ist. Wir verlieren die Geduld. Wir kommen so in manch lächerlichen Schlagabtausch, weil wir versuchen, den Patienten durch Widerlegen selbstkritischer Aussagen vor sich selbst zu schützen.

Wenn Achtsamkeit uns auf einen solchen Affentanz aufmerksam macht, ist es nützlich, dies beim Patienten anzumerken und Nachfragen zu stellen.

> *Während der Arbeit mit einem sehr aufgeweckten Mann, der beklagte, wie inkompetent er sei, ertappte ich mich selbst wieder mal beim Kontern mit gegenteiligen Fakten. Als ich dies bemerkte, sagte ich, dass ich ihm nicht zustimmen könnte, und dass ihm dies nicht zu helfen schien. Er lachte und sagte: „Ich weiß, was Sie meinen. Wir haben das vorher schon gemacht." Ich deutete an, dass wir etwas übersähen, wenn wir diesen schablonenhaften Tanz vollführten. Er fragte: „Was zum Beispiel?" „Ich bin mir nicht sicher." Ich hätte nur so ein Gefühl, dass wir ihn selbst in einer direkten Weise verfehlten. Seine Augen quollen hervor. Für einen Moment war er still. „Ich habe Angst, dass da nichts ist." Wir blieben bei dieser seiner Angst. Da war Leben in seiner Angst. Und wieder hatten wir keine Ahnung, wohin wir „zu gehen hatten". Wir hatten lediglich eine Ahnung, dass wir uns von der gegenwärtigen Erfahrung in unserer Debatte wegbewegt hatten. Einfach zu bemerken, was geschah, gab ihm mehr Zugang zu sich selbst und verstärkte unsere Intimität.*

Es ist auch schwierig, wenn Feindseligkeit auf uns gerichtet wird. Noch einmal: Wahrheitsgetreu zu sprechen ist wichtig. Achtsamkeit hilft uns, zu bemerken, wann wir zu vorsichtig mit unseren Bemerkungen sind und damit die Empfindung des Patienten verstärken, dass etwas zu hässlich oder zu schmerzhaft sei, um direkter ausgedrückt zu werden. Es ist hart, den Zorn oder Hass eines Patienten oder einer Patientin zu akzeptieren. Sätze wie: „Erzählen Sie mir von Ihrem Hass." oder „Wie fühlt sich Hass in Ihrem Körper an?" laden bisher abgelehnte Gefühle ein, die Bühne zu betreten, damit Verständnis und Verbindung geboren wird.

## Achtsamkeit der Therapiebeziehung

Die Therapiebeziehung ist ein ständig sich wandelndes Feld. Statt nur eine Grundlage oder ein Kontext für Interventionen zu sein, ist sie selbst eine Intervention. Während die Therapiebeziehung ein zentrales Thema in Kapitel 5 war, erörtere ich hier ihre besondere Bedeutung für die Depression. Therapeuten des relationalen Ansatzes rücken die Erfahrung der Verbundenheit oder Getrenntheit im Selbst oder zwischen Menschen in das Zentrum der heilenden Arbeit (Jordan, Kaplan, Miller, Stiver & Surrey, 1991). Mein Ansatz sieht Beziehungsthemen in der Depressionsbehandlung in ähnlicher Weise als zentral an. Achtsamkeit ist hier eine Technologie, um die Wechselfälle der Verbundenheit und Getrenntheit zu erforschen und zu erfahren.

### Getrenntheit vom Selbst

Isolation ist ein zentrales Thema der Depression. Der Patient ist in mancher Weise abgeschnitten. Die Beschaffenheit der Getrenntheit schwankt in und zwischen den Patienten, und die jeweilige Erfahrung eines Patienten ist sehr persönlich. Um dieses Gebiet mit dem Patienten zu begehen, muss es erst einmal gefunden werden. Achtsamkeit eröffnet uns eine Qualität tiefen Zuhörens und stimmt uns ein, wenn wir uns diesem Territorium nähern.

Die Depression ist meist eine Abwesenheit echten Fühlens. Ein Patient, der schwer depressiv war, bestätigte nach vielen Monaten: „Es gibt

Zimmer in mir, die sind einfach abgeschlossen. Ich habe Sie nicht in diese Räume gelassen. Es sind Räume, in die bin sogar ich nicht einmal hineingegangen." Er sprach von Gefühlsräumen, Gefühlen, die zu schwierig zu ertragen sind. Die Ironie dabei ist, dass die Depression immer ein Mehr an Fühlen fordert, nicht weniger. Der Spruch, man müsse sich schlechter fühlen, bevor man sich besser fühlt, sollte für Depression neu geschrieben werden. Man steht in der Notwendigkeit, *überhaupt zu fühlen,* bevor man sich besser fühlt.

In der Depression deutet das Abschalten immer auf eine Schmerzenserfahrung hin. Paul Russel (1996, S. 202) beschreibt eine gute Behandlung als „Einbezogen-Sein in einen psychologischen Raum, in dem der Patient bisher allein und ohne Kompetenz gewesen ist." Wir lassen deutlich werden, dass, egal was die Erfahrung des Patienten ist, sie im Kontext unserer Beziehung möglich ist.

> *Ein Patient, der mit seiner Depression schon viele Kämpfe durchgestanden hatte, sprach über seinen betrunkenen Vater, die Wutanfälle auf seine Mutter in der Nacht, und wie er dann nach draußen an den Strand rannte, um davon wegzukommen. Ich kommentierte: „Und niemand folgte dir." Da sah er, dass es ihm nie eingefallen war, ihm könne jemand folgen. Das machte ihm klar, dass er annahm, seine Gefühle seien sowohl für ihn selbst als auch in einer Beziehung nicht akzeptabel. Er betrat den Raum von nun an in einer authentischeren Weise.*

Zwar erlaubt die achtsamkeitsinformierte Behandlung die Wiederverbindung mit der gelebten Erfahrung innerhalb eines jeden Gefühlsmoments. Die Zeit bleibt aber eine wichtige Komponente. In gewissen Fällen der Trauma-Arbeit und bei akuter Depression, wenn der Patient von diffusen Gefühlen überflutet ist, wird achtsame Aufmerksamkeit angewandt, um die Gefühle im Dienste größerer Organisation zu benennen und einzugrenzen. Mit weiterer Konsolidierung schließlich gewinnt der Patient durch die Übung, ein Gefühl *zu haben*, statt vom Gefühl *vereinnahmt* zu werden.

## Getrenntsein vom Therapeuten

Achtsamkeit erlaubt uns, unsere Patienten zu allen Erfahrungsdimensionen echter und aufrichtiger zu befragen, einschließlich der der Therapiebeziehung. Patienten versuchen oft, uns vor ihren Erfahrungen zu schützen, besonders wenn sie negativ sind. Das ist aber ein fruchtbares Gebiet für die depressiven Patienten. Vielleicht wird unsere Anwesenheit gefühlt? Die Therapiebeziehung ermutigt Patienten, neue, oft rohe, schmerzliche oder einsame innere Räume zu erfahren. Wir laden sie zu ihrer Gesamterfahrung ein, gleich, was geschieht. Wir laden sie ein, damit zu atmen.

Oft bemerken wir eine Getrenntheit oder vielleicht eine Empfindung unserer Abwesenheit. Paradoxerweise geschieht es oft in dem Moment, in dem der Patient mitteilen kann, dass er uns nicht ganz vertraut, dass das Vertrauen vertieft wird.

*Eine Patientin erzählte, sie fühle sich voller Fehler. Sie schaute auf und sah dann weg. Ich fragte nach. Sie sagte: „Sie lehnen sich vorwärts, aber ich fühle, Sie sind nicht wirklich bei mir.“ Dann kamen Assoziationen auf, wie sie ihre Mutter immer vor ihren eigenen frühen schmerzhaften Erfahrungen der Depressionen der Mutter und ihrer weitreichenden Abwesenheit geschützt habe. Dann war eine intime Verbundenheit in ihrem Ausdruck zu lesen und meine Aufnahme ihrer Gefühle der Trennung. Es war nicht einfach so, dass sie mit diesem Gefühl sein konnte und dass ich bei ihrem Gefühl sein konnte. Noch war es einfach nur eine Empfindung, dass wir mit ihrer Erfahrung sein konnten. Es gab lediglich sein und leben im Moment. Etwas löste sich und gab den Weg frei für eine gesteigerte Lebendigkeit.*

## Sehnen

Die Abwesenheit von Interesse oder Verlangen ist ein klassisches Symptom der Depression. Eine vertiefte Therapiebeziehung ist oft der erste Kontext, in dem jemand sicher einige Aspekte des Wollens und der Sehnsucht erfahren kann. Häufig subtil und leicht zu übersehen ist diese ein Vorläufer für neues Leben. Oft schauen wir nach Lebenszeichen an den falschen Orten:

*Ein depressiver Mann mittleren Alters kam in die Behandlung, weil seine Frau, mit der er 30 Jahre zusammen war, in dieser Zeit eine Reihe von Affären hatte. In unserer gemeinsamen Arbeit wurde deutlich, dass er und seine Frau die Welt des Verlangens sehr verschieden erfahren hatten. Sie wurde von ihren Wünschen getrieben, er war seiner Wünsche nicht gewahr. In einer Sitzung machte er eine flüchtige Bemerkung, er fühle sich zu jemandem hingezogen. Ich fragte nach, es war aber nicht viel Energie in seiner Antwort. War die Wahl des Zeitpunkts richtig? War er zu beschämt, dies zu besprechen? Als er am Ende der gleichen Sitzung seinen Scheck schrieb, schaute er mir direkt in die Augen und sagte: „Wissen Sie, was ich wirklich möchte? Ich würde gerne, dass Sie das Fenster putzen." Sein Kommentar fühlte sich nicht feindselig an. In seinem Anliegen lag seine Freiheit, etwas zu wollen. Ich erwiderte, es sei das erste Mal, dass er mich um etwas gebeten habe. Er antwortete: „Nein. Im vergangenen Jahr habe ich Sie gebeten, die Blenden herunterzuziehen, wegen der Sonne." Für ihn waren diese kleinen Anliegen der erste Ausdruck zunehmender Lebendigkeit und der Freiheit, Wünsche zu haben.*

## Ungewissheit

Wir versuchen unsere depressiven Patienten in das Gebiet emotionaler Sackgassen zu begleiten. Per definitionem ist das Territorium nicht kartografiert. Das relationale Gebiet ist ebenfalls ohne Landkarte. Unsere Patienten hoffen und glauben gerne, dass wir eine Straßenkarte besitzen und jeden Orientierungspunkt kennen. Wir wissen, dass das nicht so ist. Wir vertrauen darauf, dass der Weg gefunden werden kann. Vertrauen vertieft sich mit zunehmender Toleranz der Ungewissheit. Wir vergessen oft diese grundlegende Wahrheit. Manchmal werden wir von der Kraft der Qual unserer Patienten hin- und hergerissen. Einigen Momenten in der Beziehung ist so schwer nachzukommen. Wir können uns abwenden, oberflächlich antworten oder uns in antrainierten Antworten verstecken.

Wir mögen eine Frage umdrehen „Was denken *Sie*?“, nur um unsere eigene Schutzlosigkeit nicht zu fühlen.

Eine 30 Jahre alte Mutter mit drei Kindern, sehr depressiv, kam in die Behandlung mit einer Geschichte mehrfacher Fehlgeburten. Nach einigen Wochen sagte sie: „Ich verstehe, dass ich fühlen muss, was ich wirklich fühle und mich in einer tiefen Weise um mich kümmern muss. Aber ich habe auch drei Kinder, die können mich nicht als Nervenbündel brauchen! Was mache ich bloß?“ Natürlich wusste sie, dass dies keine einfache Frage war, und ich wusste auch, dass eine einfache Antwort unangemessen wäre. Konditionierte Antworten können uns in schwierigen Momenten helfen, aber sie verschwenden Gelegenheiten, etwas Lebendigeres wie etwa Ungewissheit oder Verlegenheit zu erfahren. Eine Antwort wie: „Was sind Ihre Gedanken?“ oder „Was würden Sie zu sich selbst sagen?“ kann bis zu einem gewissen Grad helfen, aber diese Antworten entsprechen nicht dem Moment. Andererseits kann ein direktes „Ich weiß nicht, was Sie tun sollen“ defensiv sein und das Gespräch abwürgen. Ich antwortete ihr, es sei ein Dilemma. Was nottäte, sei gemeinsam dazusein – in der Ungereimtheit des Ganzen. Die Antwort war nicht eloquent, aber aus dem Gewahrsein all dessen geboren, was wir in dem Moment nicht wussten.

## Achtsamkeit für das Patientenverhalten

Selbstkritik ist ein Hauptkennzeichen der Depression. Wird Patientenverhalten angesprochen, ist es nützlich, zwischen Selbstverurteilung und Einsicht zu unterscheiden. Urteilendes Denken hat seinen schlechten Namen aus gutem Grund: Es beendet weiteres Explorieren. Der Patient verbalisiert eine Selbstbeurteilung zu einem Verhalten und: Ende der Diskussion! Auf der anderen Seite findet sich unterscheidendes Denken. Es ist die Weisheit, die entsteht, wenn wir die Dinge so erfahren, wie sie wirklich sind. Achtsamkeit trägt in kraftvoller Weise zu unserer Unterscheidungsfähigkeit bei, indem wir das Feld des Gewahrseins zu unerkannten Erfahrungen und ihren Konsequenzen öffnen. Zum Beispiel kann Gewahrsein darauf gerichtet sein, wie Tabakrauchen sich mit jeder Einatmung anfühlt, wie es ist, sich um die Zigarettenstummel und um die Asche zu kümmern, von den voraussichtlichen gesundheitlichen Konsequenzen einmal abgesehen. Indem wir unsere Patienten einladen, in ihrer Wahrnehmung von sich selbst und ihrem Leben unterscheidend zu sein, versuchen wir nicht, sie dahin zu bekommen, etwas einem Vorverständnis entsprechend zu sehen oder zu glauben. Stattdessen laden wir unsere Patienten ein, Empiriker zu sein und ihre direkte, *erlebte* Erfahrung zu untersuchen.

Drei Betrachtungen sind nützlich, wenn wir Verhaltensweisen mit dem Patienten explorieren: (1) Achtsamkeit auf Absicht und Zweck, (2) Bewahren vor Schaden und (3) Freundlichkeit zu sich selbst. Es ist am besten, flexibel, neugierig und respektvoll zu sein, und schon am Anfang der Behandlung die Diskussion auf die ausdrücklichen Wünsche des Patienten zu lenken.

### Achtsamkeit auf die Absicht

In der ersten Therapiesitzung fragen wir immer nach Vordringlichem, nach Problemen und Schmerzlichem. Oft vernachlässigen wir es, nach tieferen Intentionen, Wünschen und Werten zu fragen:

- Was ist Ihr Herzenswunsch?
- Was ist wirklich wichtig für Sie?
- Was wünschen Sie sich am meisten für Ihr Leben?

Inwiefern ist das Leben des Patienten auf einer Linie mit seinem Herzenswunsch? Wenn man aufmerksamer dafür sein kann, was man wirklich will, verschiebt sich die Beziehung von „sollte“ oder „sollte nicht“ zu spontanerem Tun, bei dem die Initiative ergriffen wird.

Eine der Komponenten der ACT hilft den Patienten, ihre Werte zu klären und dann eine *Willensbereitschaft* zu entwickeln, sich so zu verhalten, dass sie mit diesen Werten übereinstimmen (Hayes, Strosahl et al, 1999). Das Ziel für Patienten ist, ihre tieferen Intentionen zu leben.

Die Schwierigkeiten, die entstehen, während Patienten versuchen, ihr Verhalten zu verändern, heißen wir als Gelegenheiten für achtsames Gewahrsein willkommen.

Es ist paradox, dass depressive Patienten oft warten, bis sie sich besser fühlen, *bevor* sie Dinge tun, die therapeutisch sind. Wir können fragen:

- Müssen Sie warten, bis Sie sich danach fühlen, bevor Sie entscheiden, etwas zu tun?
- Wir haben gemeinsam bemerkt, dass sich Ihre Gefühle ändern. Müssen es Ihre tiefsten Gefühle sein, damit Sie entscheiden, was zu tun ist?

## Vor Schaden bewahren

Wir fragen depressive Patienten, ob sie Absichten haben, sich selbst zu verletzen und zu schaden. Obwohl Kliniker, die Depressionen behandeln, natürlich sich darauf ausrichten, Suizid zu vermeiden, ist es wichtig, das volle Kontinuum der Selbstverletzungen zu beachten. Üblicherweise erlebt man ein Sich-Abwenden, wenn ein Patient darüber spricht: Die Stimme fällt ab oder der Patient schaut beiseite. Wir bemerken, dass wir eine programmierte Aufnahme zu dem Thema hören, dass die Vitalität in den Worten abzufließen schien, als der Patient sprach. Wir bringen den Patienten zum Gewahrsein dafür, wie es sich anfühlt, das Thema zu diskutieren. Eventuell laden wir den Patienten ein, ein erlebtes, nicht urteilendes Gewahrsein für das selbstverletztende Verhalten zu entwickeln.

Die Wege, wie sich jemand auch in subtiler Weise verletzen kann, sind so vielfältig wie das betroffene Individuum. Wir können jede Person bitten, sich einzufühlen und auf feinere, selbst zugefügte Schmerzen zu lauschen. Eine Patientin, eine sehr erfolgreiche Geschäftsfrau, verletzte sich selbst, indem sie sich in der Arbeit mit anderen zu sehr überforderte. Sie gab ihre Zeit und Energie endlos für Projekte, die erschöpfend waren. Als sie sich darum kümmerte, fand sie es zunehmend schmerzhaft, so mit sich umzugehen. Sie witzelte, es sollte „Die Anonymen Überforderer“ geben. Ihre Beobachtung war, dass sie sich selbst ausschalten musste, um dieses selbst gemachte Leid abzustellen. Bei dieser und anderen Patienten war es hilfreich, die Vorstellung einer *Aktivität des Sich-Zurücknehmens* zu untersuchen. Indem man die Zurücknahme von selbstverletzendem Verhalten übt, vermindert sich die Abwendung von sich selbst, was ein prominentes Anzeichen einer Depression ist.

Wenn wir uns mit unseren Patienten in ihren Schwierigkeiten verbinden und sie dazu einladen können, sich selbst nicht in einer bestimmten Hölle zu verlassen, dann gibt es die Chance, dass sie etwas in direkter und neuer Weise erfahren können. Vielleicht entdecken sie, wie tot sie sind, wenn sie etwas tun. Vielleicht können sie die Schmerzhaftigkeit oder Grausamkeit ihres Verhaltens entdecken. Achtsamkeit bringt Licht in solche Erfahrungsaspekte, die vorher im Dunkeln lagen. Das Verhalten ist sowohl ein Ergebnis der Abstumpfung als auch der Notwendigkeit, dass weiteres Abstumpfen aufrecht erhalten wird.

Für depressive Patienten ist selbstverletzendes Verhalten wohlgeübt. Ihre akute Bewusstheit darüber trägt zu einem Gefühl der Hoffnungslosigkeit bei, neues Verhalten zu entwickeln. Innerhalb des achtsamkeitsinformierten Modells sind all diese entwertenden Gedanken und Gefühle nur mentale Ereignisse. Sie sind, was sie sind, *und* man kann im nächsten Moment eine andere ‚Flugbahn' finden. Die folgende klinische Charakterskizze illustriert diesen Punkt:

*Ginny, eine begeisterte Christin in den 60ern, war in Therapie, weil sie deprimiert und sehr übergewichtig war. Ginny eröffnete eine unserer Sitzungen mit Gedanken zu den Anforderungen, sich um ihren alten Vater zu kümmern und kam dann schnell auf ihre Essgewohnheiten zu sprechen, die ja „so schrecklich und nicht wert seien, darüber zu reden." Ich fragte Ginny, ob ihre Essgewohnheiten zu ihrem Gebet gehörten?*
*Sie antwortete „Er will davon nichts hören. Ich muss was tun damit. Sie können es nicht, er kann es nicht. Es ist kein Fehler eines anderen, nur mein eigener. Ich bin angewidert von mir selbst." Ich fragte Ginny, ob dieser Ekel ihr helfen würde. Sie schnappte: „Natürlich nicht!" Dann sagte sie: „Kann ich das Thema für einen Moment wechseln, bitte?"*

*Ginny erzählte dann eine Geschichte von einer Flüchtlingsfamilie, die für den Umzug Geld benötigte. Obwohl Ginny wenig Geld hatte, schickte sie ihnen eine relativ große Spende. Sie fügte hinzu: „Gott sprach zu mir. Ich bewegte es drei Wochen in mir, und es fühlte sich immer noch richtig an. Also schickte ich das Geld. Es fühlte sich so gut an. Ich weiß, es klingt wirklich verrückt, aber ich habe es wirklich geprüft, es war genau richtig, das zu tun."*

*Ich sagte, es schien so, als wenn sie wirklich Vertrauen dazu habe.*

*Ginny nickte. Ich fragte sie, ob sie erwägen würde, Gott in gleicher Weise bei ihrem Kampf mit dem Übergewicht etwas bewegen zu lassen.*

*„Was meinen Sie?"*

*Ich erklärte, dass sie ihre Beziehung mit Gott zu verlassen schien, wenn es um ihr Gewicht ginge, aber sie ganz vertraut sei mit ihm in den anderen Lebensbereichen.*

*„Hmm. So habe ich noch nie darüber gedacht. Was meinen Sie mit: ‚Lassen Sie ihn was bewegen'?"*

*„Ich meine, bringen Sie ihn in jeden Erlebnismoment, so wie Sie das auf vielerlei Weise eh' tun, aber auch in den Moment, wenn Sie nach den Kartoffelchips greifen oder danach, wenn Sie die Chips gehabt haben und sich dafür fertigmachen. Lassen Sie ihn bei Ihnen sein, auch in solchen Momenten."*

Jeder Augenblick ist ein neuer Augenblick. In diesem neuen Augenblick können wir uns davon zurückhalten, uns zu schaden, auch wenn wir uns in dieser Weise tausend Mal zuvor geschadet haben.

## Freundlich zu sich selbst

Zusätzlich zu der zunehmenden Wachheit für unser selbstschädigendes Verhalten kann Achtsamkeit auf freundliche Handlungen gerichtet werden. In der Psychotherapie scheuen wir uns vor dem Wort *Freundlichkeit (Güte, Liebe).* Das allgegenwärtige „sich um sich selbst kümmern" (self-care) ist medizinischer und weniger sentimental. Dies drückt aber nicht den Geist der therapeutischen Haltung aus, die Freundlichkeit ausmacht. Neuere Beiträge in der psychologischen Literatur beleben die Begriffe der Freundlichkeit und des Mitgefühls neu, in der Psychotherapie generell (Ladner, 2004) und besonders für die Depressionsbehandlung (Gilbert, 2001).

Wenn wir Patienten fragen, wie sie sich selbst Freundlichkeit zeigen, engagieren wir sie für einen mehr intimen, erfahrungsnahen Weg. Wir fragen direkt: „Was tun Sie für sich selbst, das sich wie Freundlichkeit oder Liebe Ihnen selbst gegenüber anfühlt?" Diese Art zu fragen zeigt sehr viel von einem Patienten und entwickelt Aufmerksamkeit dafür, in einer Art da zu sein, die mit tieferen Herzensabsichten konsistent ist. Vielleicht wird Freundlichkeit in einem flüchtigen Augenblick eingefangen. Ein Mann mit einer Geschichte von schwerer Kindesmisshandlung sagte eines Tages: „Ich hatte einen Moment das Gefühl von Würde, als ich Klavier spielte." Das Wort, *sein* Wort *Würde*, wurde ein bedeutsamer Schwerpunkt in unserer gemeinsamen Arbeit. Er lernte, das Gefühl der Würde zu identifizieren und wertzuschätzen und wurde so weicher sich selbst gegenüber.

Ein in jedem Moment neues Gewahrsein, freundlich zu sich selbst zu sein, bringt den Patienten in direkten Kontakt mit möglichen Hindernissen. Hindernisse können habituelles Denken, Widerstand, Internalisierung einer negativen Introjektion, negative Konditionierung oder sich wiederholender Zwang sein. Es kann befreiend sein, zu verstehen, warum wir nicht freundlich zu uns selbst sind. Eine einfache, achtsame Beobachtung kann aber auch helfen, frei zu werden von wiederkehrenden, anachronistischen Verhaltensmustern. Wir können in jedem Moment Freundlichkeit wählen. Dieses Thema hatte vor Kurzem ein Patient untersucht: „Ich bemerkte, wie ich mein Radio so hinstellte, dass meine Schulter jedes Mal schmerzte, wenn ich den Sender oder die Lautstärke veränderte. Ich habe das in dieser Weise tausend Mal getan, mir selbst wehgetan. Schließlich habe ich das Radio umgestellt." Jeder Augenblick ist eine neue Gelegenheit, Freundlichkeit zu bemerken und zu üben.

## Ein Angebot

Es gibt so vieles, was gerade hier, in diesem gegenwärtigen Moment gefunden werden kann. In *The Noonday Demon* schreibt Andrew Solomon (2001, S. 443): „Das Gegenteil der Depression ist nicht Glück, sondern Vitalität." Wir können jemandem kein Glück geben, indem wir im Therapiegeschehen achtsam sind. Wir können unseren Patienten aber helfen, sich lebendiger zu fühlen.

KAPITEL 8

# Angststörungen

## Sich mit Furcht anfreunden

CHRISTOPHER K. GERMER

*Das Einzige, das wir fürchten müssen,*
*ist die Furcht selbst – namenloser, unvernünftiger,*
*ungerechtfertigter Schrecken,*
*der notwendige Anstrengungen lahmlegt,*
*um Rückzug in Vormarsch zu verwandeln.*

FRANKLIN DELANO ROOSEVELT
(Antrittsrede am 4. März 1933)

Angststörungen bedeuten eine gute Gelegenheit für den Kliniker, Achtsamkeitsprinzipien in Aktion zu beobachten. Eine Hypothese des Achtsamkeitsparadigmas ist, dass wir unser Leid komplizieren, indem wir es zu vermeiden suchen. Die ängstliche Person ist besonders entschieden, das Unbehagen der Furcht zu vermeiden. Ein gefürchteter Stimulus kann *external* sein, Schlangen etwa (einfache Phobie), ein Einkaufszentrum (Agoraphobie) oder eine Party (Soziale Phobie) oder er kann *internal* sein, Herzrasen etwa (Panikattacke) oder blasphemisches Denken (Zwangsneurotische Störung). Die meisten Angstpatienten erkennen, dass ihre Furcht irrational ist, aber dies zu erkennen reicht nicht aus, um Vermeidungs- oder Fluchtverhalten in Phasen erhöhter Erregung zu ändern.

Achtsamkeit ist eine Technologie, um schrittweise die Aufmerksamkeit des Patienten zur Angst hinzulenken, wenn sie gerade geschieht, und sie im Detail mit zunehmenden Graden freundlicher Akzeptanz zu erforschen. Eine Herangehensweise, die auf Achtsamkeit gründet, schließt das Sich-der-Angst-Aussetzen mit ein, denn dies ist ein Hauptbestandteil der affektiven Behandlung von Ängstlichkeit. Das Unterscheidungsmerkmal des Achtsamkeitsansatzes ist die schrittweise Veränderung in der *Beziehung* des Patienten zu seiner Ängstlichkeit, vom Vermeiden angesichts der Furcht hin zu Toleranz und Freundschaft. Wir lernen Nicht-Vermeiden und Nicht-Verwickeltsein, bis die Furcht sich legt.

Die Bemühungen, Ängstlichkeit zu behandeln, gehen wahrscheinlich bis in die Anfänge der Menschheitsgeschichte zurück. Sogar der historische Buddha, der auch Psychologe war, sprach den Berichten zufolge von der Ängstlichkeit und ihrer Behandlung:

> *Warum verweile ich immer und erwarte Furcht und Schrecken? Was, wenn ich diese Furcht und diesen Schrecken unterwürfe, während ich die Stellung beibehalte, in der ich mich befinde, wenn diese über mich kommen? Während ich auf und ab ging, kamen Furcht und Schrecken über mich; weder blieb ich stehen, noch setzte ich mich, noch legte ich mich hin, bis ich Furcht und Schrecken überwunden hatte.*
> *(Nanamoli & Bodhi, 1995a, S. 104)*

Der Buddha scheint das Sich-der-Angst-Aussetzen als Behandlungsweise erkannt zu haben. Hätte man ihn befragt, hätte er dies einfach als einen heilenden Aspekt der Achtsamkeit bezeichnet.

## Achtsamkeitsansatz für Angstbehandlung – warum?

Die kurze Antwort ist: Da Angst unvermeidbar ist, ist es fruchtlos und oft unproduktiv zu versuchen, sie zu eliminieren. Angst wurde wahrscheinlich im Verlauf der Evolution entwickelt, um uns am Leben zu erhalten. Wo *Furcht* eine kurzzeitige Antwort auf eine unmittelbare Gefahr ist, ist *Angst* eine Besorgnis über Ereignisse, die uns in der Zukunft gefährden könnten. Angst wird maladaptiv, wenn sie eine Reaktion auf eine wahrgenommene Gefahr ist, die nicht wirklich besteht. Angst wird eine *Störung*, wenn sie die Funktionsfähigkeit einer Person behindert (American Psychiatric Association 2000).

Angststörungen tendieren dazu, multiple Ursachen zu haben. Einige Angststörungen, wie Panikstörungen oder eine zwangsneurotische Störung haben eine genetische Komponente (Gratacos et al., 2001; Rauch, Cora-Locatelli & Greenberg, 2002). Andere, wie die posttraumatische Belastungsstörung (PTBS), können eher umweltbedingt sein; dennoch, wiederholter Stress kann zu strukturellen und funktionalen neurologischen Veränderungen führen (Brenner et al., 1995; Yehuda & Wong, 2002). Ihnen allen gemeinsam ist die Intoleranz für die Angsterfahrung. Effektive Behandlungen richten sich direkt oder indirekt an die widrige Beziehung des Patienten zum Angstsymptom.

## Achtsames Gewahrsein versus negative Metakognitionen

Das Nachdenken über mentale Ereignisse ist bekannt als „Metakognition" (Flavell & Ross, 1981; Toneatta, 2002). Als Menschen sind wir unaufhörlich von diskursivem oder metakognitivem Denken in Anspruch genommen. Wir beschreiben unsere innere Erfahrung, angefangen bei der einfachsten Empfindung („Mein Herz schlägt") bis hin zu verallgemeinerten Glaubenssätzen („Ich bin voller Fehler"). Traditionell versucht die kognitive Verhaltenstherapie (KVT) die schlecht angepassten Metakognitionen mit Hilfe der Untersuchung des gestörten Patientendenkens durch nützliche Metakognitionen zu ersetzen. Beispiele gestörten Denkens sind Katastrophen-, verallgemeinerte und dichotome Interpretationen (Beck, Emery & Greenberg, 1985) oder irrational negative Glaubenssätze und Schemata über sich selbst und die Welt (Wells, 1997; Young, Klosko & Weishaar, 2003).

Angststörungen werden von negativen Metakognitionen aufrechterhalten (Toneatto, 2002). Eine harmlose Körperempfindung wird als gefährlich interpretiert („Uhh, Ahh!"), und entsprechende Bemühungen, dies abzuwehren, machen die Dinge nur schlimmer. Oft ist es unproduktiv für Therapeuten, sich gemeinsam mit dem Patienten zu bemühen, das Symptom zu beseitigen, wenn die Abneigung des Patienten zur Ängstlichkeit die gleiche bleibt. Ein Beispiel dafür ist die „entspannungsinduzierte Panik", die Art von Panikreaktion, die ausbricht, wenn der Patient versucht, sich zu entspannen (Borkevec, 1987). Der Glaube, dass Ängstlichkeit schlecht sei, kann eine Panikreaktion auslösen, gleich, ob der Patient entspannt ist oder unter Stress steht.

Achtsames Gewahrsein ist von Metakognition zu unterscheiden, insofern Achtsamkeit die wertungsfreie („gut" oder „schlecht") Beobachtung des Teilnehmers beinhaltet, ohne in den entsprechenden mentalen Inhalt verwickelt zu sein. Achtsames Gewahrsein sagt zu einer Erfahrung einfach „Ja".

Es geht um das *Gewahrsein* mentaler Ereignisse, statt über sie nachzudenken. Einige metakognitive Glaubenssätze können auch nützlich sein. Diese sind dem verwandt, was die buddhistische Psychologie *Einsicht* nennt. Einsichten können als Quasi-Metakognitionen verstanden werden; *quasi*, weil sie rational und intuitiv zugleich sind und *Metakognitionen*, weil sie tatsächlich Beobachtungen von mentalen Ereignissen sind. Toneatto identifiziert eine Anzahl nützlicher Einsichten, die durch Achtsamkeit im Geist des Patienten auftauchen können. Unter diesen findet man die Folgenden: (1) Ein Großteil unseres Denkens ist erfahrungsbedingt und im objektiven Sinne nicht notwendigerweise wahr. (2) Angenehme und unangenehme Gedanken kommen in unserem Leben vor, ob wir es mögen oder nicht. (3) Alle Gedanken und Gefühle sind vorübergehend und (4) obwohl wir von einem Gedanken ergriffen sind, sind Gedanken doch Illusion – wie Licht, das auf einer Filmleinwand flackert.

Zu einem Achtsamkeitsansatz, der Angst behandelt, gehört es, uns weniger mit unseren Gedanken zu identifizieren: schlicht das Ereignis mit Akzeptanz zu bemerken, wenn es entsteht. Bei einem traditionellen KVT-Ansatz im Fall von katastrophalem Denken würde das bedeuten, sich mit diesem Denken zu identifizieren („Ich werde an einem Herzinfarkt sterben") und es herauszufordern („Ja, wirklich? Und wie sind die Chancen dabei? Was könnte Herzklopfen sonst noch bedeuten?").

Ein Achtsamkeitsansatz würde stattdessen den Patienten ermutigen, das Gefühl des rasenden Herzens und die zugehörigen Gedanken genau zu erforschen, wenn sie entstehen („Herz schlägt. Denken, ich werde sterben. scheint immer schneller zu schlagen, sobald ich das denke. über den Herzschlag nachdenken. könnte die Pizza sein, die ich gerade gegessen habe"). Es ist so, als wenn wir einen Horrorfilm in Einzelbilder schneiden, und die Bilder auf den Küchentisch zur genauen Untersuchung legen. Der Film verliert seine Schrecken durch genaue Prüfung. Der Prozess, jeden Moment neu gewahr zu sein, entlarvt die Angst durch das Un terscheiden der rohen Fakten der Erfahrung von den furchterregenden Schlussfolgerungen, die wir kurz darauf ziehen.

## Die neurophysiologischen Grundlagen der Angst

Forscher machen interessante Fortschritte beim Verstehen der neurophysiologischen Basis der Angst und ihrer Behandlung. Mit Hilfe der Positronen-Emissions-Tomographie (PET) fanden Schwartz, Stoessel, Baxter, Martin und Phelps (1996) heraus, dass die Stimuluskonfrontation und Prävention einer reflexartigen Verhaltensantwort bei Patienten mit zwangsneurotischen Störungen beobachtbare Veränderungen im Gehirn hervorriefen. In ähnlicher Weise bewirkte die KVT Gehirnveränderungen – vergleichbar den Medikationseffekten bei Sozialphobien (Furmark et. al., 2002). Davidson (2003) arbeitet an der Entwicklung eines integrierten neurophysiologischen Modells von Annäherungs- und Vermeidungstendenzen, bei dem er die Funktionen des präfrontalen Kortex und der Amygdala untersucht. Die Achtsamkeitsmeditation hat erwiesen, dass die linke Seite des präfrontalen Kortex bei Praktizierenden in einem 8-Wochen-Training aktiviert wird und positive Gefühle entsprechend zunehmen (Davidson et. al., 2003).

Unser Wissen über das Verhalten des Gehirns kann in der Psychotherapie kreativ angewandt werden. Patienten in den USA stellten fest, dass ein Verständnis dessen, was in ihrem Gehirn vor sich geht, ihnen hilft, innezuhalten und weniger zu reagieren, wenn sie ängstlich werden. Jeffrey Schwartz (1996) wandelte PET-Scans in eine Achtsamkeitsbehandlungsstrategie bei Zwangsneurosen um. Er hilft seinen Patienten, sich von neurotischem Denken freizumachen, indem er sie daran erinnert, dass es sich eben um eine Gewohnheit des Gehirns, eine Gehirnsperre, handelt und zeigt Patienten Bilder des Gehirns, um sein Argument zu beweisen.

Die biologischen Wege der Ängstlichkeit sind komplex, werden aber zunehmend verstanden (Bremner & Charney, 2002; Davis, 1992; LeDoux, 1995, 2000). Sensorischer Input wird auf Gefahren hin ausgewertet, bevor der Input in der Amygdala (direkt unter dem zerebralen Kortex lokalisierbar) voll bewusst wird. Die Amygdala sendet dann eine Nachricht an andere Gehirnstrukturen, auch an den Hypothalamus. Nahe der Amygdala ist der Hippocampus. Er speichert unsere emotionale Erinnerung, so dass traumatische Erinnerungen Alarm schlagen können, bevor wir der Gefahr bewusst gewahr sind, oder auch wenn wir die Gefahr nur imaginieren. Der Hypothalamus gibt bei seiner Aktivierung Corticothrophine Hormone (CRH) frei, um der Hypophyse ein Signal zu geben, den Nebennieren zu signalisieren, Adrenalin und Noradrenalin zu produzieren. Diese Abfolge ist als HPA-Achse bekannt. Dieses Kürzel steht für Hypothalamus, Hypophyse und Nebenniere. Weitere Hormone werden von den Nebennieren ausgestoßen, die als Glucocorticoide bekannt sind, und bereiten den Körper ebenso auf eine Notfallsituation vor. Leider kann die chronische Aktivierung der HPA-Achse eine Reihe von stressbezogenen Störungen zur Folge haben. Dieses Thema wird weiter in Kapitel 9 erörtert.

## Die Verbesserung der Übereinstimmung (compliance) in der Behandlung

Ross (2002) berichtet, dass etwa 19 Millionen Amerikaner eine Angststörung haben, die damit eine der häufigsten psychiatrischen Störungen ist. Von den Menschen, die an Angststörungen leiden, können 60 – 90 Prozent ein normales Leben mit KVT und / oder Medikamenten führen. Bei der Anwendung der kognitiv-behavioralen Strategien können aber im Feld Schwierigkeiten mit „Compliance“ entstehen.

Es gibt eine Reihe von Herausforderungen. Manchmal sind die langen Hausarbeiten für Patienten entmutigend. Oft sind die Therapeuten in den KVT-Techniken unzureichend trainiert (Goisman et. al., 1993) oder einfach unwillig, einem verängstigten Patienten mit einer Angstsituation zu helfen. Patienten können Aufgaben, sich der Stimuluskonfrontation auszusetzen, verweigern. Speziell Patienten mit PTBS können in der Therapie emotional überfordert sein und die Behandlung aufgeben (Schnurr et al., 2003). In einer naturalistischen Studie bei Panikreaktionen hatten nur 18 Prozent der Agoraphobiker sich in den ersten 22 Monaten nach einer akuten Episode erholt und von diesen erlitten 60 Prozent einen Rückfall (Keller et. al., 1984). Zugegeben, viele dieser Patienten hatten keine empirisch validierte Behandlung erhalten. Der Technologietransfer aus dem Laboratorium ins Feld ist eben oft mit Schwierigkeiten belastet, wie zum Beispiel co-morbide Bedingungen, soziale, finanzielle oder gesundheitliche Bedenken, hohe Zeitansprüche für den Patienten, Drogenmissbrauch oder eine verwickelte Motivation aufgrund von sekundärem Gewinn. Es gibt mindestens drei Gründe, warum der Achtsamkeitsansatz, wie er in diesem Kapitel dargestellt wurde, die Behandlungs-Compliance verbessern kann.

Erstens, das Behandlungsprotokoll ist *flexibel.* Dieser Ansatz beachtet die Behandlungsallianz, die Patientenmotivation und die jeweiligen Lebensumstände des Patienten. Techniken werden in Zusammenarbeit mit dem Patienten ausgewählt. Sie basieren auf Vermeidungsmustern der jeweiligen Problembereiche. Der therapeutische Prozess (d. h. achtsames Akzeptieren), nicht die Technik, steht im Vordergrund der Behandlung.

Zweitens, die Behandlung ist *positiv* und *akzeptierend.* Viele der existierenden Behandlungen basieren auf einem Defizit-Modell: Mit dem Patienten stimmt etwas nicht, und das muss behoben werden. Bei diesem Ansatz der Achtsamkeit geschieht ein Wandel, indem man erkennt, *was* in der Gegenwart geschieht, und dem Wandel erlaubt wird, sich in einer entspannten, weiträumigen Weise zu entfalten. Um in der Behandlung weiterzukommen, müssen Patienten aufhören, sich zu beurteilen und gegen sich selbst zu kämpfen. Für viele Patienten liegt die Notwendigkeit für diese Veränderung auf der Hand, weil erfolglose Anstrengungen, sich selbst zu ändern, sie schließlich in die Therapie gebracht haben. Aus der Perspektive der Achtsamkeit ist Krankheit (engl. dis-ease) an sich nur eine Widerspiegelung, wie wir mentale Inhalte aufgreifen und festhalten oder wegdrängen – kein persönlicher Defekt.

Ein drittes Grundprinzip für diesen Ansatz, Angst zu behandeln, ist das Zusammenpassen von Patient und Therapeut (engl. *therapeutic fit*). Viele Patienten suchen jetzt Therapeuten, die selber meditieren oder Achtsamkeit als Bezugsrahmen anwenden. Die therapeutische Allianz korreliert konsistent mit den Behandlungsergebnissen (vgl. Kapitel 3), und Patienten-geeignete Behandlungsansätze zuzuordnen, scheint mit positiven Ergebnissen in Zusammenhang zu stehen (Devine, Fernald, 1973; Mattson, 1995). Behandlungen nach dem Achtsamkeitsansatz sind ein besonders ebenbürtiges Behandlungsparadima für einige Patienten.

## Achtsamkeitsbasierte Behandlungen von Panikstörungen mit Agoraphobie

Ich stelle nun ein Beispiel einer achtsamkeitsbasierten Behandlung von Angst vor: eine Panikstörung mit Agoraphobie. Panik ist die am gründlichsten untersuchte Angststörung (Antony & Swinson, 2000), aber ich bin mir nicht sicher, ob derzeit ein Behandlungsprotokoll einer Achtsamkeitstherapie bei Panikstörung veröffentlicht ist.

Es gibt aber allgemeine Behandlungsleitlinien für Achtsamkeitstherapie bei Angstbehandlungen (Barlow & Wilson, 2003; Brantley, 2003; Kabat-Zinn et. al., 1992; Lopez, 2000; Miller, Fletcher & Kabat-Zinn, 1995).

Seit 1981 habe ich mich auf kognitiv-verhaltenstherapeutische Behandlungen von Panikstörungen spezialisiert. Das weiter unten präsentierte Behandlungsprogramm habe ich seit 2001 entwickelt. Es verwendet einige bekannte kognitiv-verhaltenstherapeutische Strategien gemeinsam mit neueren Achtsamkeitsübungen. Um die Behandlung bei einem relativ unkomplizierten Fall abzuschließen, sind 10–15 ambulante Patientienbesuche erforderlich.

Die Behandlungsstruktur wurde von der achtsamkeitsbasierten kognitiven Therapie (MBCT) inspiriert. In der Studie von Teasdale et. al. (2000) erlebten Patienten mit drei oder mehr depressiven Episoden, die Achtsamkeitsfertigkeiten erlernt hatten, nur etwa halb so viele Rückfälle wie die Kontrollgruppe. Die Vorteile bezogen sich nur auf chronisch *grüblerische* Patienten. Weniger chronische Patienten sprachen wahrscheinlich eher auf Umweltstressoren an. Weil Panikpatienten dazu neigen, über die Bedrohungen ihres feinsinnigen, emotionalen Gleichgewichts (antizipatorische Ängstlichkeit) zu grübeln, schien es, dass Achtsamkeit bei Panikstörungen in ähnlicher Weise hilfreich sein könnte.

Auch hat sich die Behandlung von Panikstörungen mit Agoraphobie über die Jahre von der Konfrontation mit den gefürchteten *externalen* Situationen, wie z. B. Shopping-Malls und U-Bahn Stationen wegbewegt hin zu interozeptiven Situationen oder zur Desensitivierung von *internalen* Panikhinweisen des Patienten wie Schwindelgefühl oder Herzpochen. Diese Verschiebung des Behandlungsfokus von äußeren zu inneren Stimuli lässt eine natürliche Progression zur Achtsamkeitspraxis vermuten. Diese wendet sich besonders den Erfahrungen innerhalb des Mentalen und des Körpers zu.

### Einsichtsgeleitete, achtsamkeitsbasierte Psychotherapie

Dieses Behandlungsprogramm ist einsichtsgeleitet (der Ansatz ist zu unterscheiden von der einsichts*orientierten* Behandlung, die im Zusammenhang steht mit der psychodynamischen Psychotherapie und sich auf unterdrückte Gedanken und Gefühle konzentriert.) Spezifische Einsichten zur Panik dienen als Heuristik, um den Patienten zu wachsender Achtsamkeit zu führen. Die nachfolgende Liste solcher Einsichten ist in keinster Weise erschöpfend, sondern repräsentiert übliche Themen in der Behandlung von Panikstörungen, die den meisten Klinikern vertraut sind. Ich hoffe, dass Psychotherapeuten des Achtsamkeitsansatzes diese Einsichten aus persönlicher Erfahrung verstehen, so dass diese mit dem Patienten in einer nuancierten Weise diskutiert werden können und in gemeinsam geschaffenen Übungen angewandt werden.

1. Angst ist eine Tatsache des Lebens. Sie schützt uns vor Gefahren. Sie ist in unser Nervensystem eingebaut und unvermeidlich.
2. Wir können nicht genau kontrollieren wann, wo, und was wir fühlen oder denken. Mentale Ereignisse geschehen im Gehirn, oft bevor wir uns dessen bewusst sind.
3. Zu versuchen, unsere Erfahrung zu kontrollieren oder zu vermeiden ist sinnlos – oft macht Kontrolle alles nur noch schlimmer.
4. Das Gehirn macht Fehler. Wenn wir mit Panik reagieren, wird das Gehirn Gefahr wahrnehmen, wo keine ist.
5. Probleme ereignen sich, wenn wir den Reaktionen des Körpers (falscher Alarm des Gehirns) *Glauben schenken.* Wir leiden unter einer schrecklichen Illusion.
6. Panik ist nie permanent. Sie hat einen Anfang, eine Mitte und ein Ende.
7. Behandlung ist ein Stufenprozess, die Aufmerksamkeit wieder der Furcht zuzuwenden, sie in ihren Einzelheiten zu explorieren, sobald sie auftaucht, und sich mit ihr anzufreunden.
8. Unser Fortschritt wird nicht daran gemessen, wie selten wir mit Angst reagieren, sondern in welchem Maß wir unsere Angst akzeptieren.
9. Der Behandlungserfolg beinhaltet, von unseren Befürchtungen desillusioniert zu werden. Sie werden zu gewöhnlichen mentalen Ereignissen, die im Gehirn vorkommen.

Dem Leser wird aufgefallen sein, dass die Gehirnfunktion in dieser Behandlungsform bei Panikstörungen betont wird. Achtsamkeitsbehandlung kann ohne dieses Element vorgehen, aber, wie vorher erwähnt, ein Verständnis der Rolle der Gehirnfunktion scheint den Patienten mehr Objektivität in Bezug auf ihre Symptome zu erlauben. Das reduziert auch Stigma: „Ich bin das nicht, es ist mein *Gehirn*!"

Experimentelle Übungen wurden hauptsächlich von den Achtsamkeitstechniken in Kapitel 6 gewählt. Sie wurden danach ausgesucht, welche Erfahrung wahrzunehmen oder zu akzeptieren der Patient Schwierigkeiten hat oder welche Einsicht er zu kultivieren versucht. Häufig wird der *Patient* seine eigenen Ideen haben, wie man eine Körperempfindung oder

Situation vollständiger angeht oder toleriert. Borkevec (2002) meint, wenn wir für den gegenwärtigen Moment sorgsam und aufmerksam sind, können wir darauf vertrauen, dass ein adäquates, adaptives Verhalten als Antwort aufscheinen wird.

Psychopharmakologische Interventionen können notwendig sein in der Behandlung von Panikstörungen, wenn der Patient nicht in der Lage ist, die Aufmerksamkeit genügend zu regulieren, um im Alltagsleben zu funktionieren oder um die Psychotherapie zu beginnen. Ansonsten sollte die Medikation danach bewertet werden, ob sie die Vermeidung oder das Aufdecken von Erfahrung fördert.

## Ein Fallbeispiel

Der Fall, den ich hier präsentiere, illustriert, wie ein Therapeut mit Erfahrungsvermeidung bei Angsterfahrungen im Allgemeinen und bei Panikstörung im Besonderen arbeiten kann, und wie er den einsichtsorientierten Achtsamkeitsansatz anwendet. Die Behandlung hat sechs Segmente: (1) Diagnostik, (2) körperliche Bewusstheit, (3) mentale Bewusstheit, (4) sich anfreunden mit Furcht, (5) sich mit sich selbst anfreunden und (6) Rückfallprävention. Die Segmente folgen etwa dieser Ordnung. In ähnlicher Weise variieren Schlüsseleinsichten, Fragen und Übungen zu jedem Segment mit den Umständen des Patienten.

Cara, eine 45-jährige Italo-Amerikanerin, verheiratete Mutter mit zwei Kindern, hatte ihre erste Panikattacke im Alter von 15 Jahren, als sie Marihuana nahm und sich die ganze Nacht vor Angst schüttelte, nach Luft rang und den Tod kommen sah. Dieser Anfangsepisode folgten Phasen von intensiver Ängstlichkeit und Panik, die jeweils viele Monate andauerten, als sie ein College besuchte, und dann wieder mit 30 Jahren, kurz nach der Geburt ihres ersten Kindes. Nach der Geburt wurde Cara auf eine Klonopin Niedrigdosis gesetzt und ging fünf Jahre lang zu Psychotherapien bei drei verschiedenen Therapeuten. Ihr Zustand verschlechterte sich. Sie fuhr nicht mehr auf Autobahnen und verlor mehrere Arbeitstage pro Monat aufgrund der Angst. Schließlich nahm Cara die Medikamente wegen bedenklicher Nebenwirkungen nicht mehr und beendete die Psychotherapie. Sie entwickelte eine zunehmende Agoraphobie und blieb von Panik geplagt.

Cara kam schließlich auf Empfehlung eines nahen Freundes zu mir. Sie konnte nicht außerhalb der Stadtgrenzen reisen oder ohne ihren Mann einkaufen. Im Durchschnitt hatte sie zwei Panikattacken pro Woche. Caras Symptome waren Herzrasen, kurzer Atem, Schwindel, Brustschmerzen, Übelkeit, schwitzende Hände, unklares Sehen, Depersonalisation („total vom Körper entfernt"), und Derealisation („wie in einem Film"). Cara berichtete auch, sie habe ein- bis zweimal pro Monat nächtliche Panikattacken. Unter Tränen vertraute sie mir an, dass sie eine „schwache Person" sei und wahrscheinlich ein schwieriger Therapiefall. Im Erstinterview konnte Cara keine Lebensereignisse identifizieren, die dazu beitrugen, genau zu diesem Zeitpunkt in die Behandlung zu kommen, dreißig Jahre nach ihrer ersten Panikattacke. Doch später in der Therapie wurde ihr klar, dass ihre Tochter gerade 15 geworden war, Caras Alter, als sie ihre erste Panikattacke gehabt hatte.

Caras physische Gesundheit war von Fettsucht und einer gastroesophagealen Reflux-Störung (Brustschmerzen, Rülpsen und chronisch wunder Hals) eingeschränkt. Sie nahm Medikamente dagegen. Sie machte nie körperliche Übungen, weil der erhöhte Herzschlag sie an Panikattacken erinnerte. Vor unserem Erstinterview war Cara bei einem Kardiologen, der ein Herzproblem ausschloss. Sie wollte wegen der Nebenwirkungen keine Medikamente gegen die Panikattacken einnehmen.

Andere signifikante Stressoren gab es in ihrem Leben nicht. Cara hatte eine gute Unterstützung von ihrer Familie und ihren Freunden und nahm keine Drogen. Ihre Familie war finanziell einigermaßen gesichert, ihre beiden Kinder waren gesund, und sie hatte eine befriedigende Arbeit.

Fälle von Depression gab es in Caras Familie häufiger. Unter drei Geschwistern war sie die Einzige, die an Angstzuständen litt. Cara sagte, sie habe immer versucht, „stark" zu erscheinen, sie fühle sich aber nicht stark. Ihr Vater war Alkoholiker und demütigte Cara, wenn sie weinte. Er behauptete, sie sei „dumm" und „zu empfindlich". Cara berichtet, dass dies „einen Krieg gegen meine Gefühle auslöste – „Ich wurde extrem wachsam". Ihre Mutter befahl ihr, niemals vor ihrem Vater zu weinen.

*Sitzung 1:*
*Diagnostische Einschätzung und Einführung in die Behandlung.*

*Schlüsseleinsichten*
1. Furchtempfindungen vermeiden verursacht Panik.
2. Du kannst mit der Panik in natürlicher Weise umgehen.
3. Die Weisheit des Akzeptierens.

*Fragen*
1. Welche internen Schlüsselworte lösen Panikattacken aus?
2. Beschreibe deine Panik.
3. Warum ist Furcht in deinem Leben unakzeptabel?

*Übungen*
1. Fülle ein „Mind-Stream Inventory“ aus.

Cara gab die meisten der vorliegenden Informationen in einem zweistündigen Erstinterview. Mein erstes Ziel war, mit Cara einen Bezug herzustellen, indem ich etwas von ihren Anstrengungen und ihrer Persönlichkeit verstehen würde: Wo tut es weh? Was sind ihre Wertschätzungen?

Es war klar, dass die Agoraphobie nicht willkommen war, weil Cara als eine starke Person gesehen werden wollte. Ihre Hypersensibilität für interne Schlüsselworte und ihre Intoleranz für Veränderungen in ihrem Körper können wahrscheinlich der Intoleranz des Vaters hinsichtlich ihrer Sensibilität zugeordnet werden. Cara gab mir eine detaillierte Liste ihrer Körperempfindungen und wir entwickelten eine Hierarchie von internen Panikauslösern, angefangen mit (1) Zunahme der Herzrate (2) Brustschmerzen, (3) Würgen, und (4) kurzer Atem. Das katastrophalste Ergebnis war immer Tod. Manchmal fürchtete Cara als jemand gesehen zu werden, die außer Kontrolle gerät. Wir besprachen die Machtlosigkeit, alle körperlichen Reaktionen kontrollieren zu wollen, wie Furcht vor der Furcht den Panikzyklus verewigt und wie ihre Ärzte ihre Gesundheitsbedenken gegenstandslos gemacht haben.

Wir begannen den psychoedukativen Prozess in der ersten Sitzung und betonten die Natürlichkeit ihrer Symptome. Das Konzept der Akzeptanz wurde eingeführt, mit umgekehrten Skalen für Ängstlichkeit und Willensbereitschaft (Hayes, Strosahl & Wilson, 1999, S. 133–134); je größer ihre Willensbereitschaft war, zu fühlen, desto geringer die Angst. Cara entschied versuchsweise, dass Akzeptanz eine bessere Lösung ist als ängstliche Kontrolle und eingefrorene Inaktivität. Sie stimmte zu, Akzeptanz zu entwickeln, indem sie verstehen lernte, wie ihre Körperfunktionen unter Stress arbeiten, wie Stress intensiver wird und wie man Veränderungen aller Art im Körper duldet.

Am Ende der ersten Sitzung wurde Cara in das „Mind-Stream Inventory" (MSI) eingeführt, das ich als Teil dieses Programms entwickelt habe. Das MSI ist eine Gedankenliste zur Selbstbeobachtung. Ich bat Cara, mindestens dreimal am Tag, wenn sie ängstlich wurde oder kurz danach, ihre Gedankenabfolge, Gefühle, Körperempfindungen und Handlungen aufzuschreiben. Die Übung bringt den Patienten dazu, sich der Ängstlichkeitserfahrung mit Neugier *zuzuwenden.* Den Strom der mentalen Ereignisse zu notieren und ihnen eine Bezeichnung zu geben führt den Patienten zu einem jeden Augenblick neuen Gewahrsein. Das MSI ist dem Instrumentarium „Mindful Monitoring Record" (Roemer & Orsillo, 2002) ähnlich, erfasst aber eine längere Kette kürzerer mentaler Ereignisse.

Die Bühne war frei für die Behandlung in der ersten Sitzung nach Erhalt der Patientengeschichte, Herstellen einer Beziehung, Einführung des Behandlungsrationals, psychoedukative Präsentation, um dem Problem Objektgestalt zu geben und die Einführung einer einfachen Übung, um achtsames Gewahrsein zu praktizieren.

### *Sitzung 2: Gewahrsein des Körpers*

*Schlüsseleinsichten*

1. Das Gehirn gibt bei Gefahr Fehlalarm
2. Panik ist ein zeitlich begrenzter Zustand

*Fragen*

1. Wie erlebt dein Körper Furcht?

*Übungen*

1. Drei-Minuten-Atemraum (Segal, Williams & Teasdale, 2002, S.184)
2. Gegenwärtiges Augenblicksgewahrsein von Empfindungen (Essen, Geräusche)
3. Body-Scan-Meditation (Kabat-Zinn, 1990, S.92–93)

Cara hatte etliche Schwierigkeiten, die Entwicklung ihrer Panik als Moment für Moment erlebte Einzelheiten ihres MSI zu beschreiben. (Patienten verbessern sich darin gewöhnlich während der Therapie.) Cara berichtete auch, dass sie keine Panikattacken in der vorhergehenden Woche gehabt hatte und fragte sich, ob der Grund dafür die schwierige Hausaufgabe sei. Sie schien Neugier für ihre Panik zu entwickeln. Zwischen unseren Sitzungen bemerkte Cara, dass sie vor ihrer Periode ängstlicher wurde, dass ihre Furcht auf dem Weg zur Arbeit eskalierte, und sie oft einen nervösen Magen hatte.

In unserer zweiten zweistündigen Sitzung besprachen wir, wie die Amygdala Sinneseindrücke nutzt, um schnelles, vorbewusstes Screening von Gefahrensituationen bereitzustellen, und oft einen falschen Alarm aussendet. Wir diskutierten, wie wir mit detailliertem Augenblicksgewahrsein diesen Alarm frühzeitig erkennen können. Das bedeutet, wir können die Ängstlichkeit als ein Tröpfeln erfassen, bevor daraus ein reißender Panikstrom wird.

Wir erforschten auch jedes ihrer Symptome aus biologischer Sicht. Da Cara vor Herzzittern Angst hatte, sprachen wir über die adaptive Bedeutung der Erhöhung von Blutdruck und Herzschlag als Vorbereitung für Selbstschutzhandlungen. Ihre Brustschmerzen waren entweder Muskelverspannungen als Antwort auf Furcht oder ein Symptom des Säurerückflusses. Cara war einverstanden, ihre Brustschmerzen zu Hause weiter mit achtsamem Gewahrsein zu beobachten. Kurzes Atmen alarmierte Cara während ihrer Panikattacken. Wir besprachen das Hyperventilationssyndrom und wie das Gehirn unkorrekt beurteilt, dass aufgrund eines Ungleichgewichts des Kohlendioxidgehalts zu wenig Sauerstoff im Blut sei.

Zufällig erlebte Cara in der Sitzung eine Verengung der Kehle und Angstgefühle, zu ersticken. Wir machten eine Übung, wie man eine Nuss langsam isst. Sie lernte, dass sie tatsächlich natürlich schlucken konnte, wenn sie die Aufmerksamkeit auf den Geschmack aufrechterhielt und das Kauen und Schlucken fühlte, statt auf die Gedanken zu achten, dass sie nicht schlucken könne. Die Unmöglichkeit zu schlucken war eine psychophysiologische Antwort auf ihre Angst (siehe Kapitel 9). Das führte uns zu einer breiteren Diskussion zur Achtsamkeit im Alltag und dem Sinn, sorgsam dem Aufmerksamkeit zu zollen, was wir im Moment tun.

Cara war bereit, „achtsames Nussessen" ein paar Mal zu Hause zu probieren. Wir besprachen das Prinzip, sich auf den gegenwärtigen Moment auszurichten, um sich von angsterfüllten, zukunftsorientierten Gedanken zu entkoppeln. Wir experimentierten in der Sitzung mit achtsamem Gewahrsein auf Umgebungsgeräusche des Therapieraumes und der Außenwelt. Zwei zusätzliche Übungen wurden eingeführt: Drei-Minuten-Atemraum (DMAR; Segal, Williams & Teasdale, 2002, S.184), um ihre Aufmerksamkeit im gegenwärtigen Moment zu ankern, und (2) die Body-Scan-Meditation (BSM; Kabat-Zinn, 2002a), um Cara zu helfen, ihren unvorhersagbaren und Angst provozierenden Körper zum Freund zu gewinnen. Ich zeigte Cara die DMAR-Übung (drei Minuten atmen) und gab ihr eine schriftliche Kopie der Anweisungen. Cara bekam auch eine CD für die Body-Scan-Meditation. Abschließend willigte sie ein, den MSI-Berichtsbogen noch einige Male auszufüllen.

Wir fassten die Einsichten der Woche zusammen: Panik hat einen Anfang, eine Mitte und ein Ende. Sie endet natürlich und unausweichlich. Panik hört eher auf, wenn wir sie akzeptieren. Konzentrieren wir uns auf Empfindungen des gegenwärtigen Moments, wie z. B. auf den Atem, dann tragen wir nicht zu mehr Panik bei, indem wir sie bekämpfen. Empfindungen wahrzunehmen oder sie zu bekämpfen sind sehr unterschiedliche Vorgänge. Es gibt nichts weiter, was zu bekämpfen wäre, weil die Furcht ein Fehlalarm der Amygdala ist. Wir können den Körper beobachten und die Angst loslassen.

*Sitzung 3–5: Gewahrsein des Geistes*

*Schlüsseleinsichten*

1. Wir können nicht kontrollieren, was wir denken oder fühlen.
2. Wir glauben an Fehlalarme und werden von Furchtzuständen entführt.

*Fragen*

1. Welche Gedanken und Gefühle entstehen automatisch, wenn Sie in Panik geraten?

*Übungen*

1. Vervollständigen Sie das „Mind-Stream Inventory"
2. Achtsamkeitsmeditation (10 Minuten / Tag)

Cara berichtete in ihrer dritten Sitzung, dass ihr Menstruationszyklus begonnen hatte, und sie zwei nächtliche Panikattacken und eine Attacke am Arbeitsplatz erlitten hatte. Sie sagte: „Ich habe Angst vor meinem eigenen Körper!" und bemerkte, dass sie vielleicht tausend Mal in ihrem Leben Herzbrennen gehabt und achthundert Mal gedacht hatte, dass es ein Herzanfall sei: „Ein Tonband spielt in meinem Verstand, ‚Herzanfall'!" Während der dazwischenliegenden Woche versuchte Cara sich öfter daran zu erinnern, dass ihr Arzt darauf hingewiesen hatte, sie habe ein gesundes Herz. Der Arzt hatte einen Holter-Monitor-Test durchgeführt. Das schien Cara etwas zu beruhigen. Sie fand auch exakt heraus, wo ihr Schmerz zu lokalisieren sei, wie er von ihrer Kehle auszustrahlen schien und wie der Schmerz nachließ, wenn sie von anderen Ereignissen in ihrem Leben abgelenkt war. Caras Fertigkeiten verbesserten sich. Sie konnte sich ihren Symptomen achtsam zuwenden.

Cara hatte die Body-Scan-Meditation ausprobiert, stellte aber fest, dass es zu schwierig sei, mit zwei Kindern im Haus Zeit dafür zu finden. (Angst vor ihrem eigenen Körper trug möglicherweise auch zu diesem Schluss bei.) Cara versuchte sich auch mit der DMAR und meinte, sie könne die Übung nicht machen, weil sie an den engen Hals und ihren kurzen Atem erinnert werde. Sie fand aber das aufmerksame Hinhören auf Geräusche angenehm. Achtsam zu essen funktionierte für sie zu Hause und erleichterte ihr Angstgefühl zu ersticken um etwa 10 Prozent. Diese Entdeckungen waren ermutigend.

In den folgenden drei Sitzungen konzentrierten wir uns auf automatische Gedanken und Gefühle. Cara füllte mindestens zweimal am Tag das MSI sorgfältig aus, wenn sie ängstlich war. Sie fing mit ausdrücklichen Befehlen an, die sie vor sich wiederholte: (1) „Lass los und Gott zu." (2) „Gib nach!" (3) „Atme!" Cara wiederholte für sich rationale Aussagen, die mit ihrer Panik zu tun hatten: „Es ist nur mein Denken und diese Gedanken sind ein Haufen Müll!" und „Ich muss einfach meine Ängstlichkeit annehmen und aufhören, nach einem Herzproblem zu suchen!" Cara erwägte auch einen Yogakurs, um „die Körper-Geist-Verbindung zu verbessern."

Diese Behandlungsphase war besonders interessant. Cara erkannte, dass ihr Gehirn einfach alte Gewohnheiten wiederholte. So berichtete sie: „Dr. Phil sagt, Gedanken sind nichts als mentale Gewohnheiten." Cara war ebenso bewusst dafür, wie ein Fehlalarm des Gehirns ihre Aufmerksamkeit entführt und ihre Erwartung, an ihrem Brustschmerz zu sterben, eine Illusion war. Aber sie äußerte: „Es ist schwer, mich daran zu erinnern, dass meine Furcht bloß eine Illusion ist!" Sobald Gedanken aufstiegen, wurde Cara durch sorgsames Explorieren stufenweise von ihren Angstillusionen frei. Eine MSI-Sequenz als Beispiel, die sie zur Therapie mitbrachte, war wie folgt:

1. Herz schlägt.
2. Nicht jetzt!
3. Was, wenn es eine Herzattacke ist?
4. Uh, ahh.
5. Fühle ich das in meiner Schulter?
6. Es wird schlimmer.
7. Ich krieg' Panik, kopflos.
8. Panik ist nicht gefährlich.
9. Ich bin so ein Kuddelmuddel.
10. Ich hasse das.
11. Lass los und lass Gott zu.
12. Du bist o. k., du zitterst nur.
13. Zähneklappern.
14. Es wird aufhören, ist nur Zittern.
15. Sieh den Bauch sich bewegen. Atmen ist gut.
16. Schlottern.
17. Herz schlägt.
18. Nur kopflos, es wird aufhören.

Cara verbesserte sich deutlich in der Fähigkeit, ihre Gedankenfolgen, Gefühle, Empfindungen und Verhaltensweisen zu identifizieren und zu benennen. Es ermutigte sie, dass sie ihre Verhaltensweisen als „Panik" erkennen konnte, nicht als Herzanfall – bevor die Panik sich verschlimmerte. Sie entdeckte auch, wie eine sorgfältige Detailbeobachtung von Augenblick zu Augenblick ihr gestattete, sich besser zu fühlen. Das ist ein Beispiel, wie achtsames Gewahrsein mentaler „Upstream"-Ereignisse in einem Frühstadium der Informationsverarbeitung die weiteren Ausarbeitungen, die zu Panik führen, unterbrechen kann.

Cara erklärte sich damit einverstanden, 10 Minuten am Tag formale Achtsamkeitsmeditation zu versuchen, bevor ihre Kinder aufwachten. Sie bekam eine CD-Aufnahme von Jon Kabat-Zinn (2002b), um ihr zu helfen, diese Übung zu machen. Cara stimmte auch zu, die Arbeit mit dem MSI weiterzuführen. Sie wollte alle die positiven Selbstaussagen, die sie für sich zu entdecken schien, aufschreiben.

*Sitzung 6–10: Sich mit Angst anfreunden*

*Schlüsseleinsichten*

1. Fortschritt wird daran gemessen, wie sehr ich Angst akzeptiere, nicht wie selten ich in Panik verfalle.

*Fragen*

2. Welche physischen Empfindungen und äußeren Situationen muss ich erkunden und akzeptieren, so dass ich mich wieder sicher in meinem Körper fühle?

*Übungen*

1. Sich Stimuli achtsam aussetzen
2. Übung der Achtsamkeitsmeditation, MSI usw.

Mittlerweile waren Caras Hinweise auf eine Herzattacke – Schmerz in der Schulter – realistisch als Schmerz eines Sodbrennens umgedeutet worden. Sie verlor die Furcht zu ersticken, ein Ergebnis ihrer wiederholten Erfahrung, achtsam zu essen. Atemnot schien wie von selbst zu verschwinden, ohne zusätzliche Übungen, vielleicht als eine Folge allgemeiner Achtsamkeit. Panik trat weiterhin auf, mindestens einmal pro Woche, aber mit verringerter Intensität und kürzerer Dauer.

Cara meditierte weiter, 10 Minuten am Tag. Sie bemerkte aber, dass die Meditation auf den Atem, ja sogar die Meditation auf den Bauch ihren Atem verkürzte. Das kann passieren, wenn der Patient bei der Atemmeditation entweder zu ängstlich oder zu eifrig ist. Daher änderten wir das Objekt ihrer Meditation zu „Stille-Sein des Körpers." Das Meditationsobjekt war die Empfindung ihrer Hände, die still in ihrem Schoß ruhten. Cara sagte, die Übung ließ sie Ruhe fühlen. Sie lernte, dass ihre Gefühle kommen und gehen, und dass sie die Fähigkeit hat, still durch ihre Gefühlsveränderungen zu sitzen. Cara verlängerte ihre Meditation auf 20 Minuten täglich. Die Anweisung war hauptsächlich, „inne zu werden für das, was den Geist ablenkt", wenn ihre Aufmerksamkeit von ihren

Händen abschweifte, um dann ihr Gewahrsein dem Stillsein des Körpers sanft wieder zuzuwenden. Diese Übung reicht meist für Panikpatienten aus. Sie ruft Stillsein hervor und stabilisiert die Aufmerksamkeit.

Die folgenden Schlüsseleinsichten, gegründet auf Achtsamkeit, wurden in dieser Behandlungsphase besprochen:

1. Ängstlichkeit ist kein Rückschlag; Ängstlichkeit bekämpfen ist ein Rückschlag.
2. Wie kann man üben, Angst loszulassen, wenn man keine Angsterfahrung hat?
3. Der entscheidende Punkt ist, in Körper- und mentaler Akzeptanz zu wachsen, nicht Panik zu besiegen.
4. Fortschritt wird daran gemessen, wie viel Ängstlichkeit man im Leben erlauben kann, nicht wie selten man panisch reagiert.

In der sechsten Sitzung beginnen Patienten normalerweise, sich furchteinflößenden Stimuli auszusetzen. Die Lernlogik, Furchtempfindungen zu tolerieren, bringt einen natürlichen Wunsch hervor, sich selbst zu testen: „Wie lange kann ich in der Testsituation verbleiben? Was werde ich durchmachen?“ Cara erfand einen intelligenten Plan, sich selbst für einige herausfordernde und Akzeptanz fordernde Aufgaben Punkte zu geben. Sie entschied sich, „zu lernen, die jeweilige Angst zu akzeptieren.“ Cara vereinbarte mit mir, jede Sitzung eine bestimmte Punktanzahl zu sammeln. Sie forderte von sich selbst, durch Aerobic-Übungen Herzklopfen zu konfrontieren. (Nach mindestens 15 Jahren ohne Sport stellte Cara fest, dass ihr athletischer Ehemann ihr eine große Hilfe war!) Sie sammelte Punkte beim Nordic Walking. Sie bekam auch Punkte für Weinen, Durchatmen bei Angst und anderen Angst zuzugestehen – alles, um Akzeptieren zu belohnen.

Cara entwickelte auch einen Plan, stufenweise allein einkaufen zu gehen, ihre Tochter in eine andere Stadt zu fahren und schließlich einen Aerobic-Kurs zu besuchen. Stieg die Ängstlichkeit an, war ihre Strategie, sich darauf zu konzentrieren, was sie im gegenwärtigen Moment tat. Sie sagte zu sich, „Atme durch! Physische Symptome sind einfach Ängstlichkeit.“ und „Kämpfe nicht dagegen, das macht‘s nur schlimmer.“

*Sitzung 11 +: Freundlich zu sich selbst*

*Schlüsseleinsichten*

1. Vielleicht merke ich, dass ich Mängel habe, aber ich bin auch O. K.
2. Wir konstruieren unsere Welt unablässig aus vergangenen Erfahrungen.

*Fragen*

1. Welcher Kernglaubenssatz über dich selbst ist am schwierigsten einzugestehen?

*Übungen*

1. Tägliche Achtsamkeitsmeditation
2. Weitere Achtsamkeitsmeditationen

Während dieser Phase ging Cara ihre Überzeugung an, dass sie eine „schwache Person" sei, mit der Hoffnung, ihrer Tochter kein Modell mehr für Ängstlichkeit zu sein. Cara las *The Highly Sensitive Person* (Aron, 1996)[1] und tröstete sich mit dem Gedanken, dass ihre angebliche Schwäche auch eine Stärke sein könne. Dies war eine neue Perspektive nach einer Kindheit, die von wütenden Zurechtweisungen ihres Vaters geprägt war. Cara entdeckte, wie deutlich sie jedes Unbehagen in ihrem Körper zurückwies, weil die meisten ihrer Körperempfindungen sie als Kind nur in Schwierigkeiten gebracht hatten. Sie sah, wie der Versuch ruhig zu bleiben sie von interessanten Lebenserfahrungen zurückhielt.

Sich als schwache Person zu fühlen war mit Trauer besetzt. Cara beobachtete: „Meine Tochter bewirkt, dass ich mich erinnere, wie ich in ihrem Alter war. Ich war ängstlich, verletzt und einsam. Ich erinnere mich mehr an die Gefühle als an die Umstände." Sich schwach zu

1 „Sind Sie hochsensibel?", mvg-Verlag

fühlen als Ergebnis des Kritizismus ihres Vaters war für sie furchteinflößend und schmerzlich, und stimmte sie traurig und einsam. Jedes dieser Gefühle konnte Caras Kernglaubenssatz evozieren, sie sei eine „schwache Person".

Kernglaubenssätze über uns selbst, unsere Schemata, sind deutlich beschrieben von Young, Klosko und Weisshaar (2003) und in den Achtsamkeitsansatz von Tara Bennet-Goleman (2001) eingeflossen. Schemata sind verwobene Gefühle, Gedanken und Handlungen. Viele von uns haben ein oder mehrere Kernschemata, die schlecht angepasst und größtenteils unbewusst sind. Sie bestimmen, wie wir uns auf unsere Welt beziehen. Beispiele von Schemata sind Verlassenheit, Bestätigungssuche, Verletzlichkeit, Versagen, Unterjochung, Anspruchsdenken, Misstrauen, Vereinnahmung und Entbehrung. Jeder Patient kann eventuell ein Wort finden, das am besten die schamvolle, verborgene „Wahrheit" über sich selbst trifft. Bei Panikstörungen sind „mangelhaft", „schwach" oder „verrückt" die Hauptverdächtigen. Die Behandlung ist nicht vollständig, bis der eigene Kernglaubenssatz ausgemacht und achtsam beobachtet wird. Mit achtsamer Beobachtung wird der Glaube als das gesehen, was er ist – eine falsche Idee. Ein gewisses Maß an Verständnis der persönlichen Geschichte ist für den Patienten notwendig, um auf dieser tiefen Verständnisebene zu akzeptieren. In Caras Fall geschah das schon in früheren Therapien.

Die übrigen Achtsamkeitsfertigkeiten waren: eine neu entdeckte Yoga-Meditation über „das Stillsein des Körpers", Selbst-Merksätze (besonders „Lass los und lass Gott zu."), und manchmal das MSI, wenn Cara ängstlich wurde.

### *Abschlusssitzung: Rückfallprävention*

*Schlüsseleinsichten*

1. Ich werde immer ängstlicher sein, als ich sein wollte.
2. Ängstlichkeit wird kommen und gehen.

*Fragen*

1. Wann werde ich mit größter Wahrscheinlichkeit von Furcht überwältigt?
2. Wie soll ich Achtsamkeit im Alltag kultivieren?

*Übungen*

1. Praktiziere jeden Tag Achtsamkeit.

In der Schlussphase der Behandlung ist es wichtig, zu erkennen, dass Panik periodisch wiedererscheinen kann. Ängstlichkeit ist unausweichlich, und eine Person mit einer entsprechenden Vorgeschichte kann genetisch prädisponiert sein, überdurchschnittlich mehr Angstbereitschaft zu besitzen. Die Hypothese des Achtsamkeitsansatzes ist, dass Panik das Ergebnis einer Konditionierung ist – eine Gewohnheit des Gehirns, die automatisch in gewissen Kontexten wieder auftreten wird. Glaubt ein Patient mit Panikstörungen, die Panik überwunden zu haben, dann kann die Absicht, achtsam zu sein, schwächer werden, und die Gewohnheit kann mit Wucht zurückkehren.

In der abschließenden Rückfall-Vorsorgephase der Behandlung sollte der Patient versuchen sich zu erinnern, welche Umstände ihn verwundbar für Panik machen. Cara zum Beispiel erkannte, dass sie eher eine Panikreaktion zeigte, wenn sie müde war, vor ihrer Menstruation, in offenem Gelände und wenn sie sich an ihren alkoholisierten Vater erinnerte. Dies sind Zeiten, in denen sich Achtsamkeit wahrscheinlich verringert, und der Patient sich wieder dem Kampf gegen die Furcht zuwendet. Der Patient sollte ermutigt werden, sich die effektivsten Achtsamkeitsfertigkeiten in Erinnerung zu rufen, die helfen, die Furcht zu akzeptieren.

Schließlich soll der Patient mit Panikstörungen darin bestärkt werden, die Fertigkeit der Achtsamkeit sein *ganzes Leben hindurch* zu erhalten, so dass Ängstlichkeit weniger wahrscheinlich in eine Panikstörung auswuchert. Es wäre ideal, wenn Meditation täglich etwa 20 Minuten praktiziert würde. Viele Patienten finden aber keinen Geschmack daran, oder ihnen fehlt die angemessene soziale Unterstützung. Fertigkeiten der Achtsamkeit für jeden Tag, wie Atembewusstheit, Tagebuch, kontemplatives Gehen und andere Techniken (siehe Kapitel 6), sind einfacher in die tägliche Routine einzubinden. In unserem Fallbeispiel reduzierte Cara ihre Meditation auf ein bis zwei Sitzungen pro Woche, nachdem die Panikattacken aufgehört hatten. Caras bevorzugte Achtsamkeitsübung am Ende der Behandlung war, darauf zu achten, was sie im gegenwärtigen Augenblick tat und jeden Tag achtsam Yoga zu üben. Als ich Cara um Erlaubnis bat, unser klinisches Material für dieses Buch zu nutzen, bemerkte sie: „Ich habe eine lebenslange Vermeidungsgewohnheit. Dieses Buch kann Menschen wie mich zu einer Haltung der Akzeptanz ermutigen."

## Andere Angststörungen

Lassen Sie uns kurz weitere Angststörungen unter dem Gesichtspunkt der Achtsamkeitsbehandlung untersuchen. Der tragende Bestandteil aller Angststörungen ist, internale oder externale Hinweise der Angst zu *vermeiden.* Die Quelle der Bedrängnis ist kritisch für die Gestaltung des Behandlungsprogramms (Craske & Hazlett-Stevens, 2002). Jede Angststörung stellt eine einzigartige Herausforderung für das ängstliche Individuum und den Therapeuten dar.

### Generalisierte Angststörungen

Das Behandlungsprogramm für generalisierte Angststörungen (GAD) von Lizabeth Roemer und Susan Orsillo (2002) brachte Achtsamkeit und Akzeptanz als Behandlungsmodelle bei Angst direkt in die klinische

Arena. Ihr Programm löste eine Gesundheitsdebatte über die Integration der Achtsamkeits- und Akzeptanztechniken in die KVT aus (Antony, 2002; Borkovec, 2002; Crits-Christoph, 2002; Craske & Hazlett-Stevens, 2002; Hayes, 2002; Mennin, Heimberg, Turk & Fresco, 2002; Roemer & Orsillo, 2003; Wells, 2002). Für Patienten mit GAD geht es bei der Behandlung um ein alldurchdringendes Sich-Sorgen: Sorge, dass Dinge in Zukunft schief laufen könnten, unspezifische Sorge, Sorge, die viel mentales Geplapper bedeutet, und Sorge, die sich in unruhigem Schlaf zeigt, in Überarbeitung, Übergenauigkeit und Übermüdung. Frühere Behandlungsmodelle halfen weniger als der Hälfte der GAD-Patienten (Borkovec, 2002). Roemer & Orsillo (2002) argumentieren, dass eine allgemeine Haltung der Achtsamkeit und Akzeptanz in der Gegenwart ein Antidot für das GAD-Muster sei, unspezifische Ängstlichkeit zu kontrollieren oder zu reduzieren. Dieses alles durchdringende Sich-Sorgen fordert eine alles durchdringende Veränderung der Aufmerksamkeit und Haltung.

Roemer & Orsillos Behandlungsprotokoll macht Gebrauch von Psychoedukation, Früherkennung von Hinweisen (clues), Achtsamkeitstechniken, Monitoring, Entspannung und achtsamem Tun. Ihr innovativer Ansatz (2002) wird derzeit empirisch untersucht.

### Zwangsneurotische Störungen

Quelle der Bedrängnis bei zwangsneurotischen Störungen (OCD) sind quälende Gedanken (Zwänge), die nicht auf versichernde Kommentare ansprechen und Verhaltensweisen (Zwänge), die kurzzeitig diese Notlage reduzieren. OCD-Patienten versuchen, die Dinge sicher zu gestalten. Ein Beispiel quälender Sorge ist: „Habe ich die Tür abgeschlossen?“, der Zwang, die Tür dreimal zu überprüfen, bevor man zu Bett geht. OCD ist die vierthäufigste psychiatrische Störung nach Angststörungen, Drogenmissbrauch und Depression (Robins et al., 1984). Der Behandlungsstandard ist pharmakologische Therapie verbunden mit Verhaltenstherapie (*in vivo*), obwohl 25 Prozent der Patienten Stimuluskonfrontation als Therapie ablehnen (Greist & Baer, 2002).

Wie schon erwähnt hat Jeffrey Schwartz (1996) ein Behandlungsprotokoll für OCD entwickelt, das auf Achtsamkeit und seiner Forschung mit Neuro-Imaging basiert. Das Programm ist neuartig, einfach zu implementieren und zielt auf die Tendenz des Patienten ab, in wiederholte Denk- oder Verhaltenskreisläufe zu geraten. Schwartz unterrichtet den Patienten zunächst über Gehirnfunktionen und OCD. Dann schlägt er die 4 „R's" vor: *Relabel, Reattribute, Refocus, Revalue*; zu Deutsch: *Neu benennen* („Es handelt sich nicht um eine unverschlossene Tür, sondern es ist mein OCD-Verhalten"), *Neu zuschreiben* („Mcin Gehirn tut dies, nicht ich"), *Neues in den Mittelpunkt rücken* („Warum nicht etwas Sinnvolles tun, wie meinem Kind eine Gute-Nacht-Geschichte vorlesen?") und *Neu bewerten* („Diese sich wiederholenden Gedanken sind störend und eine reine Zeitverschwendung"). Vom Patienten wird erwartet, neue Gehirnaktivitätsmuster einzuüben und alte zu löschen. Mit einem Wort, der Patient lernt, sich von Gedanken zu entfernen, die ihn zum Gefangenen machen, und schafft Raum für neue Möglichkeiten. Ich glaube, es gibt noch keine Kontrollstudien von Schwartz' Ansatz, aber meine klinische Erfahrung bestätigt, dass Patienten Freude und Nutzen davon haben.

### Soziale Phobien

Menschen mit Sozialphobien sind hauptsächlich unglücklich über die Möglichkeit, in sozialen Situationen verlegen zu sein oder erniedrigt zu werden. Panikattacken können in sozialen Situationen oder Veranstaltungssituationen vorkommen und der Patient lernt typischerweise damit umzugehen, indem er Situationen vermeidet, zum Beispiel Schule, Verabredungen (dating) oder den Arbeitsplatz. Oft vermeiden Leute das Problem mit „flüssigem Mut": Alkohol. Medikamente können ebenfalls benutzt werden, um soziale Ängste zu blockieren, dies kann aber auch eine Form von Vermeidungsverhalten sein. Zu den effektiven Behandlungen zählen kognitives Restrukturieren (realistischeres Einschätzen der Bedrohung), sich der Situation stellen und Training sozialer Fertigkeiten (Cottraux et. al. 2000). Wie bei den meisten Angststörungen gibt es eine genetische Komponente bei sozialen Ängsten (Mancini, van Ameringen, Szatmari, Fugere & Boyle, 1996).

Ein Achtsamkeitsansatz bei sozialer Angst kann versuchen, eine allgemeine Kompetenz in Achtsamkeit oder eine nicht-reaktive Akzeptanz des inneren, gegenwärtigen Körpergeschehens zu kultivieren und die Achtsamkeit auf Situationen anzuwenden, in denen Furcht und Körperempfindungen besonders intensiv sind. Die ACT (Acceptance and Commitment Therapy) kann hier hilfreich sein. Damit nährt man die Lebensziele des Patienten und ermutigt ihn, mit Verstand und Körper auf natürliche Weise zu antworten, während diesen Zielen nachgegangen wird. Verglichen mit der KVT zeigte dieses Vorgehen in einer Studie von Block und Wulfert (2000) einigen Erfolg. Dabei wurde die Verhaltensvermeidung reduziert.

### Spezifische Phobien

Spezifische Phobien umfassen Flugangst, Höhenangst, Angst vor Schlangen und Mäusen und potentiell beliebige Stimuli. Ursprung der Phobien kann klassisches Konditionieren sein, biologisches Alarmiert-Sein aufgrund von innewohnenden Gefahren bestimmter genereller Phobien, genetische Faktoren (Vythilingum & Stein, 2004) und unbewusste Konflikte. Die Konfrontationstherapie *in vivo* ist die bevorzugte Behandlung. Medikamentengabe ist im Allgemeinen nicht notwendig. Ein Therapeut sieht einen Patienten selten nur für die Behandlung einer spezifischen Phobie, es sei denn, es geht um eine unmittelbare Konfrontation, z. B. ein Bluttest, ein bevorstehender Flug, ein Umzug in ein Appartement mit Aufzug und so weiter.

Die Achtsamkeitsbehandlung kann die Stimuluskonfrontation erleichtern, indem ein Patient sich zunächst der Furcht zuwendet, sobald sie im Gedächtnis auftaucht (imaginäre Desensitivierung). Dann wird sie in weiteren Einzelheiten exploriert. Der Patient kann gebeten werden, seine körperlichen Empfindungen zusammen mit dem Gedankenstrom zu beschreiben – für jeden Moment, so wie sie auftauchen. Der Patient würde unweigerlich auf seine Fluchtabsicht aufmerksam werden und müsste seinen Körper für einige Augenblicke dazu anhalten, Reaktionen zu vermeiden, um die Exploration weiterzuführen. Kann ein Patient das alles imaginativ tun, kann er die gleiche, präzise und in jedem Augenblick neue Exploration *in vivo* beginnen.

Manchmal erkläre ich phobischen Patienten, dass wir die Furcht wie durch ein Mikroskop betrachten wollen: Zuerst sehen wir das Gewebe, dann die Zelle, dann die Moleküle, dann die Elektronen, dann den riesigen Raum zwischen den Elektronen. Je tiefer wir suchen, umso weniger Furcht sehen wir. Die Furcht kann nur existieren, solange wir die Erfahrung oberflächlich anschauen.

**Post-traumatisches-Stress-Syndrom (PTSS)**

Schätzungen besagen, dass mehr als die Hälfte der Bevölkerung in den Vereinigten Staaten einem traumatischen Ereignis ausgesetzt war (Kessler, Sonnega, Bromlet, Hughes & Nelson, 1995). Ein Trauma entwickelt sich zu einer Störung,

- wenn das traumatische Ereignis ständig wieder erlebt wird (Flashback),
- wenn verwandte Situationen vermieden werden,
- wenn jemand sich emotional taub fühlt oder
- wenn Symptome fortdauernder Erregung vorhanden sind.

Ein Trauma scheint Teile des Subkortex zu beeinträchtigen, wie die Amygdala, den Thalamus, den Hypothalamus, den Hypocampus und das Stammhirn, Bereiche also, die bewusstem und verbalem Denken weniger zugänglich sind (Hull, 2002). Das PTSS bringt es mit sich, dass man in einem Zustand biologischer Bereitschaft bleibt, lange, nachdem die Bedrohung vorüber ist.

Das beste Beispiel, das wir bei den Achtsamkeits- und Akzeptanzbehandlungen mit traumatisierten Personen haben, ist die Dialektisch-Behaviorale Therapie (DBT) (Linehan, 1993a; Robins, 2002). DBT ist die Standardbehandlung für Patienten mit einer Borderline-Störung, von denen viele eine Traumageschichte haben. Zwei der Module in Linehans

Programm basieren auf Akzeptanz: Achtsamkeitsfähigkeiten, bei denen der Patient von Augenblick-zu-Augenblick Erfahrungen beobachtet, beschreibt und erfährt sowie Toleranz für Not und Bedrängnis. Hier wird der Patient angewiesen, die Bedrängnis zu ertragen, ohne auf das Unwohlsein zu reagieren. Linehan witzelt: „Du kannst dich wie ein leicht Verrückter fühlen, aber das heißt nicht, dass du dich wie einer benehmen musst!“ (zitiert nach Carey, 2004, S. D6).

Achtsamkeit muss mit Geschick angewandt werden, wenn Therapeuten mit Trauma-Patienten arbeiten. Wann Aufmerksamkeit *auf* die traumatischen Erinnerungen gerichtet wird *oder abgewandt* wird (Aufmerksamkeitsregulierung), wird vielleicht am besten als Geschick der Weisheit, gegründet auf die Erfordernisse des gegenwärtigen Augenblicks, beschrieben. Als Faustregel gilt, die Stabilität der Aufmerksamkeit zu erfassen: „Kann der Patient den Schmerz (wieder-) erfahren, ohne davon überwältigt zu sein?“ (Bitte schlagen Sie in Kapitel 6 nach für weitere Einzelheiten zu Trauma und Achtsamkeitstechniken.). Intellektuelles Verstehen allein ist unzureichend, um ein Trauma im Körper-Geist zu heilen, aber ein achtsames Gewahrsein der Körpererfahrung ohne reaktive Vermeidung kann von Nutzen sein. Bessel van der Kolk (zitiert in Wylie, 2004, S.36) sagt, Trauma-Patienten brauchen „die Aufmerksamkeit des Therapeuten, abgestimmt auf die Stimmungen, physischen Empfindungen und inneren physischen Impulse. Der Therapeut muss Diener des Patienten sein, der ihm hilft, innere gefühlte Erfahrungen zu explorieren, sich mit diesen anzufreunden und den eigenen gefühlten Erfahrungen zu trauen.“

## Achtsam mit Angstpatienten arbeiten

Ich möchte kurz vier Überlegungen erwähnen, wie man mit ängstlichen Patienten in einer Achtsamkeitsbehandlung arbeitet.

Erstens: Es ist wichtig, dass der Therapeut eigene Erfahrungen mit Achtsamkeit hat, idealerweise durch eine Meditationspraxis. Es ist eine

Sache, dem Patienten *vorzuschlagen*, Gefühle zu akzeptieren, wenn sie auftauchen, und eine andere, *eigene Erfahrungen* gemacht zu haben, mit intensiven emotionalen Schwierigkeiten zu sitzen, mit der Neugier eines offenen Herzens, und diese sich verwandeln zu sehen. Der Patient wird Vertrauen darin entwickeln, dass seine schlimmsten Befürchtungen tatsächlich handhabbar sind, falls der Therapeut auch aus persönlicher Erfahrung davon überzeugt ist.

Zweitens: Der Therapeut muss das Paradox zielgerichteten Verhaltens und Nichtstrebens wirksam kommunizieren können. Achtsames Gewahrsein ist ein Mittel zur Symptomreduzierung. Um dies aber zu erreichen, müssen wir völlig das Ziel aufgeben und uns erlauben, in der Achtsamkeit der Gegenwart aufzugehen. Ein Patient wunderte sich: „Wie besser werden und es doch *nicht* tun?" Der Therapeut muss davon überzeugt sein, dass das Behandlungsziel wirklich erreicht wird, auch wenn es kurzzeitig ‚aufgeschoben' wird. Er ist Vorbild für eine solche nicht-anhaftende Verpflichtung.

Drittens: Der Therapeut muss den Unterschied zwischen vorüberziehenden Mentalzuständen, wie Ärger oder Trauer, und Ich-Desintegration kennen. Achtsamkeit zu üben bedeutet Dienst an der emotionalen Balance und an der Linderung von Leid. Das Üben ist kein Selbstzweck. Achtsamkeitsübungen können gegenteilige Wirkungen haben, wenn sie nicht weise eingesetzt werden. Unsere Patienten vermeiden ihre Erfahrung, weil sie schmerzt. Wir wollen eine positive Erfahrung schaffen, wo zuvor Furcht vermieden wurde. Wir versuchen, den Patienten kunstfertig von der Freiheit (Vermeiden) *von* Furcht zur Freiheit *in* Furcht zu bewegen.

Schließlich kann Achtsamkeit nicht als eine Technik erfasst werden. Achtsamkeit ist ein schwer fassbarer Seinsweg. Unsere strategischen Übungen, wie etwa formale Achtsamkeitsmeditation, oder der MSI-Arbeitsbogen sind nur Stützen. In jedem Moment zu unserem Leben zu erwachen fordert viel an Vorsatz und Bemühen. Es ist eine lebenslange Aufgabe, die wir für uns selbst unternehmen und mit unseren Patienten teilen können, mit den Mitteln, über die wir verfügen.

KAPITEL 9

# Psychophysiologische Störungen

## Schmerz mit offenen Armen begrüßen

RONALD D. SIEGEL

Wer liebt schon Schmerz? Im Laufe der Geschichte haben die Menschen alles Mögliche versucht, um Schmerz loszuwerden. Obwohl geringes körperliches Unbehagen unvermeidlich ist, wird eine bemerkenswerte Vielfalt medizinischer Störungen eigentlich durch eigene Versuche aufrechterhalten, sich besser zu fühlen. Achtsamkeitspraxis kann helfen, diese Bedingungen aufzulösen und unser Leben unterdessen zu bereichern.

Eines der ersten systematischen Behandlungsprogramme, Patienten Achtsamkeit zu lehren, wurde für chronisches Schmerzmanagement entworfen (Kabat-Zinn, 1992). Es gibt erst wenige große, kontrollierte Studien, die achtsamkeitsbasierte Programme nutzen, um Schmerz oder Krankheit zu behandeln. Die Durchsicht vorläufiger Daten ist aber recht ermutigend (Baer, 2003; Grossman, Niermann, Schmidt & Walach, 2004). In den vergangenen zwei Jahrzehnten hat sich die medizinische Anwendung der Achtsamkeit ausgeweitet. Die Praxis wurde in die Behandlung einer großen Bandbreite körperlicher Störungen mit psychologischen Komponenten einbezogen (Goldenberg et al., 1993; Kabat-Zinn et al., 1998; Kaplan, Goldenberg & Galvin-Nadeau, 1993; Logsdon-Conradsen, 2002; Saxe et al., 2001; Shapiro, Bootzin, Figueredo, Lopez & Schwartz, 2003; Tacon, McComb, Caldera & Randolph, 2003).

Die in „westlichen“ Abhandlungen so geläufige Unterscheidung zwischen Geist und Körper ist ein Fehlschluss. Subjektive Geisteszustände werden von physikalischen Faktoren beeinflusst, wie etwa die Wirkungen von Medikamenten und von Übung oder Diät. Umgekehrt werden eine große Anzahl körperlicher Störungen von psychologischen Faktoren beeinflusst. Am weitesten verbreitet sind *psychophysiologische* Störungen, bei denen andauernde Geisteszustände mit meist negativen Emotionen Veränderungen im Gewebe erzeugen, die wiederum Symptome verursachen. Beispiele sind Kopfschmerz, gastrointestinale Spannungszustände, dermatologische Störungen, muskuläre Schmerzen und Knochenschmerzen aller Art. Weil diese Störungen oft durch eine Mischung von medizinischen, psychologischen und Verhaltensfaktoren aufrechterhalten werden, haben Kliniker flexible, integrative Interventionen mit dem Versuch entwickelt, alle diese Elemente anzusprechen. Psychophysiologische Störungen scheinen besonders gut für Behandlungen geeignet, die Achtsamkeit mit einbeziehen.

Eine solche Intervention ist das „Back Sense“-Programm, zu Deutsch Rückenschule, ein Ansatz, den meine Kollegen und ich entwickelt haben, um kognitive, psychodynamische, verhaltenstheoretische und systemische Interventionen zu integrieren. Dazu kommt ein Lehrprogramm der Achtsamkeitspraxis zur Behandlung chronischer Rückenschmerzen (Siegel, Urdang & Johnson, 2001). Das Programm geht auf den frühen Begriffsgebrauch der Achtsamkeit für das Schmerzmanagement zurück und greift jüngere Innovationen in der Rehabilitationsmedizin und -psychologie auf, um diese Störung vollständig aufzulösen. Die Patienten können an diesem Programm teilnehmen, indem sie einer Selbstbehandlungsanleitung folgen (*Back Sense: A Revolutionary Approach to Halting the Cycle of Chronic Back Pain*; Siegel et al., 2001) oder durch eine Behandlung im professionellen Rahmen (in den USA: Mental Health oder Rehabilitation Services).

In diesem Kapitel präsentiere ich das Programm als eine Illustration, wie Achtsamkeitspraxis in fruchtbarer Weise mit anderen psychotherapeutischen Interventionen verbunden werden kann, um psychophysiologische Störungen zu behandeln. Das Kapitel untersucht den Patientengewinn formaler Achtsamkeitspraxis und wie Prinzipien aus der Achtsamkeitspraxis, etwa Kontrollgewohnheiten zu entspannen, Unbehagen zu tolerieren, bei negativen Emotionen zu bleiben und Aufmerksamkeit in den gegenwärtigen Moment zurückzubringen, andere Behandlungskomponenten anregen können. Wir untersuchen auch, wie die Ansätze, die in der Behandlung von Rückenschmerzen benutzt werden, in einfacher Weise angepasst werden können, um eine große Bandbreite stressverwandter Gesundheitsprobleme zu behandeln.

## Ein evolutionärer Unfall

Jeder Mensch hat gelegentlich Rückenschmerzen, aber für fünf Millionen Amerikaner ist chronischer Rückenschmerz (Dauer: länger als drei Monate) eine alptraumartige Behinderung, die in jeden Aspekt ihres Lebens eingreift (Agency for Health Care Policy and Research, 1994). Bis vor Kurzem hätten uns die meisten Orthopäden gesagt, dass die Störung aufgrund einer unabsichtlichen Nachwirkung der Evolution weitverbreitet ist. Diese Geschichte wird unzähligen Patienten erzählt: Unser Rückgrat geriet unter Spannung, als unsere Vorfahren lernten, sich aufzurichten und auf zwei Beinen zu laufen. Der zunehmende Druck auf die Bandscheiben und andere Strukturen der Wirbelsäule soll mit der Zeit angeblich zu Schäden führen. Das soll die Rückenschmerz-Epidemie unter modernen Menschen erklären.

Zur Überraschung der Ärzte und Patienten hat die neuere Forschung diese Annahme in Frage gestellt. Neue Evidenz deutet auf einen Kreislauf von psychologischen Stressfaktoren, Muskelverspannungen und Vermeidungsverhalten, das auf Angst basiert, als die wahre Ursache für die große Mehrheit der Leidtragenden hin (Siegel et al., 2001). Es scheint, dass ein anderer evolutionärer Unfall eher der Missetäter ist. Achtsamkeit kann uns helfen, hierauf wirksamer zu antworten.

## Kampf oder Flucht oder Standhalten

Alle Säugetiere teilen eine alte, gut entwickelte Notfallreaktion, oft Flucht-Kampf-System („fight-or-flight" system) genannt. In Zeiten der Gefahr funktioniert es bemerkenswert gut und hatte wahrscheinlich immense Anpassungsvorteile im Verlauf der Evolutionsgeschichte. Wird ein Säugetier bedroht, wird die HPA-Achse (Hypothalamus, Hypophyse und Nebenniere [engl. Hypothalamic Pituitary Adrenal (HPA)] aktiviert. Das resultiert in der Zunahme von Epinephrin (Adrenalin) im Blutkreislauf. Viele andere physiologische Veränderungen wie Atmung, Herzrate, Körpertemperatur und Muskelspannung erhöhen sich (Sapolsky, 1998). Ein Feind lässt sich so besser bekämpfen, oder man kann leichter vor der Gefahr fliehen. Auch die Sehkraft und das Hören werden schärfer. Zur gleichen Zeit tendieren Langzeitprozesse wie die Verdauungsaktivität und die Reaktion des Immunsystems dazu, abzuschalten. Stressphysiologen nennen das Anpassungsfähigkeit: Es bestehe keine Notwendigkeit, Ressourcen zu erschöpfen, indem Sie Ihr Mittagessen verdauen, wenn Sie beinahe schon selbst das Festmahl eines anderen sind (Sapolsky, 1998).

Lassen Sie uns genauer betrachten, wie das Spiel meistens funktioniert. Stellen Sie sich ein Kaninchen vor, das auf dem Feld sitzt und einen Fuchs bemerkt. Es ‚friert ein', um seinerseits nicht bemerkt zu werden, während es wachsamer und physiologisch erregter wird als Vorbereitung dafür, wegzurennen (Kaninchen sind keine großen Kämpfer). Falls der Fuchs wegläuft, ohne das Kaninchen entdeckt zu haben, wird das parasympathische Nervensystem des Kaninchens aktiv und seine physiologischen Werte kehren zu Ruhewerten zurück. Dieses System arbeitet wundervoll für die Kaninchen und hat zweifelsohne zu deren Überleben beigetragen.

Stellen Sie sich für einen Augenblick vor, dass das Kaninchen einen hoch entwickelten zerebralen Kortex wie den unsrigen besitzt, der Sprache und komplexe symbolische, vorausschauende Gedanken erlaubt. Wenn der Fuchs nun erstmal weg ist, mag das Kaninchen denken: „Kommt der zurück? Wird er meine Familie finden?" Auch wenn die unmittelbare Gefahr vorbei ist, könnte das Kaninchen sich doch dabei ertappen, über den Fuchs nachzudenken. Wir wollen nicht einmal erwähnen, ob es genug Möhren für den Ruhestand sichern kann oder andere Belange von Tragweite. All diese Gedanken würden sein Flucht-Kampfsystem aktivieren, und dieses würde eingeschaltet bleiben – permanent auf „ON". Ich gebe zu, diese Darstellung ist zu vereinfacht, doch im Prinzip ist es so. Es passiert auch bei Menschen. Unsere Fähigkeit für symbolische, vorwegnehmende Gedanken ist zwar gut dafür geeignet, eine komplexe Zivilisation zu konstruieren. Sie ist aber weniger geeignet, mit unserem Säugetier und seinem Flucht-Kampf-System zusammenzuleben. Mehr als unser Übergang zum aufrechten Gang scheint mir *dieser* evolutionäre Zufall für die Epidemie chronischer Rückenschmerzen und eine ganze Reihe anderer psychophysiologischer Störungen verantwortlich zu sein. Nahezu jeder physiologische Wandel, den uns das Flucht-Kampf-System beschert, kann ein stressbezogenes Symptom verursachen oder verschlimmern, wenn das System kontinuierlich aktiv bleibt. Wie wir sehen werden, kann Achtsamkeitspraxis sehr Heil bringend sein, und die Überaktivierung unseres Flucht-Kampf-Systems (unsere Anlage durch einen evolutionären Zufall) unterbrechen.

Die Wahrscheinlichkeit, dass wir chronische, stressbezogene Symptome entwickeln, wird dramatisch zunehmen, falls wir diese Symptome falsch interpretieren, wenn sie entstehen. Bevor wir eine Achtsamkeitspraxis in die Behandlung einführen, ist es deshalb wichtig, dass unsere Patienten gut verankert oder geerdet sind in dem möglichst genauen Verständnis, was ihre Symptome verursacht.

## Schlimmer Rücken?

Lassen sie uns zum Problem des chronischen Rückenschmerzes zurückkehren. Die meisten Patienten, und bis vor Kurzem die meisten Profis im Gesundheitswesen, haben natürlich angenommen, dass ein anhaltender Rückenschmerz aufgrund der Bandscheiben oder anderer Wirbelsäulenstrukturen besteht. Wenn wir uns in den Finger schneiden, was dann?

Wir sehen Blut und fühlen Schmerz! Automatisch mutmaßen wir, dass Rückenschmerz ähnlich funktioniert, auch wenn die Verletzung für uns nicht sichtbar ist.

In jüngerer Zeit hat es allerdings eine Explosion wissenschaftlicher Ergebnisse gegeben, die diese Sicht in Frage stellen. Sie alle deuten auf den mangelnden Zusammenhang zwischen dem Zustand der Wirbelsäule und dem Vorhandensein von Schmerz hin. Die Aufklärung zu diesen Befunden tut not und ist ein notwendiger Teil eines wirksamen Behandlungsprogramms. Die relevanten Forschungsergebnisse zu verstehen hilft uns, die Bedenken der Patienten darüber zu mildern, dass sie geschädigt oder gebrechlich seien. Einige Beispiele sollen dies verdeutlichen:

- Nach Schätzungen haben zwei Drittel derjenigen, die nie an schwerem Rückenschmerz gelitten haben, die gleichen abnormalen Rückenstrukturen, die oft dem chronischen Rückenschmerz angelastet werden (Jensen et al., 1994).
- Viele Menschen haben weiterhin Schmerzen nach „erfolgreichen" chirurgischen Eingriffen. Es existiert eine geringe Korrelation zwischen dem mechanischen Erfolg der Reparaturen und der Tatsache, ob der Patient noch Schmerzen hat oder nicht (Fraser, Sandhu & Gogan, 1995; Tullberg, Grane & Isacson, 1994).
- Menschen in Entwicklungsländern, die schwere Arbeit verrichten, den Rücken sehr belasten und ergonomisch primitive Mittel benutzen, haben die niedrigste Rate chronischer Rückenschmerzen. Nicht gerade das, was wir erwarten würden, wenn der Übeltäter Rückenschaden lauten würde (Volinn, 1997).

Es gibt viele Studien, die psychologische Faktoren mit einbeziehen, gemeinsam mit Daten, die die Annahme in Frage stellen, dass ein Schaden an der Wirbelsäule chronischen Schmerz verursacht.

- Psychologischer Stress und speziell Jobzufriedenheit sagen verlässlicher als physikalische Messungen oder physische Anforderungen während der Arbeit voraus, wer schwere Rückenschmerzen entwickeln wird (Bigos et al., 1991).

- Rückenschmerzpatienten zeigen signifikant eine Zunahme der Muskelspannung im Rücken, wenn sie in eine emotional stressvolle Situation gebracht werden, während andere Schmerzpatienten dies nicht tun (Flor, Turk & Birbaumer, 1985).
- Chronischer Rückenschmerz ist gewöhnlich vorherrschend bei Menschen mit einer Traumageschichte oder solchen, die in stressvollen Situationen leben, wie etwa in Kriegsgebieten (Beckham et al., 1997; Linton, 1997; Pecukonis, 1996).

## Der Zyklus des chronischen Rückenschmerzes

Zusammengefasst lassen diese Studien den Schluss zu, dass psychologische Faktoren statt struktureller Abnormalitäten oft Ursache chronischer Rückenschmerzen sind. Das entsteht durch einen Kreislauf, der viele Parallelen mit den Angststörungen hat, die in Kapitel 8 beschrieben sind. Kernkomponenten sind chronische Angst, zunehmende psychophysiologische Erregung, falsch gedeutete Symptome und Verhaltensvermeidung. Patienten müssen diesen Kreislauf verstehen, bevor sie wirksam die Praxis der Achtsamkeit anwenden, um ihn unterbrechen zu können. Der folgende Fall ist ein typisches Beispiel, wie sich dies entwickelt:

*Im vergangenen Winter begann Roberts Rücken zu schmerzen, nachdem er Schnee geschaufelt hatte. Er hatte Schmerzen wie diese schon früher erfahren. Meistens hatten sie sich nach ein paar Tagen aufgelöst. Diesmal aber war der Schmerz noch nach zwei Wochen da. Tatsächlich bemerkte er gelegentlich, wie der Schmerz das Bein entlang bis hinunter in seinen Fuß lief.*
*Robert fing an sich Sorgen zu machen. Es hatte ihm immer Spaß gemacht, im Fitnessstudio zu trainieren, um in Form zu bleiben und Stress loszuwerden. Als er seinen Rücken verletzt hatte, unterbrach er das Training*

*und wartete, dass sein Rücken ausheilen würde. Alarmiert davon, dass der Schmerz blieb, machte er einen Termin mit seinem Hausarzt. Roberts Arzt hörte sich seinen Bericht über den Ischiasschmerz (Bein) an und bekam Bedenken: Er vermutete einen Zusammenstoß von Nerven in seinem Rückgrat. Eine Magnetresonanztomographie (MRT) deutete auf eine hervortretende Bandscheibe. Der Arzt riet ihm, ein anti-inflamatorisches Medikament einzunehmen und weitere Aktivitäten zu vermeiden, die die Bandscheibe weiter deplatzieren könnten.*

Vor seiner Verletzung hatte Robert eine schwierige Zeit in seiner Firma gehabt, weil die Firmengeschäfte nicht gut gingen. Sein Chef war voller extremer Spannungen. Robert hatte sich sehr angespannt gefühlt, bevor sein Rückenproblem begann, war aber jetzt noch besorgter und beunruhigter. Jeden Tag wachte er mit dem gleichen Schmerz auf und begann zu befürchten, dass es niemals besser würde.

Robert war im *chronischen Rückenschmerz-Zyklus* gefangen, der mit einer Verletzung – einem Unfall oder einer Überlastung – beginnen kann oder scheinbar aus dem Nichts kommt, ohne klaren physischen Vorfall (Hall, McIntosh, Wilson & Melles, 1998).

Hat der Schmerz erst einmal länger gedauert als erwartet oder hohe Intensitätswerte erreicht, wird Furcht zu einem Wirkfaktor. Weil chronischer Rückenschmerz zu einer Zivilisationskrankheit geworden ist, kennt fast jeder jemanden, der daran leidet, und dem vom Arzt nicht geholfen wurde. Die Verbreitung der MRT und ihre Fähigkeit, zufällige Veränderungen in der Rückenmarksstruktur in großem Detail zu zeigen, vermehrt u.U. die Angst, wenn man Patienten mit Bildern einer Wirbelsäule konfrontiert, die Anzeichen von Strukturabbau verrät.

Die Furcht und Sorge über den Zustand des Rückens hat mehrere negative Auswirkungen. Wie Robert reagieren die meisten Leute damit, physische Aktivitäten zu unterlassen, die vorher geholfen haben, psychologischen Stress zu reduzieren und ihre Muskeln stark und flexibel zu halten. Sorgenvolle Gedanken, gekoppelt mit einer derartigen Inaktivität, führen zu Ängstlichkeit, Frustration und Wut – Gefühle, die alle zur Erregung des Flucht-Kampfsystems beitragen. Diese Erregung trägt dann zu Muskelverspannungen bei. Gleichzeitig entbehren die Muskeln ihrer natürlichen Bewegung, die vorher geholfen hatte, sie entspannter zu halten. Ein Zyklus entsteht: Schmerz-Sorge-Furcht-Spannung-Schmerz usw., nun auch von mehr Invalidität begleitet.

Furcht vermehrt nicht nur den Schmerz, weil Muskelspannungen zunehmen. Er verstärkt tatsächlich die Schmerzempfindungen selbst. Es gibt mittlerweile eine beachtliche Evidenz, dass die Schmerzenserfahrung nicht einfach proportional zur Störung des Gewebes ist (Melzack & Wall, 1965). Menschen erfahren einen bestimmten Reiz als deutlich schmerzhafter, wenn sie ängstlich und besorgt sind, als wenn sie sich sicher fühlen (Beecher, 1946; Robinson & Riley, 1999). So trägt die Sorge über die eigenen Schmerzen zu Schmerzzyklen bei, nicht nur durch Muskelverspannungen, sondern auch durch die Verstärkung der Schmerzempfindungen, die verspannte Muskeln hervorrufen. Wie wir bald sehen werden, kann das Üben der Achtsamkeit die Haltung zu Schmerz verändern und helfen, die Muskeln zu entspannen und unsere Schmerzenserfahrung zu beeinflussen. Wir ändern unser Verhältnis zum Schmerz.

Ein weiterer Bestandteil chronischer Rückenschmerzen wirkt mit bei falsch verstandenen Zuschreibungen. Ist jemand erst einmal in Sorge über seinen Rückenschmerz, wird er sich bemühen herauszufinden, welche Momente oder Positionen sich besser oder schlechter anfühlen. Ist das erst einmal beobachtet worden, kann er ängstlicher und verspannter werden, wenn er das tut, was er als problematisch erkannt hat. Zunehmender Schmerz ist gewöhnlich die Folge und verstärkt den Glauben, dass die Aktivität gefährlich ist. Diese konditionierte Reaktion, mit dem Fachbegriff der *Kinesiophobie* (Furcht vor Bewegungsempfindungen) bezeichnet, wurde gegenüber einer rein medizinischen Diagnose als besserer Indikator anerkannt (Crombez, Vlaeyen, Heuts & Lysens, 1999; Waddell, Newton, Henderson & Somerville, 1993). Die Parallelen zwischen dem chronischen Rückenschmerzzyklus und den Angststörungen, wie in Kapitel 8 beschrieben, sind deutlich. Sie resultieren beide aus der Überaktivität des Flucht-Kampfsystems. Beide beinhalten auch auf die Zukunft orientierte, schlecht angepasste Angstreaktionen, Erfahrungsvermeidung und falsche Annahmen über die Wesensart des

Problems. Achtsamkeit – Gewahrsein der gegenwärtigen Erfahrung mit Akzeptanz – kann helfen, diesen Prozessen entgegenzuwirken: durch zunehmende Toleranz für Beschwerden und eine abnehmende Identifikation mit beunruhigenden Gedanken.

## Der Genesungskreislauf

Von einem Syndrom zu genesen erfordert, den Schmerzzyklus zu unterbrechen. Dazu werden drei grundlegende Elemente gebraucht, die allesamt unterstützt werden können durch die Achtsamkeitspraxis: (1) *kognitive Restrukturierung*, (2) *volle physische Aktivität wiederaufnehmen* und (3) *mit negativen Emotionen umgehen*. Interventionen können maßgeschneidert werden. Jedes Element wird mehr oder weniger betont, abhängig davon, welche Aspekte des Schmerzzyklus für den jeweiligen Patienten die auffälligsten sind.

Vor Beginn der Behandlung sollten sich alle Patienten einer gründlichen körperlichen Untersuchung unterziehen, um seltene, aber mögliche echte medizinische Ursachen ihres Schmerzes auszuschließen. Diese Störungen, die Tumore, Infektionen, Verletzungen und ungewöhnliche strukturelle Abnormalitäten mit einbeziehen, verursachen nur bei einem von 200 Fällen chronische Rückenschmerzen (Agency for Health Care Policy and Research, 1994; Deyo, Rainville & Kent, 1992). Die körperliche Untersuchung ist notwendig, um zu vermeiden, dass eine behandelbare medizinische Störung übersehen wird, um kognitives Restrukturieren zu erleichtern und die Erlaubnis zu bekommen, Aktivitäten wiederaufzunehmen.

### Achtsamkeit und kognitive Restrukturierung

Solange Patienten glauben, dass ihr Schmerz aufgrund struktureller Schäden am Rückgrat besteht, reagieren sie mit Furcht auf Schmerz und vermeiden entsprechende Aktivitäten. Damit setzen sie den Schmerzzyklus endlos fort. Der Prozess, das persönliche Glaubenssystem zu verändern, ist eine Herausforderung. Zunächst ist es oft schwierig für die meisten Patienten (und viele Kliniker), zu glauben, dass Muskelspannung tatsächlich die Ursache starker Schmerzen ist.

Wir präsentieren den Patienten die wichtigsten Forschungsstudien, die die Verbindung von Rückenschmerz und struktureller Beschädigung in Frage stellen. Dann folgt eine Erklärung darüber, wie der chronische Rückenschmerzzyklus arbeitet. Ein wichtiger Teil dieses psychoedukativen Prozesses beinhaltet, den Patienten zu helfen, die Natur der psychophysiologischen Störung zu verstehen. Das ist besonders notwendig, bevor Patienten eine mentale Übung wie Achtsamkeit akzeptieren, um ein scheinbar körperliches Problem zu behandeln. Viele Patienten sorgen sich, psychologische Faktoren anzugehen bedeute, dass wir als Profis meinen, ihre Schmerzen könnten nur Einbildung sein. Sie mögen auch befürchten, als Simulanten angesehen zu werden. Für Kliniker ist es sehr wichtig, zu betonen, dass der Schmerz durch Veränderungen in den Muskeln verursacht wird und dieser in jedem Fall sehr real ist.

Haben die Patienten den chronischen Rückenschmerz-Zyklus kennengelernt, wird vorgeschlagen, dass Achtsamkeitspraxis helfen kann, den Kreislauf zu unterbrechen, indem die Schmerztoleranz zunimmt, aversive Reaktionen abnehmen, negative Gedanken sich entwirren und der Umgang mit schwierigen Gefühlen und Emotionen erleichtert wird. Dann werden einfache Anleitungen zur Achtsamkeitsmeditation (Kapitel 1) eingeführt.

Während der Effekt allmählich und stufenweise eintritt, scheint die Achtsamkeitspraxis die kognitive Flexibilität, die die gesamte Behandlung hindurch gebraucht wird, anwachsen zu lassen. Durch die Beobachtung entstehender und vorüberziehender Gedanken, ohne diesen zu folgen oder sie zu beurteilen, identifizieren sich die Patienten weniger mit dem Gedankeninhalt. Die Achtsamkeitspraxis hilft dem Patienten auch zu sehen, dass ein Gedanke sozial beeinflusst wird: Sie bemerken, dass ihr Geist voller Ideen ist, die von Ärzten, Freunden und anderen herrühren. Patienten kommen dahin, ein kognitiv-verhaltenstheoretisches und ein psychodynamisches Schlüsselprinzip zu beobachten, das schon in anderen

Kapiteln dieses Buches behandelt wurde: Es sind nicht die Ereignisse selbst, sondern unsere Interpretationen der Ereignisse, die unsere Reaktionen bestimmen. Dies direkt zu erfahren hilft Schmerzpatienten mit dem Gedanken zu spielen, dass Annahmen über strukturelle Schäden und medizinische Diagnosen unbeständige Konstrukte sind – nicht objektive Schlussfolgerungen über die Wirklichkeit.

Achtsamkeitspraxis unterstützt auch die Beobachtung, wie Schmerz, Furcht und Verhalten in der eigenen Erfahrung zusammenspielen. Die meiste Zeit sind die Patienten in Unkenntnis der Rolle, die Kognitionen und Emotionen in ihrem Schmerz spielen. Mit Achtsamkeitspraxis kann dieses Gewahrsein vertieft werden.

*Cathy hatte seit Jahren unter Rückenschmerzen gelitten. Trotz der Tatsache, dass Ärzte nie etwas anderes gefunden hatten als eine kleine Bandscheibenveränderung, war sie überzeugt, dass sie „einen verkorksten Rücken" habe und in ständiger Gefahr sei, sich wieder zu verletzen. Sie vermied besonders das Sitzen über längere Zeit und war überzeugt, dass ihr Körper den Druck, den langes Sitzen auf ihre Wirbelsäule ausüben würde, nicht ertragen könnte. Sobald sie einen stechenden Schmerz bemerkte, stand sie auf und lief umher.*

*Die Achtsamkeitspraxis war zu Anfang einfach. Sie begann im Liegen. Sie war in der Lage, ihrem Atem zu folgen und kümmerte sich um die übliche Herausforderung ihres geschäftigen Geistes.*

*Die Praxis wurde schwierig, als sie aufgefordert wurde, die Übung auf einem Stuhl zu versuchen. Cathy bemerkte, dass ihre Aufmerksamkeit ständig zu ihrem unteren Rücken hin wanderte, um Schmerz zu registrieren. Sie wollte aufstehen, sobald sie einen Stich spürte. Cathy wurde auch gewahr, dass ihr Drang, die Haltung zu ändern, eher von Furcht als von der Schmerzintensität selbst motiviert war. Sie teilte ihre Zeit auf dem Stuhl geistig ein: Hatte sie wirklich nach fünf Minuten Schmerzen, würde sie nie in der Lage sein, 20 Minuten lang zu sitzen. Wir ermutigten sie, auf dem Stuhl sitzend weiter zu praktizieren. Sie erlebte einen Angstgedanken nach dem anderen, begleitet von Angstgefühlen, zunehmender Anspannung der Rückenmuskeln und mehr Schmerz.*

Die Anwendung der Achtsamkeitspraxis kann sehr wohl mit kognitiv-verhaltenstheoretischen Methoden übereinstimmen, um Gedankenmuster zu beobachten. Zum Beispiel bitte ich manchmal Patienten, einen Notizblock dabei zu haben und jedes Mal einen Strich zu machen, wenn sie bemerken, dass sie ängstliche Gedanken wegen ihres Rückens haben. Die meisten lassen von dieser Übung nach einigen Stunden, weil sie erkennen, dass sie konstant solche Gedanken haben. Man kann Patienten auch bitten, Inventare auszufüllen, zum Beispiel meinen Fragebogen nach Glaubenssätzen über Schmerz (Siegel et al., 2001; dieser und weitere freie Downloads unter *www.backsense.org*) oder die Tampa-Skalen der Kinesiophobie (Kori, Miller & Todd, 1990), die ihnen helfen, von bislang nicht anerkannten Vermutungen zu ihrem Zustand Notiz zu nehmen. Solche Interventionen arbeiten gut mit Achtsamkeitspraxis, um Bewusstheit für negative Emotionen und Kognitionen zu mehren und somit die Idee des chronischen Rückenschmerzen-Zyklus einleuchtender zu machen.

### Achtsamkeit nutzen und Aktivität wiederaufnehmen

Der zweite Schritt des Heilungsprozesses, *volle physische Aktivität wieder aufzunehmen*, dient vielen Zwecken. Er ist eine Präventionsbehandlung für die Kinesiophobie und Ängste vor einer Behinderung. Sie wurde entworfen, um die Beziehung des Patienten zu diesen Erfahrungen zu verändern. Die Behandlung baut auf einer Konfrontation mit der Situation und angemessenen Antworten darauf auf. Statt aktives Tun als Angstreaktion zu vermeiden, nimmt der Patient an einer Aktivität teil und versucht, sich der resultierenden Furcht zu öffnen oder sich mit ihr anzufreunden (vergleiche Kapitel 8). Die Behandlung ist auch eine Körperübung für die Muskeln, die kurz und schwach geworden sind, und ein Mittel, um psychologischen Stress zu reduzieren.

Patienten werden gebeten, eine Hierarchie der Aktivitäten zu erstellen, die sie aufgegeben haben. Jede Aktivität wird als *angenehm, neutral oder unangenehm*, die Wiederaufnahme dieser als *einfach, mittelschwer oder schwierig* eingeschätzt (Lost Activities Inventory, Siegel et al., 2001). Sie werden angeleitet, Aktivitäten neu zu beginnen, die sie sich als am erfreulichsten und leichtesten oder am wenigsten mit Angst belastet vorstellen. Wir haben dies so entworfen, um den Prozess selbstverstärkend zu gestalten und Ängstlichkeit auf einem tolerierbaren Maß zu halten.

Wenn Patienten Aktivitäten probieren, die sie aufgegeben haben, nimmt ihr Schmerz anfangs oft zu, weil verspannte, schwache Muskeln zu gebrauchen zunächst schmerzhaft ist. Der Zuwachs an Angst und Angstbereitschaft resultiert auch daher, dass eine Phobie provoziert wird. Die Übung der Achtsamkeit kann ein wirksames Werkzeug sein, Patienten durch diesen schwierigen Prozess zu begleiten.

*Schmerz ist ungleich Leiden*

Es gibt einen bekannten Lehrvortrag des Buddha, in dem er die typische Reaktion auf Schmerz beschreibt:

> *Eine nicht unterrichtete Allerweltsperson, von einem Schmerzgefühl berührt, grämt sich, trauert und weint, schlägt sich an die Brust und wird verzweifelt. So fühlt sie zweierlei Schmerz, einen körperlichen und einen geistigen. Gleichsam, als würde man einen Mann mit einem Pfeil beschießen und sofort danach mit einem weiteren, so dass er gewiss die Schmerzen zweier Pfeile fühlen wird (Bhikkhu, 2004b, S. 1).*

Diese altbekannte Erkenntnis, dass der Schmerzenserfahrung unmittelbar eine Reaktion der Abneigung und des Leidens folgt, wird in der Übung der Achtsamkeit beobachtet. Eine meiner Patientinnen brachte es auf die einfache mathematische Formel: *Schmerz x Widerstand = Leiden.* Diese Einsicht, verifiziert durch die eigene Erfahrung der Patienten, kann diesen erlauben, nach vorn zu schauen und Aktivitäten wieder aufzunehmen.

> *Beth war mehrfach durch entsetzliche Ischiasschmerzen behindert. Sie hatte Tausende von Dollars ausgegeben für ergonomische Autositze, Bürostühle und orthopädische Matratzen. Wann immer der Schmerz wiederkam,*

*wurde sie mutlos und versuchte verzweifelt, die Schmerzensursache zu lokalisieren. Sie hoffte, dass sie den Schmerz auf Distanz halten könnte, wenn sie nur sorgfältig genug sein würde.*

*Die Hochzeit ihres Bruders stand kurz bevor. Sie wollte sehr gerne dabei sein. Leider war sie abgeschreckt von der bevorstehenden Flugreise. Sie war sich sicher, dass mehrere Stunden auf einem normalen, engen Flugzeugsitz sie lähmen würde. Wir entschieden Achtsamkeitspraxis anzuwenden, um ihr zu helfen, sich darauf vorzubereiten.*

*Beth begann mit dem Sitzen auf einem gewöhnlichen Stuhl und folgte ihrem Atem als Aufmerksamkeitsobjekt. Nach etwa 10 Minuten gab man ihr die Anleitung, die Aufmerksamkeit auf die Empfindungen in ihren Beinen zu richten. Man bat sie, die Empfindungen so präzise wie möglich wahrzunehmen, und dabei zu beachten, ob sie ein Brennen, Schmerzen, Pochen oder Stechen fühlte. Immer, wenn sie einen ängstlichen oder ablenkenden Gedanken hatte, wurde sie gebeten, ihre Aufmerksamkeit auf die tatsächliche Empfindung in ihrem Bein und auf den gegenwärtigen Moment zurückzulenken.*

*Zuerst nahmen die Empfindungen an Intensität zu und Beth wurde ängstlich. Im Verlauf von 30 Minuten bemerkte sie aber, dass sich die Empfindungen in Bezug auf Qualität und Stärke veränderten. Gedanken wie „Ich kann das nicht aushalten!" oder „Ich hoffe, das bringt mir keinen Rückfall." kamen auf und zogen vorüber.*

*Wir baten Beth, zu beobachten, wie ihr Schmerz aus einer Serie separater Augenblicksempfindungen bestand, den Einzelbildern auf einem Filmstreifen gleich, der so schnell abgespult wird, dass sich die Illusion der Kontinuität ergibt. Wir baten sie, weiter die Einzelheiten zu beachten, so als würde sie einen Sonnenuntergang beobachten oder einer Symphonie zuhören. Das war oft schwierig, weil die Empfindungen ziemlich unangenehm waren. Trotzdem war Beth überrascht zu entdecken, dass sie bei der Erfahrung bleiben konnte und sich am Ende tatsächlich nicht so unbehaglich fühlte wie zu Begin der Übungsphase.*

Mehrere Beschränkungen, wieder ein aktives Leben aufzunehmen, werden in dieser Art von Achtsamkeitsübung angesprochen. Erstens: Es wird möglich zu erkennen, dass die Schmerzempfindungen selbst von unseren aversiven Reaktionen – unseren negativen Gedanken und Gefühlen zu den Schmerzen – verschieden sind. Die Abneigungen bauen die Erfahrung als Leid auf (der zweite Pfeil in der Lehrrede des Buddha oben). Diese Beobachtung kann sehr befreiend sein, weil sie uns erlaubt, Schmerz zu ertragen, statt sich gezwungen zu fühlen, ihn zu vermeiden oder zu lindern. Kann Schmerz akzeptiert werden, wird eine größere Bandbreite menschlichen Tuns möglich.

Zweitens: Indem wir Aufmerksamkeit in den gegenwärtigen Moment bringen, wird die antizipatorische Angst vermindert. Oft kann man beobachten, dass gerade in schrecklichen Situationen unsere Angst aus der Zukunft kommt. Wenn Leute zum Beispiel nach einem schweren Autounfall ihr Bewusstsein wiedererlangen, rasen ihre Gedanken oft vorwärts: „Werde ich O.K. sein? Werden meine Angehörigen überleben?" Diese Sorgen über die Zukunft entstehen, auch wenn sie verletzt sind oder Schmerzen haben. Indem wir Aufmerksamkeit in den gegenwärtigen Moment bringen, wird diese Angst, die den Leidenskreislauf nährt, reduziert. Das wiederum verringert die Muskelspannung und vermindert die wahrgenommene Intensität des Schmerzes.

Drittens: Achtsamkeitspraxis hilft Menschen, sich „gehalten" zu fühlen. Hat jemand Schmerzen und keine klare Wahlmöglichkeit für deren Linderung, gerät er oft ziemlich außer sich. Die Achtsamkeitspraxis gibt Patienten eine strukturierte Aktivität, die keine Energie in die Spirale aversiver Reaktionen, Schmerzzuwachs und noch mehr Abneigung einleitet. Der gegenwärtige Moment kann zu einem Ort der Zuflucht statt zu einer Bedrohung werden, die man vermeiden muss.

Sind Patienten erst einmal weniger entsetzt über ihren Schmerz, sind sie besser in der Lage, in die Zukunft zu gehen, was ihr Verhalten betrifft. Tätigkeiten, die aufgegeben wurden, können sie nun wieder aufnehmen.

Patienten bedürfen häufig der Erinnerung, dass unbehinderte Bewegung nicht schädlich ist, und sie mögen wiederholte Einladungen benötigen, um ihren Schmerz achtsam anzugehen. Um zu helfen, konditionierte Assoziationen zwischen Aktivität und Schmerz auszulöschen, werden die Patienten ermutigt, sich mit einer Aktivität ihrer Wahl mehrere Male pro Woche zu beschäftigen, bevor sie die nächsten Schritte angehen. Normalerweise sind sie in der Lage, Fluktuationen des Schmerzes in dieser Periode zu beobachten, trotz der Beständigkeit der Aktivität. Dies hilft ihnen zu erkennen, dass die Aktivität selbst nicht das Problem ist.

### *Mit Entschlossenheit arbeiten*

Viele Patienten sind über ihre Behinderung besorgter als über ihren Schmerz an sich. Achtsamkeitspraxis kann ihnen helfen zu erkennen, dass sie durch ihre Schmerzempfindungen nicht behindert sein müssen und dass Empfindungen nicht unbedingt Verhalten diktieren.

> *Michele war Polizistin. Sie liebte ihre Arbeit. Ihr Rückenschmerz, der über zwei Jahre angehalten hatte, begann, nachdem sie einen Autounfall mit Totalschaden gehabt hatte. Obwohl ihre medizinischen Befunde unspektakulär waren, konnte sie nicht länger als einige wenige Minuten auf einem Stuhl sitzen. Man hatte ihr eine Verwaltungsaufgabe zugeteilt, aber diese Stelle sollte nun gestrichen werden. Sie musste jetzt in ihre frühere Position als Polizistin zurück, oder sie würde den Job verlieren. Michelle hatte Angst, sie könnte nicht den ganzen Tag in einem Straßenkreuzer sitzen und würde bald eine arbeitslose, alleinerziehende Mutter sein. Für eine kompetente, aktiv ausgerichtete Frau war dieser Gedanke unerträglich.*
>
> *Michelle war gewillt zu akzeptieren, dass ihr Schmerz mit Muskelverspannung zu tun hatte, aber das verringerte ihre Trübsal nicht. Sie wurde in die einfache Achtsamkeitspraxis (achtsam auf den Atem) eingeführt. Zunächst wandte sie sich der Übung bereitwillig zu. Sie konnte ihren Schmerz beobachten und die Veränderung der Empfindungen bemerken. Mit der Zeit nahmen die Schmerzen jedoch zu, und sie fing an, sich beim Sitzen vor Schmerzen zu winden. „Ich muss mich hinstellen,“ sagte sie, „der Schmerz ist zu groß.“ Wir baten sie zu versuchen, einige Minuten länger bei den Empfindungen in ihrem Rücken zu bleiben. Als*

*ihr Schmerz sich weiter intensivierte, gaben wir ihr die Anleitung, ihre Aufmerksamkeit jetzt auf die Eile zu richten, vom Stuhl hochzukommen und ihren Geist auf die Absicht zu lenken, aufzustehen. Wir baten sie, ihr Gefühl der Eile in ihrem Körper zu orten.*
*Nach einigen Minuten berichtet Michelle, dass sie den Drang aufzustehen als Enge- oder Druckgefühl in Brust und Nacken verspürte. Wir baten sie dann, ihre Aufmerksamkeit auf diesen Bereich zu lenken. Bald schon änderten sich die Empfindungen (unabhängig von ihrem Rückenschmerz), die mit der Absicht verbunden waren, aufzustehen. Sie fingen an, in ihrem Körper zu wandern. Ihr Drehen und sich Winden hörte auf. Sie konnte sitzen bleiben und ihre Aufmerksamkeit zum Atem zurückbringen. Diese Erfahrung hatte eine tiefe Wirkung. Bis dahin hatte Michelle zwischen ihren Empfindungen zunehmender Schmerzen und ihren Bewegungen keine Lücke bemerkt, um das Unbehagen zu lindern. Die Beobachtung, dass die Absicht aufzustehen dazwischen entsteht, und man damit arbeiten kann wie mit jeder anderen Empfindung, erweiterte signifikant ihren Sinn für Freiheit. Das gab ihr Vertrauen, dass sie durch die Übung der Achtsamkeit lernen konnte, für ausgedehnte Perioden zu sitzen. Schließlich konnte sie ihre reguläre Polizeiarbeit wieder aufnehmen.*

### *Stärke-, Flexibilitäts- und Ausdauertraining*

Ein Weg, um sowohl das Auslöschen von Angstreaktionen auf normale Aktivität und die Rückkehr zu muskulärer Stärke und Flexibilität zu beschleunigen, wird durch strukturiertes Üben erreicht. Stufenweises Gewichtstraining, Streckübungen und Aerobic-Übungen können helfen, Patienten jenseits der Ängste zu bringen, sie seien strukturell gefährdet (Siegel et al., 2001). Kann jemand erstmal 25 Pfund heben, hat er weniger Angst sich zu bücken, um ein Kinderspielzeug oder eine Einkaufstasche aufzuheben. Systematische Übungen behandeln sowohl die Kinesiophobie als auch die Verkürzung und Schwächung der Muskeln, verursacht durch Vorsicht und Inaktivität. Es gibt mehr und mehr Belege dafür, dass energische Übungen, auch wenn sie anfangs schmerzhaft sind, Besserung begünstigen (Gunzman et al., 2001; Maer et al., 1987; Rainville, Sobel, Hartigan, Monlux & Bean, 1997; Schonstein, Kenny, Keating & Koes, 2003).

Wenn Patienten anfangen, bisher vernachlässigte Muskeln zu trainieren, bemerken sie oft einen Zuwachs an Schmerz. Rehaprogramme versagen oft an diesem Punkt. Wie mit der Wiederaufnahme anderer Aktivitäten kann die Achtsamkeitspraxis fruchtbar angewendet werden, um mit Angst und Schmerz zu arbeiten, die entstehen, wenn Patienten ein strukturiertes Übungsprogramm beginnen. Nachdem durch das Folgen des Atems die Fähigkeit zur Konzentration etwas entwickelt wurde, werden die Patienten angeleitet, eine akzeptierende Aufmerksamkeit für die Schmerzempfindungen aufzubringen, die mit Gewichtheben, Strecken oder Aerobic zu tun haben. Das bildet Schmerztoleranz heraus und reduziert die Wahrscheinlichkeit, dass zunehmender Schmerz eine unproduktive Muskelverspannung verursacht.

### Achtsamkeit nutzen, um mit negativen Emotionen zu arbeiten

Viele Patienten lernen, dass ihr Schmerz nicht von strukturellen Schäden stammt. Sie erkennen selbst, wie ihr chronischer Rückenschmerzzyklus funktioniert. Wieder ganz aktiv zu sein genügt, um sie von ihrer Störung zu befreien. Für andere aber ist eine Rückkehr zu normaler Aktivität nicht genug. Nach unserer Erfahrung sind dies im Allgemeinen Menschen, bei denen emotionale Schwierigkeiten über die Sorgen um Rückenschmerzen hinaus, zu fortdauernder Muskelverspannung beitragen. Oft ist eine Kombination psychodynamischer Exploration und ein Training sozialer Fertigkeiten hilfreich. Wiederum kann die Achtsamkeitspraxis den Wiederherstellungsprozess unterstützen.

Es gibt Hinweise, dass Menschen, die Schwierigkeiten haben, Affekte anzuerkennen, disproportional an psychophysiologischen Störungen leiden (Schwartz, 1990). In sicherer Weise Emotionen zu identifizieren und ausdrücken zu lernen kann die Häufigkeit der Symptome reduzieren (Pennebaker, Keicolt-Glaser &Glaser, 1988). Sind wir unfähig, einen Gedanken oder ein Gefühl anzuerkennen und zu tolerieren, reagiert unser

Flucht-Kampf-System auf das bedrohliche Aufkommen so, wie es auf externale Bedrohungen reagiert. Da Lebenserfahrungen ununterbrochen verleugnete Kognitionen und Affekte anstoßen, ist unser Flucht-Kampf-System häufig auf „overdrive". Somit ist es nicht überraschend, dass eine zunehmende Affektaufmerksamkeit helfen kann, einige Menschen von chronischen Rückenschmerzen zu befreien.

> *Eddie war allgemein als netter Kerl angesehen. Er war nicht immer so gewesen. Als Junge war er als provokativ bekannt, oft geriet er in heftigen Streit. Er hatte einen strikten Vater, der dieses Verhalten nicht hinnahm. In seiner Jugend zeigte er eine neue Seite und wurde ein beispielhafter Junge. Als Erwachsener stritt er selten und hatte stets gute Manieren. Er berichtete, er sei oft traurig, einsam oder ängstlich, aber niemals ärgerlich.*

Es war keine Überraschung, dass Eddie dem Behandlungsprogramm den Regeln entsprechend folgte. Er erkannte, wie ängstlich er wegen seiner Schmerzen gewesen war. Er war systematisch in der Lage, Aktivitäten wieder aufzunehmen. Er wollte dem Therapeuten eindeutig gefallen.

Eddie war frustriert, dass sein Schmerz weiter anhielt. Als klar wurde, dass er eigentlich gehemmt war, seinen Ärger zu erkennen und auszudrücken, wurde er ermutigt, Situationen anzusprechen, in denen Ärger entstehen könnte.

Er war in der Lage, einigen früher nicht anerkannten Ärger in dieser Weise zu identifizieren, und seine Aggression wurde in einer Achtsamkeitssitzung sehr deutlich für ihn. Er konnte merken, wie er, sobald ärgerliche Gedanken entstanden, sich schnell Vergebung für die andere Person einredete.

Schließlich entsann sich Eddie, dass er oft ärgerlich war, aber eine bewusste Entscheidung getroffen hatte, diesen zu stoppen, weil er nur Schwierigkeiten zu verursachen schien. In dem Maße, wie seine Therapie und seine Achtsamkeitspraxis fortschritten, war Eddie zunehmend in der Lage, die volle Bandbreite seiner Gefühle zu bemerken und anzuerkennen. Seine Angstbereitschaft verringerte sich. Er erlebte weniger Schmerz.

Deshalb unterstützt Achtsamkeitspraxis psychodynamische Explorationen, indem zuvor unbemerkte Emotionen in das Gewahrsein gebracht werden und den Patienten geholfen wird, diese zu tolerieren. Während der Achtsamkeitspraxis können Gedanken, Gefühle und Erinnerungen leicht ins Mentale gelangen, genau, wie dies bei der freien Assoziation der Fall ist. Die Vorgänge unterscheiden sich aber. Die Achtsamkeitspraxis versucht nicht, jedem mentalen Ereignis zu folgen, um seine Bedeutung zu finden. Aber beide Vorgehensweisen können Affekte und Kognitionen ins Bewusstsein bringen, die wir sonst nicht bemerken würden. Achtsamkeit unterstützt die Entwicklung von Schmerztoleranz, indem sie uns hilft, zu erkennen, dass Empfindungen vergänglich sind und sich ständig wandeln. Achtsamkeit ermöglicht auch, schwierige Emotionen zu dulden. Die Patienten sehen, dass Emotionen entstehen, erfahren werden und schließlich vergehen. Das ist wichtig für die Funktion der Achtsamkeitspraxis in der Dialektischen Verhaltenstherapie (DBT). Sie wurde für Menschen entworfen, die schnell von Affekten überfordert werden (Linehan, 1993a).

### Achtsamkeit ist kein Entspannungstraining

Die Anwendungen der Achtsamkeit, die ich besprochen habe, unterscheiden sich signifikant von dem eher konventionellen Gebrauch des Entspannungstrainings für die Behandlung psychophysiologischer Störungen. Derartige Trainings können viele Formen haben, wie etwa die *Progressive Muskelentspannung* (Jacobson, 1938), das *Autogene Training* (Schultz & Luthe, 1959), der *Entspannungsreflex* (Benson & Klipper, 2000) oder die Gruppe der geführten *Imaginationsübungen.* Ihnen gemeinsam ist die Absicht, Kontrolle zu erlangen über die physiologische Erregung durch eine kombinierte Manipulation muskulärer Gruppen, der Entwicklung von Konzentration oder durch den Eintritt in eine angenehme, unbedrohliche Phantasie.

Achtsamkeitspraxis unterscheidet sich von diesen Ansätzen darin, dass sie sich mit Akzeptanz dem zuwendet, was auch immer tatsächlich im gegenwärtigen Augenblick geschieht. Diese erforschende Qualität ermöglicht dem Achtsamkeitsmodell, jenseits des Versuchs zu gelangen, Symptome zu reduzieren, indem die physiologische Erregung verringert wird. Wie wir gesehen haben, kann Achtsamkeit kognitiven Wandel und Schmerztoleranz ermöglichen, Emotionen aufdecken und unsere Entscheidungsfähigkeit steigern, ob wir auf unser Drängen hin handeln sollten oder nicht.

In dem Prozess kann die Achtsamkeitspraxis zu Anfang aber die Intensität der Symptome durch Reduktion der Ablenkung erhöhen. Wie in Kapitel 6 erwähnt, kann die Praxis die autonome Erregung erhöhen und unangenehme Gedanken, Gefühle und Erinnerungen gelangen ins Gewahrsein. Dennoch scheint auf lange Sicht die Achtsamkeitspraxis unserem Nervensystem mehr Beständigkeit zu erlauben, indem wir Einsicht in das Arbeiten unseres Geistes bekommen und weniger Widerstand und Bedrohung bei den Wechselfällen unserer Erfahrung empfinden.

## Kontrolle

Viele Erkenntnisse, die durch die Achtsamkeitspraxis entstehen, sind wesentlich für das erfolgreiche Arbeiten mit psychophysiologischen Störungen. Eine davon ist, die optimale Balance zwischen zielorientiertem Bemühen und Loslassen zu finden.

Achtsamkeitspraxis ist voller Paradoxe. Sie wird oft als eine zielfreie Aktivität beschrieben, weil es um Aufmerksamkeit für das geht, was im Augenblick geschieht, einschließlich der Erfahrung, davon abgelenkt zu sein, was im Augenblick geschieht. Das ist manchmal verwirrend für Anfänger, die Schwierigkeiten haben zu entscheiden, wie genau sie sich auf das Objekt der Aufmerksamkeit konzentrieren sollen. Sie stellen sich oft vor, dass der Geist blank und leer sein sollte, und fühlen, dass sie jedes Mal scheitern, wenn ihr Geist wandert. Es kann einige Zeit dauern, bis man sich mit solchen Momenten wohlfühlt, in denen der Geist zerstreut ist und anderen Momenten, in denen er konzentrierter ist. Letztendlich lernt man, sich für das Aufmerksam sein einzusetzen und gleichzeitig das Ziel, konzentriert zu sein, loszulassen. Paradoxerweise kann der Geist sich fokussieren, wenn wir nicht länger darauf beharren, dass er fokussiert sei.

Shunryu Suzuki, ein einflussreicher Zen-Lehrer, schreibt über dieses Prinzip metaphorisch: „Ihrem Schaf oder Ihrer Kuh eine große, weiträumige Wiese zu geben, ist die richtige Weise, das Tier zu kontrollieren." (Suzuki, 1973, S. 31). Wir sehen die Wirkung dieses Paradoxes bei psychophysiologischen Störungen. Es entsteht in allen Situationen, in denen die Überreaktion unseres Flucht-Kampf-Systems einen ungewollten Effekt erzeugt. Warum? Weil gerade der *Versuch* schon Kampf bedeutet und somit eine Aktivierung unseres Systems. Jemand, der mit Schlaflosigkeit kämpft, findet sich um so erregter und wacher, je mehr er versucht, zu schlafen. Oder ein Mann, der versucht, gegen seine erektile Dysfunktion anzukämpfen, indem er seinen Körper kontrolliert, wird herausfinden, dass seine Strategie fehlschlägt. Versuche sich zu entspannen bewirken oft Rückschläge. Das Festkleben an Symptomreduzierungen verewigt die Symptome.

Diese Einsicht, die in der „Acceptance- and Commitment"-Therapie (ACT) *kreative Hoffnungslosigkeit* genannt wird, ist besonders wertvoll für die Auflösung psychophysiologischer Störungen. Um das Konzept verständlich zu machen, bietet ACT die Metapher „chinesische Handschellen" an. Das sind gewebte Strohröhren, in die man seinen Zeigefinger steckt, und je mehr man versucht, den Finger herauszuziehen, um so enger wird der Griff der Röhre (Hayes, 2002). Um Achtsamkeit wirksam zu üben oder wirksam mit den meisten psychophysiologischen Störungen zu arbeiten, müssen die Patienten lernen, zwischen den Bereichen zu unterscheiden, in denen sie Kontrolle ausüben können und solchen, in denen es unsinnig wäre, es zu versuchen. Im Allgemeinen können wir unser Verhalten wirksam kontrollieren, aber nicht unsere Erfahrung. Ein Achtsamkeit Übender kann sich verpflichten, täglich für eine bestimmte Dauer zu üben, aber er kann nicht kontrollieren, ob er entspannt oder angespannt, konzentriert oder zerstreut sein wird. Genauso kann der Patient mit Rückenschmerzen sich verpflichten, systematisch eine Bandbreite von Aktivitäten und sein Programm von Streck- und anderen Übungen auszuweiten, aber er kann nicht kontrollieren, wann Schmerz entsteht.

Die Idee, dass es widersinnig ist, zu versuchen, Schmerz zu vermeiden, ist in unserer modernen westlichen Kultur besonders schwierig zu begreifen. Die Lawine von Botschaften, die wir durch Werbeanzeigen erhalten, bringt die meisten Menschen dahin zu meinen, wenn sie nur das richtige Mittel kaufen, werden sie nie wieder Schmerz erfahren. Konventionelle Schmerzbehandlungen verstärken diese Ansicht, indem sie sich auf die Schmerzbefreiung richten. Es kann darum schwierig sein zu akzeptieren, dass es für die Genesung wesentlich ist, auf das Ziel zu verzichten, den Schmerz zu lindern.

Hier kann Achtsamkeitspraxis helfen. Wenn Patienten erkennen, dass Leid von unserer Reaktion auf den Schmerz stammt und lernen, das Kommen und Gehen von angenehmen und unangenehmen Erfahrungen zu beobachten, sind sie in der Lage, die akzeptierende Haltung zu entwickeln, die sie letztlich aus dem chronischen Schmerzkreislauf befreien kann. Sie lernen schrittweise, mit ihrem Schmerz so umzugehen, als sei dieser, so wie das Wetter, ganz ihrer Kontrolle entzogen. Die Erkenntnis, dass psychologische Gesundheit ein geschicktes Gleichgewicht zwischen zielorientiertem Bemühen und Akzeptanz bedeutet, bildet eine zentrale Komponente der meisten achtsamkeitsbasierten Behandlungen, eingeschlossen DBT, ACT, MBSR und MBCT.

## Vergänglichkeit und Sterblichkeit

Die Erfahrung chronischer Rückenschmerzen zwingt viele Menschen, existentiellen Realitäten gegenüberzutreten. Solange sich viele Patienten sorgen, dass ihr Zustand schwerwiegend ist, können sie den Glauben an die körperliche Gesundheit verlieren. Das fördert oft eine Ängstlichkeit, die mit einer Besorgnis zu tun hat, die weit über den Rückenschmerz hinausgeht, etwa wenn Gebrechlichkeit und Vergänglichkeit ins Gewahrsein kommen. Es ist keine Überraschung, wenn eine solche Ängstlichkeit zu Spannungen beiträgt, die den chronischen Rückenschmerz nur nähren.

Alle religiösen Traditionen der Welt haben mit dieser grundlegenden existentiellen Wirklichkeit der Sterblichkeit gerungen. Patienten, die an Gott und ein Leben nach dem irdischen Leben glauben, wenden sich oft ihrer religiösen Tradition zu, um für diese weitverbreiteten Sorgen Hilfe zu finden. Für andere bedeuten solche Glaubenssysteme wenig, und die Erfahrung chronischer Schmerzen bringt sie in eine existentielle Krise.

Achtsamkeitspraxis, die ja aus einer nicht-theistischen, erfahrungsorientierten Tradition stammt, kann diesen Patienten einen Weg bieten, mit dieser Herausforderung umzugehen. In der Übung der Achtsamkeit beginnen Menschen oft zu entdecken, dass ihr ganzes Leben im gegenwärtigen Augenblick existiert und Erinnerungen und Gedanken an die Zukunft psychologische Konstruktionen sind. Wie schon weiter oben angesprochen, hilft es auch, uns mit einer Welt zu identifizieren, die größer ist als wir selbst. Daher sind wir weniger mit dem Zustand unseres eigenen Körpers beschäftigt.

Mit therapeutischer Führung beginnen die Patienten wahrzunehmen, dass sie sich dem gegenwärtigen Moment anvertrauen und ihre Fähigkeit entwickeln können, der Wirklichkeit körperlicher Zerbrechlichkeit und schließlich dem Zerfall des Körpers ins Auge zu schauen. Darin liegt eine Ironie: Eine integrierte Behandlung, die Achtsamkeit mit einbezieht, hilft den Menschen zu verstehen, dass ihr Rücken nicht physisch geschädigt ist, und sie ein normales Leben leben können. Gleichzeitig kann Achtsamkeit ihnen helfen zu realisieren, dass alles Leben vergänglich ist, was ihnen wiederum hilft, sich auf die Wirklichkeit vorzubereiten, dass der Körper letztendlich vergehen und nicht mehr funktionieren wird.

## Achtsamkeit maßgeschneidert

Viele Variablen fließen darin ein, zu entscheiden, welche Achtsamkeitsübungen zu welchen Patienten passen. Wenn Patienten eine bestimmte Übung zu schwierig finden, werden sie damit nicht weitermachen. Einige Übungen können sogar manchen Patienten schaden.

## Trauma-Überlebende

Ich habe oben angesprochen, wie die Achtsamkeitspraxis dabei helfen kann, Aufmerksamkeit zu steigern und Affekte zu tolerieren. Sie kann helfen, chronische Verspannungen zu reduzieren, die mit dem Bemühen assoziiert sind, solche Inhalte aus dem Bewusstseinsfeld herauszuhalten. Für Menschen, die aus Gewohnheit schmerzhafte Erinnerungen oder Emotionen unterdrücken, kann dies allerdings überwältigend sein. Da Traumaüberlebende signifikant überrepräsentiert sind unter Menschen mit chronischem Rückenschmerz und anderen psychophysiologischen Störungen, ist dies häufig ein Thema in der Behandlung (Beckham et al. 1997; Pecukonis, 1996; Yaari, Eisenberg, Adler & Birkhan, 1999). Folgen solche Patienten ihrem Atem, werden sie nach einigen Minuten oft extrem ängstlich, besonders dann, wenn sie ihre Augen geschlossen halten. In diesen Fällen wird das Verhältnis zwischen dem Halteeffekt der Übung und ihrer Kraft, nicht anerkannte Erfahrung aufzudecken, zu sehr in Richtung Aufdecken gekippt.

Wie in Kapitel 6 diskutiert, ist eine Lösung dafür, Achtsamkeitsübungen zu benutzen, die die Aufmerksamkeit auf die äußere statt auf die innere Welt richten. Gehmeditation, bei der die Aufmerksamkeit auf das Fühlen des Fußes gerichtet wird und wie dieser den Boden berührt, funktioniert oft gut und ist mit dem Ziel vermehrter physischer Aktivität vereinbar. Yogaübungen, die achtsam praktiziert werden können, sind eine weitere gute Alternative, weil sie Flexibilitätstraining mit Achtsamkeit in Bewegung kombinieren.

## Die Sucht zu kontrollieren

Die Achtsamkeitspraxis kann für viele Leute schwierig sein, deren Wohlbefinden an ständiges Verstricktsein in zielorientiertes Tun gebunden ist. Häufig berichten solche Patienten, sie können sich nicht über die Ferien oder andere unstrukturierte Aktivitäten freuen. Das sind die gleichen Individuen, die in der Falle ihrer psychophysiologischen Störungen stecken, weil sie jeden Aspekt ihrer Symptome wissenschaftlich studieren und immer weiter versuchen, solche Variablen zu identifizieren, die sie besser oder schlechter werden lassen.

Wo Achtsamkeitspraxis möglicherweise für solche Menschen viel Gutes bewirken kann, können sie dies auch ziemlich bedrohlich finden. Oft beschweren sie sich über Langeweile und stellen die Nützlichkeit der Praxis in Frage. Solche Patienten brauchen eine beträchtliche Psychoedukation über die Rolle, die ihr Bedürfnis nach Kontrolle bei der Störung spielt, und wie Achtsamkeitspraxis ihnen helfen kann, Kontrollverzicht zu dulden. Aktive Techniken wie Gehmeditation oder achtsamer Yoga sind zu Anfang einfacher für diese Patienten.

## Achtsamkeit und andere psychophysiologische Störungen

Eine beachtliche Anzahl weiterer psychophysiologischer Störungsbilder wird von Prozessen aufrechterhalten, die dem Rückenschmerz gleichen. Zusammengenommen machen diese Störungen einen hohen Anteil aller Arztbesuche aus. Sowohl Achtsamkeitspraxis als auch die damit verbundenen Einsichten können wirksam sein, diese Störungsbilder aufzulösen.

### Weitere Schmerz- und Muskelverspannungsstörungen

Die gleichen Faktoren, die chronischen Rückenschmerz verursachen und aufrechterhalten, sind oft bei einer Reihe anderer Muskel- und Gelenkstörungen am Werk. Dazu gehören Symptome, wie Sehnenscheidenentzündung, Sehnenverletzung, Schleimbeutelentzündung, Knochensporn, Fersenschmerz (*Plantar Fasciitis*), Kiefergelenksyndrom, Verletzung durch wiederholte Belastung (RSI-Syndrom), chronische Kopfschmerzen und Fibromyalgie (Schmerzen des Muskel-Sehnen-Apparates, der Knochen und des Bindegegewebes). Viele dieser Störungen können von strukturellen Schäden, Unfällen oder Krankheitsprozessen verursacht werden und sind dennoch Störungen einer Muskelspannung. Meine medizinischen Kollegen sind mit mir der Meinung, dass Patienten, die sich von chronischem Rückenschmerz befreien können, oft eines dieser anderen Störungsbilder entwickeln, wenn sie ihren psychologischen Stress fortsetzen.

Der Prozess, wie diese Wurzeln schlagen, verläuft parallel zum Rückenschmerz. Das mag mit physischem oder psychischem Stress anfangen. Wenn der Patient erst einmal besorgt ist, beginnt er sich auf die schmerzhafte Stelle zu konzentrieren, sie oft zu beschützen und normale Aktivität aufzugeben. Sorge und Frustration setzten ein, und ein Schmerzzyklus wird festgeschrieben.

Die Behandlung für diese Störungen ist ähnlich. Zuerst ist eine kompetente medizinische Untersuchung nötig, um andere Schmerzursachen auszuschließen. Darauf folgt Psychoedukation, die herausfordernd sein kann, weil die Anbieter im Gesundheitswesen bei den Patienten vermuten, dass die meisten dieser Schmerzsyndrome, wie der chronische Rückenschmerz, durch strukturelle Schädigung oder Krankheit verursacht worden sind. Als Nächstes werden die Patienten gebeten, solche Aktivitäten aufzulisten, die sie aufgegeben haben. Diese werden dann systematisch wieder eingeführt, begonnen mit denen, die angenehm und minimal angsterregend sind. Achtsamkeitsübungen können auch angewandt werden, um das Gewahrsein verleugneter Affekte zu erhöhen und dort Loslassen zu ermöglichen, wo ständig versucht wird, Symptome zu kontrollieren.

### Gastrointestinale und dermatologische Störungen

Wie bei Muskelverspannungen wird auch bei diesen Syndromen weitgehend ein physischer Krankheitsprozess als Ursache vermutet. Wenn auch einige davon durch Infekte, Allergien oder andere physiologische Prozesse verursacht werden, werden viele Fälle von Gastritis, Reizdarmsyndrom (RDS), Ekzem, Psoriasis und verwandten Störungen durch psychologischen Stress verursacht oder verschlimmert (Blanchard, 1993; Friedmann, Hatch & Paradis, 1993). Eine Vielfalt von Geist-Körper-Interventionen hat Vielversprechendes gezeigt. Es zeigte sich, dass Achtsamkeitsmeditation den Heilungsprozess der Schuppenflechte beschleunigen konnte (Kabat-Zinn et al., 1998).

Alle diese Störungen folgen oft einem Muster, das dem bei chronischen Rückenschmerzen gleicht. Das Anfangssymptom kann durch ein physisches Ereignis verursacht sein, wie etwa eine Infektion. Wenn aber die

Patienten erstmal mit ihren Symptomen beschäftigt sind, verursachen ihre Sorgen die Aktivierung des Flucht-Kampf-Systems, was wiederum das Problem verschlimmert und fortführt. Je sorgfältiger ein Patient die medizinische Behandlung fortsetzt, desto mehr ist er mit dem Symptom beschäftigt und daher in einem Endloskreislauf gefangen. Oft misslingt es medizinischen Interventionen, das Problem zu beheben und psychologische Interventionen der gleichen Art wie oben beschrieben sind nützlich. Zu wirksamen Strategien gehören Psychoedukation, Selbstbeobachtung psychologischer Reaktionen auf die Symptome, die Rückkehr zu normalem Verhalten und die Anleitung, wie man mit negativen, Stress verursachenden Emotionen arbeitet.

Wie auch bei den anderen Störungen kann Achtsamkeitspraxis recht sinnvoll sein, um den Symptomen gegenüber eine akzeptierende, duldsame Haltung zu entwickeln, emotionales Gewahrsein zu steigern und gegenläufige Versuche der Kontrolle zu überwinden.

*Ed, ein 45 Jahre alter, erfolgreicher Geschäftsmann, kam zur Behandlung mit einer Reihe gastrointestinaler Beschwerden. Eine Woche litt er unter Blähungen und Übelkeit, in der nächsten war er von Verstopfung geplagt, die mit Diarrhö abwechselte. Er hatte mehrere ärztliche Untersuchungen hinter sich, von denen keine eine Krankheit oder strukturelle Ursache für sein Leiden feststellen konnte. Er hatte eine große Vielfalt an Medikamenten zu sich genommen und mehrere restriktive Diäten ausprobiert. Jede neue Intervention schien zunächst vielversprechend, versagte dann aber. Ed überprüfte sorgsam seine Ernährungsgewohnheiten und suchte nach Zusammenhängen zwischen dem, was er aß und wie er sich fühlte. Er befürchtete immer, dass seine Symptome zu einem ungelegenen Moment kommen, seine Arbeit unterbrechen und ihm Peinlichkeiten bescheren würden. Eine Lösung dafür zu finden war zu seinem Lebensinhalt geworden. Wir begannen mit einer Erklärung, wie mit Symptomerleichterung beschäftigt zu sein zu psychologischem Stress beitragen kann, was dann selbst Symptome erzeugen kann. Danach folgte eine Einführung in die Achtsamkeitspraxis mit dem Zweck, ängstliche Gedanken zu diesem Zustand zu beobachten und eine Haltung zu den Symptomen frei von Zurückweisung zu entwickeln. Wir untersuchten Eds katastrophale Befürchtungen und ermutigten ihn, eine emotionale Bestandsaufnahme zu machen, also zu beobachten, welche Emotionen für ihn am schwierigsten waren. Er übte sich darin, Achtsamkeit anzuwenden, um bei seinen Symptomen, Emotionen und Gedanken zu bleiben, ohne sich auf sie zu fixieren.*

*Da Ed allgemein sehr handlungsorientiert war, war dieser Ansatz zunächst schwierig für ihn. Mit stetiger Unterstützung konnte er erkennen, wie fruchtlos seine Suche nach einer Heilung gewesen war und wie die Suche selbst ihn in besorgter Weise mit seinem gastrointestinalen System beschäftigt hielt. Mit der Zeit fing er an, wieder normal zu essen und ließ seine Symptome kommen und gehen, wie diese wollten. Sein Unwohlsein wurde geringer und es wurde ihm klar, dass in vielen Bereichen seines Lebens ein exzessiver Eifer nach Kontrolle der Leidensgrund war.*

## Sexuelle Dysfunktionen und Schlaflosigkeit

Diese Symptome beinhalten üblicherweise unproduktive Versuche, die psychophysiologische Erregung zu kontrollieren. Die Störungen können von einem physischen Krankheitsprozess oder einer physiologischen Bedingtheit verursacht worden sein. Patienten und Mitarbeiter im Gesundheitsbereich identifizieren diese bereitwilliger als psychologische Komponenten und brauchen dadurch konsequenterweise weniger Überzeugungsarbeit, um psychologische Interventionen zu probieren. Eine Reihe empirisch validierter psychologischer Behandlungen sind bereits entwickelt worden (Heiman & Meston, 1997; Smith & Neubauer, 2003).

### *Sexuelle Dysfunktion*

Behandlungen sexueller Dysfunktionen begannen mit psychoanalytischen Interventionen, die dazu bestimmt waren, neurotische Konflikte zu identifizieren, die in der frühen psychosexuellen Entwicklung wurzelten. Das Feld wurde stark weiterentwickelt durch die Arbeiten von Masters und Johnson (1966; Masters, 1970) und ihren Nachfolgern, die sich auf Leistungsangst als Hauptursache ausrichteten (Singer-Kaplan, 1974). Die wirksamsten Interventionen vor dem Aufkommen von Viagra und ähnlichen Medikamenten brachten Patienten dazu, das Ankämpfen gegen ihre Symptome zu beenden und sich in eine kreative Hoffnungslosigkeit einzugewöhnen.

Nehmen wir als Beispiel die Behandlung der erektilen Dysfunktion. Nachdem Therapeuten mögliche physische Ursachen ausgeschlossen haben, helfen sie den Männern zu verstehen, dass gerade der Versuch, ihre Erektion zu kontrollieren, Angst erzeugt und so die normale physische Reaktion stört. Sie geben dann den Paaren auf, Vorspiel zu betreiben, aber mit der Anweisung, nicht zur Vereinigung fortzuschreiten, nach dem Motto: „Wenn sich eine Erektion entwickelt, dann ist es eben so. Wenn nicht, dann ist das auch in Ordnung." Das gemeinsame Ziel ist, an den Empfindungen des Vorspiels im gegenwärtigen Augenblick teilzunehmen und Sorgen darüber, eine Erektion zu bekommen oder aufrecht zu erhalten, loszulassen.

Die Achtsamkeitspraxis ist gut geeignet, solche Rituale zu stützen. Indem sie lernen, mentale und physische Erfahrungen mit Akzeptanz im gegenwärtigen Moment kommen und gehen zu lassen, lernen Patienten die Kunst, ihre Erfahrung nicht zu kontrollieren. Wenn dies zuerst in einer formalen Achtsamkeitspraxis geübt wird, kann es sehr gut auf Übungen der Sexualtherapie übertragen werden.

*Schlafstörungen*

Schlaflosigkeit hat unter den Medizinern große Aufmerksamkeit erregt, zumeist allerdings in Form immer weiterer Pharmakaangebote. Die meisten nicht-pharmakologischen Behandlungen bestehen aus einer Kombination von Stimuluskontrolle, Aufklärung in Schlafhygiene, Entspannungstraining und Schlafbegrenzungstraining (Smith & Neubauer, 2003). Stimuluskontrolle, die zentrale Intervention bei Schlafstörungen (Chesson et al., 1999), bedeutet, dass der Patient das Bett ausschließlich für Schlaf oder Sex reserviert. Das bedeutet, sollte der Patient nach 15–20

Minuten noch wach sein, ist er angewiesen, aufzustehen und etwas anderes zu tun, bis er ausreichend schläfrig ist, um es noch einmal mit dem Einschlafen zu versuchen.

Interessanterweise berichten die meisten Patienten, dass Schlaflosigkeit einem Muster folgt, das dem bei sexueller Dysfunktion gleicht. Ängstlichkeit, nicht schlafen zu können, führt zu Erregung, die wiederum Schlaf verhindert. Indes einige Behandlungsregime dies anerkennen und sogar paradoxe Vorschläge unterbreiten „wach zu bleiben" (Shoham-Salomon & Rosenthal, 1987), richten die meisten Interventionen ihr Augenmerk auf das Ziel, zum Schlafen zu kommen.

Es gibt einen alternativen, achtsamkeitsbasierten Ansatz, den einige Patienten nützlich finden. Zunächst werden medizinische und weitere psychiatrische Störungen ausgeschlossen. Dann wird die Dynamik dieser Schlaflosigkeit angeschaut und die Lebensweisheit, den Kampf gegen die Symptome aufzugeben, wird erklärt. Den Patienten wird dann Achtsamkeitspraxis gelehrt und sie werden gebeten, diese *anstelle* des Schlafs zu versuchen.

Menschen, die sich mit intensiver Achtsamkeitspraxis in einer Retreatsituation beschäftigen, bemerken ein interessantes Phänomen: Sie brauchen weniger Schlaf. Achtsamkeitspraxis produziert anscheinend großen erholsamen Nutzen für den Schlaf und kann ihn bis zu einem gewissen Punkt ersetzen. Dies wird den Patienten erläutert und die Achtsamkeitspraxis dann als eine Alternative angeboten, um die Bedenken, nicht einschlafen zu können, zu verringern.

Patienten, die bereit sind, Achtsamkeitsmeditation während des Tages zu üben, werden gebeten, im Bett zu praktizieren. Den beunruhigenden Gedanken, am nächsten Tag müde zu sein, wird gestattet, zu kommen und zu gehen. Falls die Praxis eine Entspannung bringt, die zu Schlaf führt, bekommt der Patient einen guten Nachtschlaf. Falls nicht, so kann die Übung nichtsdestoweniger eine verjüngende Erfahrung bieten, mit der der Patient sich am nächsten Morgen viel ausgeruhter fühlt, als wenn er die Nacht mit dem Versuch, einzuschlafen, vertan hätte. In beiden Fällen wird der Kampf gegen die Schlaflosigkeit losgelassen, was im Allgemeinen zu einem normaleren Schlafrhythmus führt.

Es ist interessant, dass dieses Verfahren die prinzipielle Regel der Stimulus-Kontrolltherapie verletzt, das Bett ausschließlich für Schlaf und Sex zu verwenden. Trotzdem kann Achtsamkeitsmeditation viele Patienten von chronischem Schlafmangel befreien, indem die zentrale Dynamik der Störung ausgeschaltet wird.

### Parallelen

Es gibt viele Parallelen zwischen den verschiedenen psychophysiologischen Störungen. Alle können entweder mit einem physischen Stressor beginnen oder mit einem Symptom, dass von einer chronischen Erregung des Flucht-Kampf-Systems verursacht wird. Einmal begonnen, bewirkt das Symptom emotionalen Stress, was wiederum die körperliche Stressreaktion verstärkt und damit das Symptom verschlimmert. Damit ist ein Teufelskreis geschaffen.

Dieser Kreislauf kann an verschiedenen Stellen unterbrochen werden. Für die meisten von uns ist eine Kombination kognitiver Restrukturierung und Objektkonfrontation für die Verhaltensveränderung nötig. Für viele ist es auch wichtig, andere Themen zu erforschen, die zur Angstbereitschaft beitragen. Insgesamt können diese Prozesse mit Hilfe der Achtsamkeitspraxis ermöglicht werden und indem Einsichten, die aus dieser Achtsamkeitspraxis stammen, in der Behandlung angewandt werden.

## Silberstreifen

Wenige Menschen sagen jemals, dass sie froh sind, eine psychophysiologische Störung gehabt zu haben. Dennoch ist es für Patienten nicht ungewöhnlich, die Lehren wertzuschätzen, die sie bei ihrer Genesung gelernt haben. Im Rückblick kommen viele Menschen dahin, ihre Symptome als Aufwachsignal dafür zu verstehen, dass ihr Lebenswandel in irgendeiner Art aus dem Gleichgewicht geriet. Eine überraschende Zahl von ihnen wird von regulärer Achtsamkeitspraxis und den philosophischen Prinzipien angezogen, die historisch dazugehören.

Löst sich die Störung auf, bemerken die Patienten, dass ihr Leiden von dem Versuch stammt, Dinge zu kontrollieren, die jenseits ihrer Kontrolle liegen und dass sie allmählich lernen können, loszulassen. Die Wirklichkeit der Vergänglichkeit aller Dinge wird klarer. Sie können Dankbarkeit für ihre Erfahrung des gegenwärtigen Augenblicks entwickeln und realisieren, dass hier, in diesem Moment, das Leben tatsächlich gelebt wird. Sie gewinnen auch Vertrauen darin, dass sie lernen können, sowohl psychologischen als auch körperlichen Schmerz zu ertragen, und nicht länger hetzen müssen, um ihn aufzulösen. Eine Untergruppe von Patienten ist so inspiriert von ihrer Genesungserfahrung, dass sie anfangen, buddhistische oder verwandte Lehren in ihrer Tiefe zu erforschen. Ihr medizinisches Symptom wird zu einem Tor, das sich der spirituellen Dimension ihres Lebens öffnet. Werden Widrigkeiten zu einer Gelegenheit des Lernens und Wachstums, ist das Leben bereichert.

KAPITEL 10

# Mit Kindern arbeiten

## Anfängergeist

TRUDY A. GOODMAN

*Versuche, achtsam zu sein, und lass allen Dingen ihren natürlichen Lauf. Dann wird dein Geist in jeder Umgebung still werden, wie ein klarer Waldsee. Alle Arten von wundervollen, seltenen Tieren kommen, um an dem See zu trinken, und du wirst die Natur aller Dinge klar sehen. Du wirst viele merkwürdige und wundervolle Dinge kommen und gehen sehen, und doch wirst du still sein.*

ACHAAN CHAH (IN CHAH, KORNFIELD & BREITER, 1985, S. VI)

„Anfängergeist" ist ein bekannter Ausdruck in der Zen-Tradition für Eigenschaften der Achtsamkeit wie Offenheit, Empfänglichkeit und die Bereitschaft, zu lernen. Achtsamkeitspraxis kultiviert die Zustände der Offenheit und entspannten Spontaneität, in die Anfänger des Lebens, Kinder, hineingeboren werden. Kinder leben in einem anderen Land. Therapeuten müssen eine natürliche, kulturelle Teilung überbrücken, um sich mit ihnen zu verbinden. Manchmal kann Therapie herausfordernder sein, wenn wir mit Kindern statt mit Erwachsenen arbeiten. Der Anfängergeist kann dem Therapeuten helfen, die Welt des Kindes zu betreten.

In diesem Kapitel werde ich untersuchen, wie Achtsamkeit Klinikern helfen kann, zu Kindern und ihren Familien eine Verbindung aufzunehmen und auch den Eltern helfen kann, ihre Arbeit wirksamer zu tun. Das ist ein Bereich, der bis heute sehr wenig Beachtung erhalten hat, weder in der Berufs- noch in der Forschungsliteratur, obwohl achtsame Elternkompetenz populäres Interesse auf sich gezogen hat. Ich bespreche auch Programme und Techniken, um Kindern und ihren Familien zu helfen, Achtsamkeit in einer Vielfalt von Situationen zu kultivieren.

## Achtsame Beziehungen zu Kindern

Was ist einzigartig an achtsamkeitsorientierter Kindertherapie? Es ist die Absicht und die verbesserte Fähigkeit, wieder und wieder in den gegenwärtigen Augenblick zurückzukehren, mit offenherziger, nichturteilender Aufmerksamkeit. Das gilt für die Erfahrung des Kindes wie für die Erfahrung des Erwachsenen.

### Die Herausforderung, mit Kindern zu arbeiten

Kinder kommunizieren nicht, wie Erwachsene dies tun. Viele ihrer Gedanken und Gefühle werden nonverbal ausgesprochen, durch Spiel- und Körpergebärden. Die Achtsamkeitspraxis des Psychotherapeuten erleichtert die Kommunikation mit den Kindern, weil die Achtsamkeit das nicht-verbale Gewahrsein verbessert. Momente der Achtsamkeit sind blitzschnelle, vorsprachliche und vorkonzeptuelle Augenblicke klaren Sehens. Die Praxis lehrt uns, wie wir erkennen können, was im Augenblick geschieht, statt uns in diskursivem Denken zu engagieren oder *über* die Erfahrung zu sprechen.

Unsere operationale Definition der Achtsamkeit – mit Akzeptanz der gegenwärtigen Erfahrung gewahr sein, – bietet einen nützlichen Standpunkt für die Beziehung zu Kindern. Kinder leben höchst wahrscheinlich mehr im Augenblick als Erwachsene. Sie sind notorisch von den Konzepten der Zeit und Zeitabfolge von Erwachsenen verwirrt. Ich wurde daran erinnert, als eine Familie mit ihrer 13-jährigen Tochter in die Therapie kam. Als die Mutter der Tochter eine Geschichte über sich selbst als Mädchen erzählte, antwortete die Tochter: „Mama, ich kann nicht verstehen, wie du so in der Vergangenheit leben kannst. Alles, was ich denke und tue, ist jetzt!" Achtsamkeit erhöht die Fähigkeit, uns mit Empathie auf das Bewusstsein des Kindes zu beziehen, das im gegenwärtigen Moment lebt. Achtsamkeit hilft *uns*, das Leben als eine kontinuierliche Serie gegenwärtiger Momente zu erfahren. Sie hilft uns, Zeitkonzepte weniger wichtig zu nehmen, so wie Kinder das natürlicherweise machen.

*Akzeptanz* ist ebenfalls entscheidend, um sich mit Kindern zu verbinden. Wegen der Intensität ihrer Bindung und weil Erwachsene kontinuierlich daran arbeiten, sie zu sozialisieren, sind Kinder sehr empfindlich für die Akzeptanz oder Ablehnung anderer. Der Aspekt der Achtsamkeit, der nicht-urteilend ist und akzeptiert, was ist, der versteht, ohne zu evaluieren, erschafft die nötige Atmosphäre für emotionale Sicherheit und Vertrauenswürdigkeit im Therapieraum.

Achtsamkeit kann dem Therapeuten helfen, einen geläufigen, ärgerlichen Aspekt in der Kindertherapie zu akzeptieren: Wiederholung. Kinder sind in einzigartiger Weise immer wieder gewillt, zu ihrem gewählten Tun zurückzukehren. Die Wiederholung des Spiels, das transformierend und ein Vergnügen für ein Kind ist, kann entnervend und öde für den Therapeuten sein. Achtsamkeit kann dem Therapeuten helfen, das Interesse und die emotionale Verbindung mit Kindern in diesen subtil sich verändernden und wiederholenden Spielsequenzen aufrecht zu erhalten.

Achtsamkeit gibt uns die Gelegenheit, in tiefer Weise zu wissen, und dies oft in einem nonverbalen Moment der Einsicht, was im Kind vor geht. Die Kinderwelt ist von der Unsrigen verschieden. Wir können sie mit Achtsamkeit betreten, indem wir sehr präsent bleiben für das, was im Augenblick geschieht. Wir können uns oft auf das Feedback unserer Kinderpatienten verlassen, wenn wir unachtsam werden, vielleicht durch ihre Ungezogenheit oder ihren Rückzug. Mit ihrem Anfängergeist sind die Kinder unsere Lehrer.

## Psychotherapeutische Präsenz

*Psychotherapeutische Präsenz* bedeutet mehr, als physisch bei einer anderen Person zu sein. Der Begriff bezieht sich auf einen ‚Felt sense' (E. Gendlin), bei oder mit jemandem zu sein, in einer *Achtsamkeit-in-Verbindung*. Das Gegenteil therapeutischer Präsenz ist Zerstreutheit oder gedankenverloren zu sein. Kinder sind besonders empfindlich dafür, ob Erwachsene sich emotional mit ihnen beschäftigen oder nicht. Die Erfahrung, allein zu sein in der physischen Gesellschaft eines anderen Menschen, kann stärkere Verlassenheitsgefühle hervorrufen, als wenn man wirklich allein gelassen wird.

> *Cari, eine 18-jährige Patientin, war aufgelöst und bestürzt, nachdem sie ein Heimvideo angeschaut hatte, in dem ihre Mutter sie hielt, als sie etwa 6 Monate alt war. In dem Film saß Cari auf dem Schoss ihrer Mutter und wurde auf den Knien ihrer Mutter geschaukelt. Cari und ihre Mutter schauten ihre Tante an, die die Kamera hielt. Ihre Mutter beugte sich wieder und wieder über das Baby, hätschelte und kitzelte es und kehrte dann schnell zur Unterhaltung mit ihrer Schwester zurück. Cari war merkwürdig von dieser anscheinend harmlosen Szene aufgewühlt. Sie fand, dass ihre Mutter sie nicht beachtet hatte als Baby, weil ihre Mutter sprach und sie in einer mechanischen Weise wippte. Die Interaktionen ihrer Mutter erschienen ihr aufdringlich und motiviert durch ihr Bedürfnis, Kontakt herzustellen und sich selbst zu bestätigen.*

Obwohl Cari körperlich bei ihrer Mutter war, fühlte sie, dass diese emotional abwesend war. Cari übte sich auch in Achtsamkeitsmeditation und zeichnete Parallelen zwischen dem Gefühl der emotional aufdringlichen Mutter und den Mustern, die sie in ihrer Meditation beobachtete. Wenn sie in einem ruhigen Zustand war, fegten ängstliche Gedanken durch ihr Bewusstsein, packten ihre Aufmerksamkeit und zogen sie aus diesem Zustand friedvoller Präsenz, so wie ihre Mutter es in dem Heimvideo getan hatte.

Caris Erfahrung illustriert zwei Punkte: Erstens zeigt sie uns, wie die Qualität der Aufmerksamkeit von Erwachsenen die Weise formt, in der das Kind sich seiner eigenen Erfahrung zuwendet. Zweitens sehen wir, wie Achtsamkeitspraxis soziale Kognition allgemein erweitern kann (D. Siegel, 1999). Cari glaubte, dass die eigene Achtsamkeitspraxis ihr ermöglichen würde, das Erbe der mentalen Verfassung ihrer Mutter richtiger wahrzunehmen.

Dieses erweiterte feinfühlige Gewahrsein bezieht sich auch auf den Therapeuten in der Psychotherapie. Das Gewahrsein der Bewegungen in seinem eigenen Geist während der Behandlung erlaubt dem Therapeuten, eine Menge über die innere Erfahrung des Kindes zu lernen: ob das Thema abwehren oder nahe sein, präsent oder abwesend sein, verlassen werden oder selbst verlassen lautet.

*Präsenz im Chaos*

> *Als Carlos, neun Jahre alt, in meiner Praxis ankam, fragte er: „Ist dies der Platz für Kinder, die sich selbst hassen?" Er hatte mir schnell anvertraut, dass er sich tatsächlich hasste. Carlos konnte nicht abwarten, mich kennenzulernen, bevor er im dramatischen Spiel absorbiert wurde. Die Themen, die auftauchten, waren gewalttätig und explizit sexuell. Seine unbekümmerte Art, mit einer unbekannten Person in einem Raum zu sein und die ungehemmte Unzweideutigkeit seines Spiels brachten mich in Verlegenheit.*

An einem Punkt in seiner ersten Sitzung hatten wir beide je eine Puppe in einer erhobenen Hand, krochen auf unseren Bäuchen vorwärts durch den Raum und spielten sein Spiel. Plötzlich schaute er zu mir herüber und fragte ungläubig: „Ist das dein Job?" Seinem Sinn für Humor konnte ich nicht widerstehen. Ich erkannte, dass für Carlos die Grenzlinie zwischen Wirklichkeit und Spiel unklar war. Seine Fähigkeit, sich in die Phantasie hineinzubewegen und wieder herauszuschlüpfen, war schwindelerregend. Ich begann, von all dem emotionalen Material überflutet zu werden, das in seinem Spiel auftauchte. Mit Carlos fühlte ich inneres Chaos und einen Strudel überwältigender Gedanken und Gefühle.

Achtsamkeit half mir, Beständigkeit in die Aufmerksamkeit zu bringen, inmitten all dieser wirbelnden Impressionen in der Sitzung. Mit drei vollen Atemzügen stabilisierte ich meinen Geist und erkannte, dass mein eigener chaotischer Geisteszustand eine Reflexion von seinem war. Ich bemerkte sein intensives Bedürfnis, seiner Welt Sinn zu geben. Das wurde schließlich unsere klinische Agenda.

Ich entschied mich dafür, eine Achtsamkeitsübung einzubringen, um uns beiden zu helfen. Ich vermutete, dass Carlos die gleiche Technik guttun könnte, die ich anwandte, um mich aus seinem emotionalen Chaos herauszulösen. Wir entwickelten das Spiel „Drei Atemzüge", in dem wir aufhören würden mit dem, was wir auch immer gerade taten, wann immer er wollte, um herauszufinden, wie er sich fühlte. Carlos liebte die Kontrolle, die er dadurch über unsere Interaktion und seine eigene augenblickliche Erfahrung bekam. Er lernte auch, für verletzliche und schwierige Gefühle zunehmend Worte zu gebrauchen. Auf diese Weise begann Carlos Vorteil aus der achtsamen Aufmerksamkeit auf sein tumultartiges Innenleben zu ziehen, und ich konnte ihm stärker verbunden sein.

Die Eigenschaft des Geistes, die wir authentische Präsenz, Achtsamkeit-in-Kontakt oder therapeutische Präsenz nennen können, während wir mit einem Patienten emotional engagiert sind, bedeutet, der Fluktuationen unserer eigenen Aufmerksamkeit gewahr zu sein. Thomson (2000, S. 546) meint, dass „authentische Präsenz. zwischen Therapeut und Klient wohnt." Das bedeutet, dass wir offen und empfänglich für die Erfahrung des Patienten sein können, aber gleichzeitig bewusst bleiben dafür, dass das Drama ein Spiel des Bewusstseins ist. Achtsamkeit ermöglicht dem Therapeuten, an der Patientenerfahrung beteiligt und dennoch von ihr losgelöst zu sein. Wir können hinein und heraus aus unseren eigenen Reaktionen und von dem lernen, was unser Geist macht – ohne die Verbindung mit unserem Patienten zu verlieren. Der Prozess ist subtiler bei Kindern als in der Arbeit mit Erwachsenen, weil Interaktionen mit Kindern weniger verbal und weniger strukturiert sind. Wir müssen wach für die instinktiv-viszerale und vorkonzeptuelle Erfahrung sein. Diese erfordert eine größere Verfeinerung unserer Aufmerksamkeit.

*Präsenz bei Trennung*

Wir haben gesehen, wie anhaltende achtsame Aufmerksamkeit eine Verbindung zu Kindern ermöglicht. Anhaltende Aufmerksamkeit entsteht natürlich, solange wir uns an unserer Erfahrung freuen und interessiert bleiben. Doch unangenehme Erfahrungen kommen in der Therapie auch vor. Als Reaktion beginnt die Aufmerksamkeit des Therapeuten oft abzuschweifen. Nachhaltige Achtsamkeit braucht die Absicht, mit dem Kind in der Gegenwart zu bleiben und alles zu akzeptieren, was der Augenblick bringt. Die Absicht, Achtsamkeit zu entwickeln, hilft uns, die Muster von Kontakt und Trennung zu unterscheiden, die in unserem Therapieraum geschehen.

> *Maria, im fünften Schuljahr, wurde von ihrer Schule für eine Therapie empfohlen, weil sie sozial verschlossen und emotional passiv schien. Zwar war sie süß und brav, aber in der Therapie ebenso emotional unbeteiligt wie im Klassenraum. Sie hatte wenig Interesse an den meisten Dingen, einschließlich ihrer äußeren Erscheinung, was normalerweise in ihrem Alter ein starkes Interesse ist. Ihre Haare waren ungewaschen und sie schien allgemein vernachlässigt.*

Im Therapieraum war es schwierig, für Maria präsent zu bleiben, denn sie war emotional farblos und nicht in der Lage, sich am Gespräch zu beteiligen. Trotz meiner Absicht, für Maria ‚anwesend' zu sein, fiel es mir sehr schwer. Die Versuchung, mich in abschweifenden Gedanken zu verlieren, war sehr groß. Manchmal fand ich unsere Sitzungen entsetzlich. All meine Versuche, wieder und wieder in die Gegenwärtigkeit und Verbundenheit zurückzukommen, schienen unsere Unterhaltung nicht zu beleben. Ich fühlte mich oft nach den Sitzungen erschöpft.

Sechs lange, glanzlose Therapiestunden waren vorbei. Ich war achtsam und gewillt, die perplexe Empfindung zu explorieren, dass etwas in der Beziehung zu Maria fehlte. Ich sprach mit Marias Eltern darüber. Einige Wochen später bekam ich einen Telefonanruf von Marias Vater, sehr früh am Morgen. Er gestand mir, seine Tochter sexuell missbraucht zu haben. Er schilderte die emotionale Dumpfheit und Sehnsucht, die ihn dahin geführt hatte, diese Art von Befriedigung bei ihr zu suchen. Er meinte, dass sein Verhalten ein Ausgleich dafür sein könnte, dass Marias Mutter das junge Mädchen vernachlässigt habe. Er hatte aber keine klare Bewusstheit von seiner eigenen Rolle bei dieser Vernachlässigung. Ich anerkannte seinen Mut, mir von dem zu erzählen, was geschehen war.

Für sich oder für andere da zu sein, dafür war Maria gestorben. Sie lebte in einem traumgleichen, dissoziierten Anschein, ein normales Schulkind zu sein, das durch das Auf und Ab ihrer Gefühle ging, ohne zu wissen, was wirklich falsch war. Meine Reaktionen, weggehen zu wollen, sie zurücklassen zu wollen, reflektierten Marias Gefühle mit schmerzlicher Präzision. Ich entdeckte später, dass Marias Mutter selbst ein Missbrauchsopfer war, und mein Gefühl der Getrenntheit reflektierte ebenso die emotionale Losgelöstheit ihrer Mutter. Achtsamkeit für die Verbundenheit und Getrenntheit kann manchmal sehr enthüllend sein, wenn wir bereit sind, zu ‚trödeln' und hier erlauben, die Wahrheit offenzulegen.

Unsere Absicht, mit Neugier und Akzeptanz zum gegenwärtigen Moment zurückzukehren, egal wie es sich anfühlen mag, ist eine wesentliche Fertigkeit in der Arbeit mit solchen Patienten, die ihr Leid wortlos tragen. Besonders Kinder bringen ihre Konflikte nonverbal in die Therapie ein. Was für den Therapeuten zunächst verwirrend oder undurchsichtig ist, wird schließlich sehr interessant, falls wir die Absicht haben, immer wieder dahin zurückzukehren. Achtsames Gewahrsein kann überall hingehen und alle Ecken explorieren, unabhängig von unserem theoretischen Bezugsfeld. Die Frage ist: „Was geschieht hier, jetzt, in meiner Erfahrung und der Erfahrung meines Patienten?"

## Anfängergeist

> ***Für den Anfängergeist gibt es viele Möglichkeiten, im Geist des Experten nur wenige.***
>
> SHUNRYU SUZUKI ROSHI (1973, S. 21)

Lehrer der meisten Fachbereiche sind gespannt darauf, mit neuen Schülern zu arbeiten, und zeigen oft ein besonderes Interesse für Anfänger. Ein Anfänger ist bereitwillig zu lernen, stellt ausgezeichnete Fragen, ist wissbegierig und allgemein empfänglicher für Informationen und Erfahrung. Was für ein Vergnügen!

Unsere Kinderpatienten suchen die gleiche Empfänglichkeit in ihren Therapeuten. Kann der Therapeut mich verstehen, mich erkennen, ist er geduldig genug, mein Bemühen zu fühlen und meine Erfolge zu sehen? Ist der Therapeut gern bei mir? Um diesen großen Auftrag zu erfüllen, darf der Therapeut dem Kind nicht mit vorgefassten Ideen begegnen. Trotz der Diagnose oder der Familiengeschichte muss er sich dessen bewusst sein, wie es sich anfühlt, mit dem Kind zu sein, und was das Kind fühlt.

*Leni, ein drei Jahre altes Mädchen mit rosigen Wangen und einem Pferdeschwanz, wurde von einem mir gut bekannten Kinderarzt zu mir überwiesen. Er warf die Frage auf, ob Leni autistisch sei. Ihre besorgten Eltern wollten eine zweite Meinung. Als ich Leni das erste Mal traf, schien ihr abgewandter Blick, ihre Stille und die Bereitschaft, ihre Mutter ohne zurückzuschauen hinter sich zu lassen, die Diagnose zu bestätigen. Leni war nicht bereit, mir Rückmeldung zu geben oder auf meine Fragen zu antworten. Tatsächlich schien sie mich zu ignorieren. Als Leni dann mit mir in den Spielraum kam und sich hinsetzte, malte sie ein Bild von einem kleinen Mädchen, das bei Schneefall ganz allein in einem großen grauen Auto saß.*

*Auch auf andere Weise teilte sie mit, was es bedeutete, in ihrer Welt zu leben. Ihr Spiel wiederholte sich, sie war beharrlich mit ihren Worten. Mit ihren Verhaltensweisen hieß sie mich weder willkommen noch wies sie mich zurück. Dennoch, wenn ich meine Aufmerksamkeit voll in den Moment brachte und achtsam wurde für alle Sinneseindrücke, die sich in meinem Gewahrseinsfeld ereigneten, war da ein ‚felt sense' für die Präsenz des kleinen Mädchens und eine schwache Verbindung. Ich bemerkte ihre Präsenz durch ihre Sorgfalt, ihre Energie, Ängstlichkeit und Sturheit. Leni evozierte diese Qualitäten ebenso in mir. Ihre Mutter bestätigte, dass diese Aspekte typisch für Lenis Persönlichkeit waren.*

Es wurde mit der Zeit deutlich, dass Leni tatsächlich das Asperger Syndrom hatte. Während die Diagnose wichtig war, um eine angemessene Behandlung und Hilfen für ihre Schulzeit zu bekommen, war für Lenis Eltern und für mich die Zielrichtung der Therapie, ein Verständnis dafür zu entwickeln, was hinter der atypischen Neurologie lag. Lenis Bedürfnisse konnten mit diesem Verständnis flexibel angegangen werden.

Wenn wir die Person hinter der Diagnose suchen, ist die Willensbereitschaft, *nicht zu wissen,* eine Vorbedingung für Entdeckungen (vergleiche in Kapitel 3). Der Anfänger-Geist weiß nichts. Oft engen wir unsere Ansichten aufgrund besorgter Gefühle ein. Oder wir versuchen, vorgefertigte Diagnosen passend zu machen. Als Therapeuten müssen wir uns von dieser Tendenz zurückhalten, und lernen, mit Balance und Gleichmut inmitten der Unsicherheit zu ruhen. Ich versuchte, mein diagnostisches Verständnis beiseitezuschieben, so dass es nicht bei der Aufgabe störte, eine authentische Verbindung mit Lenis Individualität und Erfahrung herzustellen. Achtsamkeitspraxis kann in dieser Hinsicht hilfreich sein. Sie trainiert den Praktizierenden dafür, „kognitives Konstruieren" (Delmonte, 1987) aufzuschieben.

Kindertherapeuten in der Ausbildung müssen häufig lernen, dass es in Ordnung ist, lediglich rezeptiv zu sein, mit einem Kind zu sitzen, sich entspannen für das, was noch offenbar werden soll. Wenn wir nicht zu sehr an unseren Konzepten und Theorien festhalten, können wir mit dem Kind auf gemeinsame Entdeckungsreise gehen. Es geht um eine Zusammenarbeit, in der weniger unsere Gedanken über die Behandlung als vielmehr der „felt sense" der Verbindung betont wird (Gendlin, 1996). Der „felt sense" ändert sich von Augenblick zu Augenblick, so häufig wie das Kind auch. Wenn ein Anfänger-Therapeut nach Leitlinien fragt, wie er in der Sitzung denken solle, dann ist die Antwort: „Nicht zu viel." Wenn wir den Augenblick gemeinsam mit dem Kind fühlen, wird etwas in natürlicher Weise geschehen, wenn wir es brauchen.

Unser Anfängergeist ist ein Geschenk an die Kinder. Sie sind dann frei, aus sich herauszukommen und unseren entspannten, empfänglichen Raum einzunehmen. Unser friedvoller Zustand lädt die Kinder dazu ein, „so zu sein, wie sie sind". Kein Teil wird ausgelassen. All die schaurigen, nicht akzeptablen, „ulkigen und wundervollen" Lebewesen, die in der Psyche des Kindes leben, werden vom „stillen Waldsee" unserer Empfänglichkeit angezogen (Chah et al., 1985, S. vi).

## Vorsprachliches Gewahrsein

Alle Kinder machen schwierige Erfahrungen, bevor sie die Fähigkeit erwerben, zu sprechen. Diese sind im Körper und in den Gefühlen des Kindes vergraben. Auch für Erwachsene sind die Resultate traumatischer Erfahrungen größtenteils vorsprachlich. Durch achtsames Gewahrsein können Kliniker helfen, vorsprachliche Erfahrungen, die aus dem Gewahrsein ausgeschlossen wurden, wieder zu integrieren. Achtsamkeit, besonders mit der Komponente der Akzeptanz, kann die Sicherheit bieten, dass schwierige Erfahrungen in Erscheinung treten, gleich Tieren, die leise und argwöhnisch aus dem Wald hervorkommen. Vertraut mit dem vorsprachlichen Erfahrungsbereich, kann der Therapeut in Stille mit dem leidenden Kind verbunden bleiben.

*Jason, ein zerzauster Fünfjähriger mit großen braunen Augen, war schon aus jedem Vorschulprogramm rausgeworfen worden. Er war gerade dabei, ein therapeutisches Vorschulprogramm zu beginnen, als er zu mir kam. Wurden Grenzen für sein Verhalten in der neuen Schule gesetzt, fing Jason an zu schreien, zu heulen, mit den Armen um sich zu schlagen und schließlich zu kollabieren. Jason war anscheinend häufig Zeuge gewesen, wie seine Mutter von ihrem Partner geschlagen wurde. Natürlich war er nicht in der Lage, sie zu beschützen. Seine Mutter verstärkte das Problem, indem sie auf Jasons Wut mal passiv mit Schuld mal aktiv mit verbalen Drohungen, „ihn in Stücke zu reißen“, reagierte. Sowohl Jason als auch seine Mutter fühlten sich hilflos und außer Kontrolle.*

In seiner Phantasie konnte Jason ein Held sein, der Menschen rettete und jeden ärgerlichen miesen Typ erledigen konnte. Trotzdem fühlte er seine „kleine Größe“ und Verletzlichkeit nur zu deutlich. Das Gefühl der Entmachtung, verursacht durch Grenzsetzungen in seiner neuen Schule, führte zu Ausbrüchen von Furcht und Wut. Ich wählte eine neue Herangehensweise für Jason. Wie wäre es, ihm auf seine Stürme mit Stetigkeit und Ruhe zu begegnen, frei von Zorn oder Reaktivität? Das hatte einen tief gehenden Effekt. Sein Zorn erschöpfte sich und er weinte sanft, er erlaubte mir, ihn zu wiegen und zu trösten, als er seinen unerträglichen Kummer fühlte.

Als Jason lernte, seine Ausbrüche in Worte zu fassen, offenbarte er, er habe Angst, seine Arme und Beine würden abfallen. Diese Furcht war ein Echo der Drohungen der Mutter, ihn „in Stücke zu reißen“. In dem „Land“, in dem Kinder leben, werden solche Worte wörtlich genommen. Jason hatte Angst, ich würde ihm als Vergeltung für seinen Zorn Arme und Beine abreißen. Stück für Stück lernte Jason, den Unterschied zwischen seinen Ängsten und der Wirklichkeit zu erkennen. Er lernte, dass seine Arme und Beine mit Sicherheit zu seinem Körper gehörten, und wenn seine Therapeutin seine Wut stoppte, sie ihn nicht verletzen würde. Jasons Wutausbrüche verebbten.

Der Löwenanteil von Jasons Behandlung war nonverbal. Kinder sind besonders auf den „felt sense“ anderer eingestimmt. Jason war in positiver Weise von meinem Bemühen berührt, für seine inneren Kämpfe bewusst zu bleiben, ohne zu urteilen, und blieb deshalb im Verlauf seiner schmerzlichen Ausbrüche in Verbindung. Achtsamkeit scheint noch ansteckender für Kinder als für Erwachsene zu sein. Überraschenderweise erkannte sich Jason später selbst in anderen Jungen wieder, wenn sie Wutausbrüche hatten, und suchte Gelegenheiten, gutherzig und besänftigend zu sein.

Achtsamkeit in der Gegenwart starker Emotionen braucht Übung, nicht jahrelange, aber doch eine längere Phase regelmäßiger Praxis und vor allem die Absicht, achtsam sein zu wollen. Meine eigene Intention, achtsam zu sein, wird seit 20 Jahren aufrecht erhalten und durch ein Zitat an der Wand meines Therapieraums unterstützt:

*Indem wir wache Aufmerksamkeit sind, indem wir uns selbst beobachten mit der Absicht zu verstehen, statt zu urteilen, in voller Akzeptanz dessen, was auch immer erscheinen mag, einfach weil es da ist, erlauben wir der Tiefe an die Oberfläche zu kommen und unser Leben und Bewusstsein zu bereichern. Das ist das große Werk des Gewahrseins. (Maharaj, 1997, S.112).*

Der Großteil unserer Erfahrung ist in der Tat tiefgründig, ein Feld vorkonzeptuellen und vorverbalen Gewahrseins. Wir lernen, während der Achtsamkeitspraxis in dieser Domäne in Stille zu verbleiben.

Kinder bewohnen die verbale Welt noch nicht vollständig und Erwachsene halten manchmal zu eng daran fest. Erwachsene haben die Tendenz, die Erfahrung eines Kindes auszuschließen, indem sie verbale Erklärungen und Lösungen anbieten. Mit Achtsamkeitspraxis kann dieser Wahrnehmungsbereich ein sicherer Ruheort (auch) für den Therapeuten werden.

## Der gegenwärtige Augenblick

Wie in den vorhergehenden Kapiteln erwähnt, geschieht die tatsächliche therapeutische Arbeit mit dem Patienten im Hier und Jetzt. Daniel Sterns Überlegungen (2003) über den „Jetzt"- Augenblick in der Psychotherapie hören sich wie eine Beschreibung der Achtsamkeitspraxis an.

*Es gibt kein Entferntsein in der Zeit. Der Moment ist direkt, nicht durch Worte übertragen und neu formuliert. Augenblicke der Begegnung liefern einige der häufigsten Knotenpunkte als Erfahrungen für den Wandel in der Psychotherapie. Die Augenblicke, an die man sich am meisten erinnert, sind die, die den Verlauf der Therapie veränderten. (Stern, 2003, S. 57)*

Obwohl Stern andeutet, dass wir keine Theorie derartiger Augenblicke haben, hat die buddhistische Psychologie in vielen Einzelheiten die Nuancen des gegenwärtigen Augenblicks herausgearbeitet und die Weise, wie wir uns diesen in einer nachhaltigen Art zuwenden.

Ein Problem mit dem gegenwärtigen Moment ist, dass er außergewöhnlich flüchtig ist. Bringen wir eine Augenblickserfahrung ins Konzept, ist er schon vorbei. Mit Achtsamkeit bewegen wir uns näher und näher auf das einfache Entstehen und Vergehen der vorsprachlichen Erfahrung zu, näher zum gegenwärtigen Augenblick. Klinische Forscher haben Kleinkind-Eltern Interaktionen gefilmt und die Mikrokommunikation beobachtet, die zwischen zwei Individuen zehnmal pro Sekunde hin und her huschen (Beebe & Lachmann, 1998; Tronick, 1989). Der Säugling schaut, die Mutter antwortet, ihre Antwort findet sein Echo durch den Säugling, der die nächste Antwort der Mutter formt und so weiter. Wechselseitiges Rufen und Antworten geschehen so schnell, dass der bewusste Geist eines Beobachters dem nicht folgen kann. Gewahrsein für den gegenwärtigen Moment bringt uns diesen subtilen, nichtverbalen Vorgang näher und macht es dadurch einfacher, in die Welt des Kindes hineinzukommen und an ihr teilzunehmen.

Wie gelangt der Therapeut in eine so subtile Beziehung? Ein Therapeut, der emotional sehr auf das Kind eingestimmt ist, nimmt an dieser Mikrokommunikation mit einem intuitiven, achtsamen Gewahrsein teil statt mit einem objektiven, intellektuellen, bewussten Erkennen. Eine Empfindung von Verbindung und Verstehen kann Ergebnis des Stroms wechselseitiger Wahrnehmungen sein, die zu flüchtig sind, um sie ausfindig zu machen. Ist die Einstimmung stark, dann ist der Therapeut ganz aufmerksam für den Patienten und in dem „Fluss" (flow) absorbiert. Durch die emotionale Einstimmung und authentische Präsenz sind wirksame Therapeuten vollständig in schwer fassbare, aufeinanderfolgende, flüchtige Augenblicke engagiert.

Bei einigen Kindern ermöglicht ein ausdrücklicher Aufruf zur Aufmerksamkeit für den gegenwärtigen Moment die Behandlung:

*Die neun Jahre alte Maggie forderte mich heraus. Sie war zuvor schon bei zwei erfahrenen Spezialisten – ohne Erfolg. Sie war isoliert und wurde in der Schule häufig gehänselt. Sie war sehr empfindlich für Kritik. Maggie stritt sich häufig mit ihren Eltern: Sie weigerte sich, Schularbeiten zu machen. Es half auch nichts, dass ihr jüngerer Bruder ein guter und beliebter Schüler in der Schule war. Der Schultherapeut vertraute mir an, dass die Kinder sie „Giftschlange" nannten. Ihre Eltern wussten nicht, wie sie Maggie dabei helfen konnten, sich weniger in der Opferrolle, weniger wütend, einsam und verlassen zu fühlen.*

Eine Therapieveteranin im Alter von neun Jahren! Und Maggie war überempfindlich für alles, was „nach Psycho roch". Herablassend und distanziert konnte sie jeden Pfeil aus meinem therapeutischen Köcher ablenken, dann einen Wutanfall haben, gefolgt von einer übel gelaunten Stille.

An einem späten Winternachmittag saßen Maggie und ich einander zugewandt auf dem Boden meines Therapieraumes in einem Lichtkreis. Ich wollte eine Verbindung zu ihr, war aber auf eine Weise frustriert, die Maggie inzwischen bekannt war. Die Stille war gespannt und unbehaglich. Meine Gedanken wanderten aus dem Fenster. Es war Dämmerung, einer jener beruhigenden Augenblicke, in denen sich die ganze Welt in tiefes Blau verwandelt. Ich fühlte den tiefen Frieden der Meditation. Spontan drehte ich mich zu Maggie und sagte leise: „Schau, alles ist blau da draußen." Sie schaute. Ich fragte sie, ob sie jemals diese blaue Dämmerung bemerkt hätte. Sie war neugierig und auf neue Weise aufmerksam. Es war ein Augenblick der Begegnung, der Präsenz, des Friedens. Für einen kurzen „Jetzt"- Moment gelangten wir in die Welt des anderen. Stern (2003, S. 54) schreibt: „Sowie ein „Jetzt"-Moment aufkommt, fällt alles andere ab, und jeder Partner steht mit beiden Beinen in der Gegenwart. Gegenwart füllt Zeit und Raum."

Ein Jahr später zeigte ich Maggie, wie man Achtsamkeit üben kann, wie sie auf einem großen imaginären Thron sitzt und sich auf Ebbe und Flut ihres Atems ausrichtet, der sanft durch ihren Körper strömt. Sie lernte, zehn Minuten still und voller Vertrauen vertieft zu sitzen. Sie bemerkte ihre Gefühle und all die Geschichten, die sie erzählen, die kommen und gehen, erscheinen und wieder verschwinden, während sie stetig präsent blieb. Sie verstand, dass sie nicht immer ihren Gedanken glauben musste. Sie konnte wählen, sie sein zu lassen, sie loszulassen. Sie übte zu Hause in ihrem Zimmer, saß im Schneidersitz auf ihrem Bett und fand im gegenwärtigen Moment einen Hafen. Noch einmal in Achaan Chahs Worten: Maggie fand den stillen Waldsee, wo alle ihre wilden Tiere, furchtbare Sachen, unakzeptable Dinge hervorkamen und ihren Anteil trinken konnten. Kinder können lernen, dass alle ihre „befremdlichen und wundervollen Geschöpfe" miteinander leben können, friedvoll in einem jungen Herzen (Chah et al., 1985).

## Spiel

Die Spieltherapie entwuchs der psychoanalytischen Psychologie. Kinder werden ermuntert, das, was sie denken und fühlen, symbolisch zu repräsentieren und auszudrücken, in ihrer eigenen Sprache, der Sprache des Spiels. Kultivieren Therapeuten Achtsamkeit, werden sie ihre Fähigkeit zur Aufmerksamkeit verbessern und andere Qualitäten entwickeln, die zu einer erfolgreichen Spieltherapie gehören (Landreth, 2002).

Der Raum des Spiels ist intim und unmittelbar. Kinder kundschaften aus, erschaffen immer wieder neu, wiederholen ihr Tun. Während des Spiels können Kinder schwierige Ereignisse aus ihrem Leben transformieren und unerträgliche Emotionen in Erfahrungen verwandeln, die sie assimilieren können. Damit Therapeuten die Arena des Spiels betreten können, müssen sie bereit sein, zeitweilig ihre logisch-lineare und verbale Arbeitsweise in Ausdruck und Gedanke loszulassen. Kliniker entwickeln durch intime Aufmerksamkeit für ihre eigene subjektive Erfahrung ein angenehmes Gefühl bei der kindgleichen emotionalen Intimität des Spiels.

Das Kind als Patient hat gewöhnlich eine größere Fähigkeit als der Kliniker, im Spiel absorbiert zu sein. Ein entspannter mentaler Rahmen kann den Therapeuten näher zum jungen Patienten bringen, so dass er sich mit dem Fluss des Spiels verbinden kann. Im Spiel können Kinder groß und mächtig sein, sie können ihre Welt kontrollieren, und sie können das Spiel so gestalten, dass sie immer gewinnen und niemals außen vor gelassen werden oder verlieren. Kinder können sich eine heilende Distanz von beunruhigenden und traumatischen Ereignissen schaffen, indem sie diese Ereignisse bei anderen geschehen lassen und so wirksam den Ausgang der Geschichte kontrollieren.

*Die sechs Jahre alte Hilary war im Krankenhaus gewesen. Sie musste sich wegen eines angeborenen Herzsyndroms operieren lassen. Eine geraume Zeit nach ihrer Genesung hatte Hilary Alpträume und nässte im Bett. Sie organisierte ein Spiel in der Therapie: „Krankenhaus". Hier brauste eine Motorradflotte von Ärzten heran, um Nadeln in ihre kleinen Patienten zu stecken: „Da, da und nicht weinen." Hilary tröstete die Patienten. Sie stellte auch sicher, dass alle Patienten ganz gesund wurden von dem Stechen und Sonden-Setzen, genau, wie sie selbst auch gesund wurde.*

In der Sicherheit und dem Schutzraum der Spieltherapie bemächtigte sich Hilary einer Situation, in der sie sich vorher als Opfer gefühlt und sich gefürchtet hatte. Sie gewann ihre Kompetenz zurück und das Bettnässen hörte auf.

Spiel ist wesentlich für alle Menschen. Erwachsene unterscheiden zwischen Arbeit und Spiel. Gewöhnlich wird Arbeit die Aktivität genannt, die wir für ein äußerliches Ziel (Geld) tun und Spiel die Aktivität, die wir nur so tun. Arbeit ist *Tun*, mit Sicht auf die Zukunft, Spiel ist *Sein*, spontan, von ganzem Herzen, Tun im gegenwärtigen Moment. Im Spiel aufzugehen vermehrt ebenso wie in der Meditation den Energiefluss: Die Aufmerksamkeit wird vereint und konzentriert. Das mag ein Grund sein, dass Kinder viel mehr Energie haben! Wenn Arbeit, klinische Arbeit eingeschlossen, zum Spiel wird, finden wir, dass wir am Ende des Tages mehr Energie haben.

In der vergessenen Welt der Kindheit zu ruhen, frisch, unmittelbar, spontan, ganz wach, eingetaucht in die Wirklichkeit des Hier und Jetzt, ist eine Art Achtsamkeitstraining für unsere erwachsene Mentalität. Wir können uns erfrischt und erneuert fühlen, indem wir mit unseren jungen Patienten arbeiten, spielen und zusammen sind. Kinder können unsere besten Lehrer in der Entwicklung achtsamer Präsenz werden.

## Familientherapie

Mehrere der therapeutischen Fertigkeiten, die hier besprochen werden, sind nicht nur in der Einzelarbeit mit Kindern relevant, sondern auch in der Familientherapie. Ein Ziel der meisten Familientherapien ist, das wechselseitige Verständnis zwischen den Kindern und ihren Eltern zu verbessern. Die Fähigkeit des Therapeuten, sich auf Kinder zu beziehen und sie zu verstehen, kann durch Achtsamkeitspraxis verbessert werden und diese Arbeit unterstützen.

Eine große Herausforderung der Familientherapie ist, den gleichen Abstand zu den Familienmitgliedern zu bewahren und mitfühlend auf jeden von ihnen eingestimmt zu bleiben. Das kann besonders schwierig sein in Momenten intensiver Emotionen oder im Konfliktfall. Die Fähigkeit, mächtige Gefühle zu tolerieren, im Prozess des gegenwärtigen Augenblicks zu bleiben, inmitten des Chaos präsent zu sein und bis ins Detail die non-verbale Kommunikation zu bemerken, all dies hilft dem Familientherapeuten, durch diese tosenden Gewässer zu navigieren.

Anfängergeist ist auch in der Familientherapie sehr nützlich. Es ist nahezu unmöglich, Sitzungen mit Familien wirksam zu planen. In einem Raum mit mehreren Menschen zu sein, jeder mit seiner eigenen Geschichte und Agenda, das bringt so viele Variablen ins Spiel, dass unsere einzige Hoffnung in dem Vertrauen liegt, kreativ und mit Einsicht auf das antworten zu können, was dann geschehen wird. Die Ungezwungenheit, die Achtsamkeit bei neuen, veränderlichen, momentartigen Phänomenen mitbringt, ist dabei eine wirkliche Hilfe für Therapeuten. Wie ich weiter unten für Familienmitglieder anrege, die dafür offen sind, kann die gemeinsam geübte Achtsamkeit auch Unterstützung für persönliches Wachstum und Entwicklung bieten.

## Anleitung der Eltern

Achtsamkeitspraxis kann einem Therapeuten auf vielerlei Weise helfen, Kinder und ihre Familien zu verstehen und wirksam eine Beziehung herzustellen. Noch wichtiger für das Wachstum und die Entwicklung des Kindes ist eine gesunde Beziehung zu den Eltern. Achtsamkeitspraxis hat den Eltern etwas Wesentliches anzubieten.

Zu dem Zeitpunkt, an dem ich dies schreibe, scheint es keine kontrollierten Studien zu den Effekten der Achtsamkeitspraxis auf das elterliche Erziehungsgeschick zu geben. Eltern, die Achtsamkeitspraxis begonnen haben, sind aber voller Lob in den amerikanischen Medien. Mehrere Bücher sind zu dem Thema geschrieben worden (Kabat-Zinn & Kabat-Zinn, 1998; Kramer, 2003; Napthali, 2003). Es gibt wenigstens eine Internetseite (www.themindfulparent.org) mit anekdotischen Berichten darüber, wie Achtsamkeit die Elternkompetenz verbessert.

Manchmal sind Eltern wütend auf ihre Kindern oder von ihnen entfremdet. Das macht eine mitfühlende Beziehung schwierig. Zu anderen Zeiten zögern Eltern, Grenzen zu setzen, weil sie die Getrenntheit oder Spannung, die gewöhnlich folgt, nicht ertragen können. Meist richten sich die Leitlinien für elterliche Interventionen auf eine dieser Schwierigkeiten, sei es die Fähigkeit der Eltern zu verbessern, sich mitfühlend auf ihre Kinder zu beziehen (z. B. Faber & Mazlish, 1999: Green, 2001) oder ihr Können zu verbessern und klare, beständige Konsequenzen für Verhalten zu schaffen (z. B. Barkley & Benton, 1998; Patterson, 1997). Entwicklungspsychologen stimmen im Allgemeinen darin überein, dass wirksame Elternkompetenz bedeutet, ein optimales Gleichgewicht zwischen diesen Strategien zu finden, also Liebe anzubieten und Grenzen zu setzen.

Eltern, die Achtsamkeit üben, berichten oft, dass ihnen dies bei beiden Kernkompetenzen hilft. Im Zusammenhang mit der Kindertherapie haben wir die Gründe schon erwähnt: Achtsamkeit erlaubt größere Präsenz, mehr Gewahrsein der Verbundenheit und Getrenntheit, der Offenheit für die nicht-verbale Kommunikation eines Kindes und eine bessere Fähigkeit, mit dem Kind zu spielen. Dies alles hilft den Kindern, die Liebe und das Verständnis ihrer Eltern vollständiger zu erfahren.

Ebenso wichtig sind die Sichtweise und die Geduld, die Achtsamkeit mit sich bringt. Viele Eltern berichten, dass sie große Schwierigkeiten haben, auf das schlechte Benehmen in einer für sie akzeptablen Art zu antworten, statt nur instinktiv zu reagieren. Der Vater oder die Mutter, von dem 2-Jährigen im Supermarkt in unangenehme Situationen gebracht oder unterlegen im Streit mit einem Teenager, kann mit Zorn reagieren, auch wenn er oder sie weiß, dass damit nur das Gegenteil bewirkt wird. Sogar Eltern, die nie etwas tun würden, was sie in Konflikt mit den Kinderschutzbehörden bringen würde, begehen diese kleinen „Elterndelikte". Achtsamkeitspraxis kann den Eltern helfen, mit Konflikten umzugehen und angemessene Grenzen besser zu setzen.

Wenn Eltern aufmerksam für die täglichen Veränderungen in ihren Kindern sind, entwickeln sie ein allgemeines Gespür („felt sense") für Vergänglichkeit. Vergänglichkeit mit achtsamem Gewahrsein zu beachten kann Eltern dahin bringen, den Verlust der Verbundenheit zu erdulden, wenn sie eine schwierige Grenze setzen. Die Verlustgefühle, die mit der Beobachtung der Vergänglichkeit erfahren werden, können Eltern mehr Kraft und mehr Mut geben, in herausfordernden Situationen zu bestehen.

Achtsamkeitspraxis scheint auch für Kleinkinder, die übende Eltern haben, vielversprechend. Psychotherapie mit Kleinkindern erfordert ein sorgfältiges Eingehen auf das Kindesverhalten im gegenwärtigen Augenblick. Dies festigt und fördert die sichere Bindung, die kognitive Entwicklung und die emotionale Regulation. Das US-Programm „Watch, Wait, Wonder" (WWW) baut Achtsamkeit zwar nicht direkt ein, hat aber positive Ergebnisse erzielt, indem Eltern beigebracht wurde, langsamer zu werden und in der Interaktion ihren Kindern zu folgen (Cohen et al., 1999; Cohen, Lojkasek, Muir, Muir & Parker, 2002).

Darauf aufbauend ist mindestens ein Programm für „achtsames Elternverhalten" entwickelt worden, das zurzeit wissenschaftlich untersucht wird. Es ist so gestaltet, dass die Fähigkeit der Eltern, ihre Kleinkinder mitfühlend zu behandeln, verbessert wird (Reynolds, 2003). Das Programm besteht aus wöchentlichen Gruppentreffen von 20 bis 30 Minuten, an denen Eltern an einer Zeit stillen Beobachtens teilnehmen. Sie werden dazu ermuntert, Einzelheiten des Verhaltens ihres Kleinkindes und die Qualität der Interaktion wahrzunehmen. „Eltern werden dazu angeregt, im Innern langsamer zu werden, auf das Tempo der Kleinkindwelt herunterzufahren, so dass sie die kleinsten Einzelheiten der Erfahrung ihres Babys erleben und ihre eigenen wie auch die emotionalen Antworten des Säuglings bemerken." (S. 364). Erste anekdotische Berichte lassen vermuten, dass das Programm das Gewahrsein der Eltern und das Verständnis für das Säuglingsverhalten verbessert.

Hilft man Menschen zu erkennen, dass alle Erfahrungen eine Aneinanderreihung sich wandelnder Augenblicke sind, und das Denken und sogar unser Selbstgefühl konstruiert sind, dann unterstützt uns die Achtsamkeitspraxis, die Dinge weniger persönlich zu nehmen. Das ist für gutes Elternverhalten absolut notwendig, weil es den Eltern gestattet, die Bedürfnisse ihres Kindes zu erkennen, statt instinktiv aus Verletztheit oder Stolz zu reagieren. Da sie Emotionen besser ertragen können, ist es leichter für Eltern, dem Kind das anzubieten, was es für die Entwicklung braucht, einschließlich der Grenzsetzung, die häufig in Ablehnung durch das Kind endet oder darin, dass sie selbst die Kontrolle verlieren. Alternative Wege zu erklären, wie Eltern auf ihre Kinder antworten könnten, ist relativ einfach für Psychotherapeuten. Häufig aber ist es schwieriger für die Eltern, das auch umzusetzen. Habituelle, automatische und emotional geladene elterliche Reaktionen tendieren dazu, ziemlich zäh und widerstandsfähig gegen Wandel zu sein. Indem wir Bewusstheit in den gegenwärtigen Moment bringen, kann Achtsamkeit den Eltern helfen, kurz inne zu halten und Schritte zu erkennen, die zum Ziel führen. Eltern können ihre Gefühle als Antwort auf das Verhalten ihrer Kinder beobachten und so auch die Absicht, tatsächlich zu antworten, bevor sie automatisch reagieren. Diese Pause des Innehaltens liefert einen sehr wichtigen Augenblick, in dem wir Alternativen erwägen können.

Die Achtsamkeit kann daher für die Anleitung der Eltern eine wertvolle Rolle spielen. Sie hilft ihnen, mitfühlender und liebevoller zu ihren Kindern zu sein und Grenzen gekonnter zu setzen. Die Achtsamkeitspraxis kann einfach darin bestehen, dass die Eltern wahrnehmen, wie Emotionen sich in ihrem Körper manifestieren, wenn sie mit ihren Kindern zusammen sind. Stellen die Eltern selbst fest, dass sie emotional erregt auf ihr Kind reagieren, kann man ihnen zeigen, wie sie ihrem Atem folgen oder für die physische Umgebung aufmerksam sein können. Sind sie für die Idee bereit, intensivere Achtsamkeitspraxis in der Familie zu üben, kann das sogar von noch größerem Nutzen sein. Dazu im nächsten Abschnitt mehr.

## Achtsamkeitsbasierte Programme für Kinder und Familien

Es folgen programmatische Beispiele für Kinder und Familien, mit denen ich persönlich Erfahrung gehabt habe. Das sind keine spezifisch psychotherapeutischen Programme, sie haben aber Folgen für positive Verhaltensänderungen und das Wohlergehen der Familie. Diese Beispiele sind hier erwähnt, um den interessierten Leser zu inspirieren, neue Wege zu entwickeln, die Achtsamkeit in die Behandlung von Kindern mit einzubeziehen.

### Familienprogramme

*Achtsamkeit und Gemeinschaftstreffen*
In Los Angeles leite ich ein Familienprogramm, das Achtsamkeit mit einbezieht. Es hat den Namen „Growing Spirit" (www.growingspirit.org). Hier nehmen die Kinder an Aktivitäten teil, die Freude machen und Achtsamkeit fördern. Wir lehren Meditationen, die speziell für ihre Altersgruppe entworfen wurden (vgl. weitere Meditationen unten, die mit Kindern in einer Reihe von Szenarien angewandt werden können). Eltern werden ebenfalls in ihrer Achtsamkeitspraxis unterstützt und in Meditation und informellen Achtsamkeitsübungen unterwiesen. Die teilnehmenden Familien beabsichtigen gemeinsam, Achtsamkeit, Mitgefühl und Weisheit in ihrem Familienleben zu entwickeln. Das Programm findet monatlich an einem Sonntagmorgen statt. Die wechselseitige Unterstützung der Gemeinschaft scheint ein Schlüsselfaktor für den Fortbestand des Programms und seines offensichtlichen Erfolgs zu sein. Unter den Kindern, den Eltern und zwischen Kindern und Eltern gibt es beachtliche gemeinsame Erfahrungen.

Meditation mit Kindern wird normalerweise in Gruppen geübt. Eltern meditieren 30 Minuten lang, gefolgt von einer Diskussion zu Elternfragen, angeleitet von einem erfahrenen Meditationslehrer. Eltern lernen, die Prinzipien der Achtsamkeit in der Kindererziehung anzuwenden. Sie teilen ihre Erfahrungen miteinander.

Kinder und Eltern kommen zu einem Gespräch und einem Meditationskreis am Beginn und Ende des Morgenprogramms zusammen. Kinder sind zu Anfang oft befangen, an dem Kreis teilzunehmen und ihre Bedürfnisse und Wünsche sich selbst und anderen mitzuteilen; aber danach fühlen sie sich generell von der Gemeinschaft anerkannt und gewürdigt.

Anekdotische Berichte der Eltern deuten an, dass das Programm ihren Kindern hilft, neben Selbstgewahrsein Aufmerksamkeit zu entwickeln und die Bereitschaft, ruhiger zu werden und tief durchzuatmen, wenn sie sich bekümmert fühlen. Kinder scheinen das Programm auch zu mögen. Max, vier Jahre alt: „Ich wusste nicht, dass es so viel Spaß macht. Ich will immer mitkommen." Sara, acht Jahre alt: „Ich mag die Essmeditation, sie ist so entspannend."

*Familien-Retreat*

Mit meinen Kollegen habe ich ein weiteres Familienmodell entwickelt, ein sechstägiges Sommer-Retreat bei der Insight Meditation Society in Barre, Massachusetts (*www.dharma.org*/ims/*programs*). Ein ähnliches Programm existiert im Spirit Rock Meditation Center in Woodacre in Kalifornien (*www.spiritrock.org*).

Das Kinderprogramm mit Spielen und allerlei Aktivitäten beinhaltet Gruppen- und Achtsamkeitstraining. Achtsamkeitstraining bedeutet, Fähigkeiten für den Alltag zu entwickeln (Kapitel 6), Geschichten zu erzählen, die die Kinder ermutigen, ihre Bewusstheit für ihr aktuelles Leben und ihre Handlungen zu verbessern und ein wenig Meditation zu üben. Wir fanden heraus, dass Kinder im Alter von 5 – 6 Jahren sichtbar berührt sind von der Atmosphäre der Stille und Andacht in der Meditationshalle. Sie lieben es, zu sitzen und etwa 10 Minuten ihre Meditation zu praktizieren. Dann springen sie auf, die Batterien sind wieder aufgeladen durch die stille Zeit, und sie gehen in ihre Gruppen.

Die Gruppen werden eingeteilt nach Alter, und die Aktivitäten variieren entsprechend. Die dyadische Meditation aus Kapitel 5 wird für den Gebrauch mit Kindern vereinfacht. Sie beobachten den Atemrhythmus des anderen, eingestimmt auf den Partner und sich selbst. Periodisch wird während der Mahlzeiten eine Achtsamkeitsglocke geläutet. Jeder unterbricht seinen Satz oder das Essen und verharrt 20 Sekunden in Stille. Habituelle Muster können unterbrochen oder beobachtet werden. Kinder lernen und üben auch die Meditation der Liebenden Güte und wissen, dass dies ein Mittel ist, das sie zu Hause und in der Schule anwenden können, wenn sie eine schwierige Zeit erleben. Eltern haben Zeit, Meditation zu üben, Lehrvorträge zu hören und an lebendigen Diskussionen teilzunehmen. Jeder Tag hat Zeiten für die Familie zum Schwimmen, Spielen und zum Erfahrungsaustausch.

*Schulen*

Ein Modell, wie Achtsamkeit für den Gebrauch in Schulen angepasst werden kann, ist in Indien, in der Universal Education School in Sarnath, zu beobachten. Sie wurde von Valentino Giacomin und seiner Partnerin Luigina de Biasi begründet. Die beiden sind pensionierte Schullehrer aus Italien. Dort haben sie 10 Jahre damit verbracht, ihr Curriculum zu verfeinern, um Achtsamkeit in die Erziehung einzubringen.

Mehr als 220 Kinder aus unterschiedlichen Kasten und aus fünf armen Dörfern der Gegend kommen zum Ganztagsunterricht oder für 3 Stunden am Abend. Die Abendklasse ist für Kinder, die arbeiten, und für erwachsene Analphabeten. Viele Kinder haben keine Kleider, nur die Schuluniform. Sie kommen aus Familien, wo es Misshandlungen, Verwahrlosung und andere soziale Probleme gibt. Ich habe diese Schule 2001 besucht, um zu sehen, wie Kindern aus leseunkundigen, sehr armen Bevölkerungsgruppen, in einfacher und hilfreicher Weise Achtsamkeit gelehrt wird. 1997 erreichten 42 Prozent der Schüler einen überdurchschnittlichen Wert bei Tests verglichen mit 15 Prozent in vergleichbaren Dorfschulen.

Valentinos Curriculum ist der lokalen Hindukultur angepasst und so gestaltet, dass den Kindern Erfahrungen und Einsichten ermöglicht werden, die ihnen später im Leben helfen, weise Entscheidungen zu treffen. Eine solche Einsicht ist z. B., dass unsere persönliche Erfahrung individuell konstruiert ist und die Dinge selbst keine festgelegte Eigenschaft haben. Ich entdeckte bei meinem Besuch, dass sogar ein 4-jähriges Kind in der Lage ist, dies zu verstehen. Ein Mädchen, das dachte, ihr Mittagessen schmecke gut, deren Freundin dies aber nicht mochte, konnte sagen, dass ihr Mittagessen weder gut noch schlecht sei: Es hinge vom Geschmack eines jeden Kindes ab! Kleine Kinder zu beobachten, die diese Ebene der Abstraktion haben konnten, war beeindruckend.

Als ich mit einem 12 Jahre alten Jungen in einer Kunststunde sprach, verharrte dieser plötzlich, starrte mich mit steinerner Miene an und wollte keine Antwort geben. Das schien mir sehr seltsam zu sein, bis ich bemerkte, dass niemand sonst sprach oder sich bewegte. Ich wusste nicht, dass die Schule ein Ritual hatte, bei dem ein Gong mehrere Male am Tag geschlagen wurde und die Kinder aufforderte, einfach zu stoppen, gleich was sie gerade taten oder sagten – eine Minute Achtsamkeit. Diese Übung wird als eine aktive Exploration der Natur des Geistes und der Wahrnehmung gelehrt. Als die Glocke ein zweites Mal geschlagen wurde, winkten die Kinder mit Freude und waren bereit, von ihren Erfahrungen zu berichten oder darüber nachzudenken. Die Kinder teilten im Klassenraum mit den anderen, was sie in der Stille bemerkt hatten. Sogar kleine Kinder konnten erzählen, wie sie frei von Urteilen Geräuschen und mentalen Zuständen wie Gedanken und Emotionen gewahr wurden.

Ich war Zeuge, wie Kinder im Alter von 4 – 16 Jahren in stiller Meditation, die bis zu 15 Minuten dauerte, beieinandersaßen. Die Universal Education School würde sich wunderbar anbieten für eine systematische Studie der Wirkungen eines Achtsamkeitstrainings auf das Leben ihrer Schüler und das Potential, Achtsamkeitsfertigkeiten für unterschiedliche Altersstufen zu vermitteln.

## Jugendliche in Gefangenschaft

Ein Jugendgefängnis beherbergt verzweifelte junge Menschen. Das ist eines der wenigen Felder, aus denen es publizierte Forschungsdaten über die Anwendung des Achtsamkeitstrainings mit Kindern bzw. Jugendlichen gibt. In einer Studie eines intensiven 7-Tage-Programms für 101 jugendliche männliche Insassen in Thailand stellten Forscher fest, dass alle Teilnehmer fühlten, die Praxis sei nützlich. Es gab auch signifikante selbst berichtete Verbesserungen bei Zufriedenheit, Geistesruhe, Konzentration und Impulsivität (Witoonchart & Bartlet, 2002).

Im Jahre 2002 und 2003 lehrte ich drei Gruppen von jungen Erwachsenen Achtsamkeitsmediation in einem Gefängnis in Los Angeles: Eine Gruppe Afroamerikaner und Latinos, junge Männer im Alter von 14 bis 18 Jahren, eine zweite Gruppe junger Frauen und eine dritte Gruppe in einer speziellen Versorgungsabteilung für Mädchen, die in Gefangenschaft Suizid versucht oder andere verletzt hatten.

Wir begannen die meisten Unterrichtsklassen mit einem Vorstellungskreis, um festzustellen, wem ein Gerichtstermin bevorstand, wer bald verurteilt oder in ein anderes Gefängnis gebracht würde, oder wer schwierige Nachrichten von Familie und Freunden erhalten hatte. Dann leitete ein Mitglied der Gruppe eine kurze Meditation über Liebende Güte an und bezog jeden mit ein, der an intensiver Angst, Verzweiflung oder Kummer litt. Nach einigen kurzen Meditationen (mit einfacher Sprache, normalerweise für jüngere Kinder gedacht; vgl. unten) führte ich eine 20 Minuten dauernde Achtsamkeitsmeditation mit anschließendem Gespräch durch. Mehrere Male in diesem Jahreskurs erhielten wir die Erlaubnis, ein halbtägiges Retreat in der Gefängniskapelle abzuhalten. Von neun Uhr bis halb eins übten wir Sitz- und Gehmeditation und etwas Yoga. Ich brachte Berliner mit, die wir mit dem Wachpersonal teilten, das pflichtbewusst jede unserer Bewegungen beäugte. Ich war stets überrascht von der Bereitschaft der Gefangenen, an unbekannten und potentiell bedrohlichen Aktivitäten teilzunehmen, wie etwa das langsame Gehen im Außenbereich (mit Händen hinter dem Rücken, in Paaren), wo sie von anderen jungen Männern, die ihre Freizeit hatten, gesehen werden konnten. Viele dieser Gefangenen waren in schreckenerregenden Erwachsenengefängnissen zu langen Jahren verurteilt, manche sogar lebenslänglich. Sie hatten wenig zu verlieren, wenn sie etwas Neues ausprobierten. Einige sehnten sich nach einer zweiten Chance und waren entschlossen, nicht zu der Art Leben zurückzukehren, die sie ins Gefängnis gebracht hatte.

Ein Insasse, Derek, benutzte seine Achtsamkeitskenntnisse in der folgenden Weise: Eines Tages war er in Handschellen und wurde „wie ein Tier" in einen Metallkäfig geschoben, um zum Gericht transportiert zu werden. Unterwegs erinnerte Derek sich an die Meditationsanweisung: „Einfach sitzen, hier, und atmen!" Er kreuzte seine Beine, richtete seinen Rücken auf und saß während der Fahrt mit Gelassenheit und Ausgeglichenheit. Er hatte einen Weg gefunden, seiner Würde Ausdruck zu verleihen, inmitten einer demütigenden Situation. Die Meditation befreite ihn von seiner Wut und Feindseligkeit. Er konnte sich dem Richter gut präsentieren und berichtete später in der Gruppe von dem Erfolg.

Die meisten Mitglieder in Dereks Gruppe erzählten von positiven Resultaten aufgrund ihrer Achtsamkeitstreffen, von weniger Gewalt, mehr Kontrollgefühl, von einem Weg, mit schwierigen Emotionen umzugehen und einem seltenen Gefühl der Sicherheit und Freundlichkeit in der Gruppe selbst. Viele der Teilnehmer übten nur einmal pro Woche spontan Meditation und unterstützten damit ihre Fähigkeit zur emotionalen Selbstregulation in schwierigen Zeiten.

## Achtsamkeitsübungen für Kinder

Diese Übungen lassen sich bei Kindern vom Vorschul- bis ins Jugendalter einsetzen. Sie sind so gestaltet, dass sie Kindern helfen, einige Stabilität und Flexibilität für ihre Aufmerksamkeit zu kultivieren. Als Erstes kommt Entspannung, um überschüssige Spannung in Körper und Geist loszulassen. Dann folgt die Entwicklung des achtsamen Gewahrseins. Wir konzentrieren uns auf einen der fünf Sinne. Das erhöht die Aufmerksamkeit. Sie schafft größeres Interesse zum Objekt der Meditation. Die Übungen verringern Ablenkung und Geistesabwesenheit und verbessern die Schärfe des Gewahrseins.

## MEDITATION: DIE GLOCKE IM RAUM

Diese Übung kann für verschiedene Altersgruppen frei angepasst werden. Kinder sitzen still, knien (japanische Sitzweise) oder sitzen im Schneidersitz auf Kissen. Der Leiter zeigt die Übung, während er lehrt. Er spricht also von innen heraus, aus der Erfahrung. Er gibt folgende Anweisungen:

„Stell dir vor, du sitzt in einem unsichtbaren Ei. Da ist eine unsichtbare Schale um dich herum, wie ein großer Kreis, vorne, hinten, oben, unten und an den Seiten. Schließ deine Augen und bleib ganz still. Entspann dich in die Stille, ohne dich zu bewegen."

*Für Teenager:* „ Bleib ganz einfach in der friedvollen Stille, stell dir vor, du bist ganz entspannt. Nun entspanne dich in diesen Raum, soweit dein Geist gehen kann, bis das ganze Universum dazugehört."

*Für jüngere Kinder:* „Stell dir deine Arme und Beine, deine Hände und Füße, deinen ganzen Körper und deine Haut vor. Jetzt stell dir vor, das Ei ist so groß, dass es den ganzen Raum ausfüllt, in alle Richtungen, soweit du sehen kannst. Stell dir vor, du bläst eine Blase, und du bläst und bläst und sie wird größer und größer, bis du selbst die Blase wirst, so groß, dass du in den Weltraum reichst! Jetzt mach einige tiefe Atemzüge, folge dem Atem auf seinem Weg, bis tief in dich selbst hinein und dann den ganzen Weg zurück, bis in den entferntesten Raum. Lass dein Gefühl sich größer und größer anfühlen, und dann ruhe dich einfach in diesem großen Raum aus."

Der Leiter läutet dann die Glocke. „Versuche, den Klang der Glocke ganz bis zum Ende zu hören." *(Pause – bis der Klang unhörbar ist.)* „Jetzt schau mal, ob du zählen kannst, wie oft du die Glocke hörst." *(Glocke in Intervallen von 3 – 7 Minuten. Der Leiter wird die Glocke 3 – 9-mal pro Meditationssitzung schlagen.)*

Diese Meditation (Glocke im Raum) kann bis zu 10 Minuten dauern.

Danach frage, wie oft die Kinder die Glocke gehört haben. Alle Antworten werden als richtig angesehen, weil die Antworten einfach zeigen, wie oft die Glocke gehört wurde. Um die Bewusstheit zu erhöhen, frage: „Wenn der Klang der Glocke verschwindet, wohin geht er?" Kinder bieten oft geistreiche und tief gehende Antworten auf diese Frage.

## MEDITATION: WECKE DEINE SINNE AUF!

„Fühle deine ganze Aufmerksamkeit sanft fallen, vom Scheitel deines Kopfes bis zum Nacken, leicht wie eine Schneeflocke oder wie ein Blatt, das still von einem Baum herabschwebt. Fühle, wie deine Aufmerksamkeit sich nach unten bewegt, durch deine Schultern, deine Arme und Hände, deine Brust, durch Bauch, Hüften und Oberschenkel, deine Beine, Knie und Fersen, in deine Füße, bis hinein in deine Zehen. Lass deinen Geist in deinem Körper ruhen, bemerke alle Gefühle in dir, Kribbeln, Schauer, Stiche, Nichts, Wärme, Kühle, Sanftheit, Härte, Entspannung oder Enge. Bemerke, wie die Empfindungen und Gefühle sich ändern, wenn du die Aufmerksamkeit darauf richtest. Schau, ob du die Stille deines Körpers fühlen kannst, wenn du sitzt, inmitten der Empfindungen, die sich ständig ändern. Beweg dich wenig dabei." Wenn die Kinder sieben Jahre alt sind oder älter, kann die geführte Mediation 10 Minuten lang sein.
*Berührung:* „Fühle alle die Stellen, wo der Körper den Boden berührt, wo deine Kleidung deinen Körper berührt, wo deine Lippen sich berühren, wo deine Augenlider die Augen berühren." Kinder können auch ein Objekt halten, etwa einen abgerundeten Stein, um taktiles Gewahrsein zu erforschen. „Fühle das Gewicht des Steines in deiner Hand. Ist er schwer? Ist er leicht? Sanft? Rund?"
*Hören:* Kinder können sich auch mit Hörerfahrungen beschäftigen, auf Geräusche der Natur oder die Geräusche im Klassenraum oder Therapieraum hören. „Kannst du die Ohren einfach Geräusche hören lassen? Kannst du den Klang des Regens hören? Das Geräusch des Flugzeugs? Höre so lange auf das Flugzeug, bis es verschwindet. Höre einfach auf den Klang, ohne dich zu wundern, was du hörst, ohne zu versuchen herauszufinden, was es ist. Kannst du hören (der Leiter macht ein Geräusch, ein Seufzen o. Ä), ohne es Seufzen oder Husten zu nennen, einfach nur hören?"
*Geruch:* Das Sprühen einer verdünnten Essenz ermöglicht eine Geruchserfahrung. „Bemerke, was du riechst, den Duft, der in der Luft ist. Bemerke, ob er angenehm oder unangenehm für dich ist. Wenn er angenehm ist, schau, ob deine Nase mehr riechen will. Wenn du den Duft nicht magst, bemerke, wie du die Nase zuhalten oder dich abwenden willst. Schau was passiert, wenn du nichts bemerkst."
*Sehen* und *Geschmack*: Siehe die Apfelmeditation unten als Übung für die visuelle und die Geschmackswahrnehmung.

Falls die Kinder jünger als sieben Jahre alt sind, kann jede der Sinnesmeditationen sehr kurz sein. Sind die Kinder sieben Jahre oder älter, können sie die Sinne (pro Sinn eine Minute lang) erforschen und mit Aufmerksamkeit für ihre Emotionen und Gedanken experimentieren. Zwischen den Meditationen besprich mit den Kindern, wie die Meditation für sie war. „Ändert sich der Wunsch, für unsere Erfahrung aufmerksam zu sein? Bemerken wir mehr?“ Ältere Kinder können auch damit beginnen, zwischen sensorischen Erfahrungen zu unterscheiden und, wie wir automatisch unsere Erfahrungen mit einem Etikett versehen und über sie nachdenken. Bring Wärme, Sanftheit und präzises Detail in die Anweisungen.

### APFELMEDITATION

Jedes Kind bekommt einen Apfel. Zuerst überlegen die Kinder, wie der Apfel Teil des netzwerkgleichen verbundenen Gewebes und der Verwandtschaft allen Lebens ist.

„Woher kommt der Apfel? Aus dem Geschäft? Wie kam er in den Laden? Wo war er vorher? Woher kam der Apfelbaum? Aus einer Blüte? Von einem Baum? Aus einem Samenkorn? Was ernährt sein Wachstum? Regen? Erde? Sonnenlicht? Wie viele Leute, welche Art von Arbeit helfen dabei, diesen Apfel vom Baum in deine Hand zu bringen?“

Dann wird den Kindern eine Essmeditation gelehrt.

„Bevor du den Apfel isst, schau ihn dir gut an. Welche Farbe, Form, Größe siehst du? Riech mal am Apfel. Wie riecht er? Wie fühlt er sich in deiner Hand an? Noch nicht reinbeißen! Lerne den Apfel kennen und beobachte dann: Bist du in Eile, schon reinzubeißen? Jetzt nimm einen Bissen. Langsam, aber noch nicht schlucken! Entdecke, was deine Zunge macht, während du kaust. Kaue im Zeitlupentempo und sieh, ob du fühlen kannst, wie deine Zunge den Apfel bewegt und ihn gegen deine Zähne drückt. Was passiert sonst noch? Schmeckst du ganz viel? Wonach schmeckt es genau? Ist es süß? Willst du mehr? Willst du schnell ein neues Stück abbeißen, bevor du dies geschluckt hast? Was passiert, wenn du das tust?“

Die Kinder lernen, wie sie sich bremsen und achtsam für ihre Eindrücke und Impulse sein können. Sie sehen die Verbindung zwischen angenehmen Empfindungen, Wollen und ihrer Eile, mehr zu bekommen.

### MEDITATION DER LIEBENDEN GÜTE

„Finde eine angenehme, entspannte Sitzposition und schließe deine Augen. Erinnere dich an etwas, dass dich in deinem Innern gut fühlen lässt. Kreuze deine Hände auf deinem Herzen und schicke ein Lächeln in den ganzen Körper. Entspanne dich und fühle dich überall warm und glücklich im Innern. Lass das Gefühl des Glücks, des Friedens, der Freundlichkeit und der Liebe von deinem Herzen sich durch den ganzen Körper ausbreiten. Dann schicke Liebende Güte, Wärme und Glück zu jemandem in deiner Familie. Dann schicke Liebende Güte, Wärme und Glück zu einem Tier, wenn du eines hast. Oder zu einem Freund. Du kannst Güte zu deiner Klasse in der Schule oder zu deiner Nachbarschaft, zu deinem Land und in die ganze Welt schicken. Schicke Frieden zu allen Geschöpfen, Zweibeinern, Vierbeinern. und, nicht zu vergessen, natürlich auch zu allem, was fliegt, schwimmt, gleitet oder kriecht. Wir wollen nichts auslassen!"
Kleine Kinder werden oft ausrufen „Was ist mit Kaulquappen?" oder „auch Spinnen?" Wir konzentrieren Herz und Verstand, strahlen Freundlichkeit und Mitgefühl in alle Richtungen aus und breiten unsere Liebende Güte in die ganze Welt aus.

Achtsamkeitspraxis und klinische Arbeit mit Kindern können einander nähren. Unsere Achtsamkeitspraxis hilft uns, in die Kinderwelt zu gelangen, indem sie uns lehrt, mit unseren Ideen leichter umzugehen. Sie trainiert Therapeuten und Eltern, sich mehr von emotionaler Reaktivität zu befreien, gewährt genügend Stille, um in diesem kostbaren Moment der Bezogenheit und des Wandels aufmerksam zu sein für die Erfahrung des Kindes und unsere eigene. Unsere Aufmerksamkeit als Erwachsene wird kontinuierlich beiseite gefegt, in eine diskursive Träumerei. Die Absicht der Achtsamkeitspraxis ist es aber, den „Anfängergeist" wiederherzustellen. Mit dieser Absicht können Therapeuten und Eltern lernen, dem Kind mit größerer Klarheit und Authentizität zu begegnen. Sie können vom Kind lernen, wie man im gegenwärtigen Augenblick lebt.

**KAPITEL 11**

# Achtsamkeitsforschung

SARA W. LAZAR

Dieses Kapitel gibt einen Überblick über die wissenschaftliche Arbeit zur Achtsamkeit und Meditation. Das Kapitel hat vier Teile:

1. eine Innensicht auf die Meditation und ihre vermuteten Mechanismen
2. Forschung, die untersucht, ob Achtsamkeit in der Psychotherapie funktioniert
3. Forschung zur Biologie der Meditation
4. Zukünftige Richtungen für Forschungsprojekte

Diese Rezension ist nicht umfassend, sondern beabsichtigt, klinisch Tätigen einen Eindruck zu vermitteln, welche Herausforderungen, Methoden und Forschungsergebnisse es in der empirischen Untersuchung der Achtsamkeit gibt.

## Die innere Seite der Achtsamkeit und Konzentration

Was passiert eigentlich, wenn wir Meditation praktizieren? Hilfreich ist es vielleicht, frühere Konzepte Revue passieren zu lassen. Aufmerksamkeit ist gerichtetes Gewahrsein. Der Begriff der *Konzentration* meint eine gerichtete Aufmerksamkeit auf ein einzelnes Objekt, etwa auf den Atem oder auf ein Mantra, wohingegen *Achtsamkeit* sich allgemein auf die Erforschung des *Abgelenkt-Seins* von der Konzentration, wie etwa Empfindungen, Gedanken und Gefühle richtet. Die Technik der Achtsamkeitsmeditation (AM) kombiniert Konzentration mit Achtsamkeit, besonders in den Frühstadien der Praxis, wenn wir unsere Aufmerksamkeit öfter stabilisieren müssen. Die Konzentrationsmeditation (KM) schließt Achtsamkeit für Ablenkungen mit ein, es wird lediglich festgestellt, dass das Mentale „woanders" war.

Die meisten Forschungsprojekte zu achtsamkeitsbasierter Behandlung untersuchen das achtsamkeitsbasierte Stress-Reduktionsprogramm (MBSR), das besonders die Achtsamkeit im Alltag betont (d. h. nicht nur die formale Meditation). Es gibt nicht-spezifische Elemente in diesem und in den anderen achtsamkeitsbasierten Programmen, wie etwa Gruppenunterstützung, Psychoedukation und kognitiv-behaviorale Fertigkeiten, die wahrscheinlich zu den Ergebnissen beitragen. KM ist der wesentliche Bestandteil der Tranzendentalen Meditation (TM) (Alexander, Langer, Newman, Chandler & Davies, 1989) und bei Bensons Entspannungsreduktion (ER) (Benson, Beary & Carol, 1974). Keines dieser Programme betont Achtsamkeit im Alltag. KM wird natürlich Achtsamkeit erbringen, aber das ist nicht ihr Ziel.

Wenn wir meditative Praxis untersuchen, brauchen wir Modelle, um zu verstehen, was wir beobachten. Das *kognitive* Modell kann eines sein. Delmonte (1987) zum Beispiel vertritt die Ansicht, dass KM und AM gemeinsame Elemente haben. Beide führen zu einer Verminderung *kognitiver Konstruktbildung*. Kognitive Konstruktbildung bezieht sich auf diskursives oder ausgeprägt kompliziertes Denken. Delmonte stellt fest, dass diskursives Denken in der KM blockiert und in der AM zeitweilig *aufgehoben* wird. In der Praxis trainieren KM und AM einen Patienten, seinen Gedankenstrom zu unterbrechen, indem der Fokus auf den Atem, ein Mantra oder ein anderes Objekt der Aufmerksamkeit gelenkt wird.

Ein weiteres Modell kann das *physiologische* sein. Der Fokus auf den Atem oder ein Mantra wird ohne Weiteres eine Entspannungsreaktion zur Folge haben. Diese ist eine Verminderung der physischen Erregung, wie bei der Hautleitfähigkeit oder der Herz- und Atmungsfrequenz (Delmonte, 1984; Wallace, Benson & Wilson, 1971). Verbesserungen der psychologischen und allgemeinmedizinischen Verfassung können zum Teil aufgrund reduzierter physischer Erregung und reduzierten Stresses vorkommen. Dieses Modell passt gut zu den Ergebnissen der KM, weil mentale Ablenkungen irrelevant sind. Allerdings ist Stressverminderung auch ein Kernaspekt des Achtsamkeitsprogramms von Jon Kabat-Zinn (1990). Obwohl dieses Programm und KM-basierte Programme wie TM und ER nachweislich als medizinische Interventionen wirksam sind, sind die Wirkmechanismen unterschiedlich. Es ist also möglich, dass einige Patienten von der einen Methode mehr als von der anderen profitieren können. Zum Zeitpunkt dieses Berichts gibt es aber noch keine systematischen Studien, die dieses Thema angehen.

## Funktioniert Achtsamkeit?

Wenn wir die Wirksamkeit der Achtsamkeit für psychologische oder physische Probleme auswerten, untersuchen wir, ob die Leute davon profitieren, absichtlich bei dem Unbehagen in ihrem Leben zu *bleiben* statt bei der üblichen Strategie: zu vermeiden, zu verleugnen, oder zu versuchen, das Problem loszuwerden. Für ausgezeichnete kritische Rezensionen der Literatur zu klinischen Ergebnissen bei Achtsamkeit und Meditation siehe Baer (2003) und Bishop (2002), Bonadonna (2003) und Grossman, Niemann, Schmidt und Walach (2004).

Der bloße Umfang der ermutigenden Forschungsdaten lässt die Annahme zu, dass AM einige gesunde Wirkungen auf eine Reihe von physischen und emotionalen Krankheiten hat. Relativ gesehen gibt es allerdings nicht genug gut entworfene Experimente, die die Wirksamkeit von Achtsamkeitsprogrammen wissenschaftlich auswerten. Vielen Achtsamkeitsstudien mangelt es an angemessenen Kontrollen. Zum Teil liegt der Grund in der Schwierigkeit, Kontrollinterventionen zu schaffen, die genügend mit den Kernelementen der Achtsamkeitspraxis übereinstimmen. Um zum Beispiel eine Kontrollstudie von MBSR zu machen, brauchten wir ein 8-Wochen-Format, mit 40 Minuten täglicher Hausarbeit, die verlockend genug ist, damit die Teilnehmer dem nachkommen. Das Programm darf aber keinen therapeutischen Wert haben.

Baer (2003) überprüfte 22 Studien, die entweder MBSR-Programme oder achtsamkeitsbasierte kognitive Therapie (MBCT) verwenden, die selbst nach dem MBSR-Protokoll gestaltet wurde. Andere wirksame Behandlungsprogramme mit Achtsamkeitskomponenten, wie etwa die Dialektische Verhaltenstherapie (DBT) und die „Akzeptanz- und Commitment"-Therapie (ACT) waren in Baers Studie nicht eingeschlossen, weil sie weniger gezielt achtsamkeitsbasiert sind. Krankheitsbilder, die in Baers Studie behandelt wurden, waren Ängstlichkeit, Depression, Esssucht, chronischer Schmerz, Fibromyalgie, Schuppenflechte, Stress-Syndrom im Zusammenhang mit Krebserkrankung sowie medizinische und psychologische Funktionen in Normalpopulationen. Die Mehrheit der Studien wendet wiederholte Messungen an, Vor- und Nachprüfungen, oder Folgestudien. Baer kommt zu dem Schluss, dass MBSR „wahrscheinlich wirksam" ist (entsprechend den Standards der American Psychological Association, Division 12, Task Force on Promotion and Dissemination of Psychological Procedures, vgl. Chambless et al., 1998). Dies basiert auf einer begrenzten Anzahl an kontrollierten Studien. Für die Behandlung von Depressionen wird die MBCT wahrscheinlich das Ziel mit einer größeren Zahl solcher Studien von unabhängigen Forschungsteams erreichen, die Vergleichsgruppen mit einbeziehen. Baer fügt hinzu:

TABELLE 11.1

| Zustand | Intervention | Befunde | Probleme | Literatur |
|---|---|---|---|---|
| Ängstlichkeit | Unkontrollierte MBSR* -Studie zu GAD (Verallgemeinerte Angststörung) und Panikstörung (Vor-Nach mit 3-monatiger Nachfolgestudie. n=24 [*Abkürzungen sind unten erläutert, am Ende der Tabelle] | Auf der Beck und Hamilton Skala, signifikante Abnahme der Punktzahl bei Depression und Ängstlichkeit beim Vergleich der Vor- und Folgestudie; Aufrechterhaltung dieser Veränderungen bei 3-monatiger Follow-Up-Studie. Nur halb so viele Patienten berichteten Panikattacken in der letzten Kurswoche im Vergleich zur Woche vor Kursbeginn. Ebenso signifikante Abnahme im Fear Survey Schedule & Mobility Inventory für Agrophobie. Nach 3 Monaten praktizierten 84% noch mindestens 3 x pro Woche formale Achtsamkeit. | Keine Kontrollgruppe. 12 der 24 Patienten nahmen während der Intervention Anxiolytica ein. | Kabat-Zinn et al. (1992) |
| | Dreijährige Folgestudie auf die obige Untersuchung n=18. | Die Veränderungen bei der Anfangsstudie wurden zu dem Dreijahreszeitpunkt aufrechterhalten. Von den 18 Subjekten, die für den Dreijahreszeitraum verfügbar waren, übten 16 die informelle Technik des Atemgewahrseins im Alltag und berichteten, dass das Programm einen nachhaltigen Wert auf ihr Leben habe. 38% (n=7) betrieben noch 3 x pro Woche formale Praxis. | Die Hälfte der Versuchspersonen hatte zusätzliche Psychotherapie wegen Ängstlichkeit in der Interventionsphase. Lässt vermuten, dass MBSR als alleinstehende Therapie bei Angst nicht genügt. Dennoch, angesichts des Zeitaufwandes für formale Praxis, deutet die hohe Zahl fortgesetzter Praxis darauf hin, dass diese Intervention eine starke positive Wirkung auf die Patientenleben gehabt hat. | Miller et al. (1995) |
| Schwere Depression | Zufallsauswahl TAU oder TAU plus MBCT bei Depression. n=149 | Keine Veränderung beim Auswertungskriterium Stimmung. Folgestudie 1 Jahr später: die Patienten hatten in der MBCT-Gruppe signifikant reduziertes Wiederauftreten oder reduzierte Rückfallrate verglichen mit TAU. Obwohl 90% der Patienten mindestens die Hälfte des 8-Wochen-Programms beendet hatten, war Drop-Out signifikant. Beste Ergebnisse für VPN, die wenigstens 4 Wochen des MBCT-Kurses abgeschlossen hatten. | Nur Patienten mit mindestens drei früheren depressiven Episoden zeigten relative Verbesserungen zu TAU. Kontrollgruppen erhalten nur TAU. Könnte ein unspezifischer Effekt sein wegen der Zuwendung, Peer Unterstützung usw. | Teasdale et al. (2000) |

**TABELLE 11.1** (Fortsetzung)

| Zustand | Intervention | Befunde | Probleme | Literatur |
|---|---|---|---|---|
| | Zufallsauswahl nach TAU oder TAU plus MBCT n=45 | Signifikante Zunahme beim Anteil der spezifischen Erinnerungen, Vor- und Nachintervention verglichen mit Kontrollgruppe. | Nur Kontrollgruppe erhielt TAU. Könnte ein unspezifischer Effekt sein wegen der Zuwendung, Peer Unterstützung usw. | Williams et al. (2000) |
| | Zufallsauswahl nach TAU oder TAU plus MBCT n=75 | MBCT-Gruppe hatte nur 50% Rückfälle oder Wiederauftreten verglichen mit TAU. Bessere Patientenretention als bei Teasdale et al. (2000). | Bei Patienten mit nur zwei vorherigen depressiven Episoden weniger wahrscheinlich, den Kurs zu beenden. | Ma und Teasdale (2004) |
| Schmerz | Unkontrollierte MBSR Studie für chronische Schmerzen. n=51 | 50% der VPN hatten mehr als 50% weniger bei PRI. 65% hatten eine Reduktion von wenigstens 33%. | Keine Kontrollgruppe | Kabat-Zinn (1982) |
| | Unkontrollierte MBSR-Studie für chronische Schmerzen (eine Vergleichsgruppe ohne Behandlung wurde benutzt) n=90 | Eine Reduzierung von 58% bei PRI und 30% bei BPPA und bei ‚Levels of interference'-Skalen wurden von der Mehrzahl der Versuchspersonen berichtet. Um 35-50% verminderte Mittelwerte bei MSCL-, TMD- und GSI-Ergebnissen. Keine Veränderung für diese Werte in der Vergleichsgruppe. | Unkontrolliert. Vergleichsgruppe war nicht gut angepasst bei den Skalen physischer Schmerz (PRI) und emotionalem Schmerz (TMD). | Kabat-Zinn et al. (1985) |

**TABELLE 11.1** (Fortsetzung)

| Zustand | Intervention | Befunde | Probleme | Literatur |
|---|---|---|---|---|
| | Follow Up – Beobachtungsstudie für MBSR bei chronischem Schmerz. n=225 | Patienten wurden über einen Zeitraum von 2,5 Monaten bis 4 Jahren durch Postintervention kontaktiert. Obwohl die PRI-Ergebnisse 6 Monate nach der Intervention zu Werten vor der Intervention zurückkehrten, blieben alle weiteren Werte (POMS, SCL-90R, MSCL und BPPA) 4 Jahre lang bei Werten nach der Intervention. Nach einem Jahr übten etwa 50% der VPN noch regelmäßig formale Meditation (≥3x pro Woche). Nach vier Jahren praktizierten noch 30% regelmäßig. | Unkontrolliert. Regressionsanalyse angewandt, was statistisch unangemessen war. | Kabat-Zinn et al. (1987) |
| Fibromyalgie [Schmerzen des Muskel-Sehnen-Apparates, der Knochen und des Bindegewebes] | Unkontrollierte MBSR-Studie, modifiziert für Fibromyalgie. n=59 | 50% der Patienten zeigten ≥ 25% Verbesserung bei wenigstens 50% der Ausgangsmessungen (VAS für Schlaf und Schmerz), SCL-90-R, CSQ, MSCL, FIO und FAI). 19% der Patienten zeigten ≥ 50% Verbesserungen bei mindestens 50% der Ausgangsmessungen. | Unkontrolliert. Die Hälfte der Patienten waren klassifiziert als "gaben keine Auskunft" (>_ 25% Verbesserung bei mindestens 50% der Skalen). Ursprünglich waren 77 Patienten gelistet, 18 davon verließen aber die Studie in den ersten 2 Wochen und waren nicht Teil der Analyse. | Kaplan et al. (1993) |
| | Kontrollierte MBSR-Studie, modifiziert für Fibromyalgie. n=121 (79Teilnehmer, 42 Warteliste oder keine Behandlung) | 67% der Teilnehmer berichteten Symptomverbesserungen verglichen mit 40% in den Kontrollgruppen. Die Veränderung bei den Fibromyalgie-Symptomen war 16% größer als bei den Kontrollgruppen. Die Abnahme bei SCL-90-R war 32% größer als bei den Kontrollgruppen. | Kontrollgruppe Warteliste. Könnte ein unspezifischer Effekt sein wegen der Zuwendung, Peer Unterstützung usw. Zur Intervention gehörte Edukation zu Schmerz, Stress und Kommunikation, was wahrscheinlich auch zu den Veränderungen in den Ergebniswerten beitrug. | Goldenberg et al. (1994) |
| Bulemie | Unkontrollierte MBSR-Studie, modifiziert für Bulemie. n=18 | Signifikante Abnahmen in Zahl und Stärkegrad der Exzesse. Verringerte Werte waren bezogen auf Zunahmen der Essenskontrolle, Sättigungsempfinden und Achtsamkeitsgefühl. Signifikante Abnahmen bei Becks Angst- und Depressionsskalen. | Keine Kontrollgruppe | Kristeller und Hallett (1999) |

**TABELLE 11.1** (Fortsetzung)

| Zustand | Intervention | Befunde | Probleme | Literatur |
|---|---|---|---|---|
| Gemischte Population | Beobachtungsstudie mit einjähriger Follow-up für MBSR. Medizinisch heterogene Population (17% Angst/Panik, 16 % Depression, 27% Schmerz). n=136 | 44% Verringerung in der Angst-Unterskala des SCL-90-R und 34% Abnahme in der Depressionsskala. Signifikante Zunahme bei den gesundheitsrelevanten „Quality of Life"-Werten (SF-36) und 28% Verringerung bei den körperlichen Symptomen (MSCL, 8% Abnahme bei Schmerz). Die meisten Verbesserungen wurden nach einem Jahr Follow-up beibehalten, eingeschlossen Ängstlichkeit und Depression (n=41). Nach 1 Jahr übten 70% (n=31) noch formale Meditation, öfter als dreimal pro Woche. | Keine Kontrollgruppe. Nur 30% der Teilnehmer antworteten nach einem Jahr. Es kann sein, daß diese Patienten für die größere Gruppe nicht repräsentativ sind. (Patienten mit signifikanten Verbesserungen mögen geneigter sein, auf den Fragebogen zu antworten). | Reibel et al. (2001) |
| Volontäre | Randomisierte MBSR-Studie, Warteliste-Kontrollgruppe mit gesunden VPN. n=28 | Interventionsgruppe erlebte eine signifikant größere Abnahme der SCL-90-R Werte, 59% Abnahme bei Depression und 60% bei Angst (vs. 7% und 10% in der Kontrollgruppe). Signifikante positive Veränderungen bei Selbstkontrolle- und Akzeptanz-Skalen sowie eine kleine aber signifikante Zunahme in der Kategorie Spiritualität. | Versuchspersonen waren College Studenten, eingeschrieben für Verhaltensmedizin. Alle außer einer waren weiblich. | Astin (1997) |
| | Warteliste-Kontrollgruppe mit gesunden VPN. n=28 | Depression und 60% bei Angst (vs. 7% und 10% in der Kontrollgruppe). Signifikante positive Veränderungen bei Selbstkontrolle- und Akzeptanz-Skalen sowie eine kleine aber signifikante Zunahme in der Kategorie Spiritualität. | Alle außer einer waren weiblich. | |

**TABELLE 11.1** (Fortsetzung)

| Zustand | Intervention | Befunde | Probleme | Literatur |
|---|---|---|---|---|
| | Randomisierte MBSR-Studie, Warteliste-Kontrollgruppe mit gesunden Studenten. n=78 | Signifikante Abnahme bei Zustands- und Trait-Ängstlichkeit (STAI), Depression (SCL-90) und Zunahmen bei Spiritualität und Empathie (INSPIRIT und ECRS). Resultate waren repliziert worden in der Warteliste-Gruppe. | Es machte sich bemerkbar, dass der Termin für die Nachintervention in die Examenszeit fiel, eine Hochstress-Periode. | Shapiro, Schwartz und Bonner (1998) |
| Krebs-erkrankung | MBSR-Studie mit Brust- und Prostata-krebs Patienten. n=58 | Fand Verbesserungen bei Quality of Life und Schlafqualität; geringere Symptome von Ängstlichkeit und Depression, gemessen mit SOSI. Geringere Werte für systolischen Blutdruck, was bis zu einem Jahr (Postintervention) anhielt; signifikante Minderungen bei verschiedenen Immunparametern, einschließlich gamma-Interferon und Interleukin (IL) (beide sind assoziiert mit Depression bei Karzinompatienten). Dreifache Zunahme bei IL-4, was das Wachstum der Brustkrebszellen in vitro verlangsamte. | Obwohl keine Korrelation zwischen den Veränderungen bei Immun- und psychologischen Meßwerten gefunden wurden, hält man dafür, dass die signifikanten Veränderungen bei biochemischen Markern für die Progression der Krankheit eine Rolle spielen.<br>Das gibt Hoffnung für die Theorie, dass Meditation einen direkten Effekt auf das medizinische Ergebnis haben kann und nicht allein auf die Stimmung des Patienten. | Carlson et al. (2003, 2004) |
| | Randomisierte aktive Kontrollgruppe; MBSR für Stage II Brustkrebs. n=63 | Die Studie richtete sich spezifisch auf Schlafstörungen. Fand verbesserte Schlafqualität, besonders bei Patienten, deren Schlafbeschwerden stressbezogen waren. Obwohl keine Korrelation zwischen der Häufigkeit der formalen Meditationsübungen und Schlafverbesserungen bestand, gab es eine positive Interaktion zwischen dem Gefühl, nach dem Schlaf erfrischt zu sein, und dem Ausmaß informeller Meditationspraxis zwischen den wöchentlichen Kursterminen, wie die Patienten berichteten. | Die Gruppen unterschieden sich signifikant an der baseline, möglich aufgrund der Randomisierung, bevor baseline-Messungen gesammelt wurden. | Shapiro et al. (2003)<br>Kabat-Zinn et al. (1998) |

**TABELLE 11.1** (Fortsetzung)

| Zustand | Intervention | Befunde | Probleme | Literatur |
|---|---|---|---|---|
| Psoriasis (Schuppenflechte) | Randomisierte Studie formaler Achtsamkeitspraxis Während UV- Behandlung (keine Abendklassen oder Hausarbeit) versus Behandlung ohne Meditation. n=37 | Signifikante Unterschiede zwischen den Gruppen bei Anzahl der Tage, bis die Haut sich klärte. Bedeutsam ist, im Unterschied zu den anderen Studien, von denen wir bisher berichtet haben, dass Patienten dieser Studie keinerlei soziale Unterstützung, psychologische Edukation oder kognitive Therapieelemente einer MBSR typischen Intervention. erhielten<br>Sie praktizierten nur achtsame Aufmerksamkeit auf den Atem, keinen Yoga, keinen Body-Scan, und nur während der Behandlung (kein tägliches Üben).<br>Auch war das Ergebnis ein rein medizinisches (Zeit für Hautreinigung), was die Vermutung aufkommen lässt, daß MBSR (mit diesem o. g. reduzierten Protokoll) profunde physiologische Wirkungen erzielen kann, die direkt gesundheitliche Ergebnisse beeinflussen und nicht nur psychologische Ergebnisse erzielen. | | Kabat-Zinn et al. (1998) |

Anmerkung: MBSR, mindfulness-based stress reduction; MBCT, mindfulness-based cognitive therapy; GAD, generalized anxiety disorder; TAU, treatment as usual; MSCL, medical symptom checklist; TMO, total mood disturbance; POMS, Profile of Mood States; STAI, State-Trait Anxiety Inventory; SCL-90-R, Symptom Checklist-90 Revised; GSI, General Severity Index; PRI, Pain Rating Inventory; BPPA, Body Parts Problems Assessment; FIQ, Fibromyalgia Impact Questionnaire; FAI, Fibromyalgia Attitude Index; CSQ, Coping Strategies Questionnaire; SF-36, Short Form 36; BOI, Beck Depression Inventory; VAS, visual analogue scale; SOSI, Symptoms of Stress Inventory; INSPIRIT, Index of Core Spiritual Experiences; ECRS, Empathy Construct Ratings Scale; UV, ultraviolet.

> *Trotz methodischer Schwächen lässt die bisherige Literatur vermuten, dass achtsamkeitsbasierte Interventionen helfen können, eine Reihe von Problemen der psychischen Gesundheit zu lindern und die psychologische Funktionstüchtigkeit zu verbessern. Diese Studien deuten auch darauf hin, dass viele Patienten, die an achtsamkeitsbasierten Programmen teilnehmen, trotz der hohen Anforderungen an die Übungszeit zu Hause bis zum Schluss mitmachen. Eine beachtliche Untergruppe wird weiter Achtsamkeitsfertigkeiten üben, noch lange, nachdem das Behandlungsprogramm geendet hat. (Baer, S. 139)*

Eine ähnliche Schlussfolgerung zur Effektivität mit einer deutlichen Empfehlung für weitere Forschung findet sich in einer Rezension von Bishop (2002). Für Einzelheiten siehe Tabelle 11.1. Hier finden Sie einige Krankheitsbilder, die mit MBSR und MBCT getestet wurden, sowie die Methodik und das Ergebnis für jede Studie. In dem sich schnell ausweitenden Feld achtsamkeitsbasierter Therapie werden laufend neue Studien veröffentlicht.
Der Leser wird auf die Internetseiten der achtsamkeitsbasierten Behandlungsprogramme im Anhang A verwiesen. Die jüngsten Ergebnisse der Behandlungsprogramme sind dort gelistet.

Die DBT und ACT schließen beide Achtsamkeit in Theorie und Praxis ein, wie in Kapitel 6 schon erwähnt. Für eine ausführliche Darstellung der Achtsamkeitskomponenten in der DBT siehe Robins, 2002; für die ACT siehe Hayes, 2002 und für eine Übersicht zu Achtsamkeit bei beiden Ansätzen siehe Hayes, Follette & Linehan, 2004. Beide dieser Multikomponenten-Behandlungsprogramme werden von einer kleinen, aber wachsenden Anzahl randomisierter, kontrollierter Ergebnisstudien (Hayes, Masuda, Bissett, Luoma & Guerrero, 2004) gestützt.

Die DBT und ACT sind beide mit schwierigen Patientenpopulationen getestet worden. An der ersten kontrollierten Studie für die DBT nahmen chronisch suizidale Patienten mit Borderline-Persönlichkeitsstörungen (BPS) teil (Linehan, Armstrong, Suarez, Allmon & Heard, 1991). Bei einer Folgestudie ein Jahr später hatte die DBT-Gruppe signifikant weniger parasuizidale Vorfälle, weniger Krankenhaustage und blieb länger in Behandlung als die Kontrollgruppe (Behandlung wie üblich). Die DBT hat auch

Erfolge bei Borderline-Patienten gezeigt, die Substanzmissbrauch trieben. (Linehan et al., 1999, 2002) Die DBT ist die am gründlichsten validierte und *weitverbreitetste* Behandlungsmethode für BPS (Bohus et al., 2000, 2004; Koerner & Linehan, 2000; Linehan, 2000), obwohl Langzeitstudien noch erstellt werden müssen (Westen, 2000). Der Ansatz der DBT ist auch erfolgreich bei der Behandlung von Esssucht (Telch, Agras & Linehan, 2001) und Bulemie (Safer, Telch & Agras, 2001) eingesetzt worden.

Kontrollierte Ergebnis-Studien zur ACT decken eine breite Reihe von Krankheitsbildern ab. Dazu zählen Depression (Zettle & Raines, 1989), Stress am Arbeitsplatz (Bond & Bunce, 2000) und Mathematik-Phobie (Zettle, 2003). Eine bemerkenswerte ACT-Studie zeigt 50 Prozent Rückgang der Rehospitalisierungsrate (nach 4 Monaten) bei Patienten mit positiven psychotischen Symptomen, nachdem sie nur vier ACT-Sitzungen hatten, verglichen mit der normalen Behandlung (Bach & Hayes, 2002). Siehe Hayes, Masuda et al. (2004) für eine Übersicht der ACT-Literatur. Interessante gesundheitsbezogene Befunde zur KM sind zunehmende Langlebigkeit bei Älteren in Seniorenheimen, die TM praktizieren (Alexander, Langer, Newman, Chandler & Davies, 1989) und verminderter Blutdruck bei Afroamerikanern älteren Jahrgangs (Schneider et al., 1995). Beide Studien wurden mit Kontrollgruppen verglichen. Bensons ER-Programm führte zu einer Abnahme in der Häufigkeit und Dauer epileptischer Anfälle (Deepak, Manchanda & Maheshwari, 1994) und zur signifikanten Verminderung prämenstrueller Syndrome (Goodale, Domar & Benson, 1990). Die Literatur zu Behandlungsergebnissen der konzentrationsbasierten Techniken, mit Ausnahme der gerade erwähnten, ist mit ähnlichen methodologischen Problemen belastet wie die Achtsamkeitsliteratur.

## Die Biologie der Meditation

Obwohl es zahlreiche Studien zu den durch die Meditationspraxis bedingten grundlegenden physiologischen, neurologischen und immunologischen Veränderungen gegeben hat, gibt es keine *direkte* Evidenz für die tatsächlichen Mechanismen, durch die Meditation seine Wirkungen geltend macht. In diesem Abschnitt erarbeite ich eine Übersicht der vorhandenen biologischen Daten der Achtsamkeitsmeditation, wie sie bis zum Zeitpunkt der Niederschrift vorlagen. Wichtig ist zu bedenken, dass die meisten dieser Studien gesunde Individuen, keine Patienten untersuchten. Also muss Vorsicht walten, wenn man versucht, diese Funde für klinische Populationen zu verallgemeinern. Für eine ausführlichere, frühere Durchsicht der Meditationsliteratur siehe Austin (1988) und Murphy, Donovan und Taylor (1997).

Einige der biologischen Studien haben widersprüchliche Ergebnisse. Der Grund ist zum Teil, dass die an den Studien teilnehmenden Personen unterschiedliche Meditationsarten übten und in und zwischen den Studien gibt es große Unterschiede bezüglich der Meditationserfahrung sowie einen Mangel an Kriterien, um die Professionalität der Meditierenden auszuwerten. Einige Studien haben Personen mit einer Praxiserfahrung von 2 Monaten bis zu 20 Jahren gemischt und wenig berücksichtigt, wie dies das Ergebnis beeinflusst.

Eine Stärke nicht-klinischer Studien ist, dass sie oft Kontrollbedingungen verwenden (meistens Ruhen) und in der Meditation unerfahrene Kontrollsubjekte. Es ist gut möglich, dass Leute, die sich dafür entscheiden zu meditieren, sich sehr von der durchschnittlichen Bevölkerung unterscheiden können. Daher können vermutete Unterschiede zwischen Experiment- und Kontrollsubjekten aufgrund der innewohnenden Unterschiede in diesen Populationen auftreten und nicht aufgrund der Wirkungen der Meditation. Wir brauchen Longitudinalstudien, um diese Bedenken direkt anzugehen, obgleich mehrere Studien feine Unterschiede zwischen Lang- und Kurzzeitpraktizierenden aufgezeigt haben, was gegen diese Hypothese sprechen mag.

### Kognitive Veränderungen

Erfahrene Meditierende behaupten, dass die Praxis ihre Fähigkeit erhöht, sich zu konzentrieren und mit stressvollen Stimuli umzugehen. Verschiedene Forscher haben hinsichtlich dieser Merkmale Unterschiede zwischen

Meditierenden und Kontrollsubjekten dokumentiert, was vermuten lässt, dass Behauptungen erfahrener Meditierender einige Gültigkeit haben.

*Stressreaktivität*

Die Entwicklung der Gelassenheit erhöht die Fähigkeit des Praktizierenden, bei negativen Ereignissen weniger reaktiv zu sein. Goleman und Schwartz (1976) stellten die Hypothese auf, dass Meditierende weniger physiologische Reaktivität auf unangenehme Stimuli zeigen sollten als Kontrollsubjekte. Um diese Hypothese zu testen, hatten sie den konduktiven Hautleitwiderstand (HKR) bei Meditierenden und Kontrollsubjekten gemessen, während die Subjekte sich nachgespielte Unfälle in einer Holzwerkstatt ansahen. HKR-Messungen erfassen, wie viel Schweiß als Indikator für die autonome Erregung produziert wird. Verglichen mit der Kontrollgruppe erfuhren die Meditierenden einen etwas erhöhten Anstieg der HKR, kehrten dann aber schneller als die Versuchsteilnehmer der Kontrollgruppe zu den Ausgangswerten zurück. Das deutet darauf hin, dass die Meditierenden eine erhöhte Antwortrate auf negative Bilder hatten, aber schneller in der Lage waren, die Bilder „loszulassen" und zu einem Zustand mentaler Ruhe und Ausgeglichenheit zurückkehren konnten. Vermutlich engagieren sich diese Subjekte nicht in Grübeleien, die die Dauer ihrer autonomen Erregung verlängern würde.

*Aufmerksamkeit*

Valentine und Sweet (1999) führten eine Studie durch, um direkt die Wirkung der Achtsamkeits- und Konzentrationsmeditation bei fortdauernder Aufmerksamkeit mit Anfängern und erfahrenen Meditierenden zu vergleichen. Interessant ist anzumerken, dass alle Versuchsteilnehmer buddhistische Meditation übten, aber entweder dem Achtsamkeits- oder dem Konzentrationsstil zugeordnet wurden. Das hing von der Selbsteinschätzung ab, was während der Meditation mentaler Fokus war. Obwohl die Größe des Samples recht klein war (9–10 pro Gruppe), war die Achtsamkeitsgruppe signifikant besser in ihrer Fähigkeit, unerwartete Stimuli auszumachen (Töne mit unterschiedlichen Wiederholungsfrequenzen) als die Konzentrationsgruppe. Dann waren alle Meditierenden besser als die dritte Gruppe der Kontrollsubjekte in ihrer Fähigkeit, alle Stimuli zu entdecken. Das lässt die Vermutung zu, dass beide Gruppen, AM und KM, einen erhöhten Aufmerksamkeitsgrad als Ergebnis ihres Übens entwickelt hatten. Als die Meditationsgruppen neu unterteilt wurden nach der Anzahl der Jahre, die sie praktiziert hatten, gab es eindrucksvolle und signifikante Unterschiede zwischen Anfängern und erfahrenen Versuchsteilnehmern bezüglich ihrer Fähigkeit, Stimuli wahrzunehmen. Solche Teilnehmer mit mehr als zwei Jahren Praxis konnten etwa fünf Prozent mehr Stimuli ausmachen als die Teilnehmer mit weniger als zwei Jahren Praxiserfahrung, unabhängig vom Meditationsstil (AM oder KM). Diese letzten Befunde lassen uns vermuten, dass die Unterschiede zwischen den Meditierenden und den Kontrollsubjekten durch die Wirksamkeit des Übens und nicht durch Persönlichkeitsunterschiede zwischen den Gruppen zustande kamen.

*Habituation*

Eine frühe Studie von Kasamatsu und Hirari (1973) mit vier erfahrenen Zen-Meistern zeigte, dass ihre EEG-Muster bei der Präsentation sich wiederholender Klick-Geräusche nicht habituierten (kein Anpassungseffekt), wohingegen die Muster in einer Kontrollgruppe von Nichtmeditierenden habituierten. Becker und Shapiro (1981) konnten diese Ergebnisse 15 Jahre später nicht replizieren, als sie drei Gruppen formten, zwei Kontrollgruppen und eine Meditierergruppe. Eine Kontrollgruppe wurde angewiesen, genau auf das Geräusch zu achten, die andere sollte es ignorieren. Die Teilnehmer in den unterschiedlichen Gruppen waren hinsichtlich des Alterswertes nicht normalisiert (Zen, 37,8 Jahre; Yoga, 31,5 Jahre; TM, 28,7 Jahre, die Kontrollgruppen, 26,5 Jahre und 29,5 Jahre). Dann unterschieden sich die Charakteristika der Geräusche und die Methode, wie die Klicks in den beiden Studien präsentiert wurden. Das mag auch zu den Unterschieden beigetragen haben. In der Studie von Kasamatsu und Hirari (1973) wurden die Geräusche durch Stereo-

Lautsprecher präsentiert, in der Becker Studie trugen die Versuchsteilnehmer Kopfhörer. Die physischen Empfindungen, die mit Kopfhörern assoziiert werden, könnten mehr Aufmerksamkeit auf die Ohren lenken und alle Subjekte aufmerksamer für die Klicks machen. Keine der Studien erwähnt das Lautstärkevolumen. Daher ist es also möglich, dass in der zweiten Studie die Geräusche lauter und eindringlicher waren und die subtilen Effekte der ersten Studie überspielten.

**Neurobiologische Veränderungen**

Zahlreiche Studien haben die Fähigkeit der Meditationstechniken dokumentiert, periphere autonomische Messungen wie etwa die Herz- und Atemfrequenz (siehe nächster Abschnitt) zu verändern. Doch unsere Unfähigkeit, Gehirnaktivitäten, die durch diese Übungen provoziert werden, direkt zu beobachten, hatte unser Verständnis der Geist-Körper-Dynamik begrenzt. Bemühungen sind jetzt im Gange, meditative Zustände neurologisch zu definieren. Es gibt Interesse, zwischen verschiedenen Meditations- und Yogapraktiken zu unterscheiden sowie meditative Zustände mit üblicheren Bewusstseinszuständen zu vergleichen, wie etwa lediglich zu ruhen oder zu schlafen. Vergleiche von verschiedenen Meditationsstilen kann die neuronale Basis des Bewusstseins erhellen.

Ein kniffliges Problem bei Studien zur Meditationsbiologie ist dadurch bestimmt, was genau im Geist des Praktizierenden vorgeht. Eine Person zum Beispiel, die ein Jahr AM praktiziert, kann hinsichtlich der quantitativen Werte aus der Sicht aktueller Praxis und zerebraler Prozesse näher bei einem KM-Praktizierenden liegen als jemand, der seit 30 Jahren AM praktiziert hat. Es kann sein, dass mentale Inhalte bei einem AM-Anfänger wenig exploriert werden. Die Frage, *was* wir praktizieren, wird wichtiger, wenn wir im Labor den Zeitrahmen der Beobachtung auf wenige Minuten reduzieren. Was macht der Praktizierende tatsächlich in den von Moment zu Moment getakteten zerebralen Bildstudien? Richtet er sich auf den Atem? Ist er abgelenkt? Bemerkt er, dass er abgelenkt worden ist? Kehrt er von der Ablenkung zum Atem zurück? Unsere experimentelle Technologie ist noch nicht in der Lage, diese Ereignisse zu unterscheiden.

Allerdings *hat* die Anwendung der bildgebenden Verfahren mehrere wichtige Beiträge zum Verständnis der Geist-Körper-Interventionen geliefert. Zuerst hat es eine Debatte in der Literatur darüber gegeben, ob Meditation einen diskreten Zustand induziert, der sich vom einfachen Ruhen oder frühen Stufen des Schlafes unterscheidet. EEG-Studien, funktionelle Magnetresonanztomografie (fMRT) und die Positronen-Emissions-Tomografie (PET) zeigen deutlich an, dass der Meditationszustand sich von Ruhen oder Schlaf unterscheidet (Hebert & Lehmann, 1977, Lazar et al., 2000; Lou et al., 1999). Diese Studien deuten auch an, dass nicht ein einziger „meditativer Zustand" gegeben ist. Stattdessen führen verschiedene Meditationsstile in der Gehirnaktivität zu verschiedenen Mustern. Das stimmt mit den subjektiven Berichten von Meditationspraktizierenden überein, die qualitativ unterschiedliche mentale Zustände beschreiben, nachdem sie diese unterschiedlichen Meditationsstile praktiziert haben. Die beiden bildgebenden Verfahren fMRT und PET, die in den vergangenen 10 – 15 Jahren entwickelt worden sind, ermöglichen Wissenschaftlern aktive Prozesse im Gehirn bei einer großen Auswahl von Aufgaben zu identifizieren. Einige Meditationsstudien, die diese Technologie benutzen, sind veröffentlicht worden.

Obwohl die PET und die fMRT dazu dienen können, Gehirnregionen, die während der Meditationspraxis aktiviert sind, zu identifizieren, erlaubt jede Methode, unterschiedliche Aspekte neuronaler Aktivität auszuwerten. FMRT-Daten können von allen Gehirnregionen kontinuierlich über viele Minuten gesammelt werden. Das erlaubt dem Forscher, dem Zeitverlauf neurologischer Aktivität am Beginn und in der Vertiefungsphase des meditativen Zustandes zu folgen. Zum Beispiel zeigen Monitordaten an, dass die Werte des fMRT-Signals in einer Kundalini-Meditation in einigen Regionen ansteigen, in anderen abnehmen. In Regionen, die an Aufmerksamkeit und physiologischer Modulation beteiligt sind, sehen wir Anstiege. Andere, wie der sensorische Kortex zum Beispiel, verzeichnen eine allmähliche *Abnahme* bei der Kundalini-Meditation (Lazar et a., 2000). Das stimmt mit einem Entzug der Aufmerksamkeit von physischen Empfindungen überein.

Dagegen produziert die PET nur ein Bild pro experimentellen Zustand. Der Wissenschaftler kann innerhalb dieser Periode nur die durchschnittliche Gehirnaktivität anschauen, nicht aber, wie sich das Bild verändert und über die Zeit entwickelt. Die Technik kann also bei spezifischen Neurotransmittern, wie etwa Dopamin, angewandt werden. Diese Eigenschaften des PET-Verfahrens sind bei Yoga-Nidra-Meditationen genutzt worden. Der Meditationsstil fördert den Anstieg der Aufmerksamkeit für die Sinne und nutzt Imagination und Konzentration, um eine emotionale Reaktivität hervorzurufen. Eine PET-Studie mit Yoga-Nidra-Praktizierenden zeigte, dass mehrere Gehirnregionen während der Meditation aktiviert wurden, einschließlich Regionen des primären sensorischen Kortex (Lou et al. 1999). Die Autoren fanden auch eine Abnahme in Regionen, die mit ausführender Kontrolle, emotionaler Verarbeitung und motorischer Planung zu tun haben. Das ist im Einklang mit der Hypothese, dass diese Funktionen in der Yoga-Nidra-Meditation gehemmt werden. In einer Nachfolgestudie zeigten die gleichen Forscher, dass nach der Yoga-Nidra-Meditation Dopamin in das Striatum abgegeben wird. Die Autoren plädieren dafür, dass dies mit abnehmendem motorischen Planen und zunehmender physischer Entspannung übereinstimmt (Kjaer et al., 2002).

In einer anderen Untersuchung mit Konzentrationsmeditierenden fanden Newberg und sein Team (2001) eine Abnahme in der seitlichen Lappenaktivität. Diese Region ist an der sensorischen Integration beteiligt. Wunden in diesem Bereich resultieren in dem Verlust eines Patienten, im Raum zu manövrieren. Die Autoren argumentieren, dass eine verminderte Aktivität in diesem Bereich während der Meditation mit den subjektiven Berichten von mystischen Erfahrungen übereinstimmt, einschließlich des Verlustes der Körperempfindung, von dem manchmal berichtet wird (Newber et al., 2001). Die gleiche Region war mit einem Zuwachs an Aktivität in der Kundalini-Meditation assoziiert, bei der keine außerkörperlichen Erfahrungen berichtet wurden (Lazar et al., 2000).

*EEG-Studien*

Zwar kann fMRT Informationen über die Gehirnaktivität in der Zeit geben, die Zeitauflösung des Signals ist aber recht gering: Jedes Bild ist eine Zusammenschau mehrerer Sekunden der Gehirnaktivität. Im Kontrast dazu haben EEG-Signale eine Resolution in Millisekunden-Einheiten, aber eine magere spatiale Auflösung. Diese Bilder zeigen dem Wissenschaftler nur eine allgemeine Gehirnregion an, in der die Aktivität geschieht, und können die Aktivität von tiefer liegenden, subkortikalen Strukturen, wie etwa die der Amygdala oder des Hippocampus, nicht verlässlich erfassen. Der Gebrauch des EEG hat Wissenschaftlern also erlaubt, während der Meditation dynamische Veränderungen in der Gehirnaktivität in einer Weise zu identifizieren, die verschiedene *Arten* von Aktivitäten (d. h. Alpha-, Gamma- oder Beta-Wellen) widerspiegelt und nicht lediglich solche Regionen, die aktiv sind. Darüber hinaus hat das EEG einen Vorteil gegenüber der PET und der fMRT: EEG-Verfahren erlauben den Forschern Zugang zu Gehirnaktivitäten in Settings, die ruhig und relativ naturalistisch sind.

Seit den 1970ern sind zahlreiche EEG-Studien durchgeführt worden, um Veränderungen in der Gehirnwellenaktivität während der Meditation durchzuführen. Viele der frühen Studien hatten Versuchsteilnehmer, die TM praktizierten, was sehr populär war zu der Zeit, andere aber hatten Versuchsteilnehmer mehrerer Traditionen, ohne Unterscheidungen zu treffen.

In der relevantesten Studie zur Achtsamkeitsmeditation maßen Davidson und sein Team ruhende EEG-Muster in gesunden Subjekten vor und nach einer acht Wochen dauernden MBSR-Intervention. Davidson hatte zuvor schon gezeigt, dass Patienten, die an Depression und Ängstlichkeit leiden, erhöhte EEG-Werte in der rechten Gehirnhälfte haben, während sie still ruhen, wohingegen psychologisch gesunde Versuchsteilnehmer links eine größere Aktivität zu verzeichnen hatten. Zwar war die Studie klein, die Ergebnisse weisen aber darauf hin, dass eine linksseitige Veränderung in ruhenden EEG-Mustern nach acht Wochen des Übens ausgemacht werden konnte. Diese Verlagerung hatte noch 3 Monate später Bestand, als die Studie abgeschlossen wurde. Bedeutend ist dabei, dass die beobachteten

Veränderungen mit einer verbesserten Immunfunktion korreliert wurden. Diese Longitudinalstudie ist ein wichtiger Schritt, sich der Kritik zuzuwenden, dass es vorgegebene biologische Unterschiede zwischen Leuten gibt, die meditieren und solchen, die nicht meditieren. Sie leiht der Hypothese Glaubwürdigkeit, dass Meditation die Gehirnplastizität und die emotionale Entwicklung fördert (Davidson et al., 2003).

Lehmann und Kollegen (2001) untersuchten einen weit fortgeschrittenen buddhistischen Lama, während er fünf klar unterschiedene Übungen machte. Alle Übungen waren konzentrativer Art. Die Studie zeigte deutlich, dass verschiedene Meditationsübungen unterschiedliche Muster in der Gehirnaktivität hervorrufen. Die aktivierten Regionen waren in Übereinstimmung mit dem, was über die Funktionen in diesen Bereichen bekannt war. (D. h. Mantra: aktivierte Sprachbereiche, Imagination: aktivierte visuelle Bereiche). Das hilft zu verifizieren, ob die neurale Aktivität des Versuchsteilnehmers mit seinem subjektiven Bericht übereinstimmt.

Insgesamt betrachtet lassen die neurologischen Befunde vermuten, dass Meditation ein ausgeprägter Zustand ist, der sich von einfachem Ruhen unterscheidet. Weiterhin wirken die verschiedenen Meditationen auf unterschiedliche Gehirnregionen. Von einem neurologischen Standpunkt aus ist es noch unbekannt, warum die Beteiligung dieser Gehirnregionen zu psychologischen und physiologischen Veränderungen führen soll, die während der Meditation beobachtet werden. Aber diese anfänglichen Untersuchungen bieten uns wichtige Hinweise, um weitere Experimente zu entwerfen.

## Autonome Veränderungen

### *Wirkungen auf den Atem*

Weil Entspannung nicht das primäre Ziel der Achtsamkeitsmeditation ist, sind die physiologischen Veränderungen, die von einer Gruppe Meditierender im Stile der Achtsamkeit erfahren werden, heterogener als die von Versuchsteilnehmern, die den konzentrativen Stil üben. Achtsamkeitspraxis kann paradoxerweise die Atemfrequenz bei Anfängern erhöhen, vielleicht aufgrund des Bemühens, fokussiert zu bleiben oder wegen des neuen Gewahrseins stressvoller Gedanken und Empfindungen. In einer Studie mit erfahrenen Achtsamkeitspraktizierenden gab es eine Korrelation zwischen der Veränderung in der Atemfrequenz und der Anzahl der Jahre, die jemand AM geübt hatte (Lazar, 2004). Studiensubjekte, die nur ein paar Jahre Erfahrung hatten, zeigten eine kleine, aber signifikante Zunahme der Atemfrequenz von 1–2 Atemzügen pro Minute, während Subjekte mit sechs oder mehr Praxisjahren eine Abnahme um 2–8 Atemzüge pro Minute zeigten. Das deutet darauf hin, dass Meditierende langsam tiefere Grade der Entspannung erreichen können, weil sie größere Konzentration entwickeln und verschiedene psychologische Themen durcharbeiten.

*Wirkungen auf die Dynamik der Herzfrequenz*

Eine relativ neue Messung der Funktion des autonomen Nervensystems wird mit der Analyse der Variabilität der Herzrate erfasst (Malik & Camm, 1995; Pieper & Hammill, 1995). Die Variabilität in den Intervallen zwischen zwei Herzschlägen ist mit der Prognose bei Herzkrankheit korreliert worden. Patienten mit einer niedrigen Variabilität haben ein größeres Risiko für einen plötzlichen Herztod (Ho et al., 1997; Ivanov et al., 1996; Malik & Camm, 1995). Versuchspersonen, die Tai Chi, Kundalini-Yoga, Zen-Meditation und Achtsamkeitsmeditation praktizierten, hatten alle eine Zunahme der Herzraten-Variabilität während der Meditation gezeigt (Lehrer, Sasaki & Saito, 1999; Peng et al., 1999). Diese Befunde deuten auf eine starke Beziehung zwischen dem meditativen Zustand und der neuro-autonomen Kontrolle der Fluktuation der Herzfrequenz sowie der Herz-Lungen-Interaktionen hin.

## Zukunftsweisende Richtungen

Achtsamkeit entfacht zurzeit energische Diskussionen unter den Wissenschaftlern (siehe *Clinical Psychology: Science and Practice, May 2003, Vol. 10*) und war Gegenstand zahlreicher Dissertationen. Obwohl der Achtsamkeitsansatz für die Therapie wirksam zu sein scheint, ist noch nicht entschieden, wie und warum Achtsamkeit funktioniert (Baer, 2003). Es gibt eine ganze Reihe von interessanten Fragen für die zukünftige Forschung.

## Allgemeine Wirkungen der Achtsamkeitspraxis

- Was sind die *kurzzeitigen* biologischen und psychologischen Wirkungen der Achtsamkeit in der Meditation oder von Achtsamkeitsaugenblicken im Alltag? Gibt es bestimmte Gehirnprozesse, die zu spezifischen klinischen Bildern gehören, die die Achtsamkeitspraxis entweder verschlimmert oder reduziert? Ergibt das Hinweise für klinische Interventionen?
- Welche *Langzeitwirkungen* können wir sehen, physisch und psychisch? Auf welche Weise verbessert Achtsamkeit die körperliche und psychische Gesundheit?
- Auf welche Weise verändert die Achtsamkeitspraxis die kognitiven Fähigkeiten oder den kognitiven Stil einer Person, etwa hinsichtlich der Aufmerksamkeit, der emotionalen Regulation, der Flexibilität oder der Reaktivität? Kommen konzeptuelle Veränderungen vor, wie Einsicht in die Natur des Leidens oder des Geistes? Können wir messen, ob sie Weisheit entwickelt? Verlagern sich persönliche Werte durch die Praxis? Fühlt sich ein Praktizierender mit der Welt generell mehr verbunden?
- Verändert Achtsamkeit *Verhalten*? Wenn das der Fall ist, welches Verhalten und wie?

### Achtsamkeitsbasierte Psychotherapie

Diese Behandlungskategorie enthält Techniken, die den Patienten direkt gelehrt werden.

- Sind Achtsamkeitsinterventionen wirksamer als andere Techniken? Wenn das der Fall ist, welche Strategien funktionieren am besten für welche Art von Patient und Bedingungen? Was sind die Kontraindikationen

der achtsamkeitsbasierten Behandlungen? Was ist der relative Wert der formalen Sitzmeditation im Vergleich zur Achtsamkeit im Alltag?
- Warum können achtsamkeitsbasierte Interventionen erfolgreich sein? Ist Achtsamkeit ein unteilbarer therapeutischer Prozess oder kann Achtsamkeit in Teilkomponenten aufgebrochen werden wie gegenwärtiges Gewahrsein, Akzeptanz oder Stimuluskonfrontation? Welche Elemente sind am wirksamsten und für wen?
- Was sind die unspezifischen Bestandteile der Multikomponenten-Behandlung? Fügt Achtsamkeit etwas zu diesen unspezifischen Faktoren hinzu?
- Wie viel Training sollte ein Psychotherapeut erhalten, um Achtsamkeit lehren zu können? Hat der Grad des Trainings Auswirkung auf das Ergebnis?

**Achtsamkeitsinformierte Psychotherapie**

Diese Kategorie bezieht sich auf Therapeuten, die selbst Achtsamkeit praktizieren und ein theoretisches Verständnis davon haben, wie Leid durch Achtsamkeit gelindert wird, aber ihre Patienten nicht unbedingt lehren, Achtsamkeit zu praktizieren.

- Führt die Achtsamkeitspraxis des Therapeuten zu einem verbesserten Therapieergebnis? Wenn dem so ist, wie geschieht dies? Welcher Grad der Praxiserfahrung ist erforderlich?
- Unterscheiden sich achtsamkeitsinformierte Therapeuten wirklich von anderen Therapeuten? Wird ein bestimmter Therapeutentyp zur Meditation hingezogen?
- Ist eine funktionierende Theorie ausreichend für Achtsamkeit? Was ist der relative Einfluss auf die Therapie, stellt man ihr Theorie und Praxis gegenüber? Ergibt sich eine positive Wirkung, wenn Therapeut und Patient eine gemeinsame Theorie des Geistes haben und / oder beide Achtsamkeit praktizieren?
- Welche Beziehungsqualitäten verändern sich in der Therapie, wenn der Therapeut Achtsamkeit übt, d. h., welche Veränderungen können wir in der Therapie zwischen Patient und Therapeut beobachten?

## Zusammenfassung

Wir haben unzweifelhaft Belege dafür, dass die willentliche Kontrolle der Aufmerksamkeit durch Meditation neurophysiologische Wirkungen zeigt. Wir sind nicht sicher, wie diese Mechanismen direkt die geistige und körperliche Gesundheit betreffen, obgleich kognitive und physiologische Modelle zu unserem Verständnis beitragen. Meditationsübungen der Achtsamkeit haben ihren Nutzen für die Gesundheit unserer Patienten demonstriert. Die Kliniker sollten sich ermutigt fühlen, aufgrund der wissenschaftlichen Evidenz diese Strategien mit ihren Patienten in innovativer Weise zu untersuchen, geleitet von der Sorgfalt für die individuellen Bedürfnisse des Patienten und von einem guten klinischen Urteil.

# TEIL IV

# Vergangenheit und Verheißung

KAPITEL 12

# Die Wurzeln der Achtsamkeit

ANDREW OLENDSKI

Erste empirische Studien zeigen den Nutzen der Achtsamkeit, um psychologische und physische Probleme zu lindern. Daher scheint es völlig unnötig, die Achtsamkeit mit ihren historischen und philosophischen Wurzeln zu verbinden. Moderne Forscher versuchen auch, die essentiellen und nicht-essentiellen Bestandteile der Achtsamkeit zu trennen, um diejenigen Elemente beiseitezulegen, die lediglich kulturelles Beiwerk sein könnten. Das ist sicherlich eine fruchtbare Agenda für die klinische Psychologie. Wie jedoch in vorausgegangenen Kapiteln schon dargestellt, gehen die Ziele der Achtsamkeitstradition über die hinaus, die üblicherweise mit klinischer Praxis gleichgesetzt werden. Um vollständiger zu verstehen, was außerhalb der klinischen Domäne liegt, kann es hilfreich sein, das historische Umfeld der Achtsamkeit und das zugrunde liegende Gedankensystem zu betrachten, das wir jetzt buddhistische Psychologie nennen.

Die Praxis, sich sorgfältig den Einzelheiten der gegenwärtigen Erfahrung zuzuwenden, ist wahrscheinlich so alt wie die Menschheit selbst. Dies in einer absichtlichen und strukturierten Weise zu tun, scheint besonders starke Wurzeln in den religiösen Traditionen des alten Indien zu haben. In den Wäldern und Ebenen entlang der Ufer des Indus und Ganges begannen Menschen, die Nuancen der Wahrnehmungserfahrung zu erforschen und wandten Methoden an, die ein moderner Wissenschaftler als empirisch, experimentell und wiederholbar erkennen kann, obwohl die Methoden vollständig introspektiv sind. In den vergangenen 4000 Jahren hat dieses Selbststudienprogramm eine deskriptive Wissenschaft des Geistes und Körpers hervorgebracht, die für die Denker der Gegenwart von zunehmendem Interesse ist.

Aus dieser alten Zeit wurden Einsichten in die Funktionsweise der menschlichen Erfahrung in den hinduistischen und buddhistischen Traditionen aufbewahrt. Jede Tradition hat ein reichhaltiges Erbe hoch entwickelten psychologischen Materials hinterlassen. Die buddhistische theoretische Psychologie artikuliert besonders ein bemerkenswert postmodernes Modell menschlichen Bewusstseins. Es basiert auf einer prozessuralen Sicht nicht zentralisierter, voneinander abhängiger Systeme, um Sinnesdaten zu verarbeiten und Identität zu konstruieren. Es ist eine praktische Psychologie, die in der Übung und Praxis der Meditation verankert ist, die von der Achtsamkeit über verschiedene Konzentrationsstufen bis hin zu tiefgründig verwandelnden Einsichten reichen kann, und die die Organisation des Geistes und des Körpers grundlegend neu strukturieren kann. Die Grundform und zugänglichste Form der alten meditativen Künste Indiens wird in diesem Buch *Achtsamkeitsmeditation* genannt. Sie beginnt signifikante Wirkung auf eine große Bandbreite wissenschaftlicher und therapeutischer Berufe zu haben.

## Ursprünge aus alter Zeit

### Eine einzigartige Sicht der menschlichen Bedingtheit

Die alten hinduistischen und buddhistischen Schulen haben jede in ihrer eigenen Weise die Anschauung gemein, dass die menschliche Existenz auf einem Knotenpunkt bewussten Gewahrseins beruht, mehr oder weniger als eine Seele identifiziert, die in einem sensorischen Apparat eingebettet ist, der sowohl angenehme als auch schmerzvolle Erfahrung hervorbringt. Die Natur dieser Existenz ist brüchig und defekt aufgrund der Tatsache, dass Schmerz unvermeidbar, dauerhafte Freude aber unerreichbar ist und die Menschen nur begrenzte Fähigkeit haben, sich selbst oder ihre Welt klar zu sehen. Der Tod gibt uns keine Lösung für dieses existentielle Dilemma, das diese Schulen *dukkha* genannt haben (in etwa als „Leiden“ übersetzbar); denn sie glaubten, dass eine jede Person von einer Lebenszeit in die nächste übergeht. In jedem Zyklus wird man immer wieder Krankheit, Verletzungen, Altern und Tod erfahren. Das religiöse Streben des alten Indien war darauf ausgerichtet, die Seele von diesen Runden der Wiedergeburt und des Leidens zu befreien und dabei eine Form tiefgründiger Allwissenheit zu erreichen.

Das ist sehr interessant für uns heute. Die Probleme, die diese alten Traditionen aufwerfen, und die Lösungen, die sie angeboten haben, zeigen eine uns bekannte psychologische Orientierung, denn sie betonen Gewahrsein und direkte Erfahrung. Im Unterschied zu den dominanten westlichen Religionen, die auf einer historischen Handlung aufbauen und mit einem spezifischen Glaubenssystem ausgestattet sind, waren der Buddhismus und die anderen Strömungen viel agnostischer zu metaphysischen Offenbarungen eingestellt. Sie richteten sich stattdessen auf die innere Erfahrung des Übenden.

Es gibt keine besondere religiöse Erklärung dafür, warum Lebewesen sich in einer unbefriedigenden Existenz befinden, die von Leid charakterisiert ist. Man kann niemanden rufen, der einem aus der Patsche hilft. Aber durch eine sorgsame Untersuchung der Situation können die Menschen zu verstehen beginnen, wie ihr Leid verursacht worden ist. Sie können daher lernen, wie man daran arbeitet, die Bedingungen zu beseitigen, die dieses Unbehagen erschaffen. In diesen Traditionen werden psychologisches und existentielles Leid so verstanden, dass sie ihre Wurzeln in grundlegendem menschlichen Drang und Trieben haben, die zum großen Teil unbewusst sind und daher anscheinend jenseits der eigenen Kontrolle liegen. Diese können aber aufgedeckt werden. Verhalten kann verändert werden. Es ist möglich, das Geistige und den Körper erheblich zu reprogrammieren, um ihre instinktiven Defizite zu vermeiden. Eine radikale psychologische Transformation ist erforderlich.

Alle frühen Schulen teilen die Sicht, dass die Menschen aktiv am endlosen Drehen des leidvollen Lebensrades durch Verlangen und Unwissenheit teilnehmen. Verlangen ist der tiefsitzende Zwang, Vergnügen nachzujagen und Schmerz zu vermeiden. Unwissenheit deutet auf die unbewusste und unerforschte Art unserer Haltungen und Annahmen über die Natur der Dinge. Gemeinsam konditionieren sie, wie wir unsere Wirklichkeit konstruieren. Wir taumeln von einem Moment zum nächsten und versuchen, gewöhnlich mit begrenztem Erfolg, eine Reihe selbstsüchtiger und kurzfristiger Bedürfnisse zufriedenzustellen.

### Die Bedeutung der Erfahrung

Die intellektuellen Traditionen des Westens lieben die Rationalität, um die widerspenstige menschliche Natur zu regieren. Das kann man an den bis ins Kleinste ausgearbeiteten Systemen der Jurisprudenz, der Sozialphilosophie oder der Psychologe erkennen. Aus der Sicht der alten asiatischen Traditionen werden die rationalen und konzeptuellen Werkzeuge, die wir im Westen so hoch bewerten, oft nur eingesetzt, um zu rationalisieren und zu rechtfertigen, wozu wir getrieben werden, statt geeignete Hilfe anzubieten, um unsere missliche Lage genau zu verstehen. Denken und logisches Schlussfolgern wurden also als etwas angesehen, das nur wenig Hilfe bot. Den Offenbarungen der uralten Wahrheiten, die von westlichen Traditionen so hoch geschätzt wurden, wurde auch misstraut, weil es keine Bestätigung gab, dass der Erste in der Reihe blinder Männer, die die Tradition überliefert hatten, tatsächlich etwas aus direkter und eigener Erfahrung gewusst oder gesehen hatte. Andere Werkzeuge wurden benötigt, um das Durcheinander in Körper und Geist zu entwirren, das die Seele in der Gefangenschaft des Leidens hielt. Und hier wurden Yoga, asketische Traditionen und Meditation zu entscheidenden Mitteln der Selbstexploration und -veränderung.

Yoga, in seinem ursprünglichen Kontext, hat mit Disziplin zu tun, dem Anjochen von Körper und Geist, der Anbindung der beiden an den Willen, und der Anbindung des menschlichen Lebens an einen höheren Sinn und Zweck. Das beinhaltet sowohl Askese als auch Meditation. Askese geht Verlangen an, indem sie dem Geist und dem Körper entzieht, was beide unbedingt wollen. In der Übung der Zurückhaltung kann man den Geschmack des Verlangens schmecken, seine Beschaffenheit quasi umgekehrt erforschen und den Halt, den es dem psychophysischen Organismus bietet, freilegen. Meditation hat eher mit dem Lernen zu tun, willig zu beobachten und sich dessen gewahr zu sein, was sich in Geist und Körper von einem Augenblick zum nächsten entfaltet. Die Übung der Meditation verbessert eine sich schärfende Gegenwartserfahrung und beleuchtet Prozesse, die anderweitig wegen ihrer Subtilität unsichtbar sind oder aufgrund ihrer Allgegenwärtigkeit übersehen werden. Diese Techniken erfahrungsgeleiteter Erkundung wurden über viele Jahrhunderte hinweg entwickelt und kultiviert. Das überlieferte Wissen über die Funktion von Geist und Körper wuchs dementsprechend.

Wie in Kapitel 2 besprochen, hat Meditation viel mit dem wissenschaftlichen Unterfangen der empirischen Beobachtung gemeinsam. Meditation betrachtet einfach so objektiv wie möglich die Daten vorübergleitender phänomenologischer Erfahrung. Sie nutzt ‚den Apparat' direkten introspektiven Gewahrseins statt des Mikroskops oder des Teleskops. Bis vor Kurzem war die Meditation für Messungen von außen zwar nicht zugänglich, aber sie ist ihrem Wesen nach erfahrungsorientiert, wenn man sorgfältig den Effekt verschiedener internaler und externaler Veränderungen in der Erfahrung bemerkt. Auch konnte gezeigt werden, dass ihre Techniken und Befunde für jeden, der ihr Rigorosum unternimmt, mehr oder weniger replizierbar sind. Das ist der Grund, warum diese Praktiken für den modernen psychologischen Forscher nicht gänzlich fremd und exotisch sind, und warum die altbewährten Wissenschaften des Geistes und Körpers eingeladen sind, zu den gegenwärtigen Untersuchungen des menschlichen Bewusstseins und Verhaltens beizutragen.

# Die Konstruktion der Erfahrung

## Die Genese des Bewusstseins

Die kontemplativen Praktiken des antiken Indien führen zu einer sehr unterschiedlichen Sichtweise dessen, was wir allgemein Selbst und Welt nennen. Das Identitätsempfinden, das jedes Individuum entwickelt, und die Idee, die jeder von der Welt hat, in der er sich wiederfindet, werden von der buddhistischen Tradition als ein ausgefeiltes Konstruktionsprojekt gesehen. Ein derart komplexes und abgestuftes Gebäude braucht Jahre sorgfältiger Entwicklung und eine ungeheure Energie und Aufmerksamkeit, um es aufrechtzuerhalten. Unser Universum ist eine Makrokonstruktion, in der kontinuierlich entstehende Sinnesdaten und verschiedenartige interne Prozesse in Strukturen geleitet und in Schemata organisiert werden, die eine vollkommen synthetische Bedeutungssphäre, eine virtuelle Realität, stützen.

Der Geist ist ein weltbildendes Organ, das aus einem Chaos von Daten, die durch die Sinne mit hoher Geschwindigkeit strömen, einen Kosmos zusammenfügt. Im frühestmöglichen Alter müssen menschliche Wesen lernen, wie sie dies tun, und der Großteil der Kindheitsentwicklung hat, so hoffen wir, damit zu tun, in einer vernünftigen Reihenfolge die verschiedenen Stufen wachsender Komplexität und Anpassung zu durchlaufen. Das Kind lernt in dieser Zeit, die Welt als von stabilen Objekten bevölkert wahrzunehmen, die es genau kennt. Es ist ein delikater Vorgang und vieles kann falsch laufen. Das allmähliche Bilden einer Identität, das die ganze Lebenszeit andauert, ist ein gut erforschtes Gebiet in der Entwicklungspsychologie. Die buddhistische Tradition hat darüber hinaus erheblich mehr zur Weltbildung zu sagen, die als konstantes Geschehen, das wirklich jeden Moment stattfindet, wahrgenommen werden kann.

Der Prozess, durch den das Bewusstsein konstruiert wird, besteht aus einer Reihe von Komponenten, die in Figur 12.1 abgebildet sind. Gemäß der klassischen buddhistischen Analyse ist die am elementarsten unterscheidbare Einheit der Erfahrung ein *Kontakt*moment zwischen Sinnesorgan, Sinnesobjekt und dem Gewahrsein dieses Objektes. Das Zusammentreffen dieser drei Faktoren, bei dem jeder Faktor ein Produkt eines Gesamtprozesses ist, erzeugt ein Synthese-Ereignis der Kognition, eine Episode sensorischer Unterscheidung und einen Vorgang der Erkenntnis. So formt sich ein Kern, um den sich schichtweise die menschliche bewusste Existenz legt. *Bewusstsein* ist damit ein sich herausbildendes, bedingtes Phänomen, das sich in einer Serie von Augenblicksgeschehnissen manifestiert. Dieses Phänomen ist gleichzeitig der Handelnde, das Instrument und die Aktivität des Gewahrseins (Bhikkhu Bodhi, 2000).

Die Art und Weise des Entstehens der bewussten Erfahrung wird kodeterminiert von der Beschaffenheit des Organs und des Objektes des Gewahrseins, mit dem es in Wechselbeziehung steht. Wir nennen es *Sehen*, wenn das Auge benutzt wird, um ein Objekt zu unterscheiden, *Hören*, wenn das Ohr beteiligt ist, einen Klang zu bemerken. Abhängig von den anderen sensorischen Organen kann sich Bewusstsein als *Riechen, Schmecken, Spüren oder Denken* manifestieren. Letzteres ist in der Tat weit vielgestaltiger, als der Terminus Denken eigentlich abdeckt. Es beinhaltet jedes mentale Ereignis, das bei einer der anderen fünf Sinnesmodalitäten nicht beteiligt ist.

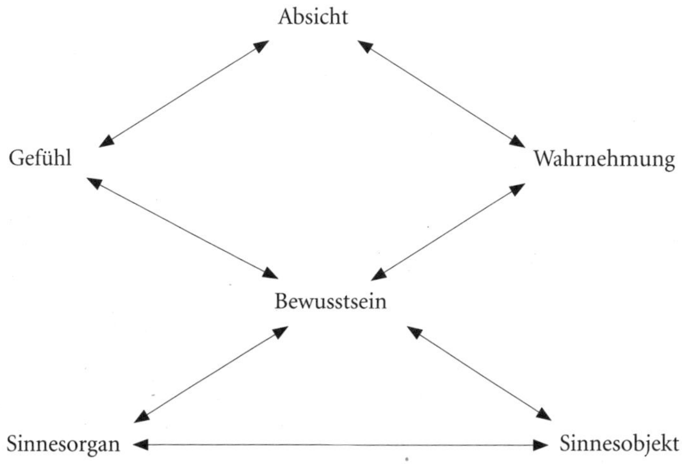


Figur 12.1. Die Konstruktion der Erfahrung

Der buddhistischen Analyse nach wird all das, was wir erfahren können, in einer dieser sechs Arten entstehen. Unsere gesamte Erfahrungswelt ist aus den Fäden derart einfacher Grundeinheiten des Gewahrseins gewoben.

Für den Philosophen und vielleicht auch den Psychologen ist von beträchtlichem Interesse, dass in dieser Sichtweise keines der drei Kontakt-Elemente ontologisch primär ist oder eine bevorzugte und dauerhafte Rolle besitzt. Die materielle Welt, die vermutlich den Sinnesobjekten zugrunde liegt, ist irrelevant für die Analyse der menschlichen Situation in einem bestimmten Gewahrseinsmoment: Die Organe stehen nicht im Dienste einer Entität, die die Erfahrung hat, und Bewusstsein ist nicht etwas, das anders als in dem Augenblick, da es in Aktion tritt, existieren kann. Das Mentale kann in diesem Modell nicht auf Materie reduziert werden und Materialität ist nicht nur eine Projektion des Mentalen. Eher ist jedes eine gleichermaßen wichtige Facette eines einzigen psychophysischen Organismus, der wiederum selbst weniger existiert, als dass er *geschieht.* Frühbuddhistisches Denken hat wenig Interesse an konzeptuellen Spekulationen über solche Angelegenheiten und entschied stattdessen, auf einer rigorosen empirischen Phänomenologie zu beharren. Was man in der Tat unter der genauen Prüfung des Moments sich entfalten sehen kann, wird bei Weitem mit mehr Interesse und von größerem Nutzen gesehen, als das Theoretisieren von Abstraktionen.

## Wahrnehmung und Gefühl

Der Moment des Kontakts zwischen Organen, Objekten und Bewusstsein ist die Saat, aus der komplexere Manifestationen des Geistes sich herauskristallisieren. Mit diesen drei entstehen Wahrnehmung, Gefühl und Absicht. In der buddhistischen Psychologie haben diese Begriffe eine eindeutige und präzise Bedeutung.

An der *Wahrnehmung* sind eine Unmenge assoziativer Funktionen beteiligt, die mit der Zeit gelernt werden und hochgradig von Faktoren wie Sprache und Kultur bedingt sind. Die Wahrnehmung liefert eine wertende Information darüber, wie das Subjekt die Augenblickserfahrung betrachtet und konstruiert. Alles Gesehene wird *als etwas gesehen*, daher wird jede visuelle Erfahrung automatisch im Licht des vorhergehenden Verständnisses verarbeitet.

In diesem Sinne ist Wahrnehmung keine passive Registrierung der Welt, die durch die Sinne empfangen und zutreffend im Gewahrsein repräsentiert wird. Tatsächlich ist Wahrnehmung ein schöpferischer Prozess der Konstruktion und Kategorisierung, der aus vergangenen Erfahrungen und der Anwendung von Kategorien schöpft, die aus unzähligen Quellen stammen. Demzufolge ist es nicht angemessen zu sagen, dass wir die Gegebenheiten zutreffend wahrnehmen. Der Vorgang der Wahrnehmung geht oft über die Daten hinaus, die für die Sinne vorhanden sind, lässt möglicherweise Details aus oder fügt eine fehlende Information hinzu. Wahrnehmung wird außerdem von Triebzuständen beeinflusst. Wenn wir hungrig sind, werden wir Restaurants eher bemerken, als wenn wir nicht hungrig sind.

Dieser Prozess bietet eine bestimmte Wirksamkeit, wenn auch auf Kosten beachtlicher Verzerrung und Projektion, wie der Buddhismus sagen würde. Der schöpferische Aspekt der Wahrnehmung geschieht, ohne uns bewusst gewahr zu sein, dass wir mehr in die Sinneserfahrung einbringen als vorgegeben ist (Bruner, 1973). Das Gleiche gilt für all die anderen Sinne, einschließlich der Wahrnehmung aller nicht-sensorischen kognitiven Erfahrungen, wie träumen, planen und sich etwas vorstellen. Die reflexive Konstruktion der Erfahrung ist allgegenwärtig für alle mentalen Aktivitäten, genauso wie auch für jeden Moment der Sinneserfahrung.

*Fühlen* ist ein Begriff, der im technischen buddhistischen Vokabular gebraucht wird, um auf einen Affektton zu verweisen, der zu jedem Sinnesobjekt oder jeder Kognition assoziiert wird. Der rohen, ursprünglichen Kenntnis, die jedem Erfahrungsmoment zugrunde liegt, wird ein hedonistischer Ton hinzugefügt, so dass alles Gesehene als angenehm, unangenehm oder neutral *angesehen* wird. Dieser Gefühlston ist ein natürlicher und automatischer Teil der Verarbeitung eines jeden Objektes der sechs Wissensarten (Sehen, Hören, Riechen, Schmecken, Berühren, Denken), unauflösbar in die Art und Weise eingebunden, wie ein Moment konstruiert wird.

In einigen Fällen ist die Klarheit oder Stärke dieser Ladung niedrig, wobei der Gefühlston weder angenehm noch unangenehm ist. Aber auch wenn Gefühle neutral sind, spielen sie eine wichtige Rolle in der Beschaffenheit des Augenblicks. Dieser Vorgang läuft ebenfalls außerhalb des Gewahrseins ab, wird in der Meditation aber zu einem Objekt der Aufmerksamkeit. Erfahrung wird insofern als etwas gesehen, dass fünf wechselseitig voneinander abhängige Faktoren beinhaltet: ein Organ, ein Objekt, Bewusstsein, Wahrnehmung und Gefühl. In der Sicht des aufmerksam Meditierenden entstehen und kommen diese alle zusammen.

### Die Rolle der Absicht

Ein weiteres psychologisch wichtiges Element, das der *Absicht*, wird diesem Modell der unaufhörlich entstehenden Faktoren hinzugefügt. Absicht hat mit der Haltung zu tun, die gegenüber dem, was in der Erfahrung geschieht, eingenommen wird. Sie ist die beabsichtigte Position, die man in einem gegebenen Moment einnimmt. Die anderen Faktoren tragen hauptsächlich zu unserer *Kenntnis* dessen bei, was internal oder in der Umgebung geschieht. Intention ist eher damit befasst, was wir daraufhin *tun.* Während Objekte den Organen der Wahrnehmung erscheinen und kaum vom Bewusstsein bemerkt werden, und Wahrnehmung und Gefühl eher mit dem Formen der subjektiven Bedeutung des Objekts zu tun haben, ist die Absicht eine mehr aktive und schöpferische Funktion, die eine große Auswirkung darauf hat, *wie* die momentane Erfahrung vom Mentalen organisiert und präsentiert wird.

Die Intention kann eine aktive Manifestation besitzen. Zum Beispiel hat man in einem Augenblick des Anhaftens oder der Abneigung eine absichtliche Position, das Willkommen zu heißen, was geschieht, oder ihm Widerstand zu leisten. Anders gesehen ist Intention der Faktor, der auf die angenehmen oder unangenehmen Eigenschaften der entstehenden Erfahrung antwortet, indem wir versuchen, die Erfahrung festzuhalten und fortbestehen zu lassen oder sie zurückzuweisen und zu beenden. Das ist das Realitätsprinzip, welches Freud beschrieb (1920/1961c).

Intention manifestiert sich auch als Handlung, wenn Aktionen des Körpers, der Sprache und des Geistes bewusst oder unbewusst initiiert werden, durch eine Wahl oder Entscheidung in der einen oder anderen Weise zu handeln. Eine Neigung, geistig oder mit Verhalten auf die Umstände in einer charakteristischen oder vorgegebenen Weise zu antworten, ist ein Ausdruck eines subtilen, passiven Einflusses der Absicht. Wir können diese auch gelerntes Verhalten, konditionierte Reaktionen oder Charakteristika der Person nennen.

Der buddhistischen Psychologie entsprechend wird eine Person ständig durch ihre früheren Handlungen und ihre resultierenden Neigungen geformt. Die Persönlichkeit wird aus Bündeln solcher Neigungen zusammengestellt. Diese werden die gesamte Lebenszeit hindurch abgelegt und regelmäßig modifiziert. Intentionen, Wahrnehmungen und Gefühle werden von diesem Hintergrund angesammelter Muster im nächsten Augenblick geformt.

Jede Handlung ist damit durch alle früheren Handlungen bedingt, und jede Handlung hat auch einen Effekt auf alle nachfolgenden Handlungen. Im antiken Indien war das Wort dafür *Karma.* Das „Große Rad des Lebens“, durch welches fühlende Wesen von einem Leben zum nächsten „weiterfließen“ (wie man damals das Wirken der Wiedergeburt begriff), funktioniert auch als Mikrokosmos: Wesen fließen von einem Moment zum nächsten, kontinuierlich von früheren Selbsten geformt. Sie formen sich und ihre Welt in jedem neuen Moment kontinuierlich wieder und wieder. Das ist Wiedergeburt in psychologischen Begriffen: Jeder Augenblick wird neu aus den Bedingungen der vorherigen Ereignisse erschaffen. Gleich, ob die Neuformierung zwischen Lebenszeiten oder zwischen Augenblicken geschieht, die buddhistische Vorstellung der Wiedergeburt hat mit der ständigen Neuformierung der Identität statt mit der Neuerscheinung einer fixierten Entität zu tun, wie der Begriff *Reinkarnation* zunächst vermuten lässt.

## Das Selbst

### Die Konstruktion des Selbst

Aus dieser grundlegenden Übersicht der buddhistischen Psychologie können wir erkennen, dass eine Person als ein Prozess kontinuierlich sich entfaltender dynamischer Systeme betrachtet wird. Sie antwortet auf eine sich ändernde Umgebung, die sich selbst fortwährend neu formiert, indem sie sich als eine sinnvolle Ordnung aus den externalen und internalen Daten eines jeden Augenblicks konstruiert. Mechanismen sind vorhanden, um aus der Erfahrung zu lernen und Information zu bewahren. Diese Strukturen stabilisieren sich über die Zeit in der Weise, dass jede Person einen einzigartigen Kreis von Charakteristika erwirbt. Einige Eigenschaften dieses Gesamtsystems ändern sich sehr schnell, üblicherweise als Antwort auf einige neu auftauchende Stimuli, während andere Elemente sich sehr wenig oder nur in kleinen Schritten ändern.

Wird dieses System genügend komplex, beginnt man das Wort *Selbst* zu gebrauchen und bringt eine ganz neue Dimension in dieses Modell. Solange wie der psychophysikalische Organismus als ein komplexer, aber unpersönlicher Prozess gesehen werden kann, ist man in der Lage, eine gewisse intellektuelle und emotionale Losgelöstheit aufrechtzuerhalten. Wenn das Selbst aber als eine existentielle Einheit in der Erfahrung entsteht, wenn die Subsysteme zu jemandem *gehören* und zum *Besitz* einer Person geworden sind, dann beginnt der Organismus in sehr verschiedener Weise zu antworten.

Entsprechend der klassischen buddhistischen Analyse ist die Anwendung des Begriffs *Selbst* ein Missverständnis, das beträchtliche, unnötige Schwierigkeiten verursacht. Der Großteil dieses Missverstehens stammt genau daher, wie der Geist sich entwickelt hat, um Informationen zu verarbeiten, was notwendigerweise die Wirklichkeit in bedeutender Weise und auf drei verschiedenen maßgebenden Ebenen verzerrt: Wahrnehmung, Gedanke und „Sicht".

Am Anfang nimmt der Geist Informationen aus einem ununterbrochenen Fluss von Phänomenen auf, die sich an den Sinnestoren zeigen.

Wahrnehmung besteht aus fixierten Datenbündeln, die aus diesem Hintergrund ständigen Fließens extrahiert wurden. Das kommt der Bildung von Augenblicken anscheinender Stabilität aus einer Welt gleich, der Instabilität eigen ist. Nach buddhistischer Terminologie erschafft der Geist künstlich virtuelle Momente der „Beständigkeit" aus einem grundsätzlich vergänglichen Universum. Das ist eine Verzerrung und wird nachgebildet auf höheren Ebenen der Verarbeitung: Gedanken z. B. bestehen aus stakkatoartigen Bildern, Konzepten, „Sichtweisen" oder Glaubenssätzen, die eine weitere Zusammenstellung künstlich festgeschriebener Haltungen und geistiger Muster sind.

Die wichtigste Form der Verzerrung, die so grundlegend für die Arbeitsweise unseres Geistes ist, besteht darin, die Idee eines Selbst aus dem zu erschaffen, was wesentlich ein unpersönlicher Prozess ist. Selbstsein ist der Ausdruck einer gewissen Art von Verzerrung der Sicht, eine Situation, die sich schrittweise von einfachen Missverständnissen zu einer ganzen Gruppe falsch informierter Gedanken und eventuell zu einem tief verwurzelten Glaubenssystem entwickelt, das über alle weiteren Wahrnehmungen und Gedanken gestülpt wird. Hier sehen wir wieder ein zyklisches Muster. Die Wahrnehmung gibt den Weg frei für Gedanken, die zu Glaubenssätzen geronnen wiederum die Wahrnehmung beeinflussen.

Arbeitet das System optimal, ermöglicht es Wachstum, Lernen und Wandel. Ist es aber grundsätzlich falsch informiert, kann es zu einer erheblichen Menge von Täuschungen führen. Und wie die Buddhisten behaupten, geschieht das tatsächlich im Fall des allgegenwärtigen Glaubens an das Selbstsein als eine prägende Kategorie der menschlichen Psychologie. Buddhisten würden nicht verneinen, dass die stabilen Muster in diesem System der Informationsverarbeitung eine nützliche, vielleicht sogar entscheidende Funktion in der Organisationserfahrung liefern. Aber Schwierigkeiten entstehen, wenn das konstruierte Selbst zum Hauptorganisationsprinzip wird, in unrealistischer Weise mit Eigenschaften versehen, die es von Natur aus nicht besitzt und, dies ist am wichtigsten, wenn es zu dem Knotenpunkt wird, an dem sich schlecht angepasstes Verhalten sammelt. Das Selbst wird dann als zentrales und dominantes Element des psychischen Lebens erfahren und irrtümlich für eine fortdauernde Entität gehalten, was aber in Wirklichkeit nur eine Serie zufälliger Muster in einem ständigen Fluss darstellt.

### Selbst als Ursache des Leidens

Wenn wir die Natur des Selbst missverstehen, entsteht Leid so, wie das Selbst unsere Antwort auf vergnügliche und unangenehme Erfahrungen formt. Während Lust und Schmerz ein natürlicher Teil eines jeden Erfahrungsmoments sind, führt das reflexhafte *Verlangen*, dass das Vergnügen fortdauern oder der Schmerz aufhören soll, ein weiteres Element ein, das in den Urelementen der Erfahrung nicht vorhanden war. Verlangen ist im Kern Ausdruck einer Spannung zwischen dem, was geschieht und der Absicht einer Person, die Gratifikation nach dem Lustprinzip zum höchsten Punkt zu führen. Es ist die Bewegung des Geistes, der danach strebt, dass der nächste Augenblick von dem gegenwärtigen verschieden sein soll. Wenn ich eine Umgebungstemperatur von beispielsweise 70 Grad gewohnt bin, und die Temperatur fällt auf 50 Grad, dann kann ein *Gefühl* von Unbehagen entstehen. Das ist die Weise meines Körpers, wie er seinen gegenwärtigen Ungleichgewichtszustand anzeigt. Nun kann auch ein Verlangen aus dieser Situation entstehen: Ich *will* viel, viel wärmer sein, um das Gefühl von Wohlbehagen wiederherzustellen, das aus dem Balanceverlust mit der Umgebung resultiert.

Hier macht der Grad meines Verständnisses einen großen Unterschied. Falls mein Verständnis genügend entwickelt ist, um zu realisieren, wie dies alles lediglich eine natürliche Entfaltung von Ursache und Wirkung in einem entpersonalisierten, psychophysikalischen System ist, dann ist ‚kalt' lediglich ‚kalt'. Die Erwartung kommt nicht auf, es müsste anders sein. Außerdem ist die Anwesenheit der Kälte keine persönliche Kränkung. Das Unbehagen angesichts der Temperatur kann fortdauern, aber das Verlangen, es möge anders sein (d. h. Leiden), dauert nicht an. Die aufmerksame, aber leidenschaftsfreie Qualität wird oft als *Gleichmut* beschrieben, eine Geisteshaltung, die sowohl Lust als auch Schmerz umfassen kann, ohne von diesen beiden in die *Aktion* des Verlangens getrieben zu werden. Wo Gleichmut und Verständnis fehlen, kann ich mich stattdessen gedrängt fühlen, mein Verlangen zu befriedigen, ungeachtet der Folgen, eine Haltung, auf die Buddhisten als *Festhalten* oder *Greifen* verweisen.

Viele unserer täglichen Erfahrungen sind von Festhalten gefärbt. Allerdings ist das ebenso gefahrvoll, wie es allgemein verbreitet ist. Zunächst ist da eine Eigenschaft des Zwanghaften vorhanden oder ein Getriebenwerden zu Handlungen, bei denen bewusstes Wählen fehlt. Ohne die mentale Ruhe und Leichtigkeit zu entscheiden, wie wir handeln, befinden wir uns in einem Kreislauf bedingter Reaktionen und antworten kaum anders als ein Tier oder eine Maschine. Wir verlieren unsere Menschlichkeit und unsere Fähigkeit, frei und mit vollem Gewahrsein zu handeln.

Das drängende Bedürfnis, das Verlangen zu befriedigen, ob auf der Suche nach Vergnügen oder bei der Vermeidung von Schmerz, kann uns auch dazu führen, die Bedürfnisse und Rechte anderer zu übersehen, wenn sie mit unseren eigenen im Konflikt stehen. Bringen wir das obige Beispiel zu einem Extrem, können wir Brennstoff hamstern und das Thermostat hoch drehen, egal wie viel Brennstoffvorrat für andere übrig ist, oder wir können sogar gewaltsam eine schwächere Person der Kleidung berauben, um uns selbst warm zu halten.

Schließlich verstärkt klammerndes Verhalten das Konstrukt des Selbstseins. In dem Moment, in dem wir nach etwas greifen oder es wegstoßen, wird das Selbst als Akteur erschaffen. Das Selbst erfährt sich als Schöpfer und Nutznießer dieses Tuns. Ein Objekt, nach dem ich suche, wird in dem Akt es zu erwerben *Meines* genannt, während ein Objekt, dem ich Widerstand leiste oder das ich zurückweise, im eigenen Geist als *nicht Meines* definiert wird.

Mit dieser Einsicht bieten die Buddhisten eine Kopernikanische Revolution für unser Verständnis des Selbstseins und der Identität. Es ist nicht so, dass eine Person *existiert*, (eine Behauptung, die so oft nicht untersucht wird) und sich dann mit gewissen Objekten, Ideen und so weiter identifizieren kann. Vielmehr wird die Person, als individuelles Selbst mit einer bestimmten Identität gedacht, in einem Augenblicksakt der Identifikation *geschaffen*. Und mit einer *Sichtweise* des Selbstseins, der alle Erfahrungen unterliegen und die diese formt, wird man motiviert, sich jeden Moment von Neuem zu erschaffen. Die Festigkeit und Kohärenz des Selbst ist nur augenscheinlich und erscheint in unzähligen Momenten der Selbstbildung, so wie die anscheinende Wirklichkeit eines Filmstreifens aus der Illusion der Kontinuität entsteht, die aus unzähligen Einzelbildern des Films erzeugt wird.

Das Selbst wird geboren und stirbt, entsteht und vergeht, von Augenblick zu Augenblick, wann immer man nach Befriedigung oder Verlangen greift oder klammert. Doch jedes Mal, wenn ein Verlangen befriedigt ist, wird ein weiteres Verlangen in Erscheinung treten, was vermuten lässt, dass keine volle Zufriedenheit oder Erfüllung je vorkommen kann. Das ist die Ätiologie des Leidens gemäß der buddhistischen Psychologie. Der buddhistische Begriff *dukkha* bezeichnet dieses Leiden oder diese Unzufriedenheit als einen grundlegenden Makel im Geist-Körper-Betriebssystem und für die menschliche Bedingtheit.

### Identifikation mit Selbst

Missverstehen wir das kurzlebige, konstruierte Selbst als etwas Dauerhaftes und Zentrales, dann verstärken wir es weiter in unserer ungeprüften Wahrnehmungstendenz, dass alle Erfahrung „mir" geschieht. Das wird dadurch verschlimmert, dass das Selbst als Wertmaßstab benutzt wird. So wird ein Ereignis als gut beurteilt, wenn ich es will, und als schlecht, wenn mich nicht danach verlangt. Es gibt kaum einen Augenblick, der nicht beurteilt wird, weil jeder Augenblick einen bestimmten Gefühlston in sich trägt. Die Welt wird unterteilt in gut *für mich* und schlecht *für mich*. In dieser Geschäftigkeit setzen wir die Welt in ein Licht, das von unseren Wünschen gebrochen wird. Wir verpassen die Welt, wie sie ist: vertraut und doch unpersönlich.

Die buddhistische Analyse beschreibt das Selbst als ein Konstrukt, das durch vorherbestimmte Bedingungen entsteht und wieder vergeht, wenn diese Bedingungen abwesend sind. Das Selbst bleibt nicht bestehen. Nehmen wir aber einmal das Selbst, als irgendwie wirklicher und dauerhafter als es ist, dann haben wir ein weiteres Problem. Wir verbringen viel Lebenszeit damit, uns selbst zu bestärken, zu verteidigen und unser

Ansehen zu steigern. Wir befürchten, dass Fehlschläge dabei unsere Auslöschung zur Folge haben könnte.

Aus dieser Perspektive werden die Verteidigungsmechanismen, die so wunderbar in der frühen psychoanalytischen Literatur beschrieben werden, nicht so sehr gegen das bewusste Wissen instinktiver Triebe herangezogen, sondern eher, um die Illusion des Selbst zu untermauern. Unterschiedliche Theoretiker wie z. B. Alfred Adler (1927/2002), Ernest Becker (1973) und Ervin Goffman (1971) haben sich damit auseinandergesetzt, wie der Trieb, ein Selbstwertgefühl und Selbstachtung aufrechtzuerhalten, ein primäres Motiv des psychologischen und gesellschaftlichen Lebens ist. Menschen suchen Psychotherapie oft wegen der trügerischen Natur des Selbstwertgefühls. Wir justieren unser Selbstwertgefühl durch ständiges Vergleichen mit anderen und bewerten Dinge und Menschen danach, ob sie unsere konstruierte Identität unterstützen oder herausfordern. Als Ergebnis können wir uns angesichts des Informationsüberflusses verarmt fühlen. Andere werden zu Teilobjekten und nach ihrem Wert für unser Selbstempfinden beurteilt. Wenn andere in dieser Weise entpersonalisiert werden, ist der Weg zur sozialen Grausamkeit geebnet.

Angesichts dieses kolossalen kulturellen Wertes, der dem Selbst in westlichen Kulturen eingeräumt wird, ist es keine Überraschung, dass narzisstische Störungen so prävalent sind. Aus buddhistischer Perspektive sind diese Störungen lediglich bloße Auswüchse der fundamentalen Täuschung darüber, wer wir sind.

## Achtsamkeit und die Heilung des Leidens

Der Buddha bezeichnete sich selbst als Arzt, dessen primäre Arbeit darin besteht, das Übel zu identifizieren, das die Menschheit befallen hatte, seine Ursachen zu entdecken und dieses Wissen für die Heilung einzusetzen und einen Weg zu beschreiben, der jeden Menschen zum Wohl führen kann. Er verwirklichte dies alles zunächst für sich selbst. Der Tradition nach wurde der Prinz Siddhartha eines Nachts zum Buddha, als er klar und endgültig sah, wie Geist und Körper ihr eigenes Leid erschaffen. Er war in der Lage, sich so zu transformieren, dass Leid für ihn vollständig endete. Als er sich geheilt hatte, begann er, anderen zu helfen.

Schon der früheste Entwicklungspfad, der in der klassischen buddhistischen Tradition artikuliert wurde, ist umfassend und vielgestaltig. Es war klar, dass unterschiedliche Menschen unterschiedliche Stärken, Schwächen und Fähigkeiten haben und sich in einer weiten Bandbreite weltlicher Umstände befinden. Der Buddha verstand, wie jeder Arzt auch, dass der Heilungsprozess wesentlich mehr als nur Arzneimittel brauchte. Das Verständnis und die Mitarbeit des Patienten, der Grad an Fürsorge und Unterstützung, die er von anderen erhält, sowie Umweltfaktoren wie Ernährung, Ruhe und Zeit spielen alle eine wichtig Rolle, die Erfolgsaussichten des Behandlungsplans zu bestimmen. Er benannte die Krankheit, ihre Wurzelursachen und die wesentlichen Elemente ihrer Heilung. Das sind allesamt Standardelemente der Tradition. Die Wege, wie vorzugehen sei, um die Heilung zu bewirken, sind sehr variabel. Jede Generation scheint Therapieansätze zu entwickeln, die am besten für die jeweiligen Umstände geeignet sind. Das hat dem Buddhismus gestattet, sich über zweieinhalb Jahrtausende so vielen unterschiedlichen Kulturen anzupassen.

Die Ausgangsbasis für das Heilungsprogramm, welches der Buddha verschrieben hat, ist Achtsamkeitsmeditation. Sie allein wird die Heilung nicht bewirken, aber ohne Achtsamkeitsmeditation kann kein echter Fortschritt in Richtung Wohlergehen gelingen. Weil Leid jeden Moment in reflexhafter und ungeprüfter Weise konstruiert wird, ist es als Erstes notwendig, etwas von diesem Prozess aufzudecken. Während ein gesundes menschliches Wesen die meiste Zeit hart daran arbeitet, das konzeptuelle Gebäude der persönlichen Identität zu entwerfen und aufrecht zu erhalten, lädt uns die Achtsamkeitsmeditation dazu ein, einem Phänomenfeld Aufmerksamkeit entgegenzubringen, dem also, *was* auf der Ebene absoluter sensorischer und kognitiver Unmittelbarkeit *entsteht*. Phänomene werden an den fünf Sinnestoren des Auges, des Ohres, der Nase, der Zunge und des Körpers erscheinen, oder sie entstehen als Objekte des Gewahrseins am „Tor des Geistes" selbst. Die Fähigkeit, für diese Daten *als Phänomene* statt als Objekte unserer konzeptuell konstruierten Welt gewahr zu sein, braucht ein beachtliches Maß an Übung.

Unsere Reflexe und Instinkte sind völlig darauf ausgerichtet, laufende Konstruktionsprojekte auf der Makroebene zu verstärken, dabei aber die Einzelheiten der eintreffenden Erfahrung nicht zu beachten. Mit einfacheren Worten: Wir sind so in das größere Bild unserer Ziele, Strategien und die Validierung von Vermutungen und Glaubenssystemen verwickelt, dass wir die Gewohnheit haben, uns auf sensorische und kognitive Einzelheiten als *Mittel für ein Endziel* zu beziehen. Die Achtsamkeitsmeditation lehrt uns schrittweise, diesen fortwährenden Strom strukturierter Erfahrung als ein *Ende in sich selbst zu* betrachten. Das Ziel ist nicht, die konventionelle Welt, die wir konstruieren, völlig zu unterhöhlen, sondern sie statt dessen in die rechte Perspektive zu rücken. Indem wir lernen, diese sonst so außer Acht gelassenen ungeschminkten, rohen Erscheinungen zu erkennen, beginnen wir den Prozess der Identitätsbildung und Weltkonstruktion an sich aufzudecken, statt völlig auf das *Produkt* dieses Prozesses ausgerichtet zu bleiben.

Die Achtsamkeitspraxis hilft uns, unsere Tendenz aufzuheben, uns in den nächsten Moment vorzulehnen und vorwärts in die Ebene der Makrokonstruktion zu eilen. Indem wir absichtliche und anhaltende Aufmerksamkeit in das Feld eines Phänomens an sich bringen, trainieren wir den Geist, den mehr offenen, ungeformten Raum frisch entstehender Erfahrung zu bewohnen. Der Geist wird sich natürlich seinen verschiedenen Konstruktionsprojekten (Gedanken, Erinnerungen, Pläne, Phantasien etc.) zuwenden. Wo er dies aber tut, können wir klarer sehen, *dass* und *wie* er dies tut. Indem wir die Bewegung vom entstehenden Phänomen bis hin zum Entstehen des Gedankens beobachten, beginnen wir, die hochgradig konstruierte Natur unserer Erfahrung zum Vorschein zu bringen. Ausgehend von diesem Punkt erhöhten Gewahrseins für die Aktivität des Geistes im gegenwärtigen Moment werden unserem Lernen und Wachstum eine Reihe von Möglichkeiten zugänglich. Ein detailliertes Programm zur Transformation ist in der frühen buddhistischen Literatur dargelegt (Nanamoli & Bodhi, 1995b) und in Jahrhunderten der Überlieferung immer weiter ausgearbeitet worden.

## Klassisches Achtsamkeitstraining

### Achtsamkeit auf den Körper

Traditionell wird Achtsamkeit kultiviert, indem sie systematisch auf vier allgemeine Objekte angewandt wird. Das erste Objekt ist der Körper. Sorgfältig sich den physischen Empfindungen zuwenden, die zum Beispiel gemeinsam mit dem Atmen entstehen, wird dazu führen, eine immer gegenwärtige, aber fortwährend sich ändernde Ansammlung von Phänomenen in die Beobachtung zu bringen. Die Qualität der Aufmerksamkeit auf diese veränderlichen Empfindungen kann schrittweise mit der Entwicklung der Übung vertieft werden. Das Einatmen allein kann zunächst von nur wenigen unterscheidbaren Empfindungen begleitet sein – an der Nase, am Bauch oder dort, wo sich die Kleidung an der Haut bewegt. Sobald sich aber die Beobachtung verbessert, wird man dazu tendieren, mehr und mehr wahrzunehmen. In kurzer Zeit kann ein einzelner Atemzug von einem ganzen Universum nuancierter körperlicher Phänomene erfüllt sein, jedes, obgleich außerordentlich kurzlebig, mit seiner eigenen, unverwechselbaren Beschaffenheit.

Der gleiche zunehmende Scharfsinn kann auf den Körper gerichtet werden, wenn dieser verschiedene Positionen einnimmt: Sitzen, Stehen, Liegen oder Gehen. Jede von diesen wird ein eigenes Universum bestimmter Empfindungen erzeugen, eine endlose Landschaft für phänomenologische Exploration. Auf den Körper zentriert kann Achtsamkeit auch durch das Beobachten physikalischer Objekte der Berührung entwickelt werden, wie etwa beim Essen, Trinken, Einschlafen oder Aufwachen. Oder man kann die eigene Fähigkeit verbessern, körperliche Manifestationen wie Widerstand, Bewegung und Temperatur zu unterscheiden, die Buddhisten als die grundlegenden Bestandteile aller körperlichen Empfindungen identifizieren.

Eine weitere Übung ist, den Körper mit Achtsamkeit von der Spitze des Kopfes bis zu den Fußsohlen durchzugehen, um die Empfindung in den je verschiedenen Körperteilen zu ermitteln. Das Ziel in all diesen Fällen ist es, allein der Körperempfindungen, die durch eines der fünf Sinnestore auftauchen, bewusst zu werden und zu bleiben, ohne zum Sehen, Hören, Denken oder irgendeiner der anderen Erfahrungsweisen wieder zurückzukehren.

## Achtsamkeit auf die Gefühle

Achtsamkeit kann auch auf Gefühlstöne angewandt werden. Hier wird der Praktizierende den angenehmen oder unangenehmen Eigenschaften jeder Erfahrung Aufmerksamkeit entgegenbringen. Das fordert und entwickelt die Fähigkeit, eine körperliche Empfindung zum Beispiel von dem Gefühl zu unterscheiden, das in Verbindung damit entsteht. Man wird fähig, körperliche Empfindungen, die zum Beispiel im Knie entstehen, von dem tiefer liegenden unangenehmen Gefühl oder sogar dem Schmerz zu unterscheiden. Ein Phänomen einer körperlichen Empfindung ist die *Berührung*. Der *Schmerz* bei dieser Berührung ist ein weiteres Phänomen. Die klassische Achtsamkeitsmeditation sucht diesen Präzisionsgrad zu fördern.

Das Gleiche gilt auch für mentale Objekte, die im Geist entstehen. Jede Erinnerung, jeder Gedanke oder jedes Bild der Imagination wird von einem Gefühlston begleitet sein, der entweder angenehm, unangenehm oder neutral ist. Auch wenn der Gefühlston sich bei genauer Prüfung nicht leicht als angenehm oder unangenehm herausstellte wie im Falle eines neutralen Gefühls, liefert er doch eine laufende, fühlbare Empfindung für alle Arten von Erfahrung, was vom Meditierenden in der Übung unterschieden werden kann. Die Temperatur im Meditationsraum zum Beispiel, die von den Nervenzellen, den Rezeptoren in der Haut erfahren wird, mag weder zu heiß noch zu kalt scheinen. Sie liefert aber nichtsdestoweniger einen konstanten Strom von Gefühlstönen. Diese zwei Stränge zu entwirren – (1) ein Objekt, erkannt durch das Sinnestor und (2) den Gefühlston, der das Objekt begleitet – ist der Anfang, die rastlose Bewegung des Geistes offen zu legen und trägt zu einem tieferen Verstehen seiner konstruierten Beschaffenheit bei.

## Achtsamkeit auf den Geist

Wird der Geist selbst das Objekt der Achtsamkeitsmeditation, ist der Beobachter eingeladen zu bemerken, ob dieser spezifische Bewusstseinsmoment von einem der drei Wurzelursachen des Leidens, den trübenden, absichtlichen Konstrukten von Gier, Hass oder Täuschung begleitet ist.

In jedem gegebenen Moment wird der Geist entweder von einem oder mehreren dieser Konstrukte gefangen oder er ist frei davon. Dafür wach zu sein, kann man lernen. Gier und Hass sind die beiden Polaritäten des Verlangens, das intensive *Wollen* oder *Nichtwollen* eines Objektes, wohingegen die Täuschung eine starke Form des grundlegenden Missverständnisses ist, das dem Verlangen Macht über uns gibt.

Wenn zum Beispiel Unbehagen im Körper gespürt wird, weil man für eine gewisse Zeit unbewegt in einer sitzenden Haltung bleibt, so kann man einen zunehmenden Widerstand gegen die sensorischen Informationen bemerken, die vom Körper empfangen werden. Man kann fast schmecken, wie sich die Unzufriedenheit aufbaut: „Die unangenehme Körperempfindung soll weggehen" oder in etwas anderes übergehen. Im nächsten Moment kann man die gleiche Situation in einem anderen Licht erleben: „Die angenehme Körperempfindung soll entstehen." Es kann ziemlich schwierig sein, zu unterscheiden, wann das Nichtwollen oder die unangenehme Empfindung verschwindet und wann das Wollen oder die angenehme Empfindung entsteht und die erstere ersetzt. Die Beschaffenheit dieses Zwiespalts zu untersuchen, auch wenn er sich als Verwirrung manifestieren mag, ist das, was wirklich Achtsamkeit ausmacht, und dies trägt zu einer wachsenden phänomenologischen Intelligenz bei.

In einem weiteren darauf folgenden Moment kann der Meditierende ohne Weiteres die Erkenntnis erfahren, dass Wollen und Nichtwollen nur neue Wendungen des üblichen Reaktionsmechanismus des Geistes sind. Sie folgen aus dem Kontakt mit bestimmten Körperempfindungen, die durch unterschiedliche Stellungen bedingt sind. Einer derart kleinen, aber signifikanten Einsicht kann die Rückkehr zum Gewahrsein der Körperempfindungen folgen, jetzt aber in einem neuen Zusammenhang, der größeren Gleichmut oder weniger persönliches Beteiligtsein ermöglicht. Eine derartige Veränderung in der Haltung kann von einem körperlichen oder mentalen Seufzer und einer weiteren Entspannung des Körpers begleitet sein sowie von einem neuen Entschluss, sorgfältig aber geduldig auf die Erfahrung zu schauen, gleich, auf welche Weise sie entsteht. Durch das Auge des Gleichmuts betrachtet, ist die Eigenschaft des Wollens oder Nichtwollens vorübergehend vom Mentalen abwesend. Die Beschaffenheit dieses Zustands kann auch untersucht werden.

In diesem kurzen Beispiel sind wir dafür bewusst geworden, wie der Geist zuerst von Abneigung, Verlangen und Verwirrung heimgesucht wird und sich nach einem Moment der Einsicht ohne diese Trübungen manifestiert.

Untersuchen wir, wie diese Geisteshaltungen in der Erfahrung auftauchen, betritt Achtsamkeit eine auswertende Stufe, die das Potential hat, zu transformieren. Wir können ohne Urteilen einfach die belebten Texturen der Körperempfindungen notieren, ja sogar die wechselseitigen Episoden von Lust und Schmerz. Wenn wir aber einen Moment der Aversion sehen, gefolgt von einem Moment einer nicht-aversiven Geisteshaltung oder einen Moment klarer Einsicht nach unzähligen Momenten der Trübung, dann können wir nicht umhin, den Kontrast zu bemerken.

Die Sache ist nicht, konzeptuell zu entscheiden, dass das eine heilsam und das andere unheilsam ist; denn das ist gerade die Art, über die Erfahrung *nachzudenken*, was dem Prozess gegenläufig wäre. Stattdessen entwickeln wir ein intuitives, direktes Verständnis als Manifestation von Einsicht und Weisheit über die relative Wirkung des einen oder anderen mentalen Zustands. Wir sind noch im Bereich deskriptiver Phänomenologie, nicht im höheren Bereich kognitiven Verstehens.

### Achtsamkeit auf Geistobjekte

Eine vierte Grundlage, auf der Achtsamkeit sich nach Körper, Gefühlen und Geist gründen kann, wird Achtsamkeit auf mentale Objekte oder geistige Phänomene genannt. Hier bringt man die gleiche Qualität nuancierten Gewahrseins für das auf, was mit dem aktuellen Inhalt der mentalen Erfahrung entsteht. Da wir aber jetzt auf dem Höhepunkt des Transformationspfades der Achtsamkeit angekommen sind, bedeutet das nicht nur, bewusst zu werden für das, was im Mentalen entsteht und vergeht. Es gibt hier eine detaillierte Agenda, wenn wir den primären Belehrungen der buddhistischen Psychologie folgen, wonach man Ausschau halten und wie man daran arbeiten soll, die Faktoren loszulassen, die Verstehen verhindern, und solche zu kultivieren, die es verbessern.

*Fünf Hindernisse*

Zunächst gibt es fünf *Hemmnisse* oder Hindernisse für die Klarheit des Geistes, die man beobachten kann als gegenwärtig, abwesend oder im Geist entstehend. Diese sind Sinnesverlangen, Aversion, Trägheit, Rastlosigkeit und Zweifel. Wir können auch aufmerksam werden für eine Haltung, an solchen Geisteszuständen nicht zu haften, was diese dazu bringt, vorbeizuziehen, und außerdem eine feste Position gegenüber solchen Phänomenen einzunehmen, was ihr Wiederentstehen in der Zukunft hemmen wird. Jeder dieser fünf Schritte kann für jedes dieser fünf Hindernisse angewandt werden. Praktiziert man Achtsamkeit in dieser speziellen Weise, werden diese Geisteseigenschaften weniger und verschwinden sogar, wenn auch nur vorübergehend. Der Geist wird als Ergebnis wesentlich klarer werden. Gerichtetes Gewahrsein auf das erste Hindernis des Sinnesverlangens zu bringen, dient zum Beispiel dazu, den natürlichen Reflex des Sensoriums, Stimulation zu suchen, aufzudecken. In der Erfahrung zeigt sich dies als subtiles Wollen, das allen sechs menschlichen Sinnesfähigkeiten zugrunde liegt. Bewusst daran zu arbeiten, diese Haltung aufzugeben, für sensorische Stimulation vorbereitet zu werden, und sei es nur vorübergehend, kann eine offene Geisteshaltung für den Augenblick bewirken, was Reaktionen eine größere Bandbreite erlaubt.

*Fünf Aggregate*

Als Nächstes richtet sich das Gewahrsein auf die fünf *Aggregate* der Erfahrung, nämlich Stofflichkeit, Gefühl, Wahrnehmung, Bewusstsein und (geistige) Formierung (hier früher als Absicht und Disposition bezeichnet). Die Übung besteht darin, für jeden dieser Stränge der zusammengesetzten Erfahrung einfach gewahr zu sein und zu notieren, wie sie entstehen und vergehen. Diese fünffältige Typologie der Erfahrung ist der buddhistische Weg, die habituellen Tendenzen zu untergraben, eine persönliche Identität neu zu verdinglichen. Es ist verständlich, dass Menschen routinemäßig die Existenz eines einenden Akteurs (der Seher, der Fühler, der Denker) vermuten, der dem Fluss der Erfahrung zugrunde liegt. Die Aufmerksamkeit auf jede dieser fünf Kategorien zurückzulenken hat schrittweise die Wirkung, den Fluss der Erfahrung zu betonen, statt ein synthetisches Empfinden von Einheit zu konstruieren. Die phänomenologischen Daten offenbaren hauptsächlich, dass Sehen, Fühlen und Denken geschehen. Das Etikett eines Substantivs wie Akteur anzuheften (das „Ich", dem es geschieht), ist unnötig und unberechtigt.

*Sechs Sinnesbereiche*

Dann haben wir die sechs *Sinnesbereiche,* auch Sinnestore genannt, als Objekte bewussten Gewahrseins. In diesem Fall beobachtet der Meditierende, um das erste Beispiel zu nehmen, das Auge als das Organ der Wahrnehmung und auch die visuelle Form oder das Objekt der Wahrnehmung. Diese werden auch als internale und externale Manifestationen des sensorischen Feldes bezeichnet. Ferner notiert der Achtsamkeit Praktizierende phänomenologisch, wie Verlangen in Verbindung mit jedem der Sinnesbereiche entsteht. Verlangen ist nicht etwas Allgemeines. In unserem gegenwärtigen Modell konstruierter Erfahrung wird Verlangen immer für ein bestimmtes mentales oder physisches Objekt manifest.

Zu verstehen, wie irgendein Moment des Verlangens von einer bestimmten sensorischen Erfahrung abhängig ist und aus dieser hervorgeht, ist eine wichtige Einsicht, die aus diesen Gewahrseinsübungen gewonnen wird. Hat er dieses gesehen, ist der Übende wie bei den Hindernissen in der Lage zu bemerken, wie sich lösen vom Anhaften an diesem Verlangen sein Verschwinden ermöglicht, und wie Haltungen ausgedrückt und wiederholt werden können, die ihr Nichtentstehen in der Zukunft unterstützen.

*Sieben Faktoren des Erwachens*

Von großer Bedeutung für die traditionelle Form der Achtsamkeitsmeditation ist das Gewahrsein der sieben positiven Faktoren des Wachstums zur Weisheit. Diese werden die sieben *Faktoren des Erwachens* genannt und schließen Achtsamkeit (1), die Untersuchung der Erscheinungsformen

(Phänomene) (2), Energie (3), Freude (4), Stille (5), Konzentration (6) und Gleichmut (7) mit ein (vgl. Kapitel 5 für eine Beschreibung dieser Eigenschaften in Anwendung auf die Psychotherapie). Wie zuvor wird man einfach dahin geführt, zu beobachten, ob in einem bestimmten Bewusstseinsmoment einer dieser sieben vorhanden oder abwesend ist, und falls er nicht vorhanden ist, zu bemerken, wenn er entsteht. Anders aber als bei der Achtsamkeit auf die Hindernisse ist das Streben hier nicht, diese mentalen Faktoren aufzugeben, sondern sie zu kultivieren und zu entwickeln. Hier kann wiederum ein intuitives Verstehen des nützlichen Effekts entstehen, den jeder dieser mentalen Zustände in einem bestimmten Moment auf den eigenen Geist und Körper hat. Man kann lernen, welche absichtliche Haltung diese Faktoren entwickelt.

Jeder dieser spezifischen Zustände unterstützt auch die anderen. Richtet man die eigene Aufmerksamkeit darauf, wird der eigene Geist schrittweise in Richtung größerer Weisheit und größerem Verstehen transformiert. Wieder ist Achtsamkeit der erste Schritt, und wenn die einfache Präsenz des Geistes für gerade entstehende Phänomene reift, wird dies natürlicherweise zu einem tiefen Interesse an dem Kommen und Gehen mentaler Zustände führen. Wird jeder Zustand immer genauer untersucht, erzeugt er eine ganz natürliche Energie und einen Enthusiasmus, der sich wiederum in eine tiefgründige Freude verwandelt, die gleichermaßen im Körper und Geist vorhanden zu sein scheint.

Die Freude ist überschäumend, scheinbar aus einer tiefen Quelle hervorsprudelnd, aber dies wird allmählich durch Stille beruhigt. Das eine ersetzt das andere nicht. Was dann aber folgt, ist der paradoxe Zustand stiller Energie. Hier wird der Geist friedvoll und wach. Er ist ruhig, entspannt und ungezwungen, aber äußerst gewahr, frei von jeder Anstrengung für das Entstehen und Vergehen von Phänomenen. Die Stille bewirkt eine größere *Konzentration*, definiert als Fokus oder Einsgerichtetsein oder Einspitzigkeit des Geistes, die ganz natürlich nur ein Objekt gewahrt, aber mit einem derartigen Geschick, dass der Geist dabei unzählige Daten sehr schnell verarbeiten kann. Schließlich wird jeder dieser Faktoren den anderen gerecht und ergänzt diese. Ein tiefgründiger Gleichmut des Geistes bildet sich aus, der all diese Eigenschaften umfasst. In diesem

Zustand, so sagen die Buddhisten, kann man die verdunkelnden und verzerrenden Wirkungen des Verlangens und Missverstehens auf die jeden Moment neue Konstruktion der Erfahrung überwinden.

## Ein Mittel für unsere Zeit

Das war eine kurze Übersicht, wie Achtsamkeit im traditionellen Kontext der klassischen buddhistischen Praxis verstanden und entwickelt werden kann. Das Endstadium, dem die Praxis gewidmet ist, ist nichts weniger als die vollständige und radikale Verwandlung des menschlichen psychosomatischen Organismus. Diese Transformation mag zunächst bescheiden sein, hat aber schon gelegentliche Augenblicke

- der Einsicht in die eigene Motivation,
- der Einsicht in die Freiheit vom Festhalten an Konditionierungen oder
- der Einsicht in die Zuflucht vor dem konstanten Angriff der Selbstbezogenheit und des Verlangens.

Aber diese Augenblicke sind kumulativ und gewinnen Stufe um Stufe an Kraft, wenn mehr und mehr zugrunde liegende Muster unseres psychologischen Prozesses offenbar werden.

Achtsamkeit führt zu Einsicht, und Einsicht führt zu Weisheit. Diese Art Einsicht, auf die wir uns in diesem Kontext beziehen, ist keine konzeptuelle Einsicht in die persönliche Geschichte, sondern ein eher viszeraler und intuitiver kurzer Einblick in die konditionierte, konstruierte, veränderliche und unpersönliche Natur unseres mentalen und körperlichen Lebens. Es ist eine Einsicht, die die Bindungen an das Verhaftetsein löst, das Herz für ein weiteres Umfeld öffnet und die Selbstbezogenheit auflöst.

Unbewusste Verhaltensmuster werden durch die Übung der Achtsamkeit dem Licht des bewussten Gewahrseins ausgesetzt. So verlieren sie viel von ihrer Kraft, uns zu täuschen und unter Druck zu setzen. Die

Art und Weise, wie die Sinnesdaten in jedem Moment in die Persönlichkeitsbildung und die Weltanschauung organisiert werden, beginnen sich zu verändern. Schließlich werden sich wiederholende Episoden der Einsicht zu einer nachhaltigen Veränderung des Geistes beitragen, ein Prozess, den Buddhisten *Vertiefung der Weisheit* nennen. Diese Art der Einsicht verändert uns zutiefst.

Am höchsten Punkt dieser Entwicklung, dem Erreichen des Erwachens (Nirvana), werden Gier, Hass und Täuschung ganz ausgelöscht. Man konstruiert immer noch von Augenblick zu Augenblick Erfahrung durch die Sinnesorgane und erfährt Lust und Schmerz. Der Unterschied ist aber, dass Angenehmes kein Verlangen mehr aufkommen lässt. Dem Unangenehmen, dem Schmerz wird nicht mit Aversion oder Widerstand begegnet. Das Handeln ist daher nicht länger motiviert vom Ergreifen nach Befriedigung, und Identität als der Knotenpunkt, um den das eigennützige Verhalten organisiert ist, wird nicht mehr konstruiert. Man bewegt sich in der Welt und antwortet angemessen auf Ereignisse, wenn sie auftauchen. Das Leben wird Ausdruck altruistischer Großzügigkeit (Nichtgier), Freundlichkeit (Nichthass) und des Verständnisses (Nichttäuschung). Wir erhalten das Bild einer Person, die in allen Umständen zufrieden ist, frei von unfreiwilliger Konditionierung und in keiner Weise durch Zwang zum Handeln getrieben. Eine solche Person akzeptiert die Veränderlichkeit der Welt, erwartet nicht länger Befriedigung, die über die Erfüllung gewisser Notwendigkeiten (wie etwa Essen oder Trinken) hinausgeht, übt keinen Eigentumsanspruch auf ein Objekt oder Element der Erfahrung aus und, vielleicht am wichtigsten, leidet nicht an narzisstischer Täuschung einer inflationären persönlichen Identität. Eine derartige Sicht des menschlichen Potentials deutet auf die Transformation des menschlichen psychophysischen Organismus auf einer höheren Stufe der Evolution hin.

## Ist Achtsamkeit allgemein anwendbar?

Einige Formen des Heilens beruhen auf allgemeinen menschlichen Charakteristika und Qualitäten. Penizillin zum Beispiel wirkt unabhängig von der Kultur des Patienten, weil unsere Biologie eine solche universelle

Charakteristik hat. Systeme psychologischen Heilens sind eher kulturspezifisch. Sie beziehen ihre Kraft aus dem Einklang mit den Glaubenssätzen, die in der jeweiligen Kultur maßgeblich sind. Heilmethoden, die bei den Maori heimisch sind, finden wenig Anwendungsmöglichkeit in Toronto, und psychoanalytische Methoden passen wenig in nicht-westliche Gesellschaften. Unsere psychologischen Lebensweisen sind beeinflusst, wenn nicht sogar bestimmt, von unserer Kultur.

Es ist fast unmöglich, die universelle Natur des psychologischen Konstrukts zu verifizieren. Die Tatsache, dass der Buddhismus sich erfolgreich sehr unterschiedlichen Kulturen angepasst hat, unterscheidet ihn nicht von anderen religiösen Traditionen, die auch migriert sind. Die Ausrichtung der Meditation auf die Dekonstruktion der bewussten Erfahrung, die Analyse von Ursache und Wirkung und die Formulierung der Natur des Leidens entstehen auf einer Ebene des Geistes, die so grundlegend ist, dass dies für die ganze Menschheit gelten mag.

Kultur erschafft eine gemeinsame Sprache und einzigartige Heilungspraktiken. Auch die buddhistischen Meditationsübungen variieren enorm in den unterschiedlichen Kulturen. Was aber universal scheint, ist die Tatsache, dass mentale Ereignisse immer wieder entstehen, und wir geneigt sind, mit Verlangen oder Abneigung darauf zu reagieren. Vielleicht ist das der Grund, warum die buddhistische Psychologie transkulturell willkommen geheißen wurde. Leid scheint universal zu sein, ebenso unser Wunsch, davon frei zu sein.

Das Auftauchen der Achtsamkeitstheorie und -praxis in der westlichen Psychotherapie ist ein moderner Fall kultureller Adaption der buddhistischen Psychologie. Die Frage bleibt, ob die Psychotherapie in ihrem Bemühen, Achtsamkeit in der klinischen Praxis nutzbar zu machen, ihr Potential für eine Befreiung von der Wurzel her vernachlässigen wird, oder ob die buddhistische Psychologie und Praxis mit ihrer weit gefassten Anschauung des menschlichen Potentials die Psychotherapie neu beleben wird.

KAPITEL 13

# Positive Psychologie

Die Fülle des Lebens erwecken

CHARLES W. STYRON

*Das Ziel des Kriegers ist, grundlegendes Gutsein in seiner vollständigsten, frischesten, lebendigsten und brilliantesten Form zu zeigen. Dies ist möglich, wenn Sie realisieren, dass Sie grundlegendes Gutsein nicht* besitzen, *sondern dass sie grundlegendes Gutsein* sind.

CHÖGYAM TRUNGPA (1984, S. 70)

## Achtsamkeit und Stufen fortgeschrittener mentaler Gesundheit

Frühere Kapitel haben eine Reihe von Anwendungen der Achtsamkeit in der Psychotherapie diskutiert. Kapitel 12 hat uns daran erinnert, dass die Wurzeln der Achtsamkeit in der buddhistischen Weisheitstradition liegen. Achtsamkeit selbst ist bemerkenswert einfach: Sie ist die Anwendung der mentalen Fähigkeit, „die Dinge, wie sie sind" (Trungpa, 1992, S. 192) zu begreifen. Es sieht aber so aus, dass die Dinge so zu begreifen, wie sie sind, ein sehr herausforderndes Projekt ist, weil jeder von uns eigene Versionen der Wirklichkeit hat, die er auch aufrechterhalten möchte.

Diese Projektionen können wir nur sehr schwer durchschauen und aus dem Weg räumen. Das ist eine Tatsache, die jeder Therapeut, der mit Patienten gearbeitet hat, über die Jahre attestieren kann.

Achtsamkeit bietet reichhaltige Möglichkeiten für die Psychotherapie, die dieses Arbeitsfeld selbst erst in jüngster Zeit zu erforschen beginnt. Sie bietet die Möglichkeit, positive Zustände des Geistes jenseits der Symptomerleichterung zu entwickeln (Seligman, 2002b). Um den potentiellen Beitrag der Achtsamkeitspraxis für eine Positive Psychologie zu verstehen, kann es hilfreich sein, zu ihrem historischen Kontext und Zweck zurückzukehren.

Die grundlegenden Belehrungen der buddhistischen Psychologie, die Vier Edlen Wahrheiten, erklären in kühner Weise die Möglichkeit des vollständigen und ungehinderten „Erwachens" und skizzieren einen Weg, um dieses Ziel zu erreichen. Wie in Kapitel 2 besprochen, wird auf dieses Erwachen im Allgemeinen als *Erleuchtung* Bezug genommen, und das ist ein viel größeres Projekt als eine Depression, eine Ängstlichkeit oder auch ein Trauma zu überwinden. Natürlich ist die Tatsache, dass Achtsamkeitspraxis ein Anwendungsmittel für alle möglichen mentalen Störungen sein kann, denen der Kliniker in seinem Psychotherapieraum begegnet, ein wunderbarer Glücksfall. Daraus aber zu schließen, dass eine solche Anwendung der primäre Zweck der Achtsamkeitspraxis sei, das wäre weit gefehlt. Das wäre, als würde man ein Lagerfeuer mit Raketentreibstoff anzünden und anschließend zum Schluss kommen, eine derartige Anwendung sei fundamental.

### Perspektiven erweitern: Das dreimalige Drehen des Rades

Die buddhistische Tradition hat sich über viele Jahrhunderte hinweg entfaltet, und in dieser langen Periode haben sich die Lehren erheblich entwickelt. Allgemein gesprochen deckt die Sammlung der Anweisungen drei überlappende und aufeinander bezogene Perioden ab (in der *Vajrayana*-Überlieferung als das dreimalige Drehen des Dharma-Rades bekannt). Das sind drei aufeinanderfolgende, unterscheidbare Phasen in der Entwicklung des buddhistischen Denkens, die ich hier als die frühe, mittlere und späte Periode bezeichne. In der *frühen Periode* ist der Fokus primär auf individuelles Leid ausgerichtet, und wie man dieses überwinden kann. Diese Belehrungen umfassen die Vier Edlen Wahrheiten, wie wir sie zuerst in Kapitel 2 beschrieben haben. Dieses Buch richtet sich ausgiebig auf die Anwendung der Achtsamkeitspraxis als einer Technologie, um Leid zu verstehen und zu überwinden. Daher hat es sich hauptsächlich auf die Lehren der frühen Periode bezogen.

In der *mittleren Periode* ist das Herzsutra (Rabten & Batchelor, 1993) eine der Hauptbelehrungen. Die zentrale Botschaft ist, dass es aufgrund der ständigen Veränderung keinen Ort gibt, den man für immer sein Zuhause nennen könnte. In der buddhistischen Psychologie wird diese Realisierung, dass es keinen letztendlichen Referenzpunkt gibt, die *Realisierung* des *Nicht-Selbst* genannt (kurz beschrieben in Kapitel 2 und 11). Diese Realisierung verhindert, dass man sich übermäßig mit etwas identifiziert, besonders mit den eigenen Gedanken und Konzepten. Eine tiefgründige Verwirklichung des Nicht-Selbst wird oft als die Erfahrung der *Leerheit* beschrieben. Sie ist, und das ist etwas paradox, von einem spontanen Entstehen des Mitgefühls begleitet.

Die Botschaft des Nicht-Selbst oder der Leerheit aus der mittleren Periode kann eher beunruhigend sein, weil wir sehr gefangen sind in unseren Ansichten über unsere Identität. Werden diese Ansichten in überzeugender Weise herausgefordert, dann ist es, als würde uns ganz plötzlich der Boden unter den Füßen weggezogen und ein Gefühl des völligen Nichts kann sich einstellen. Wird dieses Gefühl extrem, nähert es sich dem Nihilismus.

Glücklicherweise wird diese Tendenz durch die Lehren der *späten Periode* ausgeglichen, in der das Konzept der *Buddhanatur* dargelegt wurde. Buddhanatur postuliert, dass jeder von uns in grundlegender und bedingungsloser Weise rein und ganz ist. Hindernisse und Verdunklungen (z. B. Wut, Zorn oder ein übertriebenes Empfinden persönlicher Wichtigkeit) werden als zweitrangig und vorübergehend verstanden, den Wolken gleich, die die Sonne verdunkeln. Wenn diese sich gelichtet haben, scheint die eigene, essentielle Natur mit ungeheurer Weite und Gleichmut auf. Diese letzte Belehrung steht nicht im Widerspruch zur Nicht-Selbst Lehre: Eher ist es die

Feststellung, dass Fülle und Leerheit komplementär sind. Die Vollendung und Verbundenheit der Phänomene (Fülle) wird begriffen, wenn unsere Projektionen und Konzeptualisierungen darüber geklärt sind (Leerheit).

### Frucht und Realisierung

Fortgeschrittene Stadien mentaler Gesundheit werden am besten in Begriffe gefasst, die ihre Vorzüglichkeit anerkennen, und ohne sie unerreichbar für den durchschnittlichen Praktizierenden erscheinen zu lassen. Obwohl komplettes, ungehindertes Erwachen das letztendliche Ziel der buddhistischen Psychologie ist, ist es vielleicht eher nützlich als Konzept oder als Inspiration statt als greifbare Wirklichkeit. Wie auch immer, es ist keinesfalls eine Voraussetzung, um die „Stufen der Gesundheit" zu betreten, die weiter unten beschrieben werden.

In *The Art of Happiness* (Dalai Lama & Cutler, 1998, S. 13) sagt der Dalai Lama: „Ich glaube, der Sinn des Lebens ist, Glück zu suchen. Das ist klar. Ob man an Religion glaubt oder nicht, ob man an diese oder jene Religion glaubt, wir suchen alle etwas Besseres im Leben. Also, ich denke, die bloße Bewegung unseres Lebens führt uns zum Glücklichsein." Von Anfang an hat die buddhistische Psychologie in diese Richtung tendiert. Bis vor Kurzem wurde sie, wenigstens in den westlichen Annalen, vornehmlich mit Leid identifiziert. Lange schon ist die buddhistische Psychologie nichtsdestoweniger ein über die Maßen anspruchsvolles Glücksprojekt gewesen, und die prinzipielle Technologie ist die Achtsamkeitspraxis. Um den potentiellen Wert der buddhistischen Lehren für eine positive Psychologie zu verstehen, schauen wir in den drei folgenden Unterkapiteln auf einige der Früchte, die aus sorgfältiger Achtsamkeit resultieren.

Bevor wir diese Früchte betrachten, mag eine kurze Bemerkung zur Vorsicht angebracht sein. Diese Früchte reifen, aber tendenziell mit größerer Häufigkeit und Kraft, wenn sie vom Praktizierenden nicht krampfhaft gesucht werden. Man muss Meditation mit Sorgfalt üben, um die wohltuenden Wirkungen zu erfahren, aber gleichzeitig Abstand nehmen davon, diese Wirkungen als Ziele in sich selbst zu verfolgen. Meditationspraxis ist in dieser Beziehung wie Liebeswerben. Sie profitiert von einem leichtherzigen Vorgehen, und sie profitiert bei Weitem mehr von dem, was man gibt, als davon, was man von ihr zu erhalten sucht.

*Frühe Periode*

Fortgeschrittene Schüler der Belehrungen der frühen Periode sind machtvolle Zeugen der Wirkkraft der Achtsamkeitspraxis. Erstens sind sie nicht davon besessen, Leid in seinen Myriaden von Manifestationen überwinden zu wollen. Sie haben ihren Geist in hohem Maße gezähmt und trainiert, und sind Schwierigkeiten (Ja, die haben sie!) mit gradliniger Energie und Geschicklichkeit begegnet. Sie sind grundfest, recht furchtlos und bescheiden. Sie sind auch ziemlich gewöhnlich, aber in einem sehr positiven Sinne. Alltagsschwierigkeiten lassen sie nicht mehr in die Klemme geraten. Sie sind voller Elan, präsent für ihre eigenen Erfahrungen und die anderer. In der Achtsamkeitspraxis lernen sie, Einsicht mit kognitivem Reframing und offenkundigen Verhaltensveränderungen zu synthetisieren. Mit anderen Worten, klares Verstehen wird mit klarem Denken und adaptivem Verhalten vereint. Sehr wenig bleibt unerforscht.

*Mittlere Periode*

Fortgeschrittene Schüler der Belehrungen der mittleren Periode bleiben immer gute Frühperiode-Schüler. Sie meinen nie, dass sie den Grundlagen entwachsen sind. Sie beginnen in ihrer Praxis zu realisieren, dass positive Geisteszustände als mächtige Gegenmittel für negative agieren. Dazu kommt, dass sie eine tiefe Wertschätzung für die Tatsache entwickeln, dass sich nichts in der Weise zeigt, wie sie es erwartet hatten. Sie haben Nicht-Selbst innig erfahren und mit einem gerüttelten Maß an Heiterkeit überlebt. Das Leid anderer ist tief ergreifend und unausweichlich für sie geworden. Es ist allgegenwärtig. Als Ergebnis hat Mitgefühl spontan in ihrem Dasein Wurzeln geschlagen. Ihr eigenes Leid hat angefangen, im Vergleich zu dem anderer zu verblassen. Sie beginnen, andere an erste Stelle zu setzen. Sie beginnen sogar zu realisieren, dass für den Nutzen anderer zu arbeiten, glücklicher macht, als lediglich für sich selbst zu arbeiten. Dieser Übergang heißt üblicherweise, sich auf den Pfad der erwachten Wesen, den Pfad der *Bodhisattvas* zu begeben (Sanskrit: *bodhi*, erwacht; *sattva*, Wesen). Das ist der Pfad der „friedvollen Krieger", der unermüdlichen Verfechtung von Sanftmut und Liebender Güte. Um diesen Prozess zu optimieren und nachklingende egoistische Hindernisse zu beseitigen, üben Schüler der mittleren Periode bereitwillig die sechs Tugenden der Großzügigkeit, Disziplin, Geduld, Ausdauer, Meditation und Weisheit. Einfach gesagt, sie gehen nichts weniger als dem vollkommenen ethischen Verhalten nach. Das ist natürlich ein hoher Anspruch und typischerweise ein lebenslanger Prozess.

### *Späte Periode*

Fortgeschrittene Schüler

Fortgeschrittene Schüler der späten Lehrperiode bleiben gute Früh- und Mittlere-Periode Schüler, „graduieren"[2] aber wiederum nie. Auf dieser Ebene werden Negativität und Hindernisse aller Art als transparent gesehen. Sie sind nichts, wovor man sich fürchten müsste. Respektieren ja, fürchten, nein. Hindernisse werden in der Tat als ungeheure Reservoirs gefrorener Energie wahrgenommen, die es anzuzapfen gilt. Sorgfältige Schüler der Spätperiode haben ihr eigenes, unkonditioniertes, grundlegendes Gutsein kurzzeitig gesichtet, und sie sind wagemutig. Sie realisieren, dass die Erforschung der Negativität oft mehr Weisheit enthalten kann, als darum einen Bogen zu machen. Das Ergebnis ist, dass sie manchmal ohne zu Zögern in schwierige Situationen hineinwaten, weil sie die Möglichkeit für Transformation darin sehen. Sie verstehen, dass Konflikte und psychologischer Schmerz ein fruchtbarer Erdboden sein kann, in dem Weisheit gedeiht. Wenn man einen fortgeschrittenen Achtsamkeitspraktizierenden der späten Periode trifft,

2 d. h. sie bleiben Bodhisattvas (Anm. d. Übersetzers)

zeigt die Begegnung unausweichlich jemanden, der von Leuchten und Glückseligkeit erfüllt ist. Da lässt sich absolut nichts von Pessimismus oder Nihilismus finden. Diese Praktizierenden zeigen beispielhaft die ungeheure Weite des menschlichen Potentials.

## Positive Psychologie: Die Wissenschaft, das Potential zu aktualisieren

Seit dem Zweiten Weltkrieg hat die traditionelle Psychologie sich mit bemerkenswerten Ergebnissen auf die Behandlung mentaler Krankheiten konzentriert. Bis vor Kurzem aber hat das Arbeitsfeld wenig getan, um geistiges Wohlergehen im positiven Sinne zu verbessern. Sie hat nicht sorgfältig untersucht, wie man außergewöhnliches Talent entwickeln kann. Obwohl diese Ausgrenzung nicht vorgesehen war, gibt es doch gute Gründe, warum das geschah. Forschungsetats waren primär auf Studien geistiger Schwierigkeiten begrenzt. Sie waren eine Rückvergütung für klinische Dienstleistungen. Heutzutage zum Beispiel erstatten US-Versicherungen die Kosten klinischer Leistungen nur, wenn sie als medizinisch notwendig erachtet werden. Die Psychologie hat sich vor allem innerhalb der Grenzen des *medizinischen Modells* auf Pathologie ausgerichtet.

Martin Seligman ist seit vielen Jahren ein führender akademischer Psychologe. Er hat die ersten 30 Jahre seiner Karriere damit verbracht, hauptsächlich über Probleme der Geisteskrankheiten zu publizieren (Seligman, 2004a). In jüngerer Zeit lenkte er sein Interesse auf den Bereich des positiven menschlichen Potentials und Wachstums und begründete die Bewegung der Positiven Psychologie. Als erfahrener Wissenschaftler war er leidenschaftlich daran interessiert, dass die Befunde in der Positiven Psychologie nachdrücklich evidenzbegründet sind. Seligman zögert nicht mit radikalen Hypothesen. Falls die Positive Psychologie sich zu mehr als einer vorübergehenden Modeerscheinung etablieren will, so glaubt er, muss sie von Anfang an signifikante Vorteile vorweisen. Eine dieser anfänglichen Unternehmungen war, Glück zu untersuchen und Wege zu finden, es zu erhöhen. Sein Buch, *Authentic Happiness* (2002a), dokumentiert viele relevante Forschungsergebnisse.

Wie die vorhergehenden Kapitel illustrieren, bilden in der traditionellen Psychologie Tätige nun eine Allianz mit der Tradition der Achtsamkeitsmeditation. Sie beginnen auch damit, recht extensiv auf die Lehren der buddhistischen Psychologie zurückzugreifen, besonders auf solche, die in der frühen Periode der Lehren Buddhas entstanden. Die Positive Psychologie andererseits steckt in den Kinderschuhen und ist noch nicht so richtig für eine derartige Integration vorbereitet. Es ist dennoch nicht zu früh, zwischen ihren Ergebnissen und denen der mittleren und späteren Lehrperiode der Achtsamkeitstradition Parallelen zu ziehen.

## Die Vorteile positiver Emotionen

Geschichtlich gesehen wurden in der psychologischen Literatur keine signifikanten theoretischen Unterschiede zwischen positiver und negativer Emotion gemacht. Negative Emotionen haben aber viel mehr Aufmerksamkeit bekommen. In einer Stichprobe der *Psychological Abstracts* dominierten die Untersuchungen und Veröffentlichungen zu negativen Emotionen zum Beispiel um den Faktor 14 (Myers, 2000). Als Resultat sind die Konstrukte, die sich für das Studium negativer Emotionen als nützlich erwiesen haben, bei den Untersuchungen positiver Emotionen automatisch angewandt worden. Neuere Ergebnisse im Bereich der Positiven Psychologie zeigen aber, dass diese Praxis fehlgeleitet ist (Fredrickson, 2003). Positive Emotionen haben ihren eigenen beachtlichen Nutzen. Die Achtsamkeitstradition würde den Forschungsbefunden nicht widersprechen, denn sie hat diese Schlussfolgerung schon vor Jahrhunderten gezogen.

### *Langlebigkeit*

Die „Nun"-Studie ist eine Longitudinalstudie zum Thema Altern und Alzheimer-Syndrom. Sie wurde mit 678 der älteren Nonnen des Notre-

Dame-Konvents in Mankato in Minnesota seit Anfang 1980 durchgeführt (Danner, Snowdon & Friesen, 2001). Dieses Projekt dauert an. Die erste Phase richtete sich an Nonnen zwischen 75 und 106 Jahren. In ihren Befunden gibt es ein bemerkenswertes Ergebnis, welches eine direkte Beziehung zwischen positiver Emotion im frühen Leben und der Langlebigkeit belegt. Nonnen, die in frühen Jahren optimistisch waren, blieben weiterhin im Alter optimistisch. Statistische Analysen zeigten auch, dass im Bereich Optimismus die ersten 25 Prozent etwa 9,3 Jahre länger leben als die unteren 25 Prozent. Pessimismus ist daher ein stärkerer Morbiditätsfaktor als Rauchen oder Alkoholismus, ein aufsehenerregendes Studienergebnis.

Eine weitere Untersuchung mit dem Mayo Clinic Minnesota Multiphasic Personal Inventory (MMPI) schreibt den Untersuchten mit einer glücklicheren Disposition ebenso eine wesentliche Zunahme der Langlebigkeit zu (Maruta, Colligan, Malinchoc & Offord, 2000; Seligman, 2000a). Im Gegensatz zu einigen populären Annahmen, welche Langlebigkeit mit Zurückhaltung und Verzicht verbinden, ist eine positive Grundeinstellung ein viel besserer Bestimmungsfaktor für Langlebigkeit als eine negative Einstellung. Zwar ist langes Leben nie die Zielsetzung der Achtsamkeitspraxis gewesen, es kann aber durchaus sein, dass es einer ihrer Vorteile ist.

### *Verbesserte Zusammenarbeit und kognitive Funktionsfähigkeit*

In der umfangreichen Literatur über negative Emotionen sind seit Langem bestehende Korrelationen zwischen bestimmten negativen Emotionen und den Trieben bestätigt worden, die damit assoziiert sind. Diese Triebe sind oft als *spezifische Handlungstendenzen* beschrieben worden. Die Handlungstendenzen, die etwa mit Wut verbunden sind, bestehen in einem Drang, anzugreifen. Die Tendenz, die mit Angst assoziiert ist, ist der Drang zu fliehen. Historisch gesehen sind positive Emotionen auch mit spezifischen Handlungstendenzen assoziiert worden, aber die Verbindungen sind nie besonders heuristisch und überzeugend gewesen. Zufriedenheit zum Beispiel ist mit Tatenlosigkeit und Freude am freien Betätigen assoziiert worden, aber diese Zuordnungen sind nicht sehr spezifisch oder bedeutsam. Barbara Fredrickson (2003) bemerkte, dass etwas grundlegend verquer war in der Untersuchung positiver Emotionen, und machte sich daran, herauszufinden, ob es hier einen ganz anderen Berechnungsweg gäbe. Aus der Sicht der klassischen Psychologie sind die Ergebnisse ihrer kontrollierten Studien revolutionär.

Fredrickson ging der Vermutung nach, dass positive Emotionen notwendigerweise mit spezifischen Handlungstendenzen wie bei den negativen Emotionen verbunden seien. Eine Handlungsorientierung, so stellte sich heraus, engt das Feld der kognitiven Ausrichtung ein. Unter der negativen Bedingung der Bedrohung hat dieses Begrenzen Anpassungsvorteile, weil es zu einer unzweideutigen und rechtzeitigen Antwort führt. Negative Emotionen leisten daher Schlüsselfunktionen für das Überleben. Fredrickson formulierte die Hypothese, dass positive Emotionen allerdings mit anderen Tendenzen verbunden sein können.

Sie fand heraus, dass positive Emotionen das Gedanken-Handlungsrepertoire erweitern. Freude zum Beispiel drängt einen dazu, zu spielen und sich auszuweiten und Zufriedenheit zu genießen und das zu verstärken. Spiel betrifft positiv die Fähigkeit, sich zu konzentrieren und sich mit anderen zu verbinden und erlaubt Ressourcen zu bilden, die dauerhafter sind als der spielerische Zustand des Geistes, der dahin führte. Diese Ergebnisse führten Fredrickson (2003) und Fredrickson und Branigan (2005) dazu, die Theorie der positiven Emotion *auszuweiten und aufzubauen.* Positive Emotionen im Gegensatz zu negativen erhöhen die Ressourcen und die soziale Verantwortlichkeit. Sie geben auch Anstoß für Wachstum und verhindern Stagnation. In fast direkter Entsprechung zu diesen Befunden ist das höchste Wachstum, das in den Lehren der mittleren Periode als Tugend buddhistischer Psychologie erzeugt wird, das Entstehen des Mitgefühls. Für Achtsamkeitspraktizierende wird diese besondere Entwicklung ein kraftvoller Motor für personale Transformation und zunehmendes soziales Engagement.

Es gibt weitere Vorteile der positiven Emotion. Fredrickson fand, dass Individuen, die glücklich waren, kognitive Aufgaben mit größerer Bereitwilligkeit und Genauigkeit und schöpferischer ausführen als andere, die unglücklich waren. Sie fand auch heraus, dass positive Emotionen

Menschen helfen, eine größere Bandbreite von Erfahrungen zu assimilieren als negative dies können (weil sie weiten und aufbauen). Sie neigen auch dazu, individualistische Selbstdefinitionen zu erweitern in mehr relationale, die Elemente der Gemeinschaft einschließen.

Von besonderer Bedeutung, so fand Fredrickson heraus, ist, dass positive Emotionen eine einzigartige Fähigkeit haben, die Effekte destruktiver, negativer ungeschehen zu machen. Sie nennt dies die *Undoing-* oder *Annullierungshypothese* und meint, dass dies der Grund für die zunehmende Langlebigkeit bei glücklichen Individuen sei. Belastbare Individuen kleben nicht an negativen Erfahrungen. Stattdessen mischen sie ständig negative mit positiven und erholen sich von negativen emotionalen Zuständen schneller (Fredrickson, 2003; Tugade & Fredrickson, 2004). Eltern eines Kleinkindes können reichlich Rückhalt für diese Hypothese geben. Wo dies bei Erwachsenen als emotionale Alchemie funktioniert, arbeitet es bei Kindern in einfacher Weise als Ablenkung. Bei aufgelösten Kindern kann zum Beispiel eine komische Geschichte oder ein schönes Spiel oft dramatisch die Stimmung verändern.

*Die evolutionäre Hypothese nach Seligman*

Aus den Arbeiten von Barbara Fredrickson und Robert Wright (2001) verallgemeinert Seligman (2003), dass negative und positive Emotionen einen sehr unterschiedlichen evolutionären Zweck hatten. Er stellt die Hypothese auf, dass negative Emotionen mit dem Überleben des Stärkeren assoziiert worden sind, mit dem Nullsummen-Spiel der Existenz. In früheren Phasen der Menschheitsgeschichte war Kampf um die knappen Ressourcen überall der Fall, und das Leben war urwüchsiger. Auch jetzt gibt es noch Nullsummen-Szenarios im Leben, und man gewinnt oft auf Kosten eines anderen. Sport als Wettbewerb symbolisiert hervorragend diesen so geläufigen menschlichen Kampf.

Seligman ordnet positive Emotionen dem zu, was er Nicht-Nullsummen- oder Positivsummen-Spiele nennt. Menschliche Institutionen resultieren aus dem Nicht-Nullsummen Erbe. Mit Positivsummen-Spielen können die Vorteile, die für ein Gruppenmitglied entstanden, von allen anderen Mitgliedern geteilt werden. Der Gewinn einer Person ist nicht der Verlust der anderen. Sollte dieses Buch sich zum Beispiel als nützlich für seine Leser erweisen, werden die Autoren in dem Prozess nicht verlieren. Alle werden profitieren. In ähnlicher Weise wird die Anstrengung von denen, die sich auf dem Bodhisattvapfad befinden, in Richtung Positivsumme gelenkt. Das eigene Wohlergehen wird ein Nebenprodukt der sorgfältigen Arbeit für das Wohlergehen anderer.

## Streben nach Glück

Seligmans (2002b) bahnbrechende Arbeit „Authentic Happiness" handelt von der Anwendung der Positiven Psychologie, um nachhaltige Erfüllung zu erreichen, was der Dalai Lama „den wahren Sinn des Lebens" genannt hat. Es gibt drei Pfeiler der Positiven Psychologie in Seligmans Denken: die Untersuchung der positiven Emotion, der positiven Persönlichkeitsmerkmale (besonders Stärken und Tugenden) und der positiven Institutionen, wie etwa demokratische Regierungen oder eine stabile Form des Familienlebens. Die Letzteren, so sagt er, unterstützen die Tugenden und in Antwort darauf die positiven Emotionen. Seligman stellt auch fünf Grundwege vor, um Glück zu vermehren. Einer dieser Wege hat damit zu tun, vergangene Erfahrungen zu verbessern, ein zweiter mit der Verbesserung zukünftiger Erfahrungen und ein dritter mit der Verbesserung der gegenwärtigen Erfahrung.

### *Vergangene Erfahrung verbessern*

In seinen Untersuchungen zu Depressionen gelangte Seligman (2003) schrittweise zu dem Verständnis, dass die Geschichten, die wir uns selbst über die Vergangenheit erzählen, viel damit zu tun haben, was wir fühlen. Dieses Verständnis ist zu einem Eckstein kognitiver Verhaltenstherapie geworden. In seinen Untersuchungen zur Positiven Psychologie fand Seligman heraus, dass sehr glückliche Individuen typischerweise über viele Dinge in ihrer Vergangenheit dankbar waren. Ihre Dankbarkeit half ihnen dabei, vergangene positive Erfahrungen lebendiger zu machen. Sie schienen deswegen glücklicher zu sein. Aufgrund dieser Ergebnisse schrieben viele seiner Studenten Dankesbriefe an Menschen, denen sie nie ausdrücklich gedankt hatten für verschiedene Taten. Das Ergebnis war eine allgemeine Steigerung positiver Gefühle für die Vergangenheit. Er kam zu dem Schluss, dass Dankbarkeit üben, wo dies angemessen ist, wirklich die Erfahrung der persönlichen Geschichte verbessert (Seligman, 2003). Obwohl die Wirksamkeit dieser Intervention noch nicht durch kontrollierte Experimente dokumentiert worden ist, werden aktuell vielfache Bemühungen unternommen, um die Wirkung dieser und vieler anderer Vorgehensweisen der Positiven Psychologie zu testen und zu validieren.

Ein weiteres Vorgehen, das dazu dient, positive Emotionen zu verbessern, ist Vergebung (Seligman, 2002b). Groll und das Verlangen nach Rache loszulassen, verbessert die Gefühle über negative Ereignisse. Vergebung ist eine komplexe Emotion und ihr Gebrauch ist ein Prozess, niemals ein einmaliges Ereignis. Vergebung ist auch keine Wunderformel, um zu vergessen. Der alte Spruch „Vergeben und Vergessen“ gilt hier nicht. Vergebung ist nicht dazu gedacht, eine allgemeine Empfehlung in Bezug auf negative Ereignisse zu sein. Es ist sicherlich nicht immer eine gute Idee, die Dinge zur Sprache zu bringen. Jemandem, der nicht glaubt, Sie verletzt zu haben, zu sagen, dass Sie ihm vergeben haben, verbessert wahrscheinlich die Gelassenheit wenig. Vergebung muss deshalb manchmal sorgsam gehütet werden. Diese Position entspricht der Achtsamkeitsanweisung „zu sitzen mit“ statt „zu handeln in Antwort auf“ gewisse Emotionen.

Eine dritte Technik, positive Emotionen über die Vergangenheit zu mehren, liegt darin, das eigene Gewahrsein dafür zu erweitern, sozusagen die eigenen „Segnungen“, die man erhalten hat, zu zählen (Seligman, 2003). Wir haben die angeborene Tendenz, uns an unbeendete Projekte zu erinnern, über die wir dann oft negativ denken. Wir vergessen solche, die wir beendet haben und über die wir positiv dachten und fühlten. Als Ergebnis sind wir unbewusst voreingenommen und behalten negative Erinnerungen bei. Diese Neigung hat unzweifelhaft ihre evolutiven Vorteile gehabt, besonders in feindseligen Epochen der Menschheitsgeschichte. Dies hat zuerst ein russischer Psychologe entdeckt. Er gab dem Verhalten 1927 seinen Namen – der Zeigarnik-Effekt (Savitsky, Medvec & Gilovich,

1997). Unter gegenwärtigen Umständen jedoch obliegt es uns, unsere „Segnungen", unsere Erfolge, mit Regelmäßigkeit zu zählen, und das kann in ein paar wenigen Augenblicken der Reflexion am Tag geschehen.

Die Verbesserung der vergangenen Erfahrung in der Positiven Psychologie kann zur Praxis der Achtsamkeit werden. Achtsamkeitsmeditation entwöhnt die Aufmerksamkeit von der Vergangenheit und richtet sie auf die Gegenwart. Das ist besonders hilfreich, wenn man der vergangenen Erfahrung nachhängt und dies zur Gewohnheit oder zwanghaft geworden ist. Die Achtsamkeitspraxis strebt aber nicht danach, sich direkt in unsere Vergangenheitserfahrung einzumischen. Übungen der Positiven Psychologie andererseits versuchen, unsere Sicht der Vergangenheit neu zu organisieren und können so tatsächlich die Wirkung der Achtsamkeitspraxis verbessern, indem man sich auf die Gegenwart ausrichtet. Weil das Beschäftigtsein mit der Vergangenheit oft wegen unbeendeter, negativer Erinnerungen entsteht (der Zeigarnik-Effekt), helfen Übungen, die unsere Aufmerksamkeit neu auf positive Erinnerungen ausrichten, dieses Beschäftigtsein zu durchbrechen. Ist unser Beschäftigtsein durchbrochen, wird es einfacher für den Meditierenden, Aufmerksamkeit für die Gegenwart zu bewahren. Er kann bemerken, wie negative Emotionen vorbeiziehen, ohne von ihnen überwältigt zu werden.

### *Zukunftserfahrungen verbessern*

Die positiven Emotionen über die Zukunft, die die Aussichten auf Glück zunehmen lassen, sind Optimismus, Hoffnung und Glaube. Der Feind dieses Glücks ist Katastrophendenken und das prinzipielle Gegenmittel dafür ist die Übung der Debatte (Seligman, 2002b). Das ist die kognitive Therapietechnik, um übertriebene negative Vorahnungen zu identifizieren und Beweise und Gründe aufzustellen, um sie zu bestreiten. Wir sind alle bemerkenswert geschickt darin, die Behauptungen anderer zu bestreiten, besonders wenn sie uns beleidigen. Aus unerfindlichen Gründen aber glauben wir oft, was wir sagen, wenn wir uns selbst beschimpfen. Erfolgreiches Streiten braucht zum Teil das Ungeschehenmachen der Tendenz, unserer eigenen negativen Projektion zu erliegen. Haben wir dies einmal mit Beständigkeit erlernt, können wir normalerweise auch den negativen Einflüssen der Außenwelt mit mehr Gleichmut begegnen.

Achtsamkeitspraxis in den frühen Stufen ist so etwas wie ein Crash-Kurs, wie man genau diese Art von Negativität überwinden kann. Achtsamkeit begegnet allen Gedanken, nicht nur negativen, mit der einfachen Strategie, diese zu notieren und die Aufmerksamkeit wieder zum Atem zurückzulenken. Starke negative Gedanken (die sich zu wiederholen scheinen) werden mehrfach herausgefordert und in der Achtsamkeitspraxis am Haupteingang abgefangen, bevor wir anfangen können, über sie zu grübeln.

### *Spaß, Vergnügen, Lust: Die Gegenwartserfahrung verbessern*

Die größten Möglichkeiten zu mehr Glück können in der Gegenwart gefunden werden. Wir sind alle mit dem üblichen Ansatz vertraut: die Suche nach Vergnügen. Es kann das Einzige sein, was den meisten von uns einfällt, wenn Glück zur Sprache kommt. Die Fähigkeit, Vergnügen zu erfahren, hat offenbar eine große genetische Komponente. Einige Leute sind ganz natürlich lebhaft, andere nicht. In eher wissenschaftlichen Begriffen haben wir alle einen *Sollwert.* Darüber hinaus können wir unsere Erfahrung kaum stabilisieren (Lucas, Clark, Georgellis & Diener, 2003). Die gute Nachricht ist aber, dass jedem Sollwert eine Streuung zukommt, und nahe der obersten Grenze der eigenen Bandbreite zu leben ist für jeden möglich. Die Bandbreite ist jedoch nicht so groß, wie wir das erwarten mögen. Anders als in der Werbung sind die vorhandenen Vergnügungsmöglichkeiten für ein bestimmtes Individuum nicht unbegrenzt. Weitere begrenzende Faktoren, die mit der Suche nach Lust verbunden sind, kennen wir als *hedonistische Tretmühle.* Nach diesem Prinzip passen wir uns sowohl an gute als auch schlechte Ereignisse an, indem wir sie nach kurzer Zeit für selbstverständlich halten (Ryan & Deci, 2001; Seligman, 2002b). Obwohl die meisten von uns oft denken, dass Glücksfälle unser Leben für immer zum Besseren verändern, bringen in den meisten Fällen auch sehr dramatische positive Ereignisse lediglich für einige Wochen ein emotionales Hoch. Ähnlich zerstören uns dramatisch negative Ereignisse nicht in der Weise, wie wir uns oft einbilden (ausbleibende schwere Depression). In einigen Wochen sind die meisten von uns vom Trübsinn zur Normalität zurückgekehrt. Lust und Verdruss sind sehr vorübergehende und launische Dinge. Die Jagd nach Vergnügen ist zwar sehr wichtig, sollte aber nicht all unsere Ressourcen in Anspruch nehmen.

Genießen ist die prinzipielle Methode, die eigene Lusterfahrung zu mehren. Eine Reihe von Techniken arbeiten recht gut zu diesem Zweck, unabhängig vom persönlichen Sollwert. Sie sind unterschieden in solche, die Lust verlängern, und solche, die sie intensivieren. Alle sind in irgendeiner Weise mit dem Verlangsamen der Zeiterfahrung verbunden. Wege, Vergnügen zu verlängern sind:

- Vergnügen mit anderen teilen
- Erinnerungen und Bilder aufbauen und aufbewahren
- sich selbst beglückwünschen
- sich inspirieren und artikulieren
- es vergleichen und kontrastieren mit dem, was andere fühlen mögen
- Absorption

Verfahren, die Vergnügen intensivieren:

- Beeinträchtigungen ausgrenzen
- Aufmerksamkeit durch Achtsamkeit erhöhen

Während die Erhöhung des Vergnügens ganz klar wünschenswert ist, ist der letztendliche Erfolg vom Sollwert und der hedonistischen Tretmühle begrenzt. Die Achtsamkeitspraxis hat immer in intuitiver Weise diese Begrenzungen verstanden und akzeptiert. Sie hat nie wirklich versucht, intensives Vergnügen zu verlängern oder zu intensivieren, obwohl es manchmal als Selbstverständlichkeit geschieht. Wichtiger noch: Achtsamkeit hat realisiert, dass für die meisten Individuen die Jagd nach Vergnügen gewöhnlich damit verbunden ist, nach Schmerzvermeidung zu streben. Leider bringt der Versuch, Schmerz zu vermeiden, alle möglichen

Arten von Leiden mit sich. Bei der Steigerung von Vergnüglichem tut die Positive Psychologie daher gut daran, von diesen habituellen Paarungen Abstand zu halten.

*Gegenwärtige Erfahrung verbessern: Engagement*

Obwohl die Erfahrung von Vergnügen durch die vorher genannten Faktoren eingeschränkt wird, sind die Möglichkeiten für Engagement nahezu unbegrenzt, und sie favorisieren das eine Temperament nicht vor dem anderen. Engagement ist die Erfahrung, im eigenen Tun absorbiert zu sein, und hohe Grade des Erreichten können über längere Perioden aufrechterhalten werden. Es gibt keine hedonistische Tretmühle für Engagement, noch gibt es eine störrische Periode, die mit dem Wiedereintritt in ein Engagement verbunden wäre, nachdem die vorhergehende Erfahrung geendet hat. Csikszentmihalyi (1991), der für Untersuchungen zum Thema Engagement bekannt ist, prägte den Begriff „*Flow*“, um dies zu beschreiben.

Nach Csikszentmihalyi ist man bei der Erfahrung des Vergnügens sehr seiner selbst und des eigenen Gefühlszustandes bewusst. Im Falle des Engagements ist das Gegenteil der Fall. Vollständiges Engagement hat zum Ergebnis, dass Selbstgewahrsein nicht als getrennt empfunden wird, ebenso sind auch bewusste Gefühlszustände abwesend. Im Flow-Zustand wird man nahtlos eins mit dem eigenen Tun. Zeit vergeht größtenteils außerhalb des Gewahrseins. Dieser zeitlose Zustand ist weit und breit in der Literatur und in unterschiedlichen spirituellen Traditionen gefeiert worden. Eines der bekannteren Bücher dazu ist Robert Pirsigs *Zen und die Kunst ein Motorrad zu warten* (1974). Flow wird oft erwähnt als eine der Früchte sorgfältiger Meditationspraxis. Obgleich Flow manchmal in esoterischen Begriffen diskutiert wird, ist nichts daran wirklich unzugänglich oder unnahbar. Kinder zum Beispiel sind die ganze Zeit im Flow eingetaucht.

Dennoch, Engagement ist keine Trittbrettfahrt. Es wird durch das Verbinden der eigenen Talente mit Energie und einsgerichteter Aufmerksamkeit erlangt. Es ist das, was Seligman (2002b) im Gegensatz zu Vergnügen *Gratifikation* nennt. Er glaubt, dass Flow wirklich den evolutiven Zweck hat, emotionales Kapital für die Zukunft zu bilden. Nach Csikszentmihalyi (1991) gibt es eine Anzahl Kriterien, um in den Flow-Zustand zu kommen. Ein hervorstechendes ist, wenn die eigene Stärke auf die größte Herausforderung trifft. Es ist natürlich wichtig, dass der Stärkegrad und der Grad der Herausforderung angeglichen sind. Ist der Stärkegrad zu hoch, so ist Langeweile die Folge. Wenn der Grad der Herausforderung zu hoch ist, besteht die Gefahr, überwältigt zu werden.

Der Begriff Stärke bedarf hier einer Definition. Seligman (2002b) spricht von grundlegenden menschlichen Attributen, unabhängig von kulturellen und ethnischen Unterschieden, positive Eigenschaften also, die der menschlichen Spezies angeboren scheinen und somit keine Fähigkeiten, die durch Training entwickelt und fein geschliffen werden. Darüber hinaus spricht er von Eigenschaften, die die gesamte Lebensspanne andauern. Dagegen ist die überkommene psychiatrische Versorgung primär auf einem Defizit-Modell gegründet, das darstellt, was an den Einzelnen falsch ist. Das *Diagnostic and Statistical Manual of Mental Disorders* (DSM-IV-TR, American Psychiatric Association, 2000) ist ein umfassender Katalog solcher mentalen Schwierigkeiten, deren Großteil von Symptomen charakterisiert ist, die nur vorübergehend sein können.

Als Seligman (2002b) das Studium der Positiven Psychologie begann, beteiligte er Chris Peterson an dem anspruchsvollen Projekt, menschliche Stärken und Tugenden zu katalogisieren. Peterson erkannte, dass die Positive Psychologie ein eigenes diagnostisches und statistisches Handbuch benötigte. Aus diesem Bedürfnis entstand das Werk *Character Strengths and Virtues* (Peterson & Seligman, 2004). Es strebt an, solche Charakteristiken zu identifizieren, die allen spirituellen Traditionen und Kulturen gemein sind. Eine der zentralen Kriterien für eine Stärke ist, dass sie als ein Ende in sich selbst angesehen wird und nicht als ein Mittel für ein Endphänomen. Eine Stärke kann also nicht vergeudet werden wie ein Talent. Dankbarkeit ist ein Beispiel dafür. Ein anderes Kriterium ist, dass sie sehr einfach eingesetzt werden in Positivsummen-Szenarios (Gegensatz Nullsummen-Szenario).

Peterson listet 24 Stärken auf, die auf sechs Tugend-Oberbegriffe aufgeteilt werden. Die sechs Tugenden sind Weisheit und Wissen, Mut, Menschlichkeit, Gerechtigkeit, Mäßigkeit und Transzendenz. Es gibt mehrere spezifische Stärken, die mit jedem dieser Oberbegriffe verbunden werden. Die Stärken, die Weisheit und Wissen aufrechterhalten, sind Kreativität, Neugier, Aufgeschlossenheit, Liebe zum Lernen und Perspektive (Weisheit selbst). Bei jeder Person tendieren mehrere dieser Stärken dazu, vorherrschend zu sein. Seligman nennt diese die *Signaturstärken.* Es gibt sogar eine Online-Befragung (Seligman, 2004b), die ein Datenerhebungsverfahren mit forcierter Wahl anwendet, was dem Einzelnen hilft, seine Signaturstärken zu identifizieren. Seligman (2002b) stellte die Hypothese auf, dass die größte Befriedigung entsteht, wenn jemand die Signaturstärken übt. Das gilt besonders in Bezug auf die Erfahrung des Engagements oder des Flow. Er postuliert auch, dass Individuen leichter Fortschritte machen, wenn sie Probleme mit ihren Stärken angehen, als wenn sie darum ringen, ihre Schwächen zu überwinden. Natürlich schließen diese beiden Ansätze nicht einander aus. Weitere Diskussionen über die Stärken und Tugenden und ihre Ähnlichkeit zu denen, die auf dem Bodhisattva-Pfad geübt werden, folgen im letzten Abschnitt dieses Kapitels.

*Verbessern gegenwärtiger Erfahrung: Sinn*

Wie beim Engagement sind die Möglichkeiten grenzenlos, Glück durch die Erfahrung von Sinnhaftigkeit zu mehren. Sinn entsteht aus dem Engagement für einen Zweck, der größer ist als man selbst oder als die eigenen, engen Belange. Die Energie für die Entwicklung aller großen Institutionen, physische oder konzeptuelle, strömt aus der allgegenwärtigen menschheitlichen Suche nach Sinn. Auch alle spirituellen und philosophischen Traditionen setzten Sinnhaftigkeit als etwas Zentrales. Um diese Suche wirksam und bewusst zu ermöglichen, so Seligman (2002b), muss man seine Signaturstärken zu dem Zweck einsetzen, anderen zu nutzen. Das ist die Praxis des Engagements mit einer Vision, die enge, persönliche Ziele überschreitet. Der Sinn ist ein Ruf, der zu einer Mission erhöht worden ist. Wie weiter oben mit anderen Begriffen beschrieben, ist ein derartiges Streben nach Sinnhaftigkeit auch das Herz des Bodhisattva-Pfades.

*Zusammenfassung*
Seligman (2003) macht noch eine abschließende, kryptische Anmerkung in Bezug auf die Kultivierung des Glücks: Das *erfüllte Leben* sei größer als die Summe seiner Teile, so postuliert er. Es ist größer als die Aufrechnung der Freuden, Engagements und Sinnbedeutungen. Das ist nichts Neues. Was aber eindrucksvoll ist, ist das folgende Postulat, dass das *leere* Leben weniger als die Summe seiner Teile sei. Mit anderen Worten, Unglück und Glück können beide synergetisch sein, statt sich nur zu addieren. Wahr oder nicht, diese Idee ist provokativ und kann eine positive Motivation entzünden. Nehmen wir uns die Vier Edlen Wahrheiten zu Herzen, hat das einen ähnlichen Effekt.

## Therapie versus personale Transformation

### Die Sicht ausweiten

Obwohl eine offene Allianz zwischen der Achtsamkeitsmeditation und der Positiven Psychologie bislang nicht in breitem Maße in der Literatur untersucht worden ist, gibt es viele Möglichkeiten für eine gegenseitige Befruchtung. Wie schon erwähnt ist Achtsamkeitspraxis das ultimative Glücksprojekt. Das ist kein Frontalangriff. Das war auch nie die Absicht. Glück ist das Ergebnis eines tugendhaften und nicht selbstbezogenen Lebens, wie in der Bodhisattva-Disziplin dargelegt. Mit anderen Worten: Die Kausalität ist indirekt. Seligman (2003) fasst es in noch anderer Weise: Er betont, dass Glück größtenteils ein willkommener Nebeneffekt ist, der aus der Ausübung der eigenen besten Fähigkeiten hervorgeht. Engagement und Sinn sind schließlich Belohnungen in sich selbst.

### Die Farbe des Geldes

*Therapie* wird definiert als eine wiederherstellende Behandlung einer körperlichen oder mentalen Störung. Diese begrenzte Begriffsbestimmung beschreibt einen Großteil dessen, was normalerweise im Therapieraum passiert. Dabei sind viele Psychotherapeuten im Geheimen Positive Psychologen. Sie würden nicht zustimmen, dass ihre Arbeit sich auf die Behandlung mentaler Krankheit begrenzt. Bis jetzt aber hatte die etablierte Psychologie in dieser Hinsicht den Therapeuten nicht viel anzubieten. Demzufolge haben sie woanders nach Unterstützung gesucht. Sie haben aus der Achtsamkeitstradition oder anderen spirituellen Erfahrungen geschöpft. Außerdem stehen viele Therapeuten vor einem Dilemma, wenn sie den Krankenkassen ihre Rechnungen schicken. Diese bezahlen nur medizinisch notwendige Behandlungen, nicht aber für transformative, positive persönliche Entwicklung. Angesichts dessen, dass Versicherung per definitionem ein Bollwerk gegen unerwartete Unglücksfälle bedeutet, ist es wohl so, wie es sein sollte.

Seligman (2003) argumentierte, dass die Ausübung der Positiven Psychologie mehr in ein Coachingmodell passt als in ein Therapiemodell. Viele Coaches sagen das Gleiche. Man kann für diese Unterscheidung plädieren, aber ein Problem entsteht an der Grenze zwischen mentaler Schwierigkeit und mentalem Wohlergehen. In einer normalen Therapiestunde mit einem gut funktionierenden Patienten mag der Therapeut diese Grenzen einige Male in beide Richtungen überschreiten. Sollte die Versicherung ein Drittel, die Hälfte oder gar nichts für diese Arbeit zahlen? Oder voll? Das ist ein schwieriges Problem. Die Zahlung für Dienstleistungen kann leider nicht ganz von der Lieferung derselben getrennt werden. In der Achtsamkeitstradition hat dieses Dilemma glücklicherweise nie bestanden, weil erstens die Tradition selbst vollständig inklusiv ist und nicht in Bereiche wie mentale Schwierigkeiten und mentales Wohlergehen aufgeteilt worden ist, und zweitens Dienstleistungen großenteils frei waren, so dass Zahlungen selten in die Gleichung kamen.

## Strategien für eine neue Synergie

Das Problemthema Vergütung bleibt ungeklärt an der Grenze zwischen Geisteskrankheit und geistiger Gesundheit. Wir werden es hier nicht lösen. Die Grenze zwischen Therapie und personaler Transformation wird aber fließender, und man kann nicht länger so tun, als läge eine wichtige Wasserscheide zwischen ihnen. Achtsamkeit als Disziplin hat immer die Grenzlinien zwischen Krankheit und Gesundheit ohne Reisepass durchschritten. Es gibt dabei guten Grund zu glauben, dass die Psychologie des medizinischen Modells und die Positive Psychologie lernen können, das Gleiche zu tun. Die Psychologie nach dem medizinischen Modell findet viel Resonanz bei der buddhistischen Psychologie der frühen Periode und die Positive Psychologie ebenso bei den Lehren der mittleren und späten Periode. Wenn die Vereinbarkeit zwischen westlicher Psychologie und den drei Lehrperioden erläutert wird, ist es wichtig, sich daran zu erinnern, dass die drei Perioden sich überlagern und zueinander in Beziehung stehen. Sie können letztlich nicht voneinander getrennt werden. Vielleicht werden Psychologen des medizinischen Modells und Positive Psychologen mit der Zeit lernen, ihre eigenen untrennbaren Verbindungen zu respektieren. Zusätzlich können die Achtsamkeitspraxis und die Positive Psychologie damit beginnen, eine belebende Partnerschaft zu entwickeln.

### *Parallelen im ethischen Denken zwischen positiver und buddhistischer Psychologie*

Rufen wir uns die Unterschiede der ethischen Perspektiven zwischen westlicher und buddhistischer Psychologie, die wir kurz in Kapitel 2 diskutiert haben, noch einmal ins Gedächtnis. Seligman (2003) mit seinem soliden Fundament in der empirischen Psychologie bietet hier eine mögliche Brücke. Er glaubt, dass die Aufgabe einer wissenschaftlichen Disziplin ist, zu *beschreiben* und nicht zu *verordnen.* Psychologie kann deshalb beschreiben, was der Rest des Gesundheitswesens zu verordnen sucht. Sie kann die dokumentierten Vorteile der Tugend aufzeigen oder die dokumentierten Nachteile ihrer Abwesenheit. Das ist genau die Haltung, die die buddhistische Psychologie in Bezug auf die eigenen ethischen Regeln eingenommen hat: Es sind keine Gebote, sondern praktische Leitlinien, dazu gedacht, Leid zu reduzieren. Statt ethisches Verhalten zu verordnen, wird ein positiver Psychologe in der Lage sein, einen Patienten dazu einzuladen, die Konsequenzen unterschiedlichen Tuns für sich selbst zu erkennen.

*Parallelen zwischen der positiven Psychologie und der frühen Periode*

Mehrere Kapitel dieses Buches haben fruchtbare Anwendungen der Achtsamkeitsmeditation in der Praxis der traditionellen Psychotherapie dokumentiert. Meist sind diese Ströme aus den Belehrungen der frühbuddhistischen Periode über das Leid, die Ursache des Leides und die Möglichkeiten, das Leid zu überwinden, geflossen. Die Publikationen explodieren. Mit aller Wahrscheinlichkeit stehen wir erst am Beginn dieses Joint Venture.

Keine Diskussion zu den Vorteilen der Achtsamkeitsmeditation in der Psychotherapie kann die Bedeutung übersehen, im gegenwärtigen Moment zu sein. Die Achtsamkeitspraxis ist in ihrer Quintessenz eine Disziplin, bei der wir dem Aufmerksamkeit zollen, was wirklich vorgeht, nicht was gestern geschah oder was morgen geschehen wird. Einfach nur, was gerade jetzt ist. „Be Here Now", sei jetzt hier, ist heutzutage ein populär-psychologischer Slogan (Ram Dass, 1971). Aber er hätte nicht so beliebt werden können, wenn er nicht einen tatsächlichen Wert hätte. Zu lernen, im Reich der eigenen Aufmerksamkeit zu regieren und sich sanft auf die Gegenwart zu richten, ist eine Fertigkeit, die unermessliche Wohltaten bringt.

Es gibt dennoch eine mögliche Falle, die damit verbunden ist, sich in naiver Weise auf die Gegenwart auszurichten. Viele Achtsamkeitspraktizierende sind darin gefangen. Sowohl die Positive als auch die traditionellen Psychologien können hier assistieren. Die Vergangenheit existiert in unseren Erinnerungen, und sie ist machtvoll. Sorgfältige Psychotherapiepatienten und sorgfältige Achtsamkeitsübende haben gleichermaßen einen großen Vorteil vom Öffnen der Grenze zwischen der Vergangenheit und der gegenwärtigen Erfahrung und erzeugen einen positiven, konstruktiven Handel zwischen beiden. In der Gegenwart zu sein in dem Sinne, die Vergangenheit unter den Teppich zu kehren ist kein Rezept für Wohlergehen. Eine rechte Balance zu finden ist der Schlüssel. Dieser Ruf nach Balance wird in dem buddhistischen Konzept des „Mittleren Weges" ausgedrückt, das zur Vorsicht gegenüber Extremen in allen Unternehmungen mahnt.

Ein ähnliches Denken kann für die Beziehung zwischen dem gegenwärtigen Moment und der Zukunft angewandt werden. Die Zukunft existiert ebenfalls in unseren Projektionen. Die Praxis der Achtsamkeitsmeditation lehrt uns, wie wir uns davor bewahren, von diesen Projektionen gekidnappt zu werden. Völlig die Beachtung der Zukunft zu vermeiden, ist aber auch kein Rezept für Wohlergehen. Goldberg (2001), ein Schüler des Neuropsychologen Alexander Luria, postuliert, dass die Geschichte der menschlichen Kultur und Institutionen parallel zu der Entwicklung der Frontlappen im Gehirn verlief. Es sind die Gehirnstrukturen, die mit ausführenden Funktionen verbunden sind, mit den Fähigkeiten, eine Aktivitätssequenz für einen bestimmten Zweck zu planen und auszuführen. Mit anderen Worten, die Stirnlappen vermitteln an der Grenze Gegenwart – Zukunft. Individuen mit ausführenden Funktionsdefiziten wie dem Aufmerksamkeits-Defizit-Syndrom mit Hyperaktivität (ADHS) und frontaler Dementia leiden immens. Sie sind Gefangene des gegenwärtigen Moments und können nicht verlässlich oder beständig die Zukunft projizieren. Richten wir uns auf die Gegenwart, sollte der Übende der Achtsamkeitsmeditation nicht versuchen, die Zukunft zu ignorieren, wie manche naiven Anhänger dies leider tun. Wie schon zuvor erwähnt, geht es darum, nicht als Geisel der Zukunftsgedanken gehalten zu werden. Das Ziel ist, die Grenze zwischen den zwei Zeiten mit Ausgewogenheit zu überbrücken. Das Disputationsverfahren der Positiven Psychologie assistiert dabei.

*Parallelen zwischen der Positiven Psychologie und der mittleren Periode*

Flüchtige Eindrücke von Leerheit sind allen Meditierenden geläufig, auch Anfängern. Des Weiteren schätzen und praktizieren die meisten Therapeuten Mitgefühl, auch wenn sie nie von Achtsamkeit gehört haben. Die tiefgründige Erfahrung des Nicht-Selbst und die spontan entstehende Erfahrung von Mitgefühl als Folge davon sind allerdings Themen, die am eloquentesten in der mittleren Lehrperiode angesprochen wurden. Es sind Erfahrungen, die dem Anfänger verwehrt sind. Traditionelle Psychologie und Therapeuten finden hier einen vertrauten Boden. Der wurde von Psychotherapeuten ausdrücklich willkommen geheißen, besonders von den Achtsamkeitspraktizierenden unter ihnen. Der Pfad mag vielen Therapiepatienten weniger attraktiv erscheinen, weil der *Bodhisattva* jemand ist, der bewusst beginnt, andere Wesen sich selbst vorzuziehen. Menschen, die mit ernsthaften mentalen Schwierigkeiten ringen, sind verständlicherweise nicht bereit, diesen Schritt zu tun. Klienten positiver Psychologiemodelle dagegen mögen offen sein für die Ausweitung ihrer Loyalitäten und es gibt einen sehr guten Grund, diesen Weg einzuschlagen. Die Forschung hat gezeigt, dass helfende Fachleute mit tief empfundener Hingabe mehr Nutzen aus ihren hilfreichen Bemühungen ziehen als die, denen sie zu dienen versuchen (Seligman, 2003).

Die Kultivierung positiver Emotionen ist ein wesentlicher Teil der *Bodhisattva-Disziplin.* Sie ist nicht nur wertvoll in sich selbst, sondern auch anerkannt als ein mächtiges Gegenmittel für negative Emotionen, wie der Dalai Lama bemerkt (Dalai Lama & Cutler, 1998). Wie oben angesprochen, kommt Fredrickson zu dem gleichen Schluss mit ihrer Hypothese des Ungeschehen-Machens (Tugade & Fredrickson, 2004). Eine weitere ihrer Entdeckungen findet Parallelen mit der Meditationspraxis in der mittleren Periode. Ihre „Ausweiten und Aufbauen"-Theorie der positiven Emotion ist ein Positivsummen-Szenario für die menschliche Interaktion (Fredrickson & Branigan, 2005). Den selbst kann man sich vorstellen als das einzigartige Positivsummen-Abenteuer. Teil der *Bodhisattva-Disziplin* ist, dass man explizit negative, Nullsummen-Gedanken durch positive Nicht-Nullsummen-Absichten ersetzt. Ein gewissenhafter Schüler versucht negative Emotionen zu ersetzen, wann immer sie entstehen. Wenn zum Beispiel Wut entsteht, versucht man Geduld zu üben und die Wutgefühle durch solche des Verstehens und der Klarheit zu ersetzten. Es ist ein enormes Unterfangen, aber wenn wir es aus der Perspektive der Nullsumme und Nicht-Nullsumme betrachten, wird die Weisheit darin klar.

Die tatsächliche Kultivierung der positiven Emotionen in den Lehren der mittleren Periode entsteht durch die Übung der sechs Tugenden: Großzügigkeit, Disziplin, Geduld, Ausdauer, Meditation und Weisheit. Ebenso wie in der Positiven Psychologie sind die Hauptvehikel bei Engagement sowie bei Sinnhaftigkeit Signaturstärke und Tugenden. In der Positiven Psychologie werden diese als irgendwie angeboren betrachtet, die

Lehren der mittleren Periode zeigen, dass sie wirklich entwickelt werden können. Diese Entwicklungsmöglichkeit könnte von großem Interesse für Positive Psychologen sein.

Peterson (2004) weist darauf hin, dass nachhaltige Persönlichkeitscharakteristika eher mit dem innewohnenden Profil persönlicher Stärken und Tugenden zu tun haben als mit Transitdefiziten. Er postuliert, dass die echten Psychopathologien eher aufgrund von Lücken im Repertoire der Stärken und Tugenden vorkommen, statt aufgrund einer Ansammlung vorübergehender Symptome eines bestimmten DSM-Typs. Falls sich dies bewahrheiten sollte, könnte sich die Möglichkeit, Stärken und Tugenden zu entwickeln, als unvergleichlich gewinnbringend erweisen. Die Kultivierung von Tugend könnte mit anderen Worten zu einer mächtigen Medizin für die Behandlung von mentalen Krankheiten und natürlich auch für das Streben nach Glück werden.

*Parallelen zwischen der Positiven Psychologie und der späten Periode*

Das Konzept der Buddhanatur ist immer anziehender für westliche Zuhörer gewesen als das sorgsame Üben der Disziplin oder die Erfahrung von Nicht-Substanzialität (Leerheit). Doch entscheidend ist, daran zu erinnern, dass Buddhanatur eine Belehrung der späten Periode ist und nicht richtig begriffen werden kann ohne ausgiebige Erdung in den Belehrungen der frühen und mittleren Perioden. Buddhistische Lehrer haben diese Thematik erkannt und warnen vor einem unglaublichen Egotismus, der aufkommt, wenn man eine Abkürzung beim eigenen Geistestraining versucht (Trungpa, 1973). Falls es ein übergreifendes Prinzip gibt, das alle Achtsamkeitspraxis verbindet, dann dies: Es gibt keine Abkürzungen.

Mit diesem allgemeinen Hinweis im Gedächtnis können einige Synergien zwischen Positiver Psychologie und der späten Periode in den Achtsamkeitsdisziplinen beleuchtet werden. Hier ist die Anmerkung von Seligman (2003) wertvoll, dass menschliche Wesen grundlegend gut sind. Diese Position ist in vollkommener Übereinstimmung mit dem Begriff der Buddhanatur, sie steht aber gegen den Großteil westlicher Denkungsart (vgl. Kapitel 2). Die Doktrin der Erbsünde ist tief in unsere Kultur eingebettet, und das Erbe von Freuds Aggressionstrieb ist ebenso mächtig. In der zweiten Hälfte des letzten Jahrhunderts hat es viele Versuche gegeben, sich dieser Welle zu widersetzen. Heinz Kohut (1978) ist einer ihrer wortgewandtesten Vertreter. Er argumentiert, dass menschliche Wesen grundlegend gut sind, und er glaubt, dass die dunkle Seite unserer Natur eine sekundäre sei.

Es ist leicht, die Sichtweise aufrecht zu halten, dass menschliche Wesen grundsätzlich gut sind, wenn man ein relativ einfaches Leben gehabt hat und wenig Erfahrung mit den furchtbaren Seiten der menschlichen Existenz besitzt. Für Seligman und Kohut, beide mit einer tiefen Erfahrung menschlichen Elends, ist es nicht selbstverständlich, zu einer derartigen Auffassung zu kommen. Sie entstand durch gründliche Reflexion und harte Arbeit. Solche Individuen haben wahrscheinlich ihre eigenen Erfahrungsversionen der frühen und mittleren Periode unternommen und kommen bei guter Gesundheit in der Spätperiode an. Vom Gesichtspunkt der buddhistischen Belehrungen der späten Periode ist dies wirklich so, wie es sein sollte. Die stärksten und befreiendsten Ideen können nicht an der nächsten Straßenecke ausgehändigt werden. In diesem Sinne sind sie in der buddhistischen Tradition als *in sich selbst geheim* bekannt. Sie können oder können auch nicht tiefsinnig erscheinen. Erst in dem Maße, wie man an Verständnis gewinnt, erschließt sich ihre Tiefe. Die ungeheure Ausdehnung der Weisheit, die in ihnen enthalten ist, wird lediglich durch die eigene begrenzte Fähigkeit verhüllt, diese zu erschließen.

Eine weitere Parallele zwischen Spätperiode und Psychologie wird mit dem Alter und mit dem Langsamer-Werden offenbar. Viele Lebensreisen sind zirkulär und bringen uns letztendlich zum eigenen Ausgangsort zurück. Solche Reisewege sind notwendig – trotz ihrer Kreisförmigkeit. Ohne sie würden wir oft nicht wertschätzen, was wir von jeher hatten. In der Psychotherapie wie in der Achtsamkeitspraxis gibt es keine echte Bedürftigkeit, irgendwo hinzugehen. Alles ist gerade hier, genau jetzt. Alles ist vollständig, auch in seiner Unvollständigkeit. Genau das ist gemeint, wenn wir sagen, die Wirklichkeit kann nur in einer offenen

Hand gehalten werden. Loslassen ist der einzige Weg – wie in der Achtsamkeitsmeditation dem Atem in den Raum zu folgen.

*Eine alles überbrückende Parallele: Die Bedeutung des Trainings*

Für diejenigen, die Psychotherapie beruflich ausüben, ist die Bedeutung des akademischen Studiums, der Weiterbildung und Supervision allgemein anerkannt. Diese drei helfen, die fortdauernde Entwicklung zu unterstützen und die

Selbsttäuschung zu konfrontieren und gering zu halten. Für diejenigen, die anstreben, Achtsamkeitsmeditation mit Sorgfalt zu üben, gibt es ähnliche Anforderungen. Sie sind aber weniger formal kodifiziert. Gemäß der Tradition aller buddhistischen Schulen sind ein Lehrer und eine Gemeinschaft von Übenden unverzichtbar für diejenigen, die den Pfad der Achtsamkeitspraxis gehen. Hat man auch nur gelegentlich mit einem solchen Lehrer und einer solchen Gemeinschaft Kontakt, so ist doch Anleitung auf jeder Stufe der Achtsamkeitspraxis entscheidend, um die endlosen Möglichkeiten der Selbsttäuschung zu vermeiden. Es ist bedeutsam, zu erkennen, dass es extrem schwierig ist, den in diesem Kapitel beschriebenen Weg ohne solche Anleitung zu unternehmen.

**Koda**

Wir beschließen nun diesen reichhaltigen Austausch zwischen westlicher Psychologie und buddhistischer Achtsamkeitspraxis. Es wird von Nutzen sein, einige Schlüsselbegriffe mitzunehmen. Auf der Ebene des Verständnisses der Frühperiode ist es sinnvoll, sich daran zu erinnern, dass Leid nicht vermieden werden kann. Leid muss akzeptierend wahrgenommen werden, um es zu überwinden, und oft kann die Psychotherapie immens von einer Allianz mit der Achtsamkeit bei diesem Unterfangen profitieren.

Auf der Ebene des Verständnisses der mittleren Periode ist es sinnvoll, sich daran zu erinnern, dass Selbstlosigkeit der glücklichste Pfad zum Wohlergehen ist. Sich auf den Schmerz anderer mit Mitgefühl einzustimmen bewirkt eine umfassende Wandlung und ist überdies unendlich Heil bringend für den Menschen, der dies unternimmt. Es ist das definitive Vorhaben mit positivem Ergebnis. Aber die Haltung muss frei von Zweideutigkeit eingenommen werden. Vorzugeben, man sei selbstlos, wird nicht funktionieren.

Auf der Ebene des Verständnisses der Spätperiode ist es nützlich, sich daran zu erinnern, dass Reife, Training und harte Arbeit vorausgesetzt werden. Unwissende, mitgeschleppte positive Glaubenssätze über die menschliche Natur und das menschliche Potential mögen als wertvolles Geleit und Inspiration dienen, falls sie aber als Früchte geradewegs vom Baum geerntet werden, statt durch direkte Erfahrung gelernt zu sein, bringen sie mehr Schaden als Nutzen.

Gleichzeitig ist die Gelegenheit für das Erwachen in jedem Moment da, und ein derartiges Erwachen entspringt daraus, jedem Lebensereignis so zu begegnen, wie es ist. Oft ist es ziemlich schmerzhaft – wenn man beispielsweise als Freund versagt – und fühlt sich überhaupt nicht wie „Erwachen" an. Jeder Moment enthält gleichwohl Kraft und Weisheit, wenn ihm begegnet wird, und er in seiner eigenen Art und Weise vollständig geschätzt wird. Obwohl paradox, liegt hier doch die Magie, das eigene fundamentale Gutsein und zugleich das Gutsein, das allen Phänomenen innewohnt, zu entdecken. Konventionelle Etiketten für Erfahrungen, die einst zu Beginn des Lebens so wichtig waren, verblassen. Jede Erfahrung hat etwas Erstaunliches, wie das Wunder, überhaupt lebendig zu sein. Diese ungehinderte Sicht aufrechtzuerhalten ist ein sehr hohes Gebot. Es braucht Stehvermögen und den Geist eines Kriegers. Zudem muss dieser sanfte Krieger alle Extreme vermeiden und sich auf dem Mittleren Weg geduldig und aufrecht bewegen. Das ist der Pfad, der die strahlende Sonne des grundlegenden Gutseins aufscheinen lässt und zu einer tief gehenden Transformation führt.

ANHANG A

# Ressourcen für Therapeuten

Eine Auswahl, um dem interessierten Kliniker zu helfen, mehr über die Anwendung der Achtsamkeit und der buddhistischen Psychologie in der Psychotherapie zu lernen.

## Achtsamkeitsorientierte Psychotherapie

### Bücher


Epstein, M. (1995). *Thoughts without a thinker: Psychotherapy from a Buddhist perspective.* New York: Basic Bücher.

Hayes, S. C., Follette, V. M., & Linehan, M. M., (Eds.). (2004). *Mindfulness and acceptance: Expanding the cognitive-behavioral tradition.* New York: Guilford Press.

Hayes, S. C., Strosahl, K. D., & Wilson, K. G. (1999). *Acceptance and commitment therapy: An experiential approach to behavior change.* New York: Guilford Press.

Kabat-Zinn, J. (1990). *Full catastrophe living.* New York: Delacorte Press. Linehan, M. (1993). *Cognitive-behavioral treatment of borderline personality disorder.* New York: Guilford Press.

Magid, B. (2002). *Ordinary mind: Exploring the common ground of Zen and psychotherapy.* Boston: Wisdom Publications.

Molino, A. E. (1998). *The couch and the tree.* New York: North Point Press.
Segal, Z. V., Williams, J. M. G., & Teasdale, J. D. B(2002). *Mindfulness-based cognitive therapy for depression: A new approach to preventing relapse.* New York: Guilford Press. (Die Achtsamkeitsbasierte Kognitive Therapie der Depression. Tübingen: Dgvt-Verlag, 2008)

### Internetseiten

Mindfulness-based stress reduction: www.umassmed.edu/cfm
Dialectical behavior therapy: www.behavioraltech.com
Acceptance and commitment therapy:
www.acceptanceandcommitmenttherapy.com
Institute for Meditation and Psychotherapy:
www.meditationandpsychotherapy.org
Mindfulness and Acceptance Special Interest Group of the Association for Advancement of Behavior Therapy:
listserv.kent.edu/archives/mindfulness/html

## Achtsamkeitpraxis

### Bücher

Aronson, H. (2004). *Buddhist practice on Western ground: Reconciling Eastern ideals and Western psychology.* Boston: Shambhala.
Beck, C, (1989). *Everyday Zen: Love and work.* San Francisco: HarperSanFrancisco.
Brach, T. (2003). *Radical acceptance: Embracing your life with the heart of a Buddha.* New York: Bantam/Dell.
Dalai Lama, & Cutler, H. (1998). *The art of happiness: A handbook for living.* New York: Riverhcad.
Goldstein, J. (1993). *Insight meditation: The practice of freedom.* Boston: Shambhala. (Vipassana-Meditation. Freiamt: Arbor Verlag, 2006)
Goldstein, J., & Kornfield, J. (1987). *Seeking the heart of wisdom.* Boston: Shambhala.
Goleman, D. (2003). *Destructive emotions: How can we overcome them?* New York: Bantam-Dell.

Gunaratana, B. (2002). *Mindfulness in plain English.* Somerville, MA: Wisdom Publications.

Hanh, T. N. (1987). *The miracle of mindfulness.* Boston: Beacon Press. (Das Wunder der Achtsamkeit. Berlin: Theseus, 2001)

Kabat-Zinn, J. (1994). *Wherever you go there you are: Mindfulness meditation in everyday life.* New York: Hyperion.

Kabat-Zinn, J. (2005). *Coming to our senses: Healing ourselves and the world through mindfulness.* New York: Hyperion.

Kornfield, J. (1993). *A path with heart: A guide through the perils and promises of spiritual life.* New York: Bantam.

Lama Surya Das. (1997). *Awakening the Buddha within: Tibetan wisdom for the Western world.* New York: Broadway. (Der Buddha im Inneren. Freiamt: Arbor)

Rosenberg, L. (1998). *Breath by breath: The liberating practice of insight meditation.* Boston: Shambhala.

Salzberg, S. (1995). *Lovingkindness: The revolutionary art of happiness.* Boston: Shambhala.

Smith, J. (Ed.). (1998). *Breath sweeps mind: A first guide to meditation practice.* New York: Riverhead Bücher.

## Meditation: Trainingszentren

### *Nicht-buddhistisch*

Center for Mindfulness in Medicine, Healthcare, and Society, University of Massachusetts Medical School, 55 Lake Avenue North, Worcester, MA 01655; *www.umassmed.edu/cfm/mbsr*

### *Vipassana*

Barre Center for Buddhist Studies, 149 Lockwood Road, Barre, MA 01005; www.dharma.org

Insight Meditation Society, 1230 Pleasant Street, Barre, MA 01005; www.dharma.org

New York Insight, P.O. Box 1790, Murray Hill Station, New York, NY 10156; www.nyimc.org

Spirit Rock Meditation Center, P.O. Box 909, Woodacre, CA 94973; www.spiritrock.org

*Tibetisch*

Naropa University, 2130 Arapahoe Avenue, Boulder, CO 80302; www.naropa.edu

Shambhala Mountain Center, 4921 County Road 68-C, Red Feather Lakes, CO 80545; www.shambhalamountain.org

*Zen*

San Francisco Zen Center, 300 Page Street, San Francisco, CA 94102; www.sfzc.com

Zen Center of Los Angeles, 923 South Normandie Avenue, Los Angeles, CA 90006; www.zcla.org

Zen Mountain Monastery, P. O. Box 197, Mt. Tremper, NY 12457; www.mro.org/zmm/zmmhome/

## Buddhistische Psychologie

### Bücher

Batchelor, S. (1997). *Buddhism without beliefs.* New York: Riverhead Bücher. (Buddhismus für Ungläubige. Frankfurt: Fischer, 2005)

Bodhi, B. (Ed.). (1999). *A comprehensive manual of Abhidhamma.* Seattle: Buddhist Publication Society.

Fleischman, P. (1999). *Karma and chaos: New and collected essays on vipassana meditation.* Seattle: Vipassana.

Johansson, R. (1979). *The dynamic psychology of early Buddhism.* New York: Humanities Press.

Kalupahana, D. (1987). *The principles of Buddhist psychology.* Albany: State University of New York Press.

Nyanaponika, T. (1996). *The heart of Buddhist meditation.* Boston: Weiser Bücher. (Geistestraining durch Achtsamkeit. Herrnschrot: Verlag Beyerlein/ Steinschulte, 2000)

Rahula, W. (1986) *What the Buddha taught.* New York: Grove Press.(Was der Buddha lehrte. Bern: Origo-Verlag, 1982)

## Internetseiten

Audiovisuelle Materialien: www.soundstrue.com
Mindfulness teacher talks: www.dharmaseed.org
Buddhist journal (USA): www.tricycle.com
Journal for mindfulness practitioners: www.inquiringmind.com
Buddhism and science: www.mindandlife.org
Thich Nhat Hanh and Buddhist links: www.iamhome.org

**ANHANG B**

# Glossar der Begriffe buddhistischer Psychologie

ANDREW OLENDZKI

## Die zwei Arten der Meditation

In den buddhistischen und nicht-buddhistischen Traditionen Asiens werden viele verschiedene Meditationsformen praktiziert. Die zwei Übungen, die in den frühesten Belehrungen des Buddha vorherrschen, sind:

1. *Konzentration* (*beruhigen, samatha* in Pali): Den Geist auf ein einziges Objekt konzentrieren unter Ausschluss anderer Objekte fördert die Konzentration oder „Einspitzigkeit" der geistigen Funktion. Soweit ablenkende Gedanken oder Empfindungen entstehen, lässt man davon ab, diesen Objekten Aufmerksamkeit zu schenken und bringt das Gewahrsein sanft zum primären Objekt der Erfahrung (Atem, Wort, Phrase usw.) zurück. Sobald der Geist sich auf ein bestimmtes Objekt des phänomenalen Feldes einstellt, gewinnt er an Stille, Stabilität und Kraft.
2. *Achtsamkeit* (*Einsicht, vipassana* in Pali): In der Achtsamkeitsmeditation erlaubt man dem Gewahrsein von einem zum nächsten Objekt zu wandern, sobald die Stimuli sich als Erfahrung zeigen. Geschieht das in einer anhaltenden Weise, führt es zur Einsicht in die subjektive Konstruktion von Erfahrung und in die drei Merkmale der Existenz.

## Die drei Merkmale der Existenz

Die drei grundlegenden Attribute der menschlichen Bedingtheit, die drei Merkmale, sind normalerweise durch Verzerrungen der Wahrnehmung, der Gedanken und der Sichtweise verschleiert. Sie werden durch eine bedächtige und disziplinierte Untersuchung der Erfahrung offengelegt. Die Einsicht in diese drei Merkmale trägt zur Weisheit bei.

1. *Vergänglichkeit (anicca):* Der Bewusstseinsstrom, der den subjektiven Fluss des menschlichen Gewahrseins ausmacht und von daher die Welt, die vom Mentalen konstruiert wird, besteht in Wirklichkeit aus sehr kurzen Episoden kognitiver Aktivität, die mit großer Schnelligkeit entstehen und vergehen. Allgemeiner gesprochen bezieht sich Anicca auf die Beobachtung, dass alle bedingten Phänomene ohne Dauer sind.
2. *Leiden (dukkha):* Dieses Wort wird in einer sehr breiten und existentiellen Weise in der buddhistischen Tradition benutzt. Es bezieht sich nicht nur auf die Unvermeidbarkeit körperlicher Schmerzen, von Unfällen, Krankheiten, Altern und Tod, sondern auch auf subtilere psychologische Schmerzen, die von einer grundlegenden Unzufriedenheit durch das Verlangen herrühren. Nicht bekommen, was man möchte, zurechtkommen mit dem, was man nicht will, und Verwirrung durch gegensätzliche Wünsche sind alle in das Wort *Leid* miteinbezogen.
3. *Nicht-Selbst (anatta):* Immer eine Quelle der Ratlosigkeit. Die buddhistische Einsicht in Nicht-Selbst bejaht, dass es einzigartige und mehr oder weniger stabile Persönlichkeitsmuster gibt, die sich während der Lebenszeit des Individuums entwickeln. Aber die Einsicht ist, dass diese Muster *nur* Muster der Konditionierung und des erlernten Verhaltens sind und ihnen jedwede Essenz oder ein numinoser Kern fehlt. Der Reflex hin zu „Eigentum" von Gedanken, Gefühlen, Empfindungen und so weiter (das ist *meines*, das bin *ich*) ist unberechtigt, schlecht (an die wahre Wirklichkeit) angepasst, und ist Quelle einer Menge psychologischer Schwierigkeiten.

## Die drei Hauptursachen

Das sind die drei zugrunde liegenden unheilsamen Tendenzen menschlichen Verhaltens, aus denen alle weiteren trübenden Emotionen abgeleitet sind.

1. *Gier*, auch als „lechzen nach etwas, etwas wollen oder fest an etwas hängen" bekannt. Gier ist der Impuls, nach etwas zu greifen oder an etwas festzuhalten, das begehrenswert ist. Es ist eine Reflexantwort auf den Gefühlston des Angenehmen. Die entsprechende zugrunde liegende heilsame Tendenz ist Nicht-Gier, die sich als Großzügigkeit und Verzicht äußert.
2. *Hass*, auch Aversion oder Böswilligkeit. Hass beinhaltet wegstoßen, verneinen oder etwas angreifen, das als unerwünscht erfahren wird. Es wird normalerweise als eine Antwort auf Schmerz oder Missfallen erzeugt. Gier und Hass sind die bipolaren Ausdrucksweisen von Verlangen. Die entsprechende zugrunde liegende heilsame Tendenz ist Nicht-Hass oder „Liebende Güte" (siehe im Detail weiter unten).
3. *Verblendung*, auch Ignoranz oder Verwirrung. Verblendung wird im buddhistischen Gedankengut in einer technischen Weise benutzt. Es bezeichnet eine Blindheit für gewisse Facetten der Wirklichkeit, etwa die der drei Merkmale und der Konstruktion von Erfahrung. Die zugrunde liegende heilsame Tendenz ist Weisheit.

## Die drei Arten des Gefühls

Das Wort fühlen bezieht sich im buddhistischen Denken auf einen hedonistischen Ton, statt auf die eher komplexen Emotionen, wie das Englische sie bezeichnet. Eine dieser drei Gefühlstonarten ist immer, in jedem Moment gegenwärtig und begleitet sowohl die physische als auch die mentale Erfahrung.

1. *Angenehmes Gefühl.* Aus dem Kontakt zwischen einem Sinnesobjekt und einem Sinnesorgan kann ein Gefühl von Behagen oder Lust entstehen. Es ist immer ein sehr kurzes und sehr bestimmtes Ereignis, konditioniert von der jeweiligen Sinnesart und der eigenen zugrunde liegenden (mentalen) Haltung zum jeweiligen Objekt.

2. *Unangenehmes Gefühl.* Entspringt auch aus dem Kontakt zwischen einem Sinnesobjekt und einem Sinnesorgan; ein Gefühl des Unbehagens oder Schmerz kann entstehen. Sowohl Schmerz als auch Behagen lassen eine Reaktion entstehen: das Nicht-Wollen oder das Wollen, die Empfindung möge fortdauern. Dieses Gefühl ist ununterscheidbar von der darauf folgenden Reaktion.
3. *Das weder angenehme noch unangenehme Gefühl.* Manchmal zeigt die sorgfältige Aufmerksamkeit eine Empfindung als angenehm oder unangenehm, während man zu anderen Zeiten eines Gefühlstons gewahr sein kann, der neutral ist, weder angenehm noch unangenehm.

## Die Vier Edlen Wahrheiten

Als Grundprinzip der buddhistischen Doktrin werden die Vier Edlen Wahrheiten vom Buddha gelehrt. Sie werden als edel angesehen, weil sie helfen, unser Verständnis über den Grad der automatischen Reaktion in den Bereich der Verwandlung durch Weisheit zu heben. Alter medizinischer Überlieferung entsprechend können die Wahrheiten analog zur Diagnose, Ätiologie, Prognose und zum Behandlungsplan des Arztes gesehen werden. Sie sind für den Patienten da, der von einer Krankheit befallen ist.

1. *Leiden.* Der Begriff wird im breiten Sinne verwandt, um eine grundlegende Unzufriedenheit angesichts des menschlichen Zustandes (siehe oben) klar zu machen. Viele unserer Anstrengungen bemühen sich, diese Wahrheit zu verdecken. Aber wie bei jedem Heilungsprozess ist ein wichtiger erster Schritt, die Natur der Krankheit mit Ehrlichkeit und Mut anzuschauen.
2. *Die Ursache des Leidens.* Jedes menschliche Leid hat einen einfachen und widerspruchsfreien Grund: Verlangen. Wann immer es ein Ungleichgewicht gibt zwischen dem, was als Erfahrung entsteht, und dem, was nach eigenem Willen geschehen sollte, ist Leid unvermeidlich.
3. *Das Aufhören von Leid.* Versteht man die kausalen wechselseitigen Abhängigkeiten der ersten zwei Wahrheiten, kann Leid zum Aufhören gebracht werden und zwar lediglich durch die Beseitigung der Ursache des Verlangens. Unangenehme

Gedanken und Empfindungen können noch existieren und sind tatsächlich stets Teil jeder Erfahrung, aber durch den Wandel in der eigenen Haltung, dem Unangenehmen Widerstand zu leisten, kann Leid reduziert und sogar ausgelöscht werden.

4. *Der Pfad, der zum Aufhören des Leidens führt.* Viele unterschiedliche Strategien und Programme sind in der 2500-jährigen Geschichte des Buddhismus entwickelt worden. Traditionell wird das Heilprogramm der „Achtfache Pfad" genannt.

## Der Achtfache Pfad

Die acht Leitlinien, das persönliche Leben und im Moment zu leben, sind ein breiter ethischer Rahmen für die Entwicklung in der buddhistischen Tradition. Das Wort „recht" wird jeder Leitlinie vorangestellt, nicht um eine rigide, normative Gussform vorzuschreiben, sondern eher im Sinne von „geeignet" und „wohl abgestimmt". Diese acht Dimensionen sollten parallel praktiziert werden. Jede unterstützt und bestärkt die anderen.

1. *Rechte Sicht.* Dies ist das erste Element in der Serie, aber auch Höhe- und Schlusspunkt in der Liste. Am Anfang der Entwicklung braucht man ein gewisses Vertrauen in die Belehrungen, um sie in die Praxis umzusetzen, und man muss sich in die richtige Richtung bewegen, damit das Ziel erreicht wird. Am Ende des Weges meint Rechte Sicht vollständiges Erwachen, „die Dinge so sehen, wie sie wirklich sind."
2. *Rechte Absicht.* In der buddhistischen Psychologie ist Absicht das prinzipielle Werkzeug für Wandel. Wenn Absicht geschickt in jedem Moment geformt wird, führt sie den Geist weise zu seinem Zustand des nächsten Augenblicks, gleich dem Steuerruder eines Schiffes, das benutzt werden kann, um sich durch den Wechsel entstehender und vorübergehender Erfahrung zu navigieren. Manchmal wird es auch als „Rechte Gesinnung" bezeichnet.
3. *Rechte Rede.* Da Sprache die Qualität der Gedanken formt und reflektiert, ist es sehr wichtig, dass die eigenen Sprachgewohnheiten wahrheitsgemäß, hilfreich,

freundlich und frei von selbstsüchtigen und manipulativen Motiven sind. Rechtes Sprechen wird zugunsten des Heilens und der Erziehung verwandt und niemals für verletzende, polarisierende oder entzweiende Zwecke.

4. *Rechtes Tun.* Traditionell wird Rechtes Tun mit dem Begriff „mit fünf ethischen Maximen leben" ausgedrückt: Nicht töten, nicht stehlen, nicht lügen, kein sexuelles Fehlverhalten und keinen berauschenden Mitteln nachgeben. Jede dieser Maximen ist offen für eine mehr oder weniger strikte Interpretation, abhängig von dem eigenen Grad der Verpflichtung und Hingabe (z. B. für eine Nonne oder einen Mönch und eine Laienperson).
5. *Rechter Lebenserwerb.* Dieser besteht ebenfalls traditionell aus einer Serie ethischer Beschränkungen für den Lebensstil eines Laien und findet seinen Höhepunkt in dem monastischen Lebenskodex für Nonnen und Mönche. Laien sollten Berufe vermeiden, die zum Beispiel Töten erfordern, und Bettelmönche sollten ihre Absichten rein halten, wenn sie um Almosen ersuchen.
6. *Rechtes Bemühen.* Rechtes Bemühen bedeutet, die achtsame Entwicklung Heil bringender Zustände und das freiwillige Aufgeben unheilvoller Zustände. Es beschreibt eine Ebene mentaler Hygiene, die ziemlich kompromisslos ist und eine beachtliche permanente Aufmerksamkeit für die Qualität des inneren Lebens erfordert.
7. *Rechte Achtsamkeit.* Wenn Achtsamkeit gut entwickelt ist, soll das Befolgen der Leitlinien der „Grundlagen der Achtsamkeit" (siehe unten) die rechte Achtsamkeit sein, was bedeutet, sorgfältig und gleichmäßig Aufmerksamkeit für die Phänomene anzuwenden, wie sie erscheinen.
8. *Rechte Konzentration.* Diese fordert von Zeit zu Zeit die stete Anwendung einsgerichteten Gewahrseins, außerhalb unserer Alltagsaktivitäten, und ist besonders zu beherzigen als ein Mittel für die Entwicklung der buddhistischen Psychologie. Regelmäßige (formale) Meditation ist ein grundlegender Aspekt des Achtfachen Pfades.

## Die vier Grundlagen der Achtsamkeit

Grundanweisungen für die Entwicklung von Achtsamkeit werden in dieser klassischen Form gegeben. Jede Kategorie wird als eine „Grundlage" in dem Sinne betrachtet, als sie einen Boden für das Praktizieren solcher Techniken des Geistestrainings bildet, die mit dem vollständigen Gewahrsein, im gegenwärtigen Moment, für ein Sinnes- oder Gedankenobjekt pro Zeiteinheit und für das Verstehen der veränderlichen und letztlich selbstlosen (anatta; vgl. oben) Natur der phänomenologischen Erfahrung zu tun haben.

1. *Achtsamkeit auf den Körper.* Wir beginnen mit dem Sitzen an einem ruhigen Ort, die Beine im Halblotos oder gekreuzt und mit geradem Rücken. Achtsamkeitspraxis beginnt mit dem absichtlichen Gewahrsein des Atems, der Beruhigung von Körper und Geist und mit der Aufmerksamkeit für die körperlichen Empfindungen, die mit den körperlichen Haltungen, Bewegungen und Aktivitäten entstehen.
2. *Achtsamkeit auf die Gefühle.* Die Praxis schreitet fort, indem wir ein auf den gegenwärtigen Moment konzentriertes, nicht-konzeptuelles Gewahrsein auf den Gefühlston ausrichten, der durch alle erscheinenden und vorübergehenden Erfahrungen läuft. Gleich, ob jeder Moment von einem angenehmen, unangenehmen oder neutralen Gefühl begleitet ist, der Übende sucht den Gefühlston der Erfahrung mit großer Präzision kennenzulernen.
3. *Achtsamkeit auf den Geist.* Der Meditierende wird angewiesen, der Qualität des Geistes Achtsamkeit entgegenzubringen, wie dieser in jedem Augenblick entsteht und vergeht. Er richtet seine Aufmerksamkeit von körperlichen Empfindungen und Gefühlen zur rein mentalen Sphäre. Das geschieht, indem man notiert, ob eine der drei unheilsamen Wurzeln (Gier, Hass und Verblendung) vorhanden ist oder fehlt.
4. *Achtsamkeit auf mentale Objekte.* Eine noch detailliertere und nuanciertere Untersuchung mentaler Ereignisse bezieht sich auf die Anwesenheit, Abwesenheit und wechselhafte Dynamik einer Anzahl weiterer Faktoren, die in der buddhistischen Psychologie erläutert sind: Hindernisse, Aggregate, Sinnesbereiche, Faktoren des Erwachens und die Vier Edlen Wahrheiten. Es handelt sich nicht um eine weiterführende Analyse dieser Faktoren, sondern um eine erfahrungsgeleitete und intuitive Erforschung der Struktur einer phänomenologischen Landschaft.

## Die vier grenzenlosen Eigenschaften des Herzens (Brahma-Viharas)

Es gibt vier Eigenschaften des Herzens, die besonders heilsam sind und mit einer Form der konzentrativen Meditation entwickelt werden können, die jede dieser Vier in den Mittelpunkt stellt. Diese Meditationen werden auch im übertragenden Sinne die Göttlichen Verweilungen genannt, insofern sie den Geist zu einem sehr feinsinnigen und erhabenen Zustand erheben. Sie werden klassisch mit einer Analogie der Gefühle einer Mutter zu ihrem Kind vorgestellt:

1. *Liebende Güte (Pali: metta).* Wie eine Mutter unbegrenzte Liebe und Güte für ihr neugeborenes Baby fühlt, aus tiefem Herzen seine Gesundheit und sein Wohlergehen wünscht, so entwickelt man mit Absicht die gleiche Eigenschaft allgemeingültiger und selbstloser Liebe zu allen Wesen, indem man den Geist unentwegt auf Absichten wie „Mögen alle Wesen glücklich sein", „Möge es allen wohlergehen" ausrichtet.
2. *Mitgefühl (Pali: karuna).* So wie eine Mutter sich zu ihrem Kind, das krank oder verletzt ist, wenden würde, so kann auch ein Meditierender mit Absicht eine Haltung des Mitgefühls entwickeln, das die Erfahrung des Leidens mit dem Wunsch für alle Wesen verbindet, dass sie gesund und sicher sein mögen, geheilt von ihren Beschwerden. Mitgefühl ist ein spezifischer Geisteszustand, der sich durch Konzentration und Absorption auszeichnet und kultiviert werden kann.
3. *Mitfreude (Pali: mudita).* Die geistige Qualität, die auf das Glück anderer mit Fröhlichkeit und gutem Willen antwortet statt mit Eifersucht oder Neid, wird Mitfreude genannt. Dieser Zustand kann auch durch Übung und Praxis bewusst bestärkt werden und gleicht der Reaktion einer Mutter auf ihren erwachsenen Sohn, der das Haus verlässt, um zu heiraten oder seinem Beruf nachzugehen. Eine selbstlose Sichtweise ist der Schlüsselbestandteil dieser Absorption.
4. *Gleichmut (Pali: upekkha).* Eine Mutter, die ihrem erwachsenen Sohn zuhört, wie er von seinen unterschiedlichen geschäftlichen Entscheidungen erzählt, ist weder angezogen noch zurückgewiesen von irgendeinem bestimmten Ergebnis, solange er gesund und glücklich ist. Diesen Zustand beschreibt die Tradition als einen Zustand des Geistes, den man Gleichmut nennt. Dies ist weder ein Abtrennen, um sich von dem Phänomen zu distanzieren, noch eine unempfindliche

Gefühlsneutralität, sondern eher ein fortgeschrittener Zustand, in dem man in der Lage ist, sowohl angenehme als auch unangenehme Erfahrungen zu umarmen, ohne die Reaktionen, die üblicherweise von Verlangen konditioniert sind.

## Die sieben Faktoren der Erleuchtung

Diese sieben Geisteszustände oder Geisteshaltungen sind besonders hilfreich, will man die Art von Einsicht erreichen, zu der die buddhistische Psychologie ermutigt. Jeder Faktor trägt daher sehr zur Entwicklung von Weisheit bei. In einigen Formulierungen der Lehren stellt jeder dieser sieben Faktoren die Grundlage für die natürliche Entfaltung des nächsten in einem organischen Entwicklungsprozess dar.

1. *Achtsamkeit.* Dies ist die Praxis, im gegenwärtigen Augenblick völlig gewahr zu sein, frei von jedem Selbsturteil oder anderen Formen sprachlicher oder konzeptueller Überlagerung, bewusst für das Entstehen und Dahinziehen der Phänomene im Feld direkter Erfahrung.
2. *Untersuchung.* Das ist die Bereitschaft und Fähigkeit, Interesse, Enthusiasmus und eine Haltung detaillierter Exploration für die Erfahrung zu zeigen. Die untersuchten Zustände sind das Aufkommen und Vergehen des Gewahrseins für sensorische oder mentale Objekte, und was auch sonst im Moment sich entfalten mag.
3. *Energie.* Sobald mentales Bemühen in eine Situation eingebracht wird, existiert eine Nutzung von Energie. Es geht nicht darum, sich abzustrampeln und zu strapazieren, um ein Ziel zu erreichen. Eine sorgfältige und konsistente Anwendung des Gewahrseins für den gegenwärtigen Moment wird benötigt.
4. *Freude.* Oft können Körper und Geist überbrodeln und scheinen vor Glückseligkeit, Zufriedenheit oder Nervenkitzel überzufließen. Obwohl viele Leute mit dieser Erfahrung vertrauter sind, wenn sie in unheilsamer Weise eingeleitet wird, ist aber die positive und transformative Wertigkeit der heilsamen Freude eine wichtige Qualität des Geistes in der buddhistischen Psychologie und muss kultiviert werden.
5. *Stille.* Von ebenbürtigem Wert ist die tiefe heitere Ruhe, die in Geist und Körper entstehen kann, wenn es eine Abwesenheit von Konflikt, Verzweiflung oder

Leiden gibt. Diese Stille ist nicht das Gegenteil von Freude, denn beide können leicht zusammenwirken. Statt einer Stille, die Energie vermindert, wird sie als Eigenschaft mentaler Klarheit und Lichtheit beschrieben, die dort auftaucht, wo der Geist vereint, stabil und gerichtet ist.

6. *Konzentration.* Wie oben beschrieben bedeutet Konzentration eine einsgerichtete Aufmerksamkeit über die Zeit für eine bestimmte Empfindung oder ein bestimmtes Objekt unter Ausschluss anderer.
7. *Gleichmut.* Wie schon beschrieben ist Gleichmut die Eigenschaft eines mentalen Gleichgewichts. Der Geist ist weder von einem angenehmen Objekt angezogen noch einem unangenehmen abgeneigt.

# Literaturliste

Adler, A. (2002). The neurotic character. In H. Stein (Ed.) & c. Koen (Trans.), *The collected clinical works of Alfred Adler* (Vol. 1). San Francisco: Alfred Adler Institutes of San Francisco and Northwestern Washington. (Original work published 1927)

Agency for Health Care Policy and Research. (1994). *Acute low back problems in adults: Clinical Practice Guideline No.* 14 (AHCPR Publication No. 950642). Rockville, MD: Public Health Service, V.S. Department of Health and Human Services.

Alexander C., Langer E., Newman R., Chandler H., & Davies. (1989). Transcendental meditation, mindfulness, and longevity: An experimental study with the elderly. *Journal of Personality and Social Psychology,* 57(6), 950-964.

Alexander, F. (1931). Buddhist training as an artificial catatonia. *Psychoanalytic Review,* 18, 129-145.

American Psychiatric Association. (1952). *Diagnostic and statistical manual of mental disorders* (1st ed.). Washington, DC: Author

American Psychiatric Association. (1994). *Diagnostic and statistical manual of mental disorders* (4th ed.). Washington, DC: Author.

American Psychiatric Association. (2000). *Diagnostic and statistical manual of mental disorders* (4th ed., text rev.). Washington, DC: Author.

Antony, M. (2002). Enhancing current treatments for anxiety disorders. *Clinical Psychology: Science and Practice,* 9(1),91-94.

Antony, M., & Swinson, R. (2000). *Phobic disorders and panic in adults:* A *guide to assessment and treatment.* Washington, DC: American Psychological Association.

Aranow, P. (1998, July). Some parallels between meditation and psychotherapy. In *Psychotherapy and meditation: Cultivating insight and compassion.* Symposium conducted by the New England Educational Institute, Eastham, MA.

Arnow, B., & Constantino, M. (2003). Effectiveness of psychotherapy and combination treatment for chronic depression. *Journal of Clinical Psychology* 59(8),893-905.

Aron, E. (1996). *The highly sensitive person.* New York: Broadway Books. Astin, J. (1997). Stress reduction through mindfulness meditation. Effects on psychological symptomatology, sense of control, and spiritual experiences. *Psychotherapy and Psychosomatics,* 66(2),97-106. (Dt.: Sind Sie hochsensibel? mvg-Verlag)

Atwood, G., & Stolorow, R. (1984). *Structures of subjectivity: Explorations in psychoanalytic phenomenology.* Hillsdale, NJ: Analytic Press.

Auerbach, H., & Johnson, M. (1977). Research on the therapist's level of experience. In A. S. Gurman & A. M. Razin (Eds.), *Effective psychotherapy: A handbook of research.* New York: Pergamon Press.

Austin, J. (1998). *Zen and the brain.* Cambridge, MA: MIT Press.

Bach, P., & Hayes, S. (2002). The use of acceptance and commitment therapy to prevent the rehospitalization of psychotic patients: A randomized controlled trial. *Journal of Consulting and Clinical Psychology, 70(5), 1129-1139.*

Baer, R. (2003). Mindfulness training as a clinical intervention: A conceptual and empirical review. *Clinical Psychology: Science and Practice, 10(2),125-142.*

Bandura, A. (1977). Self-efficacy: Toward a unifying theory of behavioral change. *Psychological Review,* 84, 191-215.

Bandura, A. (1982). Self-efficacy mechanisms in human agency. *American Psychologist,* 37, 122-147.

Barkley, R. A., & Benton, C. M. (1998). *Your defiant child: Eight steps to better behavior.* New York: Guilford Press.

Barlow, D. H. (2002). *Anxiety and its disorders: The nature and treatment of anxiety and panic* (2nd ed.). New York: Guilford Press.

Barlow, D., & Wilson, R. (2003, May). *Treatment of panic disorder.* Paper presented at a conference of the Milton Erickson Foundation on Brief Treatment of Anxiety Disorders, Boston, MA.

Barnouw, V. (1973). *Culture and personality* (rev. ed.). Homewood, IL: Dorsey Press.

Bastis, M. (2000). *Peaceful dwelling: Meditations for healing and living.* Boston: Tuttle.

Batchelor, S. (1997). *Buddhism without beliefs.* New York: Riverhead Books. (Buddhismus für Ungläubige. Frankfurt: Fischer, 2005)

Beck, A., Emery, G., & Greenberg, R. (1985). *Anxiety disorders and phobias: A cognitive perspective.* New York: Basic Books.

Beck, A. T., Rush, A.J., Shaw, B. E, & Emery, G. (1987). *Cognitive therapy of depression.* New York: Guilford Press.

Becker, D., & Shapiro, D. (1981). Physiological responses to clicks during Zen, Yoga, and TM meditation. *Psychophysiology,* 18(6),694-699.

Becker, E. (1973). *The denial of death.* New York: Free Press.

Beckham, J., Crawford, A., Feldman, M., Kirby, A., Hertzberg, M., Davidson, J., et al. (1997). Chronic posttraumatic stress disorder and chronic pain in Vietnam combat veterans. *Journal of Psychosomatic Research,* 43(3), 379-389.

Beebe, B., & Lachmann, E (1998). Co-constructing inner and relational processes: Self and mutual regulation in infant research and adult treatment. *Psychoanalytic Psychology,* 15(4),480-516.

Beecher, H. K. (1946). Pain in men wounded in battle. *Annals of Surgery,* 123(1), 95-105.

Bennett-Goleman, T. (2001). *Emotional alchemy.* New York: Harmony Books. Benson, H. (1975). *The relaxation response.* New York: Morrow.

Benson, H., & Klipper, M. (2000). *The relaxation response.* New York: Avon. Benson, H., Beary, J., & Carol, M. (1974). The relaxation response. *Psychiatry,* 37, 37-46.

Bergman, S. (1990). *Men's psychological development: A relational perspective.* (Work in Progress, No. 48)., Wellesley, MA: Stone Center Working Paper Series.

Bhikku Bodhi. (Ed.). (2000). *A comprehensive manual of Abhidhamma.* Seattle: BPS Pariyatti Editions.

Bhikku, T. (Trans.). (2004a). Raja Sutta (The King). In Khuddaka Nikaya, Udana 47. Retrieved July 27, 2004, from *www.accesstoinsight.org/canon/sutta/khuddaka/udana/ud5-0 1.html*

Bhikku, T. (Trans.). (2004b). Salllatha Sutta ,The Arrow, In Samyutta Nikaya XXXVI6. Retrieved July 18, 2004, from *www.accesstoinsight.org/canon/sutta/samyutta/sn3 6-006.html#shot*

Bickman, L. (1999). Practice makes perfect and other myths about mental health services. *American Psychologist,* 54(11), 965-979.

Bien, T., & Bien, B. (2002). *Mindful recovery: A spiritual path to healing from addiction.* New York: Wiley.

Bigos, S., Battie, M., Spengler., Fisher, L., Fordyce, W., Hansson, T., et al. (1991). A prospective study of work perceptions and psychosocial factors affecting the report of back injury. *Spine,* 16(1), 1-6.

Bion, W. (1967). Notes on memory and desire. *Psychoanalytic Forum,* 2, 271-80. Bishop, S. (2002). What do we really know about mindfulness-based stress reduction? *Psychosomatic Medicine,* 64, 71-84.

Bishop, S., Lau, M., Shapiro, 5., Carlson, L., Anderson, N., Carmody, *J.*, et al. (2004). Mindfulness: A proposed operational definition. *Clinical Psychology: Science and Practice,* 11 (3),230-241.

Blanchard, E. (1993). Irritable bowel syndrome. In R.j. Gatchel & E. B. Blanchard (Eds.), *Psychophysiological disorders.* Washington, DC: American Psychological Association.

Elatt, S. (2004). *Experiences of depression: Theoretical, clinical and research perspectives.* Washington, DC: American Psychological Association.

Block, J., & Wulfert, E. (2000). Acceptance and change: Treating socially anxious college students with ACT or CBGT. *Behavior Analysis Today,* 1, 3-11.

Boccio, F. (2004). *Mindfulness yoga.* Somerville, MA: Wisdom Publications

Bogart, G. (1991). The use of meditation in psychotherapy: A review of the literature. *American Journal of Psychotherapy,* 45, 383-413.

Bohart, A., Elliott, R., Greenberg, L., & Watson, J. (2002). Empathy. In J. C. Norcross (Ed.), *Psychotherapy relationships that work.* New York: Oxford University Press.

Bohus, M., Haaf, B., Stiglmayr, C., Pohl, U., Bohme, R., & Linehan, M. (2000). Evaluation of inpatient dialectical-behavioral therapy for borderline personality disorder-a prospective study. *Behaviour Research and Therapy, 38(9),* 875-887.

Bohus, M., Haaf, B., Simms, T., Limberger, M., Schmahl, C., Unckel, C., et al. (2004). Effectiveness of inpatient dialectical behavioral therapy for borderline personality disorder: A controlled trial. *Behaviour Research and Therapy,* 42(5), 487-499.

Bonadonna, R. (2003). Meditation's impact on chronic illness. *Holistic Nurse Practitioner,* 17(6),309-319.

Bond, E, & Bunce, D. (2000). Mediators of change in emotion-focused and problem-focused work site stress management interventions. *Journal of Occupational Health Psychology,* 5,156-163.

Boorstein, S. (1994). Insight: Some considerations regarding its potential and limitations. *Journal of Transpersonal Psychology,* 26(2), 95-105.

Borkevec, T. (1987). Relaxation-induced panic (RIP): When resting isn't peaceful. *Integrative Psychiatry,* 5(2), 104-106.

Borkovec, T. (2002). Life in the future versus life in the present. *Clinical Psychology: Science and Practice,* 9(1), 76-80.

Brach, T. (2003). *Radical acceptance: Embracing your life with the heart of a Buddha.* New York: Bantam/Dell.

Brandey, J. (2003). *Calming your anxious mind.* Oakland, CA: New Harbinger. Brazier, D. (1995). *Zen therapy.* New York: Wiley.

Bremner, J., & Charney, D. (2002). Neural circuits in fear and anxiety. In D. Stein & E. Hollander (Eds.), *Textbook of anxiety disorders.* Washington, DC: American Psychiatric Publishing.

Bremner, J., Randall, P., Scott, T., Bronen, R., Seibyl, J., Southwick, S., et al. (1995).

MRI-based measurement of hippocampal volume in patients with combat-related posttraumatic stress disorder. *American Journal of Psychiatry, 152(7),* 973-981.

Breslin, E, Zack, M., & McMain, S. (2002). An information-procession analysis of mindfulness: Implications for relapse prevention in the treatment of substance abuse. *Clinical Psychology: Science and Practice,* 9(3),275-299.

Brown, K., & Ryan, R. (2003). The benefits of being present: Mindfulness and its role in psychological well-being. *Journal of Personality and Social Psychology,* 84(4), 822-848.

Brown, K., & Ryan, R. (2004). Perils and promise in defining and measuring mindfulness: Observations from experience. *Clinical Psychology: Science and Practice,* 11(3),242-248.

Bruner, J. (1973). *Beyond the information given: Studies in the psychology of knowing.* New York: Norton.

Buber, M. (1970). *I and thou.* New York: Scribner's.

Bunge, M. (1963). *Causality: The place of the causal principle in modern science.* New York: World Publishing Company.

Burnard, P. (1987). Meditation: uses and methods in psychiatric nurse education. *Nurse Education Today,* 7, 187-191.

Butler, S. (2004). [QuotationJ. *Samuel Butler.* Retrieved July 26, 2004, from *www.thinkexist.com/english/authorlx/author_4057_1.htm*

Campos, P. (2002). Special series: Integrating Buddhist philosophy with cognitive and behavioral practice. *Cognitive and Behavioral Practice,* 9, 38-40.

Carey, B. (2004, July 13). With toughness and caring, a novel therapy helps tortured souls. *New York Times,* pp. D2, D6.

Carlson, L., Speca, M., Pate 1, K., & Goodey, E. (2003). Mindfulness-based stress reduction in relation to quality of life, mood, symptoms of stress, and immune parameters in breast and prostate cancer outpatients. *Psychosomatic Medicine,* 65(4), 571-581.

Carlson, L., Speca, M., Patel, K., & Goodey, E. (2004). Mindfulness-based stress reduction in relation to quality of life, mood, symptoms of stress and levels of cortisol, dehydroepiandrosterone sui fate (DHEAS) and melatonin in breast and prostate cancer outpatients. *Psychoneuroendocrinology,* 29(4), 448474.

Chah, A., Kornfield, J., & Breiter, P. (1985). *A still forest pool: The insight meditation of Achaan Chah.* Wheaton, IL: Theosophical Publishing House.

Chambless, D., Baker, M., Baucom, D., Beutler, L., Calhoun, K., Crits-Christoph, P., et al. (1998). Update on empirically validated therapies, 11. *The Clinical Psychologist,* 51(1), 3-16.

Chesson, A., Anderson, W., Littner, M., Davila, D., Hartse, K., Johnson, S., et al. (1999). Practice parameters for the nonpharmacologic treatment of chronic insomnia. *Sleep,* 22(8),1128-1133.

Christensen, A., & Jacobson, N. S. (2000). *Reconcilable differences.* New York: Guilford Press.

Chung, C.Y. (1990). Psychotherapist and expansion of awareness. *Psychotherapy and Psychsomatics,* 53(1-4), 28-32.

Co hen, N., Lojkasek, M., Muir, E., Muir, R., & Parker, C. (2002). Six-month follow-up of two mother-infant psychotherapies: Convergence of therapeutic outcomes. *Infant Mental Health Journal,* 23(4), 361-380.

Cohen, N., Muir, E., Lojkasek, M., Muir, R., Parker, c., Barwick, M., et al. (1999). Watch, wait, and wonder: Testing the effectiveness of a new approach to mother-infant psychotherapy. *Infant Mental Health Journal, 20(4),429-451.*

Conn, S. (1998). Living in the earth: Ecopsychology, health and psychotherapy. *Humanistic Psychologist,* 26(1-3),179-198.

Cottraux, J., Note, I., Albuisson, E., Yao, S., Note, B., Mollard, E., et al. (2000). Cognitive behavior therapy versus supportive therapy in social phobia: A randomized controlled trial. *Psychotherapy and Psychosomatics, 69(3),* 137-146.

Craske, M., & Hazlett-Stevens, H. (2002). Facilitating symptom reduction and behavior change in GAD: The issue of control. *Clinical Psychology: Science and Practice,* 9(1), 69-75.

Craven, J. (1989). Meditation and psychotherapy. *CanadianJournal of Psychiatry,* 34, 648-653.

Crits-Christoph, P. (2002). Psychodynamic-interpersonal treatment of generalized anxiety disorder. *Clinical Psychology: Science and Practice,* 9(1), 81-84.

Crits-Christoph, P., Baranacke, K., Kurcias, J., Beck, A., Carrol, K., Perry, K., et al. (1991). Meta-analysis of therapist effects in psychotherapy outcome studies. *Psychotherapy Research,* 2, 81-91.

Crombez, G., Vlaeyen, J., Heuts, P., & Lysens, R. (1999). Pain-related fear is more disabling than pain itself: Evidence on the role of pain-related fear in chronic back pain disability. *Pain, 80(1-2), 329-339.*

Csikszentmihalyi, M. (1991). *Flow: The psychology of optimal experience.* New York: HarperCollins.

Dalai Lama. (1997). *Healing anger: The power of patience from a Buddhist perspective.* Ithaca, NY: Snow Lion.

Dalai Lama, & Cutler, H. (1998). *The art of happiness.* New York: Riverhead Books.

Danner, D., Snowdon, D., & Friesen, W. (2001). Positive emotions in early life and longevity. *Journal of Personality and Social Psychology, 80(5), 804-813.*

Dass, R.: Sei jetzt hier. Berlin: Sadhana Verlag, 1996

Davidson, R. (2003). Affective neuroscience and psychophysiology: Toward a synthesis. *Psychophysiology, 40(5), 655-665.*

Davidson, R., & Kabat-Zinn, J. (2004). Response to letter by J. Smith. *Psychosomatic Medicine,* 66, 149-152.

Davidson, R. J., Kabat-Zinn, J., Schumacher, J., Rosenkranz, M., Muller, D., Santorelli, S., et al. (2003). Alterations in brain and immune function produced by mindfulness meditation. *Psychosomatic Medicine,* 65( 4),564-570.

Davis, M. (1992). The role of the amygdala in fear and anxiety. *Annual Review of Neuroscience,* 15,353-375.

Deatherage, G. (1975). The clinical use of „mindfulness" meditation techniques in short-term psychotherapy. *Journal of Transpersonal Psychology,* 7(2), 133143.

Deepak, K., Manchanda, S., & Maheshwari, M. (1994). Meditation improves clinicoelectroencephalographic measures in drug-resistant epileptics. *Biofeedback and Self-Regulation,* 19(1),25-40.

Deikman, A. (2001). Spirituality expands a therapist's horizons. Retrieved July 6, 2004, from *www.buddhanet.net/psyspirJ.htm*

Delmonte, M. (1984). Physiological responses during meditation and rest. *Biofeedback and Self-Regulation,* 9(2), 181-200.

Delmonte, M. (1986). Meditation as a clinical intervention strategy: A brief review. *International Journal of Psychosomatics,* 33(3), 9-12.

Delmonte, M. (1987). Constructivist view of meditation. *American Journal of Psychotherapy,* 41 (2),286-298.

Delmonte, M. (1988). Personality correlates of meditation practice: Frequency and dropout in an outpatient population. *Journal of Behavioral Medicine,* 11(6),593-597.

Devine, D., & Fernald, P. (1973). Outcome effects of receiving a preferred, randomly assigned, or nonpreferred therapy. *Journal of Consulting and Clinical Psychology,* 41(1),104-107.

Deyo, R., Rainville, J., & Kent, D. (1992). What can the history and physical examination tell us about low back pain? *Journal of the American Medical Association,* 268(6), 760-765.

Dickinson, E. (2004). Dickinson / Higginson correspondence: Late 1872. „Dickinson Search," *Dickinson Electronic Archives.* Online. Institute for Advanced Technology in the Humanities (lATH), University of Virginia. Retrieved July 21, 2004, from *Jefferson.village.virginia.edy/cgi-bin/at-dickinsonsearch.cgi* (Original work published 1872)

Doi, T. (1962). Morita therapy and psychoanalysis. In A. Molino (Ed.), *The couch and the tree: Dialogues in psychoanalysis and Buddhism.* New York: North Point Press.

Duncan, B., Hubble, M., & Miller, S. (1997). *Psychotherapy with „impossible" cases: The efficient treatment of therapy veterans.* New York: Norton.

Duncan, B., & Miller, S. (2000). *The heroic client: Doing client-centered, outcome informed therapy.* San Francisco: Jossey-Bass.

Efran, J., Germer, C., & Lukens, M. (1986). Contextualism and psychotherapy. In R. Rosnow & M. Georgoudi (Eds.), *Contextualism and understanding in behavioral science.* New York: Praeger.

Ehlers, A., Clark, D., Hackmann, A., McManus, E, Fennell, M., Herbert, c., et al. (2003). A randomized controlled trial of cognitive therapy, a self-help booklet, and repeated assessments as early interventions for posttraumatic stress disorder. *Archives of General Psychiatry, 60(10), 1024-1032.*

Eliot, T. S. (1930/1963). Ash Wednesday. In *Collected Poems 1909-1962 by* T. S. *Eliot.* New York: Harcourt.

Ellis, A. (1962). *Reason and emotion in psychotherapy.* New York: Lyle Stuart.

Engler, J. (1986). Therapeutic aims in psychotherapy and meditation. In K. Wilber, J. Engler, & D. Brown (Eds.), *Transformations of consciousness.* Boston: Shambhala.

Epstein, M. (1995). *Thoughts without a thinker.* New York: Basic Books. Epstein, M. (1998). *Going to pieces without falling apart.* New York: Broadway Press.

Epstein, M., & Lieff, J. (1981). Psychiatric complications of meditation practice. *Journal of Transpersonal Psychology,* 13(2), 137-147.

Faber, A., & Mazlish, E. (1999). *How to talk* so *kids will listen and listen* so *kids will talk.* New York: Avon.

Fields, R. (1992). *How the swans came to the lake: The narrative history of Buddhism in America.* Boston: Shambala.

Fishman, B. (2002). *Emotional healing through mindfulness meditation.* Rochester, VT: Inner Traditions.

Flavell, J., & Ross, L. (1981). *Social cognitive development: Frontiers and possible futures.* New York: Cambridge University Press.

Flor, H., Turk, D., & Birbaumer, N. (1985). Assessment of stress-related psychophysiological reactions in chronic back pain patients. *Journal of Consulting and Clinical Psychology,* 53(3), 354-364.

Foa, E., Franklin, M., & Kozak, M. (1998). Psychosocial treatments for obsessive compulsive disorder: Literature review. In R. Swinson, M. Anthony, S. Rachman, & M. Richter (Eds.), *Obsessive-compulsive disorder: Theory, research, and treatment.* New York: Guilford Press.

Fonagy, P. (2000). Attachment and borderline personality disorder. *Journal of the American Psychoanalytic Association,* 48(4),1129-1146.

Frank, J. (1961). *Persuasion and healing: A comparative study of psychotherapy.* London: Oxford University Press.

Fraser, R., Sandhu, A., & Gogan, W. (1995). Magnetic resonance imaging findings 10 years after treatment for lumbar disc herniation. *Spine, 20(6), 710-714.*

Fredrickson, B. (2003). The value of positive emotions. *American Scientist, 91,* 330-335.

Fredrickson, B., & Branigan, C. (2005). Positive emotions broaden the scope of attention and thought-action repertoires. *Cognition and Emotion, 19, 313-332.*

Freud, S. (1961 a). Recommendations to physicians practicing psychoanalysis. In J. Strachey (Ed. and Trans.), *The standard edition of the complete psychological works of Sigmund Freud* (Vol. 21). London: Hogarth Press. (Original work published 1912)

Freud, S. (1961b). Civilization and its discontents. In J. Strachey (Ed. and Trans.), *The standard edition of the complete psychological works of Sigmund Freud* (Vol. 21). London: Hogarth Press. (Original work published 1930)

Freud, S. (1961c). Beyond the pleasure principle. In J. Strachey (Ed. and Trans.), *The standard edition of the complete psychological works of Sigmund Freud* (Vol. 18). London: Hogarth Press. (Original work published 1920)

Freud, S., & Breuer, J. (1961). Studies on hysteria. In J. Strachey (Ed. and Trans.), *The standard edition of the complete psychological works of Sigmund Freud* (Vol. 2). London: Hogarth Press. (Original work published 1895) Friedman, M., & Whisman, M. (2004). Implicit cognition and the maintenance and treatment of major depression. *Cognitive and Behavioral Practice,* 11, 168-177.

Friedman, S., Hatch, M., & Paradis, C. (1993). Dermatological disorders. In R. J. Gatchel & E. B. Blanchard (Eds.), *Psychophysiological disorders.* Washigton, DC: American Psychological Association.

Fritz, G., & Miezwa, J. (1983). Meditation: A review of literature relevant to therapist behavior and personality. *Psychotherapy in Private Practice,* 1 (3), 7787.

Fromm, E., Suzuki, D. T., & DeMartino, R. (1960). *Zen Buddhism and psychoanalysis.* New York: Harper & Row.

Furmark, T., Tillfors, M., Marteinsdottir, 1., Fischer, H., Pissiota, A., Langstroem, B., et a!. (2002). Common changes in cerebral blood flow in patients with social phobia treated with citalopram or cognitive-behavioral therapy. *Archives of General Psychiatry,* 59(5), 425-433.

Gallese, V. (2001). The „shared manifold" hypothesis: From mirror neurons to empathy. *Journal of Consciousness Studies,* 8(5-7), 33-50.

Garfield, S. (1981). Critical issues in the effectiveness of psychotherapy. In C. E.

Walker (Ed.), *Clinical practice of psychology.* Elmsford, NY: Pergamon.

Gendlin, E. T. (1996). *Focusing-oriented psychotherapy: A manual of the experiential method.* New York: Guilford Press.

Gifford, E., Hayes, S., & Strosahl, K. (2004). *Examples of ACT components.* Retrieved July 23, 2004, from *www.acceptanceandcommitmenttherapy.com/resources/components.html*

Gilbert, P. (2001). *Overcoming depression: A step-by-step approach to gaining control over depression.* New York: Oxford University Press.

Gilligan, C. (1982). *In a different voice.* Cambridge, MA: Harvard University Press.

Goffman, E. (1971). *Relations in public.* New York: Harper Colophon.

Goisman, R., Rogers, M., Steketee, G., Warshaw, M., Cuneo, P., & Keller, M. (1993). Utilization of behavioral methods in a multicenter anxiety disorders study. *Journal of Clinical Psychiatry,* 54(6), 213-218.

Goldberg, E. (2001). *The executive brain: Frontal lobes and the civilized mind.* Oxford, UK: Oxford University Press.

Goldenberg, D., Kaplan, K., Nadeau, M., Brodeur, c., Smith, S., & Schmid, C. (1994). A controlled study of a stress-reduction, cognitive-behavioral treatment program in fibromyalgia. *Journal of Musculoskeletal Pain,* 2, 53-66.

Goldstein, J. (1993). *Insight meditation: The practice of freedom.* Boston: Shambhala.

Goldstein, J. (2002). *One dharma: The emerging western Buddhism.* New York: HarperCollins.

Goldstein, J. (2004, Spring). Fear, pain ... and trust. *Insight Journal,* pp. 9-12.

Goleman, D. (1977). *The varieties of meditative experience.* New York: Dutton.

Goleman, D. (1988). *The meditative mind: The varieties of meditative experience.* New York: Tarcher/Putnam Books.

Goleman, D. (2003). *Destructive emotions: How can we overcome them?* New York: BantamlDell.

Goleman, D., & Schwartz, G. (1976). Meditation as an intervention in stress reactivity. *Journal of Consulting and Clinical Psycholology,* 44(3),456-66.

Goodale, I., Domar, A., & Benson, H. (1990). Alleviation of premenstrual syndrome symptoms with the relaxation response. *Obstetrics and Gynecology,* 75(4),649-655.

Gratacos, M., Nadal, M., Martin-Santos, R., Pujana, M. A., Gago, J., Peral, B., et al. (2001). A polymorphic genomic duplication on human chromosome 15 is a susceptibility factor for panic and phobic disorders. *Cell, 106(3),367-379.*

Green, R. (2001). *The explosive child: A new approach for understanding and parenting easily frustrated, chronically inflexible children.* New York: HarperCollins.

Greist, J., & Baer, L. (2002). Psychotherapy for obsessive-compulsive disorder. In D. Stein & E. Hollander (Eds.), *Textbook of anxiety disorders.* Washington, DC: American Psychiatric Publishing.

Groopman, J. (2004, January 26). The grief industry. *The New Yorker,* pp. 30-32, 34-36,38.

Grossman, P., Niemann, L., Schmidt, S., & Walach, H. (2004). Mindfulness-based stress reduction and health benefits: A meta-analysis. *Journal of Psychosomatic Research,* 57(1), 35--43.

Gunaratana, B. (2002). *Mindfulness in plain English.* Somerville, MA: Wisdom Publications.

Guzman, J., Esmail, R., Karjalainen, K., Malmivaara, A., Irvin, E., & Bombardier, C. (2001). Multidisciplinary rehabilitation for chronic low back pain: Systematic review. *British Medical Journal,* 323(7322), 1186-1187.

Hall, H., McIntosh, G., Wilson, L., & Melles, T. (1998). Spontaneous onset of back pain. *Clinical Journal of Pain,* 14(2), 129-133.

Hanh, T. N. (1976). *The miracle of mindfulness.* Boston: Beacon Press. (Das Wunder der Achtsamkeit. Berlin: Theseus, 2001)

Hanh, T. N. (1992). *Peace* is *every step.* New York: Bantam.

Hanh, T.N. (1997). *Teachings on love.* Berkeley, CA: Parallax Press.

Hartranft, C. (2003). *The Yoga-Sutra of Pantajali.* Boston: Shambala. (Mehrere deutsche Übers., z. B.: Das Yogasutra. Stuttgart: Theseus, 2008)

Hayes, S. (2002a). Acceptance, mindfulness, and science. *Clinical Psychology: Science and Practice,* 9(1), 101-106.

Hayes, S. (2002b). Buddhism and acceptance and commitment therapy. *Cognitive and Behavioral Practice,* 9,58-66.

Hayes, S. c., Bissett, R., Korn, Z., Zettle, R., Rosenfarb, I., Cooper, L., et al. (1999). The impact of acceptance versus control rationales on pain tolerance. *Psychological Record,* 49, 33-47.

Hayes, S. c., Follette, V. M., & Linehan, M. M. (Eds.). (2004). *Mindfulness and acceptance: Expanding the cognitive-behavioral tradition.* New York: Guilford Press.

Hayes, S. *C.,* Strosahl, K. D., & Wilson, K. G. (1999). *Acceptance and commitment therapy: An experiential approach to behavior change.* New York: Guilford Press.

Hayes, S., & Feldman, G. (2004). Clarifying the construct of mindfulness in the context of emotion regulation and the process of change in therapy. *Clinical Psychology: Science and Practice,* 11 (3),255-262.

Hayes, S., Masuda, A., Bissett, R., Luoma, J., & Guerrero, L. (2004). DBT, FAP, and *ACT:* How empirically oriented are the new behavior therapy technologies? *Behavior Therapy,* 35, 35-54.

Hayes, S., Strosahl, *K.,* & Houts, A. (Eds.). (2005). *A practical guide to acceptance and commitment therapy.* New York: Springer.

Hebert, R., & Lehmann, D. (1977). Theta bursts: An EEG pattern in normal subjects practicing the transcendental meditation technique. *Electroencephalography and Clinical Neurophysiology,* 42,397-405.

Heiman, J., & Meston, C. (1997). Empirically validated treatment for sexual dysfunction. *Annual Review of Sex Research,* 8, 148-194.

Henley, A. (1994). When the iron bird flies: A commentary on Sydney Walter's „Does a systemic therapist have Buddha nature?" *Journal of Systemic Therapies,* 13(3),50-51.

Ho, *K.,* Moody, G., Peng, C.-K., Mietus, J., Larson, M., Levy, D., et al. (1997). Predicting survival in heart failure case and control subjects by use of fully automated methods for deriving nonlinear and conventional indices of heart rate dynamics. *Circulation,* 96, 842-848.

Homey, K. (1945). *Our inner conflicts: A constructive theory of neurosis.* New York: Norton.

Homey, K. (1998). Free associations and the use of the couch. In A. Molino (Ed.), *The couch and the tree: Dialogues in psychoanalysis and Buddhism.* New York: North Point Press. (Original work published 1952)

Hull, A. (2002). Neuroimaging findings in post-traumatic stress disorder: Systematic review. *British Journal of Psychiatry,* 181, 102-110.

Ivanov, P., Rosenblum, M., Peng, C.-K., Mietus, J., Havlin, S., Stanley, B., et al. (1996). Scaling behaviour of heartbeat intervals obtained by wavelet-based time-series analysis. *Nature,* 383, 323-327.

Jacobson, E. (1938). *Progressive relaxation.* Chicago: University of Chicago Press.

Jacobson, N., Christensen, A., Prince, S., Cordove, & Eldridge, K. (2000). Integrative behavioral couple therapy: An acceptance-based, promising new treatment for couple discord. *Journal of Consulting and Clinical Psychology, 68,* 351-355.

Jensen, M. , Brant-Zawadzki, M., Obucowski, N., Modic, M., Malkasian, D., & Ross, J. (1994). Magnetic resonance imaging of the lumbar spine in people without back pain. *New England Journal of Medicine,* 331(2), 69-73.

Johnson, J., Germer, c., Efran, J., & Overton, W. (1988). Personality as a basis for theoretical predilections. *Journal of Personality and Social Psychology, 55(5),* 824-835.

Jordan, J. V. (2003). *Qualities of presence in the therapy relationship.* Paper presented at the Jean Baker Miller Training Institute, Wellesley College, Wellesley, MA.

Jordan, J. V. (1991). Empathy and self boundaries. In J. V. Jordan, A.G. Kaplan, J.

B. Miller, 1. P. Stiver, &J. L. Surrey, *Women's growth in connection: Writings from the Stone Center.* New York: Guilford Press.

Jordan, J. V. (Ed.). (1997). *Women's growth in diversity: More writings from the Stone Center.* New York: Guilford Press.

Jordan, J. V., Kaplan, A. G., Miller, J. B., Stiver, 1. P., & Surrey, J. L. (1991).

*Women's growth in connection: Writings from the Stone Center.* New York: Guilford Press.

Jung, C. G. (1992). Psychological commentary on the *Tibetan Book of Great Liberation.* In D. Meckel & R. Moore (Eds.), *Self and liberation: The Jung-Buddhism dialogue.* New York: Paulist Press. (Original work published 1939)

Kabat-Zinn, J. (1982). An outpatient program in behavioral medicine for chronic pain patients based on the practice of mindfulness meditation: Theoretical considerations and preliminary results. *General Hospital Psychiatry, 4(1),* 33-47.

Kabat-Zinn, J. (1990). *Full catastrophe living: Using the wisdom of your body and mind to face stress, pain, and illness.* New York: Dell.

Kabat-Zinn, J. (1994). *Wherever you* go *there you are: Mindfulness meditation in everyday life.* New York: Hyperion.

Kabat-Zinn, J. (2000). Indra's net at work: The main streaming of Dharma practice in society. In G. Watson, S. Batchelor, et al. (Eds.), *The psychology of awakening: Buddhism, science, and our day-to-day lives.* York, ME: S. Weiser.

Kabat-Zinn, J. (Speaker). (2002a). *Guided mindfulness meditation: Body scan meditation.* (Compact disc recording). Stress Reduction CDs and Tapes, P.O. Box 547, Lexington, MA 02420.

Kabat-Zinn, J. (Speaker). (2002b). *Guided mindfulness meditation: Sitting meditation* (Compact disc recording). Stress Reduction CDs and Tapes, P.O. Box 547, Lexington, MA 02420.

Kabat-Zinn, J. (Speaker). (2002c). *Guided mindfulness meditation: Mountain meditation/lake meditation.* (Compact disc recording). Stress Reduction CDs and Tapes, P.O. Box 547, Lexington, MA 02420.

Kabat-Zinn, J., Lipworth, L., & Burney, R. (1985). The clinical use of mindfulness meditation for the self-regulation of chronic pain. *Journal of Behavioral Medicine,* 8(2), 163-190.

Kabat-Zinn, J., Lipworth, L., Burney, R., & Sellers, W. (1987). Four-year follow-up of a meditation-based program for the self-regulation of chronic pain: Treatment outcomes and compliance. *Clinical Journal of Pain,* 2, 159-173.

Kabat-Zinn, J., Massion, A. 0., Kristeller, J., Peters on, L., Fletcher, K. E., Pbert, L., et al. (1992). Effectiveness of a meditation-based stress reduction program in the treatment of anxiety disorders. *American Journal of Psychiatry, 149(7),* 936-943.

Kabat-Zinn, J., Wheeler, E., Light, T., Skillings, A., Scharf, M., Cropley, T. G., et al. (1998). Influence of a mindfulness meditation-based stress reduction intervention on rates of skin clearing in patients with moderate to severe psoriasis undergoing phototherapy (UVB) and photochemotherapy (PUVA). *Psychosomatic Medicine, 60(5), 625-632.*

Kabat-Zinn, M., & Kabat-Zinn, J. (1998). *Everyday blessings: The inner work of mindful parenting.* New York: Hyperion. (Mit Kindern wachsen. Freiamt: Arbor Verlag)

Kabat-Zinn, J. (2003). Mindfulness-based interventions in context: Past, present, and future. *Clinical Psychology: Science and Practice, 10(2), 144-156.*

Kabat-Zinn, J. (2005). *Coming to our senses: Healing ourselves and the world through mindfulness.* New York: Hyperion. (Zur Besinnung kommen. Freiamt: Arbor Verlag)

Kaplan, K., Goldenberg, D., & Galvin-Nadeau, M. (1993). The impact of a meditation-based stress reduction program on fibromyalgia. *General Hospital Psychiatry,* 15,284-289.

Kasamatsu, A., & Hirai, T. (1973). An electroencephalographic study on the Zen meditation (Zazen). *Journal of the American Institute of Hypnosis, 14(3),* 107-114.

Kawai, H. (1996). *Buddhism and the art of psychotherapy.* College Station: Texas A&M University Press.

Keller, M., Yonkers, K., Warshaw, M., Pratt, L., Gollan, J., Massion, A., et al. (1994). Remission and relapse in subjects with panic disorder and panic with agoraphobia: A prospective short interval naturalistic follow-up. *Journal of Nervous and Mental Disease,* 182(5),290-296.

Kelly, G. (1955). *The psychology of personal constructs.* New York: Norton. Kendall, P. (Ed.). (2003). *Clinical Psychology: Science and Practice* [full issue], *10(2).*

Keown, D. (2000). *Contemporary Buddhist ethics.* Surrey, UK: Curzon Press. Kessler, R., Sonnega, A., Bromet, E., Hughes, M., & Nelson, C. (1995). Posttraumatic stress disorder in the National Comorbidity Survey. *Archives of General Psychiatry,* 52(12), 1048-1060.

Kinnell, G. (1980). Saint Francis and the sow. In *Mortal acts mortal words.* Boston: Houghton Mifflin.

Kirsch, I. (1990). *Changing expectations; A key to effective psychotherapy.* Pacific Grove, CA: Brooks/ Cole.

Kjaer, T., Bertelsen, c., Piccini, P., Brooks, D., Alving, J., & Lou, H. (2002). Increased dopamine tone during meditation-induced change of consciousness. *Brain Research and Cognitive Brain Research,* 13(2),255-259.

Kleinman, A., Kunstadter, P., Alexander, E., Russell, G., & James, L. (Eds.). *(1978). Culture and healing in Asian societies: Anthropological, psychiatric and public health studies.* Cambridge, MA: Schenkman.

Koerner, K., & Linehan, M. (2000). Research on dialectical behavior therapy for patients with borderline personality disorder. *Psychiatric Clinics of North America,* 23(1), 151-67.

Kohut, H. (1977). *The restoration of the self.* New York: International Universities Press.

Kohut, H. (1978). *The search for the self: Selected writings ofHeinz Kohut: 1950-1*978. New York: International Universities Press.

Kori, S., Miller, R., & Todd, D. (1990). Kinesiophobia: A new view of chronic pain behavior. *Pain Management,* 3, 35-43.

Kramer, J. (2003). *Buddha Mom: The journey through mindful mothering.* New York: Tarcher.

Kristeller, J., & Hallett, C. (1999). An exploratory study of a meditation-based intervention for binge eating disorder. *Journal of Health Psychology,* 4(3), 357363.

Kübler-Ross, E. (1977). *On death and dying: What the dying have to teach doctors, nurses, clergy, and their own families.* New York: Simon & Schuster.

Kuhn, T. (1970). *The structure of scientific revolutions.* Chicago: University of Chicago Press.

Kutz, I., Borysenko, J., & Benson, H. (1985). Meditation and psychotherapy: A rationale for the integration of dynamic psychotherapy, the relaxation response, and mindfulness meditation. *American Journal of Psychiatry,* 142 ( 1 ), 1-8.

Kutz, I., Leserman, J., Dorrington, c., Morrison, c., Borysenko, J., & Benson, H. (1985). Meditation as an adjunct to psychotherapy. *Psychotherapy and Psychosomatics,* 43, 209-218.

Ladner, L. (2004). *The lost art of compassion: Discovering the practice of happiness in the meeting of Buddhism and psychology.* New York: HarperCollins.

Lambert, M., & Barley, D. (2002). Research summary on the therapeutic relationship and psychotherapy outcome. In J. C. Norcross (Ed.), *Psychotherapy relationships that work.* New York: Oxford University Press.

Lambert, M., & Bergin, A. (1994). The effectiveness of psychotherapy. In A. E.

Bergin & S. L. Garfield (Eds.), *Handbook of psychotherapy and behavior change* (4th ed.). New York: Wiley.

Lambert, M. J. (1992). Psychotherapy outcome research; Implications for integrative and eclectic theories. In J. C. Norcross & M. R. Goldfried (Eds.), *Handbook of psychotherapy integration.* New York: Basic Books.

Landreth, G. (2002). *Play therapy: The art of the relationship.* New York: BrunnerRoutledge.

Langer, E. (1989). *Mindfulness.* Cambridge, MA: Da Capo Press.

Lazar, S., Bush, G., Gollub, R., Fricchione, G., Khalsa, G., & Benson, H. (2000). Functional brain mapping of the relaxation response and meditation. *NeuroReport,* 11(7), 1581-1585.

Lazar, S. (2004). *[Breathing rate correlated with years of mindfulness meditation].* Unpublished raw data.

Lazarus, A. (1993). Tailoring the therapeutic relationship, or being an authentic chameleon. *Psychotherapy, 30, 404-407.*

LeDoux, J. (1995). Emotion: Clues from the brain. *Annual Review of Psychology,* 46,209-235.

LeDoux, J. (2000). Emotion circuits in the brain. *Annual Review of Neuroscience,* 23, 155-184.

Lee, D. (1959). *Freedom and culture.* Englewood Cliffs, NJ: Prentice Hall.

Lee, R., & Martin, J. (1991). *Psychotherapy after Kohut: A textbook of selfpsychology.* Hitlsdale, NJ: Analytic Press.

Lehmann, D., Faber, P. Achermann, P., Jeanmonod, D., Gianotti, L., & Pizzagalli, D. (2001). Brain sources of EEG gamma frequency during volitionally meditation-induced, altered states of consciousness, and experience of the self. *Psychiatry Research, 108(2), 111-121.*

Lehrer, P., Sasaki, Y., & Saito, Y. (1999). Zazen and cardiac variability. *Psychosomatic Medicine,* 61(6), 812-821.

Leiblich, A., McAdams, D., & Josselson, R. (2004). *Healing plots: The narrative basis of psychotherapy.* Washington, DC: American Psychological Association Books.

Lesh, T. (1970). Zen meditation and the development of empathy in counselors. *Journal of Humanistic Psychology 10(1),39-74.*

Libet, B. (1999). Do we have free will? In B. Libet, A. Freeman, & K. Sutherland (Eds.), *The volitional brain: Towards a neuroscience of free will.* Thorvenon, UK: Imprint Academic.

Linehan, M., Armstrong, H., Suarez, A., Allmon, D., & Heard, H. (1991). A cognitive-behavioral treatment of chronically parasuicidal borderline patients. *Archives of General Psychiatry,* 48,1060-1064.

Linehan, M. (1993a). *Cognitive-behavioral treatment of borderline personality disorder.* New York: Guilford Press.

Linehan, M. (1993b). *Skills training manual for treating borderline personality disorder.* New York: Guilford Press.

Linehan, M., Schmidt, H., Dimeff, L., Craft, J., Katner, j., & Comtois, K. (1999).Dialectical behavior therapy for patients with borderline personality disorder and drug-dependence. *American Journal on Addiction,* 8,279-292.

Linehan, M., Dimeff, L., Reynolds, 5., Comtois, K., Welch,S., Heageny, P., & Kivlahan, D. R. (2002). Dialectical behavior therapy versus comprehensive validation therapy plus 12-step for the treatment of opioid dependent women meeting criteria for borderline personality disorder. *Drug and Alcohol Dependence,* 67(1), 13-26.

Linton, S. (1997). A population-based study of the relationship between sexual abuse and back pain: Establishing a link. *Pain,* 73(1),47-53.

Logsdon-Conradsen, S. (2002). Using mindfulness meditation to promote holistic health in individuals with HIVIAIDS. *Cognitive and Behavioral Practice, 9,* 67-72.

Lopez, F. (2000). Acceptance and commitment therapy (ACT) in panic disorder with agoraphobia: A case study. *Psychology in Spain,* 4(1), 120-128.

Lou, H., Kjaer, T., Friberg, L., Wildschiodtz, G., Holm,S., & Nowak, M. (1999). A 150-H20 PET study of meditation and the resting state of normal consciousness. *Human Brain Mapping,* 7(2), 98-105.

Luborsky, L., Crits-Christoph, P., McLellan, T., Woody, G., Piper, W., Imber, 5., et al. (1986). Do therapists vary much in their success?: Findings from four outcome studies. *American Journal of Orthopsychiatry,* 51, 501-512.

Luborsky, L., Rosenthal, R., Diguer, L., Andrusyna, T., Berman, J., Levitt, J., et al. (2002). The dodo bird is alive and well-mostly. *Clinical Psychology: Science and Practice,* 9(1),2-12.

Luborsky, L., Singer, B., & Luborsky, L. (1975). Comparative studies of psychotherapies: Is it true that „everyone has won and all must have prizes"? *Archives of General Psychiatry,* 32, 992-1008.

Lucas, R. E., Clark, A. E., Georgellis, Y., & Diener, E. (2003). Reexamining adaptation and the set point model of happiness: Reactions to changes in marital status. *Journal of Personality and Social Psychology,* 84(3),527-539.

Lynch, T., Morse, J., Mendelson, T., & Robins, C (2003). Dialectical behavior therapy for depressed adults: A randomized pilot study. *American Journal of Geriatric Psychiatry,* 11(1), 33-45.

Ma, S., & Teasdale, J. (2004). Mindfulness-based cognitive therapy for depression: Replication and exploration of differential relapse prevention effects. *Journal of Consulting and Clinical Psychology,* 72 (1), 31-40.

Macy, J., & Brown, M. (1998). *Coming back to life: Practices to reconnect our lives, our world.* Gabriola Island, BC, Canada: New Society.

Magid, B. (2002). *Ordinary mind: Exploring the common ground of Zen and psychotherapy.* Somerville, MA: Wisdom Publications.

Maharaj, N. (1997). *I am that: Talks with Sri Nisargadatta* (M. Frydman, Trans.). New York: Aperture.

Malik, M., & Camm, A. J. (Eds.). (1995). *Heart rate variability.* Armonk, NY: Futura.

Mallinckrodt, B. (1996). Change in working alliance, social support, and psychological symptoms in brief therapy. *Journal of Counseling Psychology, 43(4),* 448-455.

Mancini, C, van Ameringen, M., Szatmari, P., Fugere, c., & Boyle, M. (1996). A high-risk pilot study of the children of adults with social phobia. *Journal of the American Academy of Child and Adolescent Psychiatry,* 35,1511-1517.

Markowitz, J. (2002). *Interpersonal psychotherapy for dysthymic disorder.* Washington, DC: American Psychiatric Press.

Marlatt, A. (2002). Buddhist philosophy and the treatment of addictive behavior. *Cognitive and Behavioral Practice,* 9, 44-50.

Marlatt, G., & Kristeller, J. (1999). Mindfulness and meditation. In W. R. Miller (Ed.), *Integrating spirituality into treatment.* Washington, DC: American Psychological Association.

Marotta, S. (2003). Unflinching empathy: Counselors and tortured refugees. *Journal of Counseling and Development,* 81, 111-114.

Martin, J. (1997). Mindfulness: A proposed common factor. *Journal of Psychotherapy Integration,* 7(4),291-312.

Martin, J. (1999). *The Zen path through depression.* New York: HarperCollins. Maruta, T., Colligan, R., Malinchoc, M., & Offord, K. (2000). Optimists vs. pessimists: Survival rate among medical patients over a 30-year period. *Mayo Clinic Proceedings,* 75, 140-143.

Maslach, C, & Leiter, M. (1997). *The truth about burnout: How organizations cause personal stress and what to do about it.* San Francisco: Jossey- Bass.

Maslow, A. H. (1966). *The psychology of science:* A *reconnaissance.* New York: Harper & Row.

Masters, W. (1970). *Human sexual inadequacy.* New York: Little, Brown. Masters, W., & Johnson, V. (1966). *Human sexual response.* Philadelphia: Lippincott, Williams & Wilkins.

Mattson, M. (1995). Patient-treatment matching. *Alcohol Health and Research World,* 18,287-295.

May, R. (1967). *The art of counseling.* New York: Abingdon Press.

Mayer, T., Gatchel, R., Mayer, H., Kishino, N. D., Keeley, J., & Mooney, V. (1987).

A prospective two-year study of functional restoration in industrial low back injury: An objective assessment procedure. *Journal of the American Medical Association,* 258(13), 1763-1767.

McCullough, J. (2000). *Treatment for chronic depression: Cognitive behavioral analysis system of psychotherapy.* New York: Guilford Press.

McIntyre, R., & O'Donovan, C (2004). The human cost of not achieving full remission in depression. *Canadian Journal of Psychiatry,* 49, 10S-16S.

McQuaid, J., & Carmona, P. (2004). *Peaceful mind: using mindfulness and cognitive behavioral psychology to overcome depression.* Oakland, CA: New Harbinger.

Melzack, R., & Wall, P. (1965). Pain mechanisms: a new theory. *Science, 150( 699),* 971-979.

Mennin, D., Heimberg, R., Turk, C, & Fresco, D. (2002). Applying an emotion regulation framework to integrative approaches to generalized anxiety disorder. *Clinical Psychology: Science and Practice,* 9(1), 85-90.

Metzler, C, Biglan, A., Noell, J., Ary, D., & Ochs, L. (2000). A randomized controlled trial of a behavioral intervention to reduce high-risk sexual behavior among adolescents in STD clinics. *Behavior Therapy,* 31,27-54.

Meyer, B., Pilkonis, P., Krupnick, J., Egan, M., Simmens, S., & Sotsky, S. (2002).

Treatment expectancies, patient alliance, and outcome: Further analyses from the National Institute of Mental Health Treatment of Depression Collaborative Research Program. *Journal of Consulting and Clinical Psychology, 70(4),1051-1055.*

Miller, J. B. (1976). *Toward a new psychology of women.* Boston: Beacon Press. Miller, J. B., & Stiver, I. (1997). *The healing connection.* Boston: Beacon Press. Miller, J. J. (1993). The unveiling of traumatic memories and emotions through mindfulness and concentration meditation: Clinical implications and three case reports. *Journal of Transpersonal Psychology,* 25(2), 169-176.

Miller, J. J., Fletcher, K., & Kabat-Zinn, J. (1995). Three-year follow-up and clinical implications of a mindfulness meditation-based stress reduction intervention in the treatment of anxiety disorders. *General Hospital Psychiatry, 17,* 192-200.

Miller, S., Duncan, B., & Hubble, M. (1997). *Escape from Babel: Toward a unifying language for psychotherapy practice.* New York: Norton.

Molino, A. (Ed.). (1998). *The couch and the tree.* New York: North Point Press.

Murphy, M., Donovan, S., & Taylor, E. (1997). *The physical and psychological effects of meditation: A review of contemporary research with a comprehensive bibliography,* 1931-1996 (2nd ed.). Sausalito, CA: The Institute of Noetic Sciences.

Murphy, S. (2002). *One bird one stone.* New York: Renaissance Books.

Myers, D. (2000). The funds, friends, and faith of happy people. *American Psychologist,* 55(1), 56-67.

Nanamoli, B. (Trans.), & Bodhi, B. (Ed.). (1995a). Bhayabherava Sutta: Fear and dread. In *The middle length discourses of the Buddha.* Boston: Wisdom Publications.

Nanamoli, B. (Trans.), & Bodhi, B. (Ed.). (1995b). *The middle length discourses of the Buddha.* Boston: Wisdom. (K. Zumwinkel, Die Lehrreden des Buddha aus der Mittleren Sammlung. Uttenbühl: Jhana Verlag, 2001)

Napthali, S. (2003). *Buddhism for mothers: A calm approach to caring for yourself and your children.* Crows Nest, Australia: Allen & Unwin Pty.

National Institute of Mental Health. (2001). *The invisible disease: Depression* (NIH Publication No. 01-4591). Retrieved April 9, 2004, from *www.nimh.nih.gov/publicat/invisible.cfm*

Narrow, W. (1998). *One-year prevalence of depressive disorders among adults 18 and over in the V.S.: NIMH ECA prospective data.* Unpublished, cited in *NIMH Fact Sheet on Depression,* 200l.

Neff, K. (2003). The development and validation of a scale to measure self-compassion. *Self and Identity,* 2(3), 223-250.

Newberg, A., Alavi, A., Baime, M., Pourdehnad, M., Santanna, J., & d' Aquili, E. (2001). The measurement of regional cerebral blood flow during the complex cognitive task of meditation: A preliminary SPECT study. *Psychiatry Research,* 106(2), 113-122.

Newman, J. (1994). Affective empathy training with senior citizens using Zazen (zen) meditation. *Dissertation Abstracts International,* 55(5-A), no. 1193.

Norcross, J. (Ed.). (2001). Empirically supported therapy relationships: Summary report of the Division 29 Task Force. *Psychotherapy,* 38(4), 345-356.

Norcross, J. (Ed.). (2002). *Psychotherapy relationships that work: Therapist contributions and responsiveness to patient needs.* New York: Oxford University Press.

Norcross, J. c., & Beutler, L. E. (1997). Determining the therapeutic relationship of choice in brief therapy. In J .N. Butcher (Ed.), *Personality assessment in managed health care: A practitioner's guide.* New York: Oxford University Press.

Nyanaponika T. (1998). *Abhidhamma studies.* Boston: Wisdom Publications. (Original work published 1949) (Abhidhamma Studien. Berlin: Michael Zeh Verlag, 2006)

Nyanaponika T. (1965). *The heart of Buddhist meditation.* York Beach, ME: Red Wheel/Weiser. (Geistestraining durch Achtsamkeit. Herrnschrot: Verlag Beyerlein/ Steinschulte, 2000).

Nyanaponika T. (1972). *The power of mindfulness.* San Fransisco: Unity Press.

Olendzki, A. (2002, Spring). Skinny Gotami and the mustard seed. *Insight Journal,* p.40.

Palfai, T., & Wagner, E. (2004). Special series: Current perspectives on implicit processing in clinical disorders: Implications for assessment and intervention. *Cognitive and Behavioral Practice,* 11, 135-13 8.

Patterson, G. (1977). *Living with children: New methods for parents and teachers.* Champaign, IL: Research Press.

Pearl, J., & Carlozzi, A. (1994). Effect of meditation on empathy and anxiety. *Perceptual and Motor Skills,* 78,297-298.

Pecukonis, E. V. (1996). Childhood sex abuse in women with chronic intractable back pain. *Social Work in Health Care,* 23(3), 1-16.

Peng, c., Mietus, J., Liu, Y., Khalsa, G., Douglas, P., Benson, H., et al. (1999). Exaggerated heart rate oscillations during two meditation techniques. *International Journal of Cardiology, 70, 101-107.*

Pennebaker, J. (1997). *Opening up: The healing power of expressing emotions.* New York: Guilford Press.

Pennebaker, P., Keicolt-Glaser, J., & Glaser R. (1988). Disclosure of traumas and immune function: Health implications for psychotherapy. *Journal of Consulting and Clinical Psychology,* 56(2), 239-245.

Pepper, S. (1942). *World hypotheses.* Berkeley: University of California Press. Peterson, c., & Seligman, M. (2004). *Character strengths and virtues.* London: Oxford University Press.

Pieper, S., & Hammill, S. (1995). Heart rate variability: Technique and investigational applications in cardiovascular medicine. *Mayo Clinic Procedings, 70,* 955-964.

Pirsig, R. (1974). *Zen and the art of motorcycle maintenance: An inquiry into values.* New York: Morrow.

Rainville, J., Sobel, J., Hartigan, c., Monlux, G., & Bean, J. (1997). Decreasing disability in chronic back pain through aggressive spine rehabilitation. *Journal of Rehabilitation Research and Development,* 34(4), 383-393.

Rabten, G., & Batchelor, S. (1983). *Echoes of voidness.* Somerville, MA: Wisdom Publications.

Rauch, S., Cora-Locatelli, G., & Geenberg, B. (2002). Pathogenesis of obsessive compulsive disorder. In D. Stein & E. Hollander (Eds.), *Textbook of anxiety disorders.* Washington, DC: American Psychiatric Publishing.

Raue, P., Golfried, M., & Barkham, M. (1997). The therapeutic alliance in psychodynamic-interpersonal and cognitive-behavioral therapy. *Journal of Consulting and Clinical Psychology,* 65(4),582-587.

Reibel, D., Greeson, J., Brainard, G., & Rosenzweig, S. (2001). Mindfulness-based stress reduction and health-related quality of life in a heterogeneous patient population. *General Hospital Psychiatry,* 23(4),183-192.

Reik, T. (1949). *Listening with the third ear.* New York: Farrar, Straus.

Reiman, J. (1985). The impact of meditative attentional training on measures of select attentional parameters and on measures of client perceived counselor empathy. *Dissertation Abstracts International,* 46(6-A), 1569.

Reynolds, D. (2003). Mindful parenting: A group approach to enhancing reflective capacity in parents and infants. *Journal of Child Psychotherapy,* 29(3),357374.

Riedesel, B. (1983). Meditation and empathic behavior: A study of clinically standardized meditation and affective sensitivity. *Dissertation Abstracts International,* 43(10-A), 3274.

Rizzolatti, G., Fadiga, L., Fogassi, L., & Gallese, V. (1996). Premotor cortex and the recognition of motor actions. *Cognitive Brain Research,* 3, 131141.

Robins, C. (2002). Zen principles and mindfulness practice in dialectical behavior therapy. *Cognitive and Behavioral Practice,* 9(9),50-57.

Robins, c., & Chapman, A. (2004). Dialectical behavior therapy: Current status, recent developments, and future directions. *Journal of Personality Disorders,* 18(1), 73-89.

Robins, L., Helzer, j., Weissman, M., Orvaschel, H., Gruengerge, E., Burke, j., et al. (1984). Lifetime prevalence of specific psychiatric disorders in three sites. *Archives of General Psychiatry,* 41, 949-958.

Robinson, M., & Riley, J. (1999). The role of emotion in pain. In R.J. Gatchel & D. C. Turk (Eds.), *Psychosocial factors in pain: Critical perspectives.* New York: Guilford Press.

Roemer, L., & Orsillo, S. (2002). Expanding our conceptualization of and treatment for generalized anxiety disorder: Integrating mindfulness/acceptance based approaches with existing cognitive-behavioral models. *Clinical Psychology: Science and Practice,* 9(1),54-68.

Roemer, L., & Orsillo, S. (2003). Mindfulness: A promising intervention strategy in need of further study. *Clinical Psychology: Science and Practice, 10(2),* 172-178.

Rogers, C. (1961). *On becoming a person,* New York: Houghton Mifflin.

Rosenbaum, R. (1999). *Zen and the heart of psychotherapy.* New York: Plenum Press.

Rosenzweig, S., Reibel, D., Greeson, j., Brainard, G., & Hojat, M. (2003). Mindfulness-based stress reduction lowers psychological distress in medical students. *Teaching and Learning in Medicine,* 15(2), 88-92.

Ross, J. (2002). Consumer considerations. In D. Stein & E. Hollander (Eds.), *Textbook of anxiety disorders.* Washington, DC: American Psychiatric Publishing.

Roth, B., & Stanley, T. (2002). Mindfulness-based stress reduction and healthcare utilization in the inner city: Preliminary findings. *Alternative Therapy and Health Medicine,* 8(1),60-62,64-66.

Rubin, J. (1996). *Psychotherapy and Buddhism.* New York: Plenum Press. Russell, P. (1996). *[Process with involvement: The interpretation of affect.* Unpublished draft manuscript, Smith College, Northampton, MA.

Ryan, R., & Deci, E. (2001). On happiness and human potentia Is: A review of research on hedonic and eudaimonic well-being. *Annual Review Psychology,* 52; 141-166.

Safer, D., Telch, c., & Agras, W. (2001). Dialectical behavior therapy for bulimia nervosa. *American Journal of Psychiatry,* 158, 632-634.

Safran, J. E. (2003). *Psychoanalysis and Buddhism.* Boston: Wisdom Publications. Salzberg, S. (1995). *Lovingkindness: The revolutionary art of happiness.* Boston: Shambhala.

Sapolsky R. (1998). *Why zebras don't get ulcers: An updated guide to stress, stress related diseases, and coping.* New York: Freeman.

Savitsky, K., Medvec, V., & Gilovich, T. (1997). Remembering and regretting: The Zeigarnik effect and the cognitive availability of regrettable actions and inactions. *Personality and Social Psychology Bulletin,* 23, 248-257.

Saxe, G., Hebert, J., Carmody, J., Kabat-Zinn, J., Rosenzweig, P., Jarzobski, D., et al. (2001). Can diet in conjunction with stress reduction affect the rate of increase in prostate specific anigen after biochemical recurrence of prostate cancer? *Journal of Neurology,* 166(6),2202-2207.

Sayadaw, M. (1971). *Practical insight meditation: Basic and progressive stages.* Kandy, Sri Lanka: Forest Hermitage. (Der Weg zum Nibbana. Berlin: Michael Zeh Verlag, 2006).

Schacht, T. (1991). Can psychotherapy education advance psychotherapy integration?: A view from the cognitive psychology of expertise. *Journal of Psychotherapy Integration,* 1, 305-320.

Scheel, M., Hanson, W., & Razzhavaikina, T. (2004). The process of recommending homework in psychotherapy: A review of therapist delivery methods, client acceptability, and factors that affect compliance. *Psychotherapy: Theory, Research, Practice, Training,* 41 (1),38-55.

Schmidt, A., & Miller, J. (2004, Fall). Healing trauma with meditation. *Tricycle,* pp. 40-43.

Schneider, K., & Leitner, L. (2002). Humanistic psychotherapy. In M. Hersen & W.

Sledge (Eds.), *Encyclopedia of psychotherapy* (Vol. 1). New York: Elsevier Science! Academic Press.

Schneider, K. (2003). Existential-humanistic psychotherapies. In A. S. Gurman & S. B. Messer (Eds.), *Essential psychotherapies: Theory and practice.* New York: Guilford Press.

Schneider, R., Staggers, E, Alexander, c., Sheppard, W., Rainforth, M., Kondwani, K., et al.

(1995). A randomised controlled trial of stress reduction for hypertension in older African Americans. *Hypertension,S, 820-827.*

Schnurr, P., Friedman, M., Foy, D., Shea, M., Hsieh, E, Lavori, P., et al. (2003).

Randomized trial of trauma-focused group therapy for posttraumatic stress disorder: Results from a Department of Veterans Affairs cooperative study. *Archives of General Psychiatry, 60(5),481-489.*

Schonstein, E., Kenny, D., Keating, J., & Koes, B. (2003). Work conditioning, work hardening and functional restoration for workers with back and neck pain. *Cochrane Database Systematic Review,* 1, CD001822.

Schultz, J., & Luthe, W. (1959). *Autogenic training:* A *psychophysiologic approach in psychotherapy.* New York: Grune & Stratton.

Schwartz G. (1990). Psycho biology of repression and health: A systems approach.

InJ. L. Singer (Ed.), *Repression and dissociation: Defense mechanisms and personality styles: Current theory and research.* Chicago: University of Chicago Press.

Schwartz, J. (1996). *Brain lock.* New York: Regan Books.

Schwartz, J., & Begley, S. (2002). *The mind and the brain: Neuroplasticity and the power of mental force.* New York: HarperCollins.

Schwartz, J., Stoessel, P., Baxter, L., Martin, K., & Phelps, M. (1996). Systematic changes in cerebral glucose metabolic rate after successful behavior modification treatment of obsessive-compulsive disorder. *Archives of General Psychiatry,* 53(2}, 109-113.

Segal, Z., Vincent, P., & Levitt, A. (2002). Efficacy of combined, sequential and crossover psychotherapy and pharmacotherapy in improving outcomes in depression. *Journal of Psychiatry and Neuroscience,* 27(4), 281-290.

Segal, Z. V., Williams, J. M. G., & Teasdale, J. D. (2002). *Mindfulness-based cognitive therapy for depression:* A *new approach to preventing relapse.* New York: Guilford Press. (Die Achtsamkeitsbasierte Kognitive Therapie der Depression. Tübingen: Dgvt-Verlag, 2008)

Segall, S. (2003). *Encountering Buddhism: Western psychology and Buddhist teachings.* Albany: State University of New York Press.

Seligman, M. (1995). The effectiveness of psychotherapy: The *Consumer Reports* study. *American Psychologist, 50(12), 965-974.*

Seligman, M. (2002a). Optimism, pessimism, and mortality. *Mayo Clinic Proceedings,* 75(2), 133-134.

Seligman, M. (2002b). *Authentic happiness: Using the new positive psychology to realize your potential for lasting fulfillment.* New York: Free Press.

Seligman, M. (2003). *Vanguard authentic happiness teleclass-24 weeks.* Retreived October 26, 2004, from *www.authentichappiness.com*

Seligman, M. (2004a). *Dr. Martin E. P. Seligman's bio.* Retreived October 26, 2004, from *www.psych.upenn.edu/seligman/bio.htm*

Seligman, M. E. P. (2004b). *VIA Signature Strengths Survey.* Retreived on October 26,2004, from *www.authentichappiness.com*

Seligman, M., & Csikszentmihalyi, M. (2000). Positive psychology. An introduction. *American*

*Psychologist,* 55(1), 5-14.

Selye, H. (1956). *The stress of life.* New York: McGraw-Hill.

Shahrokh, N., & Hales, R. (Eds.). (2003). *American Psychiatric glossary* (8th ed.).

Washington, DC: American Psychiatric Publishing.

Shapiro, D. (1992). Adverse effects of meditation: A preliminary investigation of long-term meditators. *International Journal of Psychosomatics,* 39, 62-66.

Shapiro, D., & Shapiro, D. (1982). Meta-analysis of comparative therapy outcome studies: A replication and refinement. *Psychological Bulletin,* 92,581-604.

Shapiro, S., Bootzin, R., Figueredo, A., Lopez, A., & Schwartz, G. (2003). The efficacy of mindfulness-based stress reduction in the treatment of sleep disturbance in women with breast cancer: An exploratory study. *Journal of Psychosomatic Research,* 54(1), 85-91.

Shapiro, S., Schwartz, G., & Bonner, G. (1998). Effects of mindfulness-based stress reduction on medical and premedical students. *Journal of Behavioral Medicine,* 21(6), 581-599.

Shoham-Salomon, V., & Rosenthal, R. (1987). Paradoxical interventions: A metaanalysis. *Journal of Consulting and Clinical Psychology,* 55, 22-28.

Siegel, D. J. (1999). *The developing mind: Toward a neurobiology of interpersonal experience.* New York: Guilford Press.

Siegel, R. D., Urdang, M., & Johnson, D. (2001). *Back sense:* A *revolutionary approach to halting the cycle of back pain.* New York: Broadway Books.

Singer-Kaplan, H. (1974). *New sex therapy: Active treatment of sexual dysfunctions.* New York: Crown.

Singh, N., Wahler, R., Adkins, A., & Myers, R. (2003). Soles of the feet: A mindfulness-based self-control intervention for aggression by an individual with mild mental retardation and mental illness. *Research in Developmental Disabilities,* 24(3),158-169.

Skinner, B. F. (1974). *About behaviorism.* New York: Knopf.

Smith, J. (2004). Alterations in brain and immune function produced by mindfulness meditation: Three caveats. *Psychosomatic Medicine,* 66, 148-152.

Smith, J. (Ed.). (1998). *Breath sweeps mind: A first guide to meditation practice.*New York: Riverhead Books.

Smith, J. C. (1975). Meditation as psychotherapy: A review of the literature. *Psychological Bulletin,* 82(4),558-564.

Smith, M., & Neubauer, D. (2003). Cognitive behavior therapy for chronic insomnia. *Clinical Cornerstone,* 5(3), 28-40.

Solomon, A. (2001). *The noonday demon: An atlas of depression.* New York: Scribner.

Speca, M., Carlson, L., Goodey, E., & Angen, M. (2000). A randomized, wait-list controlled clinical trial: The effect of a mindfulness meditation-based stress reduction program on mood and symptoms of stress in cancer outpatients. *Psychosomatic Medicine,* 62(5), 613-622.

Stein, G. (1993). Sacred Emily. In *Geography and Plays.* Madison: University of Wisconsin Press. (Original work published in 1922)

Stern, D. (2003). The present moment. *Psychology Networker,* 27(6), 52-57. Stern, D. (2004).

*The present moment in psychotherapy and everyday life.* New York: Norton.

Sternberg, R. (2000). Images of mindfulness. *Journal of Social Issues,* 56(1),1126.

Stevenson, W., & Erdman, D. (Eds.). (1971). *Blake: The complete poems.* London: Longman.

Stile, J., Lerner, J., Rhatigan, L., Plumb, c., & Orsillo, S. (2003, November). *Mindfulness as an underlying mechanism of empathic concern.* Poster session presented at the annual meeting of the Association for Advancement of Behavior Therapy, Boston, MA.

Stiver, 1., Rosen, W., Surrey, J., & Miller, J. (2001). Creative moments in relationalcultural therapy. In *Work in progress, No.* 92. Wellesley, MA: Stone Center Working Paper Series.

Styron, W. (1990). *Darkness visible: A memoir of madness.* New York: Vintage Books.

Suler, J. (1993). *Contemporary psychoanalysis and Eastern thought.* Albany: State University of New York Press.

Sussman, M. (1992). *A Curious calling: Unconscious motivations for practicing psychotherapy.* Northvale, NJ: Aronson.

Suzuki, S. (1973). *Zen mind, beginner's mind.* New York: John Weatherhill. (Zen-Geist, Anfänger-Geist. Stuttgart: Theseus Verlag)

Sweet, M., & Johnson, C. (1990). Enhancing empathy: The interpersonal implications of a Buddhist meditation technique. *Psychotherapy: Theory, Research, Practice, Training,* 27(1), 19-29.

Tacon, A., McComb, J., Caldera, Y., & Randolph, P. (2003). Mindfulness meditation, anxiety reduction, and heart disease: A pilot study. *Family and Community Health,* 26(1), 25-33.

Teasdale, J., Moore, R., Hayhurst, H., Pope, M., Williams, S., & Segal, Z. (2002). Metacognitive awareness and prevention of relapse in depression: Empirical evidence. *Journal of Consulting and Clinical Psychology, 70(2),275-287.*

Teasdale, J., Segal, Z., & Williams, J. (1995). How does cognitive therapy prevent relapse and why should attentional control (mindfulness) training help? *Behaviour Research and Therapy, 33, 225–39.*

Teasdale, J., Segal, Z., Williams, J., Ridgeway, V., Soulsby, J., & Lau, M. A. (2000). Prevention of relapse/recurrence in major depression by mindfulness-based cognitive therapy. *Journal of Consulting and Clinical Psychology, 68(4),* 615-623.

Telch, c., Agras, W., & Linehan, M. (2001). Dialectical behavior therapy for binge eating disorder. *Journal of Consulting and Clinical Psycholology, 69(6),* 1061-1065.

Thakar, V. (1993). *Contact with Vimala Thakar, No.* 33. Mt. Abu, India: Author. Thomas, L. (1995). *The lives ofa cell: Notes of a biology watcher.* New York: Pengum.

Thompson, E. (2001). Empathy and consciousness. In E. Thompson (Ed.), *Between ourselves: Second-person issues in the study of consciousness.* Thorverton, UK: Imprint Academic.

Thomson, R. (2000). Zazen and psychotherapeutic presence. *American Journal of Psychotherapy,* 54(4), 531-548.

Toneatto, T. (2002). A metacognitive therapy for anxiety disorders: Buddhist psychology applied. *Cognitive and Behavioral Practice,* 9(1), 72-78.

Tremlow, S. (2001). Training psychotherapists in attributes of mind from Zen and psychoanalytic perspectives: Part n. Attention, here and now, nonattachment, and compassion. *American Journal of Psychotherapy,* 55(1), 22-39.

Tronick, E. (1989). Emotions and emotional communication in infants. *American Psychologist,* 44(2), 112-119.

Trungpa, C. (1973). *Cutting through spiritual materialism.* Boston: Shambhala Publications. (Spirituellen Materialismus durchschneiden. Stuttgart: Theseus, 2009)

Trungpa, C. (1984). *Shambhala: The sacred path of the warrior.* Boston: Shambhala.

Trungpa, C. (1992). *Transcending madness: The experience of the six bardos.* Boston: Shambhala.

Tugade, M. M., & Fredrickson, B. L. (2004). Resilient individuals use positive emotions to bounce back from negative emotional experiences. *Journal of Personality and Social Psychology,* 86, 320-333.

Tullberg T., Grane, P., & Isacson J. (1994). Gadolinium enhanced magnetic resonance imaging of 36 patients one year after lumbar disc resection. *Spine,* 19(2),176-182.

Urbanowski, E, & Miller, J. (1996). Trauma, psychotherapy, and meditation.

*Journal of Transpersonal Psychology,* 28(1), 31-47.

Valentine, E., & Sweet, P. (1999). Meditation and attention: A comparison of the effects of concentrative and mindfulness meditation on sustained attention. *Mental Health, Religion and Culture.* 2(1), 59-70.

VanderKooi, L. (1997). Buddhist teachers' experience with extreme mental states in Western meditators. *Journal of Transpersonal Psychology,* 29(1), 31-46.

Volinn, E. (1997). The epidemiology of low back pain in the rest of the world: A review of surveys in low middle income countries. *Spine,* 22( 15), 1747-1754.

Vythilingum, B., & Stein, D. (2004). Specific phobia. In D. Stein (Ed.), *Clinical manual of anxiety disorders.* Washington, DC: American Psychiatric Publishing.

Waddell, G., Newton, M., Henderson, 1., & Somerville, D. (1993). A fear-avoidance beliefs questionnaire (FABQ) and the role of fear-avoidance beliefs in chronic low back pain and disability. *Pain,* 52(2), 157-168.

Wallace, R., Benson, H., & Wilson, A. (1971). A wakeful hypometabolic physiological state. *American Journal of Physiology,* 221 (3), 795-799.

Wampold, B. (2001). *The great psychotherapy debate: Models, methods, and findings.* Mahwah, NJ: Erlbaum.

Wampold, B., Mondin, G., Moody, M., Stitch, E, Benson, K., & Ahn, H. (1997). A meta-analysis of outcome studies comparing bona fide psychotherapies: Empirically, „All must have prizes." *Psychological Bulletin,* 122(3),203-215.

Warkentin, J. (1972). The paradox of being alive and intimate. In A. Burton, *Twelve therapists.* San Francisco: Jossey-Bass.

Watts, A. (1963). *Psychotherapy: East and West.* New York: New American Library.

Wells, A. (1997). *Cognitive therapy of anxiety disorders.* Chichester, UK: Wiley. Wells, A. (2002). GAD, metacognition, and mindfulness: An information processing analysis. *Clinical Psychology:Science and Practice,* 9(9), 95-100.

Welwood, J. (2000). *Toward a psychology of awakening.* Boston: Shambhala. Westen, D. (1999).

*Psychology: Mind, brain and culture* (2nd ed.). New York: Wiley.

Westen, D. (2000a). Commentary: Implicit and emotional processes in cognitive behavioral therapy. *Clinical Psychology: Science and Practice,* 7(4), 386390.

Westen, D. (2000b). The efficacy of dialectical behavior therapy for borderline personality disorder. *Clinical Psychology: Science and Practice,* 7(1),92-94.

White, M., & Epston, D. (1990). *Narrative means to therapeutic ends.* New York: Norton.

Williams, J., Teasdale, J., Segal, Z., & Soulsby, J. (2000). Mindfulness-based cognitive therapy reduces overgeneral autobiographical memory in formerly depressed patients. *Journal of Abnormal Psychology, 109(1), 150-155.*

Williams, K., Kolar, M., Reger, B., & Pearson, J. (2001). Evaluation of a wellness based mindfulness stress reduction intervention: A controlled trial. *American Journal of Health Promotion,* 15(6),422-432.

Winnicott, D. W. (1971). *Playing and reality.* New York: Basic Books.

Witkiewitz, K., & Marlatt, G. A. (2004). Relapse prevention for alcohol and drug problems: That was Zen, this is Tao. *American Psychologist, 59(4),* 224-235.

Witooonchart, c., & Bartlet, L. (2002). The use of a meditation programme for institutionalized juvenile delinquents. *Journal of the Medical Association of Thailand,* 85(2), 790-793.

World Health Organization. (2003). *International classification of* diseases for hospitals, (Vols. 1-3, 6th ed., 9th rev.). Geneva, Switzerland: Author.

Wright, R. (2001). *Nonzero: The logic of human destiny.* New York: Vintage. Wylie, M. (2004, January/February). The limits of talk. *Psychotherapy Network er,* pp. 30-41, 67.

Yaari, A., Eisenberg, E., Adler, R., & Birkhan, J. (1999). Chronic pain in Holocaust survivors. *Journal of Pain and Symptom Management,* 17(3), 181-187.

Yehuda, R., & Wong, C. (2002) Pathogenesis of posttraumatic stress disorder and acute stress disorder. In D. Stein & E. Hollander (Eds.), *Textbook of anxiety disorders.* Washington, DC: American Psychiatric Publishing.

Young, J. E., Klosko, J. S., & Weishaar, M. E. (2003). *Schema therapy: A practitioner's guide.* New York: Guilford Press.

Young-Eisendrath, P., & Muramoto, S. *(2002). Awakening and insight: Zen Buddhism and psychotherapy.* New York: Taylor & Francis.

Zettle, R., & Hayes, S. (1986). Dysfunctional control by client verbal behavior: The context of reason-giving. *Analysis of Verbal Behavior,* 4, 30-38.

Zettle, R., & Raines, J. (1989). Group cognitive and contextual therapies in treatment of depression. *Journal of Clinical Psychology,* 45, 438-445.

Zettle, R. (2003). Acceptance and commitment therapy (ACT) vs. systematic desensitization in treatment of mathematics anxiety. *The Psychological Record,* 53, 197-215.

Zetzel, E. (1970). *The capacity for emotional growth.* New York: International Universities Press.

# Über die Herausgeber

**Christopher K. Germer, PhD**, ist klinischer Psychologe in eigener Praxis und auf die achtsamkeitsbasierte Behandlung von Angst und Panik spezialisiert. Er hat die Prinzipien der Meditation und Achtsamkeit seit 1978 in die Psychotherapie integriert. Dr. Germer hat mehr als ein Dutzend Reisen nach Indien unternommen, um die verschiedenen Arten der Meditation und des Yoga zu erkunden. Er ist zurzeit Director of Continuing Education am Institute for Meditation and Psychotherapy und klinischer Instrukteur an der Harvard Medical School.

**Ronald D. Siegel, PsyD**, ist klinischer Psychologe und seit über 20 Jahren Mitglied der klinischen Fakultät der Harvard Medical School. Er ist Langzeit-Studierender der Achtsamkeitsmeditation. Seine eigene Genesung von schweren Rückenschmerzen führte ihn zur Entwicklung des Back-Sense-Programms, ein Schritt-für-Schritt-Verfahren zur Behandlung chronischer Rückenschmerzen, das westliche psychologische und medizinische Interventionen mit Achtsamkeitspraxis verbindet. Er lehrt in den USA Geist-Körper-Behandlungsverfahren und unterhält eine private klinische Praxis in Lincoln, Massachusetts. Dr. Siegel ist Co-Autor mit Michael H. Urdang und Douglas R Johnson von Back Sense: A Revolutionary Approach to Halting the Cycle of Chronic Back Pain (Broadway Books).

**Paul R. Fulton, EdD**, ist Director of Mental Health für Tufts Health Plan, Massachusetts, klinischer Psychologe in privater psychotherapeutischer Praxis und forensischer Psychologe. Er erhielt 1972 die Laienordination als Zen-Buddhist und beschäftigt sich seit 35 Jahren mit Psychologie und Meditation. Er war klinischer Leiter einer großen staatlichen psychiatrischen Einrichtung und später Programmdirektor eines privaten psychiatrischen Krankenhauses. Dr. Fulton unterrichtet seit vielen Jahren zum Thema Psychologie und Meditation. Er ist Mitglied des Board of Directors, Barre Center for Buddhist Studies und Präsident des Institute for Meditation and Psychotherapy.

# Autoren

**Paul R. Fulton, EdD** (s.o.)

**Christopher K. Germer, PhD** (s.o.)

**Trudy A. Goodman, EdM, LMFT**, studierte Kindesentwicklung bei Jean Piaget in Genf, war Dharma-Lehrerin bei Zen-Meister Seung Sahn und studierte bei Maurine Stuart Roshi bis zu ihrem Tod. Frau Goodman war ebenfalls frühe Meditationsschülerin von Joseph Goldstein und Sharon Salzberg und erhielt ein weiteres Lehrtraining bei Jack Kornfield. Sie begann 1976 die Integration von Psychotherapic und Meditation zu unterrichten und ist Guiding Teacher am Institute for Meditation and Psychotherapy. Nach Jahren in der Cambridge Buddhist Association, wo sie Zen unterrichtete, lehrt Frau Goodman jetzt am Spirit Rock Meditation Center, am Barre Center for Buddhist Studies und bei der Insight Meditation Society. Sie gründete Insight L.A. in Los Angeles.

**Sara W. Lazar, PhD**, ist Wissenschaftlerin in der Abteilung Psychiatrie am Massachusetts General Hospital und Dozentin für Psychologie an der Harvard Medical School. Schwerpunkt ihrer Forschung ist die Neurobiologie der Meditation. Dr. Lazar verwendet die funktionelle Magnet-Resonanz-Bildgebung zur Untersuchung der neuronalen Korrelate von Veränderungen in der autonomen Funktion während der Meditationspraxis. Sie praktiziert seit 1994 Yoga und Meditation und ist wissenschaftliche Beraterin für das Institute for Meditation and Psychotherapy.

**Stephanie P. Morgan, PsyD, MSW**, ist klinische Psychologin und Sozialarbeiterin. Seit 25 Jahren übt sie Meditation (Achtsamkeit und Zen-Traditionen). Sie war Dozentin für Psychologie an der Harvard Medical School von 1990-1994 und bildete Psychologiepraktikanten in Achtsamkeit und Selbsthilfefertigkeiten aus. Derzeit in privater Praxis in Manchester, MA, spezialisiert sich Dr. Morgan auf die achtsamkeitsorientierte Behandlung von Depressionen und die Beratung von Meditationsgemeinschaften in Fragen der seelischen Gesundheit.

**Susan T. Morgan, MSN, RN, CS**, ist Clinical Nurse Specialist in privater Praxis in Cambridge, MA. Sie war fünf Jahre Koordinatorin der Yale Adult Pervasive Developmental Disorders Research Clinic. Im Anschluss daran Mitarbeit bei den Harvard University Health Services. Sie hat Achtsamkeitsmeditation für College-Studenten im Kontext der Psychotherapieausbildung eingeführt. Frau Morgan beteiligt sich jedes Jahr an einem sechs Wochen dauernden Achtsamkeits-Schweige-Retreat. In ihrer Freizeit töpfert sie.

**William D. Morgan, PsyD**, ist klinischer Psychologe in eigener Praxis in Cambridge und Braintree, Massachusetts. In seiner 30-jährigen Meditationspraxis hat er an intensiven Retreats in den Traditionen des Theravada, des Zen und den Schulen des tibetischen Buddhismus teilgenommen. Dr. Morgans Graduate-Forschung konzentriert sich auf die Bedeutung der Fortschritte in der Meditation. Seit 1987 hat er Retreats der Achtsamkeitsmeditation durchgeführt, in letzter Zeit vor allem für Psychotherapeuten.

**Andrew R. Olendzki, PhD** ist Dozent der frühen buddhistischen Tradition, ausgebildet an der Universität Lancaster (England), der Harvard University und an der University of Sri Lanka (Peradeniya). Neben der Lehrtätigkeit an verschiedenen Colleges in Neuengland war er sechs Jahre Executive Director der Insight Meditation Society und ist derzeit geschäftsführender Direktor und Mitglied der Kernfakultät des Barre Center for Buddhist Studies, Barre, Massachusetts. Dr. Olendzki ist auch Herausgeber der Zeitschrift Insight.

**Ronald D. Siegel PsyD** (s.o.)

**Charles W. Styron, PsyD**, ist klinischer Psychologe in eigener Praxis in Watertown, Massachusetts sowie beratender Psychologe für das Caritas-Krankenhaus in Norwood, Massachusetts. Er ist Gründer von Everest-Coaching, für die er professionelles Coaching und Coaching für Führungskräfte anbietet. Früher arbeitete er als Architekt. Außerdem ist Dr. Styron seit 25 Jahren Praktizierender und Lehrer in der tibetischen Vajrayana-Shambhala-Tradition. Er ist verheiratet, hat eine neun Jahre alte Tochter und ist Collage-Künstler und Amateur-Gebirgskletterer.

**Janet L. Surrey, PhD**, ist klinische Psychologin, Gründungsmitglied und Dozentin des Jean Baker-Miller Training Institute im Stone Center am Wellesley College. Sie ist Mitglied der Fakultät des Institute for Meditation and Psychotherapy und der Andover-Newton Theological School. Dr. Surrey hat über 20 Jahre die relational-kulturelle Theorie national und international gelehrt und daran gearbeitet, relationale und buddhistische Psychologie zu synthetisieren. Zu ihren Veröffentlichungen gehören Women's Growth in Connection (mit Judith V. Jordan, Alexandra G. Kaplan, Jean Baker Miller und Irene P. Stiver, Guilford Press) Mothering Against the Odds: Diverse Voices of Contemporary Mothers (mit Cynthia Garcia Coll und Kathy Weingarten, Guilford Press), We have to talk: Healing Dialogue between Men and Women (mit Samuel Shem, Basic Books) und Bill W. und Dr. Bob: The Story of the Founding of Alcoholics Anonymous (mit Samuel Shem und Samuel French).

# Danksagung

Viele Menschen haben zu diesem Buch beigetragen. Jeder Autor hat das Privileg gehabt, von Lehrern und Kollegen über viele Jahre hinweg in der klinischen Welt und der Welt der Meditationspraxis zu lernen. Das, was Sie auf diesen Seiten finden, stammt aus unseren eigenen Bemühungen, basiert jedoch auf der Einsicht anderer. Wir möchten besonders denen danken, die einen oder mehrere von uns in der Entwicklung als Psychotherapeuten und Studenten der Meditation beeinflusst haben: Dan Brown, Richard Chasin, Jay Efran, Jack Engler, Robert Fox, Joseph Goldstein, Narayan Liebenson-Grady, Rob Guerette, Thich Nhat Hanh, Les Havens, Judith Jordan, Jon Kabat-Zinn, Anna Klegon, Jack Kornfield, Joanna Macy, Florence Meyers, Jean Baker Miller, Norby Mintz, Sakyong Mipham, Paul Russell, Seung Sahn, Sharon Salzberg, Irene Stiver, Larry Strasburger, Maurine Stuart, Vimala Thaker, Chögyam Trungpa und Rama Jyoti Vernon.

Besonders unserem Herausgeber, Jim Nageotte von The Guilford Press, sagen wir Dank. Er hat geduldig daran gearbeitet, dieses Buch in seiner Entwicklung zu betreuen. Seine Einsichten und unzählige Vorschläge haben erheblich zur endgültigen Manuskriptfassung beigetragen.

Wir stehen auch in der Schuld unserer Patienten, die uns ihre Herzen und ihre Gedanken anvertraut und uns den Großteil dessen, was wir über klinische Praxis wissen, gelehrt haben.

Und endlich können wir unseren Familien und Freunden nicht genügend für ihre Liebe, ihre Unterstützung und Opferbereitschaft während dieses Prozesses danken, in dem dieses Buch zur Reife gebracht wurde.

## Weitere Literatur aus dem Arbor Verlag

Mark Williams, John Teasdale, Zindel Segal & Jon Kabat-Zinn

**Der achtsame Weg durch die Depression**

*Der achtsame Weg durch die Depression* wurde für all jene geschrieben, die an Depression oder chronischer Unzufriedenheit leiden und auf der Suche nach einem Weg sind, ihr Leben zufriedener und ausgeglichener zu gestalten.
In diesem Grundlagenwerk entfalten drei der führenden Vertreter der Kognitiven Psychotherapie gemeinsam mit Jon Kabat-Zinn die praktischen und theoretischen Grundlagen der Achtsamkeitspraxis – am Beispiel der Begleitung von Menschen, die an Depression erkrankt sind. Dieser unter dem Titel „Achtsamkeitsbasierte Kognitive Therapie" (MBCT) bekanntgewordene Ansatz wurde von Zindel Segal, Mark Williams und John Teasdale entwickelt, basierend auf der von Jon Kabat-Zinn ins Leben gerufenen „Stressbewältigung durch Achtsamkeit".
Zwei Audio-CDs zur Begleitung der täglichen Praxis runden das praxisorientierte Angebot des Buches ab.
Auf der Suche nach wirkungsvollen komplementärmedizinischen Praxisfeldern begegnet Ärzten, Therapeuten und Patienten immer häufiger der Stressbewältigung durch Achtsamkeit. Die Anwendung der Achtsamkeitspraxis in der Begleitung und positiven Beeinflussung von Depressionen, kurz MBCT, verhilft derzeit der Achtsamkeitspraxis auch in der psychotherapeutischen Anwendung zum Durchbruch.

ISBN 978-3-936855-80-7

Jon Kabat-Zinn

**Zur Besinnung kommen**

Die Weisheit der Sinne und der Sinn der Achtsamkeit in einer aus den Fugen geratenen Welt

Unsere Gesundheit und unser Wohlergehen stehen auf dem Spiel, wenn es uns nicht gelingt, in dieser aus den Fugen geratenen Welt wieder zur Besinnung zu kommen, als Individuen und als menschliche Gemeinschaft. Dies ist die zentrale These des bekannten Verhaltensmediziners und Meditationslehrers Prof. Dr. Jon Kabat-Zinn, dessen Programm der „Stressbewältigung durch die Praxis der Achtsamkeit“ (MBSR) weltweit in immer mehr Universitätskliniken, Krankenhäusern, Gesundheitszentren, aber auch in wirtschaftlichen und politischen Institutionen erfolgreich praktiziert wird.
Wir haben weitgehend den Kontakt verloren zur wahren Wirklichkeit dessen, was wir in unserer Tiefe und in allen unseren Möglichkeiten sind; ebenso zu unserem Körper und zu den „Körperschaften“ unserer gesellschaftlichen und politischen Institutionen. Diese Entfremdung von dem, was wirklich ist, macht uns und unsere Gesellschaft auf die Dauer krank. Das Tor, durch das wir erneuten Zugang zu unserem inneren Potential, zu unserem Körper, unseren Gefühlen, unseren Mitmenschen und unseren Organisationen gewinnen können, ist das unserer Sinne – und zu denen zählt der Autor aus buddhistischer Sicht auch den denkenden Geist.
Der Königsweg zu dieser Belebung der Weisheit der Sinne ist die Achtsamkeit. Ihre heilsame Kraft ist in der buddhistischen Meditationspraxis seit zweieinhalb Jahrtausenden erforscht, erprobt und angewendet worden. Dieses Buch zeigt, wie wir mit Hilfe dieser Praxis wieder zur Besinnung kommen und mit allen Sinnen zu einem gesunden und erfüllten Leben in der Gemeinschaft finden können.

ISBN 978-3-936855-17-3

Arbor Verlag GmbH • D-79348 Freiamt
Tel. 0761. 401 409 30 • info@arbor-verlag.de

arbor